针灸穴位图解

第2版

主　编　郭长青　刘乃刚　胡　波

副主编　林　磊　芮　娜　郭　妍　张慧方

编　委（按姓氏笔画排序）

马惠芳　王晓兰　王朝阳　卢　婧　付　平

邬继红　刘清国　李　瑞　李志刚　李忠龙

吴　凡　沙　岩　宋一星　张　莉　张佛明

陈幼楠　赵吉平　赵百孝　南东宪　段冬梅

秦立新　徐巍华　程　凯　曾宪锋

审　阅　朱　江　黄建军

人民卫生出版社

图书在版编目（CIP）数据

针灸穴位图解 / 郭长青等主编 . —2 版 . —北京：人民
卫生出版社，2013
　ISBN 978-7-117-17261-5

　Ⅰ.①针… 　Ⅱ.①郭… 　Ⅲ.①针灸疗法 - 穴位 - 图解
Ⅳ.①R224.4

　中国版本图书馆 CIP 数据核字（2013）第 085707 号

人卫社官网　www.pmph.com	出版物查询，在线购书	
人卫医学网　www.ipmph.com	医学考试辅导，医学数据库服务，医学教育资源，大众健康资讯	

针灸穴位图解

第 2 版

主　　编：郭长青　刘乃刚　胡　波
出版发行：人民卫生出版社（中继线 010-59780011）
地　　址：北京市朝阳区潘家园南里 19 号
邮　　编：100021
E - mail：pmph @ pmph.com
购书热线：010-59787592　010-59787584　010-65264830
印　　刷：北京汇林印务有限公司
经　　销：新华书店
开　　本：889×1194　1/16　印张：27
字　　数：780 千字
版　　次：2006 年 6 月第 1 版　2013 年 7 月第 2 版
　　　　　2024 年 3 月第 2 版第 11 次印刷（总第 13 次印刷）
标准书号：ISBN 978-7-117-17261-5/R·17262
定　　价：228.00 元
打击盗版举报电话：010-59787491　E-mail：WQ @ pmph.com
（凡属印装质量问题请与本社市场营销中心联系退换）

主编简介

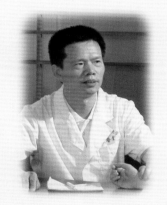

郭长青

教授,主任医师,博士研究生导师,博士后合作导师,北京中医药大学针灸推拿学院针刀医学中心主任,兼任世界中医药学会联合会针刀专业委员会副主任委员、中华中医药学会针刀医学专业委员会副主任委员、中国针灸学会微创针刀专业委员会副主任委员、中国针灸学会文献分会副秘书长,北京中医药学会针刀专业委员会主任委员等职。为国家自然科学基金、教育部高等学校博士学科点评审专家。长期从事针灸、腧穴、针刀的教学和科研工作,研究方向与重点领域:针灸古典理论的现代研究、针刀基础与临床研究。曾在西班牙、韩国、波兰、新加坡等多国讲学。承担的科研项目有:主持国家"973"项目课题《针刀松解法的基础研究》(已结题),主持国家自然科学基金课题《针刀干预膝骨关节炎韧带力学改变及软骨细胞力学信号转导的影响》(在研),主持教育部高等学校博士学科点课题《针刀松解法对肩周炎家兔模型干预的实验研究》(在研),主持国家中医药管理局课题3项。是国家"十二五"规划教材《针刀刀法手法学》和《针刀医学护理学》主编。发表研究论文100余篇,主编专业著作120余部。获得教育部科技进步奖二等奖、中华中医药学会学术著作一等奖、中华中医药学会科学技术奖三等奖等各级各类奖项10余项,获国家专利2项。

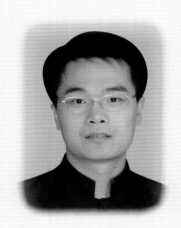

刘乃刚

针灸学博士,毕业于北京中医药大学,现就职于卫生部中日友好医院中医针灸科,主要从事针灸腧穴的基础研究、针刀基础和临床研究工作,主编针灸腧穴类著作20余部,获得中华中医药学会学术著作一等奖(排名第三)、中国科协第八届博士生年会优秀论文、中华中医药学会全国优秀博士生论文评选优秀论文、北京中医药大学图书奖等各级各类奖项7项。在国内核心期刊发表学术论文20余篇,参加国家级和省部级科研课题3项,获国家专利1项。

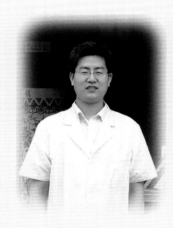

胡　波

针灸学博士,毕业于北京中医药大学,现为中国针灸学会会员,北京水利医院针灸理疗科主任,主要从事针灸基础和临床研究工作。参加国家级课题数项,在国内核心期刊发表论文10余篇,主编针灸腧穴类著作10余部,获得中华中医药学会学术著作一等奖(排名第二)、中国石油与化学工业学会优秀图书奖、北京中医药大学图书奖等奖项3项。

内容提要

　　本书为北京中医药大学针灸学院经验丰富的专家学者,结合二十多年的教学、临床经验及研究编写而成。

　　全书十六章,第一章腧穴的定位,以图解的形式介绍了骨度分寸法、体表标志法、手指比量法和简易取穴法。第二章至第十六章为十四经穴及奇穴,规范准确地介绍了每一个腧穴的穴名释义、特异性、标准定位、取法、穴位解剖、刺法、灸法、功用、主治病症以及注意事项,其中标准定位、取法、穴位解剖、刺法均有精美彩图,以图解文,以文说图,直观、立体、形象,第一次将腧穴体表图、腧穴局部解剖图、腧穴横断面解剖刺法图集于一书,有较高的学术和临床参考价值。

　　全书共 1300 余幅彩图,配以文字,主要供从事中医及针灸临床和教学工作的人员参考,也可供中医院校学生及中医爱好者学习使用。

第 2 版前言

针灸图谱自古有之，且历来被针灸医家所重视。

早在汉代就出现了附有穴位图的针灸著作，唐代已出现了彩色穴位图。西方现代医学传入中国以后，针灸学借鉴现代医学的解剖学知识，将解剖学与针灸学结合起来，相继出现了腧穴解剖图和腧穴横断面解剖图，随着现代计算机技术的发展，又出现了基于计算机技术的腧穴三维结构图，这些因素的加入，都为腧穴学的发展发挥了积极的作用。虽然基于计算机技术的腧穴三维结构图能使腧穴的立体结构直观的呈现在使用者面前，但是由于种种条件的限制，这种三维结构图在应用中还无法普及。一直以来，我们都在思考如何利用书籍这个平面载体科学准确的向读者展现腧穴的立体定位，让不同层次读者能够准确的定位腧穴，应用于他（她）们的针灸临床实践，使针灸学为广大人民群众的健康事业服务。《针灸穴位图解》的出版，将我们的这一想法变成现实，它将腧穴体表定位图，腧穴解剖图和腧穴横断面解剖刺灸法图集于一册。腧穴体表定位图选择了具有典型的体表定位标志的模特照片，把与穴位定位相关的肌肉、肌腱和骨骼等重要的体表标志都一一显示出来，为临床选穴提供了方便；腧穴解剖图提供了穴位处的大体解剖结构；腧穴横断面解剖刺灸法图则不仅提供给读者进针后的针刺方向、角度及针刺深度的准确信息，而且还能让读者清楚的了解针灸针所经过的解剖结构。三张图结合在一起，将针灸操作从定位到进针后的整个过程直观、形象的展现给读者，使具备一定针灸技能的针灸医师可以根据本书安全、准确的运用腧穴进行临床治疗。

《针灸穴位图解》自 2006 年出版以来，得到了广大读者的普遍好评，同时也得到了人民卫生出版社的高度重视，相继翻译出版了英文、西班牙文、意大利文等多国文字版本。在此过程中，我们对本书的内容也有了一些新的想法。

第 2 版在第 1 版的基础上进行了一些修改，如更新了大量体表图，体表定位标志更加清晰和便于取穴，修订了部分腧穴解剖图和腧穴横断面解剖刺法图，使相关解剖结构更加清晰，针刺方法更科学。在文字方面，增加了穴名释义和功用，于每一穴位之下分列穴名释义、特异性、标准定位、取法、穴位解剖、刺灸法、功用及主治等项。对穴位的标准定位按照最新的国家标准进行了修订，同时对书中的部分内容作了修改，使本书的内容更加科学、合理。

我们衷心希望《针灸穴位图解》（第 2 版）的出版能得到广大同仁和读者的认可和喜爱，为针灸学的发展做出更大贡献，同时也希望广大同仁及读者提出更多宝贵意见和建议，以便再版时修订。

编著者

2013 年 4 月

第1版前言

针灸学是中医学的重要组成部分,在中华民族的生存过程中发挥着重要作用,现在又成为世界医学的一部分。从古至今,腧穴不仅是针灸学的基础之基础,而且也是针灸治病所必须熟知的,所以欲学欲用针灸术,必须掌握腧穴。

目前有关腧穴学书籍虽不少,但涉及临床应用和图文并茂的却不多,虽有也缺乏系统化,难以满足需求。为给读者提供直观、立体、形象的腧穴学图书,我们特组织有关专家编写了《针灸穴位图解》一书。

本书共十六章,第一章腧穴的定位,以图解的形式介绍了骨度分寸法、体表标志法、手指比量法和简易取穴法。第二章至第十六章为十四经穴及奇穴,规范准确地介绍了每一个腧穴的特异性、标准定位、取法、穴位解剖、刺法、灸法和主治病症,其中标准定位、取法、穴位解剖、刺法均有精美彩图,以图解文,以文说图,直观、立体、形象,第一次将腧穴体表图、腧穴局部解剖图、腧穴横断面解剖刺法图集于一书。主要供从事中医及针灸临床和教学工作的人员参考,也可供中医院校学生及中医爱好者学习使用。

由于作者水平有限,本书难免有不当之处,请各位同行批评指正,以便再版时修订。

编著者
2006 年 1 月

目　录

针灸穴位图解

第十三章　足厥阴肝经......305

第十四章　督脉......323

第一章

腧穴的定位

常用的定位法有骨度分寸法，体表标志法，手指比量法和简易取穴法四种。

第一节　骨度分寸法

骨度分寸法，古称"骨度法"，即以骨节为主要标志测量周身各部的大小、长短，并依其比例折算成尺寸作为定穴标准的方法。此法最早见于《灵枢·骨度》。现代常用骨度分寸是根据《灵枢·骨度》，并在长期医疗实践中经过修改和补充而来的（表1-1，图1-1，图1-2，图1-3）。

表 1-1　常用骨度表

部位	起止点	折量分寸	度量法	说　明
头部	前发际至后发际	12寸	直寸	如前后发际不明，从眉心至大椎穴作18寸，眉心至前发际3寸，大椎穴至后发际3寸
	前额两发角之间	9寸	直寸	用于量头部的横寸
	耳后两完骨（乳突）之间	9寸	直寸	
胸腹部	天突至歧骨（胸剑联合）	9寸	直寸	胸部与胁肋取穴直寸，一般根据肋骨计算，每肋骨折作1.6寸（天突穴至璇玑穴可作1寸，璇玑穴到中庭穴，各穴间可作1.6寸计算）
	歧骨至脐中	8寸	直寸	
	脐中至横骨上廉（耻骨联合上缘）	5寸	直寸	胸腹部取穴横寸，可根据两乳头间的距离折算，女性可用锁骨中线代替。横骨长度为少腹的腹股沟毛际部横量的标志
	两乳头之间	8寸	直寸	
	横骨（耻骨）长	8寸	直寸	
背腰部	大椎以下至尾骶	21椎	直寸	背腰部腧穴以脊椎棘突作为标志，作定位的依据
身侧部	腋以下至季胁	12寸	直寸	季胁指第11肋端
	季胁以下至髀枢	9寸	直寸	髀枢指股骨大转子
上肢部	腋前纹头（腋前皱襞）至肘横纹	9寸	直寸	用于手三阴、手三阳经的骨度分寸
	肘横纹至腕横纹	12寸	直寸	
下肢部	横骨上廉至内辅骨上廉内	18寸	直寸	用于足三阴经的骨度分寸
	辅骨下廉至内踝尖	13寸	直寸	用于足三阳经的骨度分寸。臀横纹至膝中，可作14寸折量。膝中的水平线，前平膝盖下缘，后平膝弯横纹，屈膝时可平犊鼻穴
	髀枢至膝中	19寸	直寸	
	膝中至外踝尖	16寸	直寸	
	外踝尖至足底	3寸	直寸	

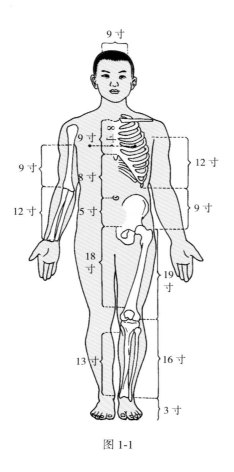

图 1-1

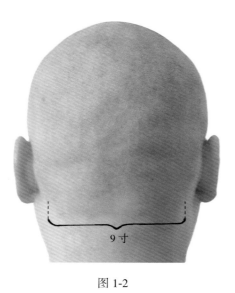

图 1-2

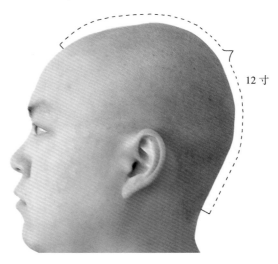

图 1-3

第二节 体表标志法

依据人体表面所具的特征的部位作为标志，用来选取穴位的方法，称为体表标志法。此法起源古远，最初定名的腧穴大多依此而选取。可分为固定标志和活动标志两类。

固定标志法

是以人体表面固定不移，又有明显特征的部位作为取穴标志的方法。如依据人的五官、毛发、爪甲、乳头、脐窝以及骨骼突起的凹陷、肌肉隆起等部位作为取穴的标志而言。因此，这些穴位标志都是相对固定的。现将体表主要的固定标志分部归纳列举如下：

1. **头面部** 前后发际、鼻根、鼻尖、鼻孔、鼻翼、眉心、眉头、眉尾、内外眼角、瞳孔、额、额角、颧、颧弓、颞、腮、口角、鼻唇沟、下颌骨、下颌角、乳突、枕外粗隆、耳屏、耳轮、对耳轮等。

2. **颈项部** 喉结、舌骨、胸锁乳突肌、斜方肌、锁骨、锁骨上窝、颈椎棘突等。

3. **胸腹部** 胸骨剑突、肋骨、肋间隙、乳头、脐窝、腹正中线、耻骨联合、耻骨、腹股沟等。

4. **背腰部** 肩胛骨、脊椎棘突等。

5. **臀部** 骶骨、尾骨、髂后上棘、髂嵴、股骨大转子、臀横纹等。

6. **上肢部** 肩峰、三角肌、肱二头肌、肱骨、腋前纹、腋后纹、肱骨内上髁、尺骨鹰嘴、掌长肌腱与桡侧腕屈肌腱、拇长伸肌腱与拇短伸肌腱、桡骨、桡骨茎突、尺骨、尺骨茎突、腕横纹、豌豆骨、指掌关节部、指甲等。

7. **下肢部** 股骨、股骨内上髁、长收肌、缝匠肌、股四头肌、胫骨、胫骨内侧髁、髌骨、腘横纹、腓骨、腓骨小头、腓肠肌、足外踝、跟腱、跟骨、舟骨粗隆、第一跖骨小头、第五跖骨粗隆、跖趾关节隆起部等。

活动标志法

是依据人体某局部活动后出现的隆起、凹陷、孔隙、皱纹等作为取穴标志的方法。它是通过肌肉筋腱的伸缩，关节的屈伸旋转及活动后皮肤皱起的纹理等形成的标志。如耳门、听宫、听会等当张口时出现凹陷处取之；下关当闭口时凹陷处取之。又如曲池必屈肘于横纹头取之；取阳溪时，将拇指翘起，当拇长、短伸肌腱之间的凹陷中取之。因这些标志都是在活动状态下作为取穴定位标志的，故称活动标志。

第三节 手指比量法

手指比量法，是用手指某局部之长度代表身体局部之长度而选取穴位的方法，又称"指寸法"或"同身寸法"。由于生长相关规律的缘故，人类机体的各个局部间是相互关联而生长发育的。因此人的手指与身体其他部位在生长发育过程中，在大小、长度上有相对的比例。这样选定同一人体的某手指一部分来作长度单位，量取本身其他部位的长度是合理可行的。故这种方法称"同身寸法"。由于选取的手指不同，节段亦不同，可作以下几类：

1. **横指同身寸法** 又称"一夫法"。具体取法是：将食、中、无名、小指相并拢，以中指中节横纹处为准，量取四横指之横度，定为3寸。此法多用于腹、背部及下肢部的取穴（图1-4）。

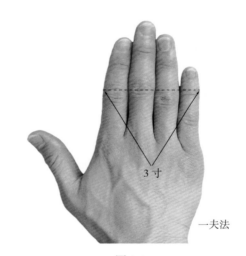

3寸

一夫法

图1-4

2. **拇指同身寸法** 其具体取法为：将拇指伸直，横置于所取部位之上下，依拇指关节外形的横向长度为一寸，来量取穴位（图1-5）。

3. **中指同身寸法** 其具体取法为：将患者的中指屈曲，以中指指端抵在拇指指腹，形成一环状，将食指伸直，显露出中指的桡侧面，取其中节

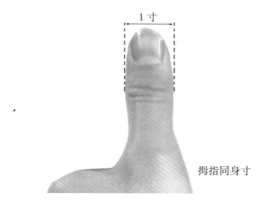

1寸

拇指同身寸

图 1-5

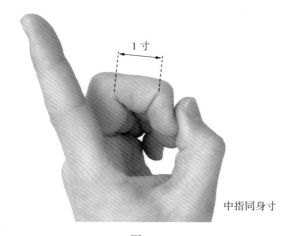

1寸

中指同身寸

图 1-6

上下两横纹头之间的长度,即为同身之一寸。这种方法较适用于四肢及脊背横量取穴(图1-6)。

手指比量法在应用时较为便利,但取穴的准确性稍差。因此,该法必须在骨度分寸规定的基础上加以运用,不可以指寸悉量全身各部,否则会导致长短失度。因此,手指比量法只能被看作是骨度分寸法的补充。

第四节　简易取穴法

简易取穴法,是总结历代医家在临床实践中所积累经验而形成的简便易行的量取穴位的方法。这种方法多用于较为主要的腧穴取法上。如列缺,可以病人左右两手之虎口交叉,一手食指压在另一手腕后高骨之正中上方,当食指尖到达处的小凹陷处即为本穴。又如劳宫,半握掌,以中指的指尖切压在掌心的第一节横纹上,就是本穴。再如风市,患者两手臂自然下垂,于股外侧中指尖到达处就是本穴。又如垂肩屈肘,肘尖到达躯干侧面的位置即是章门穴;两耳角直上连线中点取百会等等。这些取穴方法虽不十分精确,但由于腧穴并非针尖大的范围,所以完全可以寻找到有较强的感应处,因此是实用的。

第二章

手太阴肺经

第二章

手太阴肺经

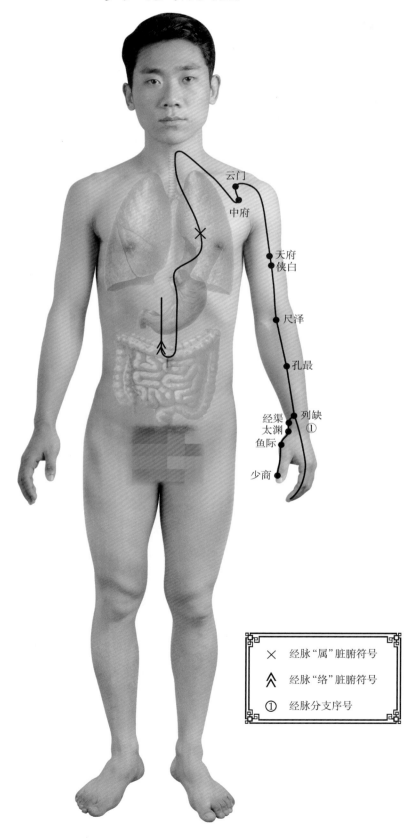

云门
中府
天府
侠白
尺泽
孔最
经渠
太渊
鱼际
列缺①
少商

✕	经脉"属"脏腑符号
⋀	经脉"络"脏腑符号
①	经脉分支序号

经脉循行

肺手太阴之脉，起于中焦，下络大肠，还循胃口，上膈属肺。从肺系，横出腋下，下循臑内，行少阴、心主之前，下肘中，循臂内上骨下廉，入寸口，上鱼，循鱼际，出大指之端。

其支者，从腕后，直出次指内廉，出其端。

（《灵枢·经脉》）

经脉循行白话解

手太阴肺经，起始于中焦胃部，向下络于大肠，回过来沿着胃上口，穿过膈肌，属于肺脏。从肺系（气管喉咙部）横出腋下（中府、云门），下循上臂内侧，走手少阴、手厥阴经之前（天府、侠白），向下经过肘窝内（尺泽），沿前臂内侧桡骨尺侧缘（孔最），进入桡动脉搏动处（经渠、太渊），向上经过大鱼际部，沿大鱼际外侧缘（鱼际），出大指的末端（少商）。

它的支脉，从腕后（列缺）走向食指桡侧，出其末端，接手阳明大肠经。

本经一侧 11 穴（左右两侧共 22 穴），2 穴在胸上部，9 穴分布在上肢掌面桡侧，首穴中府，末穴少商。本经腧穴主治咽喉、胸、肺部疾病，以及经脉循行所经过部位的病症。如咳嗽，气喘，少气不足以息，咳血，伤风，胸部胀满，咽喉肿痛，缺盆部及手臂内侧前缘痛，肩背部寒冷疼痛等症（图 2-1）。

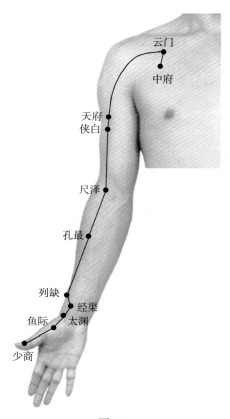

云门
中府
天府
侠白
尺泽
孔最
列缺
经渠
鱼际
太渊
少商

图 2-1

中府（Zhōngfǔ）（LU1）

【穴名释义】 中，中间，指中焦；府，处所。手太阴肺经起于中焦。穴当中焦脾胃之气聚汇肺经的处所。

【特异性】 肺之募穴。交会穴之一，手、足太阴经之会。

【标准定位】 在胸部，横平第1肋间隙，锁骨下窝外侧，前正中线旁开6寸。

【取法】 正坐位，以手叉腰，先取锁骨外端下方凹陷处的云门穴，当云门穴直下约1寸，与第1肋间隙平齐处是穴。或仰卧位，自乳头（指男子）向外2寸处，再直线向上摸取肋骨，第一肋间隙处取穴（图2-2）。

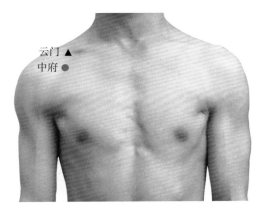

图 2-2

【穴位解剖】 皮肤→皮下组织→胸大肌→胸小肌。皮肤有颈丛的锁骨上神经中间支分布。皮下组织内除含有上述皮神经和少量脂肪外，还有胸肩峰动脉的终末支穿胸肌及其筋膜至下筋膜及皮肤。胸大、小肌之间有来自臂丛的胸前神经和胸肩峰动脉胸肌支，支配并营养此二肌（图2-3，图2-4）。

【刺灸法】 刺法：①直刺：0.3~0.5寸。针感：局部酸胀，可向前胸及上肢放散（图2-4）。②斜刺：向外斜刺0.5~0.8寸。针感：局部酸胀，可向前胸及上肢放散。

灸法：艾炷灸3~5壮，艾条灸10~20分钟。强身保健则灸至局部有温热舒适感，每日1次，每月20次。

【功用】 止咳平喘，清肺泻热，补气健脾。

【主治】 胸肺疾患：咳嗽，气喘，咳吐脓血，胸

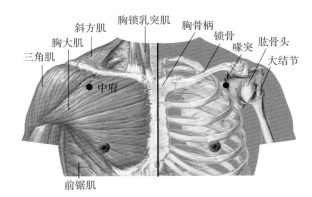

图 2-3

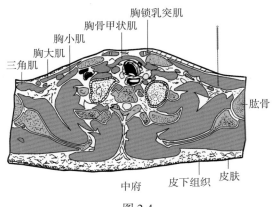

图 2-4

膈胀满。

【注意事项】 不宜直针深刺或向内斜刺，以免刺伤肺脏，造成意外。如是直刺，一般不致刺中腋静脉及头静脉；如向内下刺入，可能伤及腋静脉而出血，深刺进入腋窝内，应注意向外避开臂丛神经及腋动、静脉。应强调的是绝不可向内侧深刺，以防刺入胸腔内损伤胸膜和肺脏。

云门（Yúnmén）（LU2）

【穴名释义】 云，云雾的云，指肺之气；门，门户。穴在胸廓上部，如肺气出入的门户。

【标准定位】 在胸部，锁骨下窝凹陷中，肩胛骨喙突内缘，前正中线旁开6寸。

【取法】 正坐位，用手叉腰，当锁骨外端下缘出现的三角凹窝的中点处（图2-5）。

【穴位解剖】 皮肤→皮下组织→三角肌→胸喙锁筋膜→喙突。皮肤有锁骨上神经的中间支和外侧支分布。皮下组织除上述神经外，还有头静脉经过（图2-6，图2-7）。

其他:肩痛。

【注意事项】 在云门穴区直刺,不可刺中腋动、静脉。如果偏向内下方可能刺中腋静脉。如果紧贴锁骨下缘刺入,也可能刺中头静脉。若针向内侧深刺,或可深入胸腔内刺破壁胸膜以至肺脏。从解剖学观点,最好先以一手指摸到腋动脉搏动后将它们压向内下方,然后另手针沿肩胛骨喙突内侧缘并稍离开锁骨下缘刺入。针的方向垂直向后或稍偏向外侧,皆可安全。切忌向内侧深刺。针刺时不可向内深刺,以防刺破肺脏,造成气胸。

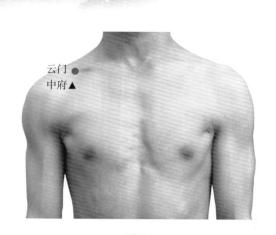

图 2-5

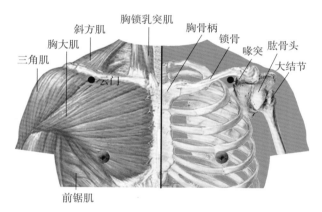

图 2-6

【刺灸法】 刺法:斜刺:向外斜刺 0.5~1.0 寸。针感:局部酸胀,可向前胸及腋下放散(图 2-7)。
灸法:艾炷灸 3~7 壮,艾条灸 5~15 分钟。

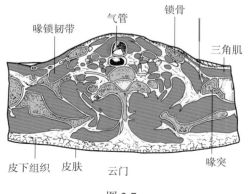

图 2-7

【功用】 肃肺理气,泻四肢热。
【主治】 呼吸系统疾病:咳嗽、气喘、胸痛。

天府(Tiānfǔ)(LU3)

【穴名释义】 天,天空,指上而言;府,处所。穴在臂之上部,是肺气聚集处。
【标准定位】 在臂前区,腋前纹头下 3 寸,肱二头肌桡侧缘处(图 2-8)。

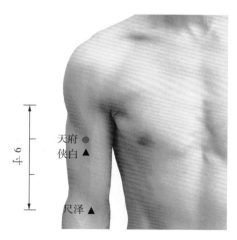

图 2-8

【取法】 坐位,臂向前平举,俯头,鼻尖接触上臂侧处是穴;坐位,微屈肘,肱二头肌外侧缘,肘横纹上 6 寸处是穴。
【穴位解剖】 皮肤→皮下组织→肱骨。皮肤有臂外侧皮神经分布。皮下组织内有头静脉和臂外侧皮神经经过。针由皮肤、皮下组织在肱二头肌外侧沟内头静脉外后方,深进肱肌。该肌与肱二头肌之间有肌皮神经经过,并发出肌支支配该二肌(图 2-9,图 2-10)。
【刺灸法】 刺法:直刺:0.5~1.0 寸。针感:局部酸胀,可向臂部或肘部放散(图 2-10)。

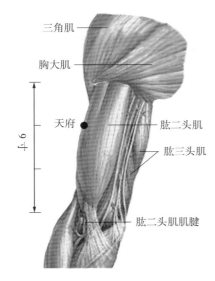

三角肌

胸大肌

天府

肱二头肌

肱三头肌

9寸

肱二头肌肌腱

图 2-9

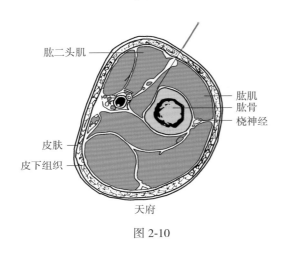

肱二头肌

肱肌
肱骨
桡神经

皮肤

皮下组织

天府

图 2-10

灸法:艾炷灸或温针灸 3~5 壮,艾条灸 5~10 分钟。

【功用】　疏调肺气,镇惊止血。

【主治】　呼吸系统疾病:咳嗽,气喘。
精神神经系统疾病;健忘,煤气中毒。
其他:鼻出血,吐血,肩臂部疼痛。

侠白 (Xiábái) (LU4)

【穴名释义】　侠,通"夹"白,白色。白色属肺。两臂下垂,本穴夹于肺之两旁。

【特异性】　手太阴之别。

【标准定位】　在臂前区,腋前纹头下 4 寸,肱二头肌桡侧缘处。

【取法】　坐位或仰卧位取穴,肱二头肌外侧缘,腋前纹头下 4 寸(图 2-11)。

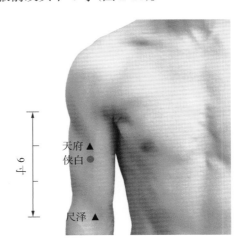

9寸

天府 ▲
侠白 ●

尺泽 ▲

图 2-11

【穴位解剖】　皮肤→皮下组织→肱肌。皮肤有臂外侧皮神经分布。皮下组织内的头静脉向上,穿三角肌与胸大肌间隙入深筋膜,至锁骨下窝处汇入腋静脉(图 2-12,图 2-13)。

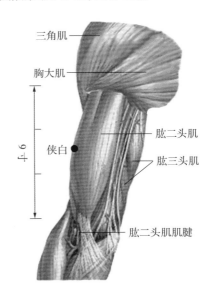

三角肌

胸大肌

侠白

肱二头肌

肱三头肌

9寸

肱二头肌肌腱

图 2-12

【刺灸法】　刺法:直刺:0.5~1.0 寸。针感:局部酸胀,似触电感传至胸前,或向前臂部放散(图 2-13)。

灸法:艾炷灸或温针灸 3~5 壮,艾条灸 5~10 分钟。

【功用】　宣肺理气,宽胸和胃。

【主治】　呼吸系统疾病:咳嗽,气喘,烦满。
其他:上臂内侧神经痛。

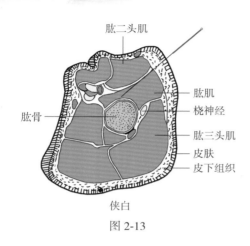

图 2-13

针由皮肤经头静脉、皮神经之间，穿肘深筋膜入肱桡肌。肱桡肌和其深面的肱肌之间有桡神经，该神经于此分为深、浅二支。深支支配肱桡肌，肱肌由肌皮神经支配(图 2-15，图 2-16)。

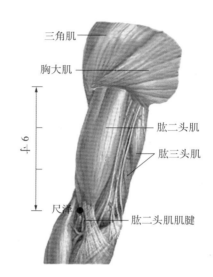

图 2-15

尺泽(Chǐzé) (LU5)

【穴名释义】 尺，尺寸的尺，长度单位，10 寸为一尺，也指尺肤部，即肘关节内侧及前臂上部；泽，沼泽。穴在尺肤部肘窝陷中，脉气流注于此，如水注沼泽。

【特异性】 五输穴之一，本经合穴。

【标准定位】 在肘区，肘横纹上，肱二头肌腱桡侧缘凹陷中(图 2-14)。

【刺灸法】 刺法：①直刺：0.5~1.0 寸。针感：局部酸胀，或者触电样感向前臂或手部放散(图 2-16)。②点刺：可用三棱针或粗毫针点刺出血，用于急性吐泻。

灸法：艾炷灸或温针灸 5~7 壮，艾条灸 5~10 分钟。

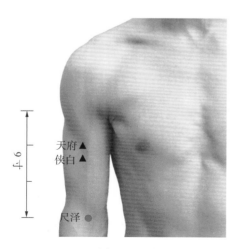

图 2-14

【取法】 仰掌，微屈肘，在肘关节掌面，肘横纹桡侧端取穴。

【穴位解剖】 皮肤→皮下组织→肱桡肌→肱肌。皮肤由前臂外侧皮神经分布。皮下组织内除上述神经外，还有头静脉和前臂外侧皮神经经过。

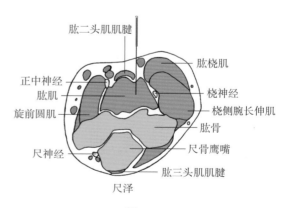

图 2-16

【功用】 滋阴润肺，止咳降逆。

【主治】 肺部疾患：咳嗽，气喘，咯血，胸部胀满。

热病：咽喉肿痛，小儿惊风。

胃肠疾患：吐泻，绞肠痧。

本经脉所过部位的疾患：肘臂挛痛。

孔最（Kǒngzuì）（LU6）

【穴名释义】 孔,孔隙;最,甚、极。意指本穴孔隙最深。

【特异性】 手太阴之郄穴。

【标准定位】 在前臂前区,腕掌侧远端横纹上 7 寸,尺泽(LU5)与太渊(LU9)连线上。

【取法】 伸臂仰掌取穴(图 2-17)。

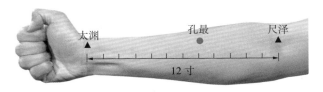

图 2-17

【穴位解剖】 皮肤→皮下组织→肱桡肌→桡侧腕屈肌→旋前圆肌→指浅屈肌→拇长屈肌。皮肤由前臂外侧皮神经分布。在皮下,针经头静脉内侧,穿前臂筋膜入肱桡肌在桡动、静脉及其伴行的桡神经浅支的内侧,经上列各肌,逐肌深达拇长屈肌。以上诸肌,除肱桡肌由桡神经深支支配外,其他诸肌均由正中神经支配(图 2-18,图 2-19)。

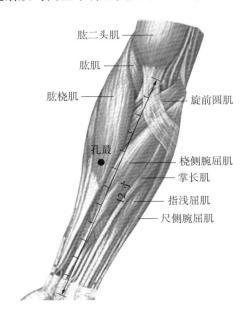

图 2-18

【刺灸法】 刺法:直刺 0.5~0.8 寸,局部酸胀沉重,有针感向前臂放散(图 2-19)。

灸法:艾炷灸或温针灸 5~7 壮,艾条灸 10~20 分钟。

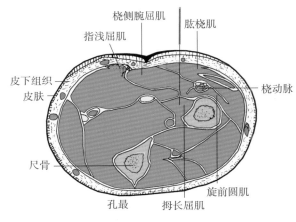

图 2-19

【功用】 清热解毒,降逆止血。

【主治】 肺系疾患:咯血,衄血,失音,咽喉肿痛,咳嗽气喘。

本经脉所过部位的疾患:肘臂挛痛,屈伸不利。

其他:热病无汗,头痛,痔疮。

【注意事项】 针刺时须避开桡动、静脉,以防刺破血管,引起出血。

列缺（Lièquē）（LU7）

【穴名释义】 列,排列,缺,凹陷,古代称闪电和天际裂缝为列缺。手太阴脉从这里别走手阳明脉。本穴位于桡骨茎突上方凹陷处。如天际之裂缝。

【特异性】 本经络穴。八脉交会穴之一;交任脉。

【标准定位】 在前臂,腕掌侧远端横纹上 1.5 寸,拇短伸肌腱与拇长展肌腱之间,拇长展肌腱沟的凹陷中。

【取法】 以左右两手虎口交叉,一手食指押在另一手的桡骨茎突上,当食指尖到达之凹陷处是穴。或立掌或侧掌,把指向外上方翘起,先取两筋之间的阳溪穴上,在阳溪穴上 1.5 寸的桡骨茎突中部有一凹陷即是本穴(图 2-20,图 2-21)。

【穴位解剖】 皮肤→皮下组织→拇长展肌腱→旋前方肌→桡骨。皮肤由前臂外侧皮神经和桡神经的浅支双重支配。桡动脉有两条伴行静脉,位于肱桡肌的内侧。动脉后方下段有拇长屈肌和

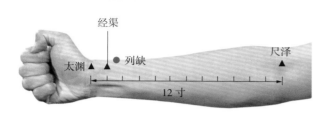

图 2-20

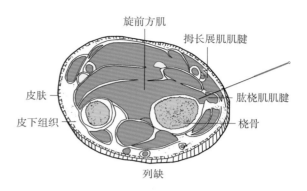

图 2-23

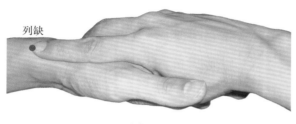

图 2-21

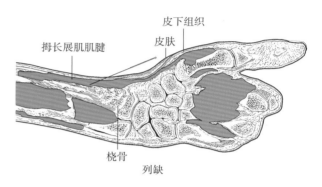

图 2-24

旋前方肌。桡动脉可由肘窝下方 2cm 与桡骨茎突前方作一连线,该线为桡动脉的体表投影,桡神经浅支与动脉伴行,该穴位于桡动脉和桡神经浅支的外侧(图 2-22,图 2-23,图 2-24)。

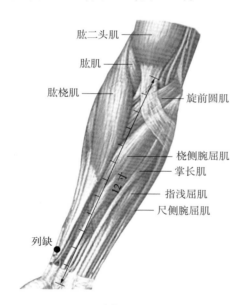

图 2-22

【**刺灸法**】 刺法:①向上斜刺 0.2~0.3 寸,局部酸胀、沉重、或向肘、肩部放散(图 2-23,图 2-24)。②向下斜刺 0.3~0.5 寸,或用恢刺法以治疗桡骨茎突狭窄性腱鞘炎等手腕部疾患。

灸法:艾炷灸 3~5 壮,艾条灸 5~10 分钟,因此处皮薄,不宜瘢痕灸。

【**功用**】 祛风散邪,通调任脉。

【**主治**】 肺系疾患:咳嗽,气喘,少气不足以息。

头项五官疾患:偏正头痛,项强,咽喉痛。

本经脉循行所过部位疾患:掌中热,上肢不遂,手腕无力。

其他:惊痫,尿血,小便热,阴茎痛,荨麻疹,无脉症,遗尿。

经渠(Jīngqú)(LU8)

【**穴名释义**】 经,经过;渠,沟渠。经气流注于此,如水经过沟渠。

【**特异性**】 五输穴之一,本经经穴。

【**标准定位**】 在前臂前区,腕掌侧远端横纹上 1 寸,桡骨茎突与桡动脉之间。

【**取法**】 手掌平放,掌心与拇指向上,距腕横纹 1 寸的桡动脉搏动处,亦即医者按脉时中指所按之处是穴(图 2-25)。

【**穴位解剖**】 皮肤→皮下组织→肱桡肌(腱)→旋前方肌。皮肤由前臂外侧皮神经分布。

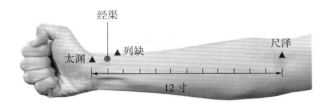

图 2-25

针在桡神经浅支内侧经皮下筋膜,在桡动、动静的桡侧臂筋膜,深进旋前方肌,该肌由正中神经的骨间前神经支配(图 2-26,图 2-27)。

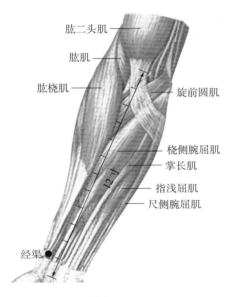

图 2-26

【刺灸法】　刺法:直刺 0.1~0.3 寸,局部酸胀或向前壁放散。针刺时应避开桡动脉进针(图 2-27)。

灸法:艾炷灸或温针灸 3~5 壮,艾条灸 5~10 分钟。因此穴靠近桡动脉,不宜瘢痕灸。

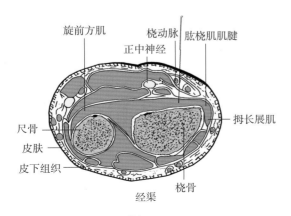

图 2-27

【功用】　宣肺平喘,开胸顺气。

【主治】　肺系疾患:咳嗽,气喘,喉痹。

胸部疾患:胸部胀满,胸背痛。

本经脉所过部位的疾患:掌中热。

其他:无脉症。

太渊(Tàiyuān)(LU9)

【穴名释义】　太,甚大,有旺盛的意思;渊,深潭。穴位局部脉气旺盛如深渊。

【特异性】　五输穴之一,本经输穴。肺经之原穴。八会穴之一,脉会穴。

【标准定位】　在腕前区,桡骨茎突与舟状骨之间,拇长展肌腱尺侧凹陷中。

【取法】　仰掌,当掌后第一横纹上,用手摸有脉搏跳动处的桡侧凹陷者中是穴(图 2-28)。

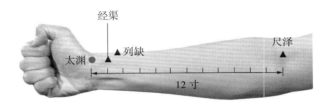

图 2-28

【穴位解剖】　皮肤→皮下组织→桡侧腕屈肌腱与拇长展肌腱之间。皮肤薄,由前臂外侧皮神经分布。针由皮肤,皮下组织,经桡神经浅支、头静脉与桡动脉掌浅支之间,继穿前臂筋膜,在桡动、静脉外侧,拇长展肌(腱)和桡侧腕屈肌(腱)之间达深部的桡骨骨膜。拇长展肌(腱)由桡神经支配,桡侧腕屈肌(腱)由正中神经支配(图 2-29,图 2-30)。

【刺灸法】　刺法:直刺 0.2~0.3 寸,局部麻胀。针刺时避开桡动脉(图 2-30)。

灸法:艾炷灸 1~3 壮,艾条灸 5~10 分钟,因靠近桡动脉,不宜瘢痕灸。

【功用】　止咳化痰,通调血脉,健脾益气。

【主治】　胸肺疾患:咳嗽,气喘,咯血,喉痹,失音,胸闷,心痛。

头面疾患:头痛,牙痛,目生翳膜,口眼歪斜。

本经脉所过部位的疾患:手腕疼痛无力,掌中

肌隆起似鱼腹,该穴位于鱼际肌的边际。鱼际现用作解剖学名词。

【特异性】 五输穴之一,本经荥穴。

【标准定位】 在手外侧,第一掌骨桡侧中点赤白肉际处。

【取法】 侧掌,微握掌,腕关节稍向下屈,于第一掌骨中点赤白肉际处取穴(图2-31)。

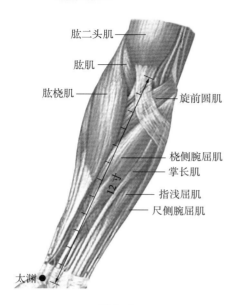

图 2-29

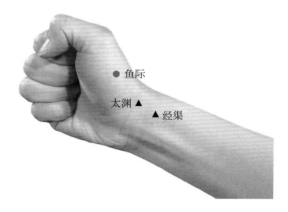

图 2-31

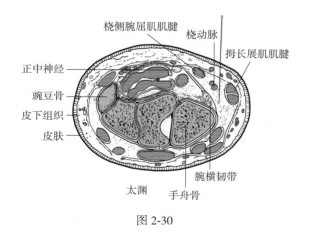

图 2-30

【穴位解剖】 皮肤→皮下组织→拇短展肌→拇对掌肌→拇短屈肌。皮肤手掌与手背皮肤移行部,由桡神经浅支和正中神经的第一指掌侧总神经分布。上列诸肌除拇短屈肌深头由尺神经支配外,其他伸肌则由正中指掌侧总神经的返支支配(图2-32,图2-33)。

热,缺盆中痛。

其他:寒热,狂言,热病汗不出,噫气,呕吐,痿证,遗尿,消渴,无脉症。

【注意事项】 1.针刺时避开血管,可用一指向桡侧轻推血管,另手持针在桡侧腕屈肌腱的桡侧刺入。

2.针刺避开桡动脉。

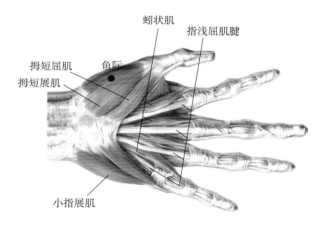

图 2-32

【刺灸法】 刺法:①直刺0.3~0.5寸,局部胀痛向拇指放散(图2-33)。②用三棱针点刺出血或挑治。

灸法:艾炷灸3~5壮,艾条灸3~5分钟。

【功用】 疏风清热,宣肺利咽。

【主治】 肺系疾患:咳血,失音,喉痹,咽干,

鱼际(Yújì)(LU10)

【穴名释义】 鱼,鱼腹;际,边际。掌中鱼际

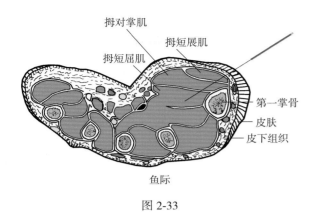

图 2-33

咽喉肿痛。

热病:身热头痛,乳痈,掌中热。

本经脉所过部位的疾患:肘挛,指痛。

其他:目眩,腹满,腹痛食不下,心悸,小儿单纯性消化不良。

少商(Shàoshāng)(LU11)

【穴名释义】 少,幼小,有少量的意思;商,五音之一,属金。肺属金,在五音为商。此系肺经井穴,为本经经气出生之处。

【特异性】 五输穴之一,本经井穴。

【标准定位】 在手指,拇指末节桡侧,指甲根角侧上方 0.1 寸(指寸)。

【取法】 侧掌,微握拳,拇指上翘,手拇指爪甲桡侧缘和基底部各作一线,相交处取穴(图2-34)。

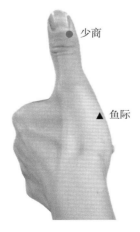

图 2-34

【穴位解剖】 皮肤→皮下组织→指甲根。皮薄,由正中神经指掌侧固有神经的指背支分布。动脉来自指掌侧固有动脉的指背支,并有同名静脉、神经伴行,与对侧同名动脉互相吻合,形成血管网(图 2-35,图 2-36)。

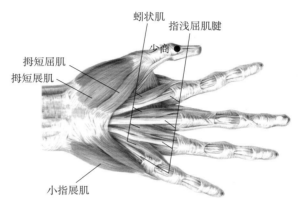

图 2-35

【刺灸法】 刺法:①浅刺 0.1~0.2 寸,局部胀痛(图 2-36)。②用三棱针点刺出血:推血至指端,捏紧,消毒后,对准穴位,迅速刺入,挤出 5~10滴血。

灸法:米粒灸 1~3 壮,艾条灸 5~10 分钟。

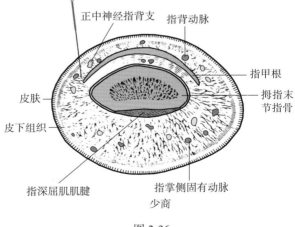

图 2-36

【功用】 清热解表,通利咽喉,醒神开窍。

【主治】 肺系疾患:咳嗽,气喘,喉痹,鼻衄。

神志疾患:中风昏迷,癫狂,小儿惊风。

本经脉所过部位的疾患:指腕挛急。

其他:热病,中暑呕吐,心下满。

第三章

手阳明大肠经

第三章

手阳明大肠经

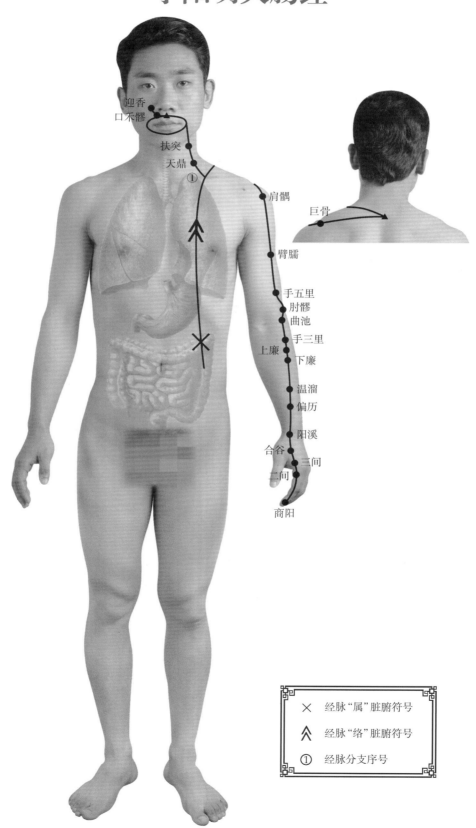

迎香
口禾髎
扶突
天鼎
①
肩髃
巨骨
臂臑
手五里
肘髎
曲池
手三里
上廉
下廉
温溜
偏历
阳溪
合谷
三间
二间
商阳

✕	经脉"属"脏腑符号
𐌙	经脉"络"脏腑符号
①	经脉分支序号

经脉循行

大肠手阳明之脉，起于大指次指之端，循指上廉，出合谷两骨之间，上入两筋之中，循臂上廉，入肘外廉，上臑外前廉，上肩，出髃骨之前廉，上出于柱骨之会上，下入缺盆，络肺，下膈，属大肠。

其支者：从缺盆上颈，贯颊，入下齿中，还出挟口，交人中——左之右、右之左，上挟鼻孔。

（《灵枢·经脉》）

经脉循行白话解

手阳明大肠经，从食指末端起始（商阳），沿食指桡侧缘（二间、三间），出第一、二掌骨间（合谷）、进入两筋（拇长伸肌腱和拇短伸肌腱）之间（阳溪），沿前臂桡侧（偏历、温溜、下廉、上廉、手三里），进入肘外侧（曲池、肘髎），经上臂外侧前边（手五里、臂臑），上肩，出肩峰部前边（肩髃、巨骨），向上交会颈部（会大椎），向下进入缺盆（锁骨上窝），络于肺，通过横膈，属于大肠。

它的支脉，从锁骨上窝向上行颈旁（天鼎、扶突），通过面颊，进入下齿槽，出来挟口旁（会地仓），交会于人中（会水沟）——左边的向右，右边的向左，上夹鼻孔旁，接足阳明胃经。

本经一侧 20 穴（左右两侧共 40 穴），2 穴在面口部，3 穴在颈肩部，15 穴分布在上肢背面桡侧，首穴商阳，末穴迎香。本经腧穴主治头面部、五官、咽喉等疾病，热病、胃肠等腹部疾病及经脉循行所经过部位的病症。如腹痛，肠鸣，泄泻，便秘，痢疾，咽喉肿痛，齿痛，鼻流清涕或出血以及本经循行位置疼痛热肿或寒冷等病症（图 3-1，图 3-2）。

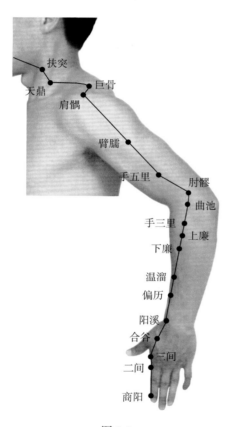

图 3-1

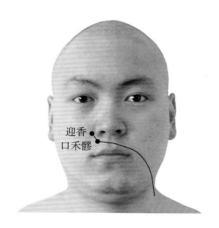

图 3-2

商阳（Shāngyáng）（LI1）

【穴名释义】 商,五音之一,属金;阳,阴阳之阳,指阳经。大肠属金,在音为商。

【特异性】 五输穴之一,本经井穴。

【标准定位】 在手指,食指末节桡侧,指甲根角侧上方 0.1 寸(指寸)(图 3-3)。

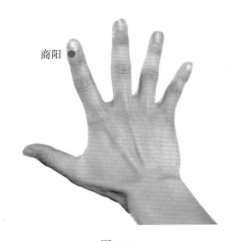

图 3-3

【取法】 微握拳,食指前伸,手食指爪甲桡侧与基底部各作一线,相交处是穴。

【穴位解剖】 皮肤→皮下组织→指甲根。皮薄,有正中神经指掌侧固有神经的指背支分布。皮下组织内有少量的纤维束连于皮肤的真皮层和骨膜之间。除上述神经外,还有来自指掌侧固有动脉的指背支,并有同名静脉、神经伴行,与对侧同名动脉相吻合,形成血管网(图 3-4,图 3-5)。

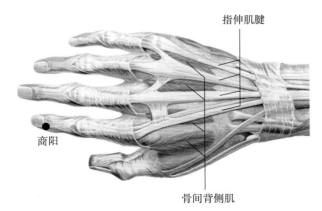

图 3-4

【刺灸法】 刺法:①直刺 0.1~0.2 寸,局部有胀痛感(图 3-5)。②用三棱针或粗毫针点刺

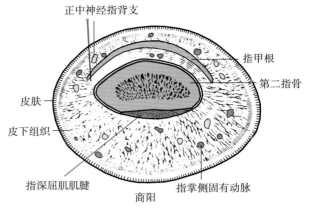

图 3-5

挤压出血。

灸法:米粒灸 1~3 壮,艾条灸 5~10 分钟。

【功用】 清热解表,开窍苏厥。

【主治】 头面部疾患:喉痹。

神志疾患:昏厥,中风昏迷。

热病:热病汗不出。

二间（Èrjiān）（LI2）

【穴名释义】 二,第 2;间,间隙。此为大肠经的第 2 穴。

【特异性】 五输穴之一,本经荥穴。

【标准定位】 在手指,第 2 掌指关节桡侧远端赤白肉际处。

【取法】 手指微握拳取穴。在第二掌指关节前缘桡侧,当赤白肉际处(图 3-6)。

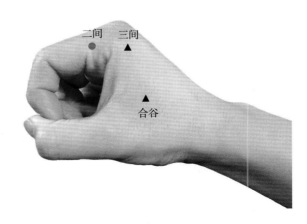

图 3-6

【穴位解剖】 皮肤→皮下组织→指背腱膜→食指近节指骨骨膜。皮肤由桡神经的指背神经与正中神经的指掌侧固有神经双重支配。皮下筋膜内除上述神经外,还有同名动、静脉经过。指背腱膜为指伸肌腱至食指的肌腱及食指伸肌腱延伸而成,并有第一骨间背侧肌腱,第一蚓状肌腱参与(图3-7,图3-8)。

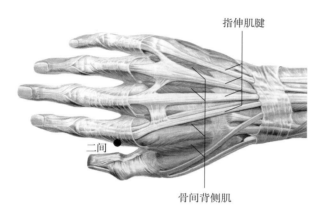

图 3-7

指伸肌腱

二间

骨间背侧肌

【刺灸法】 刺法:直刺0.2~0.4寸,局部有胀痛感(图3-8)。

灸法:麦粒灸3~5壮,艾条灸5~10分钟。

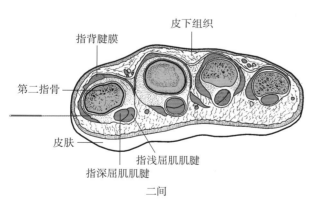

指背腱膜

皮下组织

第二指骨

皮肤

指浅屈肌肌腱

指深屈肌肌腱

二间

图 3-8

【功用】 解表清热,通利咽喉。

【主治】 头面疾患:喉痹,颔肿,衄血,目痛,目黄,齿痛口干,口眼歪斜。

本经脉所过部位的疾患:食指屈伸不利,疼痛,肩背痛。

其他:大便脓血,身热,嗜睡。

三间(Sānjiān)(LI3)

【穴名释义】 三,第3;间,间隙。此为大肠经的第3穴。

【特异性】 五输穴之一,本经输穴。

【标准定位】 在手指,第2掌指关节桡侧近端凹陷中。

【取法】 手指微握拳,在第二掌指关节后缘桡侧,当赤白肉际处取穴(图3-9)。

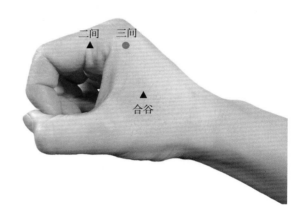

二间   三间

合谷

图 3-9

【穴位解剖】 皮肤→皮下组织→第一骨间背侧肌→指浅、深层肌腱的背侧。皮肤由桡神经的指背神经与正中神经的指掌侧固有神经双重支配。针经皮下筋膜、手深筋膜达第一骨间背侧肌、在第一蚓状肌与第二掌骨间通过,直至指浅、深屈肌腱到食指的肌腱背面与第二掌骨之间(图3-10,图3-11)。

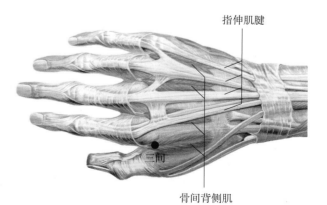

指伸肌腱

三间

骨间背侧肌

图 3-10

【刺灸法】 刺法:直刺0.3~0.5寸,局部麻胀,或向手背放散(图3-11)。

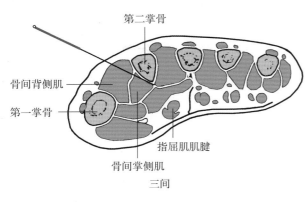

图 3-11

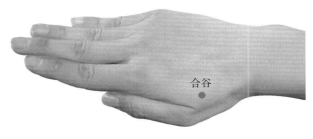

图 3-13

灸法：艾炷灸或温针灸 3~5 壮，艾条灸 5~10 分钟。

【功用】　清泄热邪，止痛利咽。

【主治】　头面部疾患：目眦急痛，齿龋痛，舌卷不能言，咽喉肿痛。

胸腹部疾患：身热胸闷，气喘，腹满肠鸣，洞泄，下痢脓血。

本经脉所过部位的疾患：手背，手指肿痛。

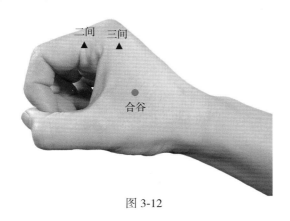

图 3-12

合谷（Hégǔ）（LI4）

【穴名释义】　合，结合；谷，山谷。穴在第 1、2 掌骨之间，局部呈山谷样凹陷。

【特异性】　大肠经之原穴。

【标准定位】　在手背，第 2 掌骨桡侧的中点处。

【取法】　拇、食两指张开，以另一手的拇指关节横纹放在虎口上，当虎口与第一、二掌骨结合部连线的中点；拇、食指合拢，在肌肉的最高处取穴（图 3-12，图 3-13，图 3-14）。

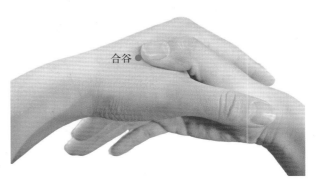

图 3-14

【穴位解剖】　皮肤→皮下组织→第一骨间背侧肌→拇收肌。皮肤由桡神经支的指背侧神经分布，皮下组织内有桡神经浅支及其分支的背静脉网桡侧部。针经上述结构以后，再入第一骨间背侧肌，在手背静脉网和掌深动脉内侧达拇收肌。以上二肌由尺神经支配（图 3-15，图 3-16）。

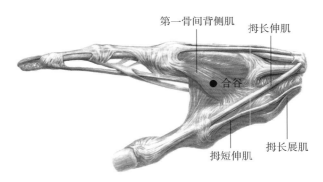

图 3-15

【刺灸法】　刺法：①直刺 0.5~1.0 寸，局部酸胀，扩散至肘、肩、面部（图 3-16）。②深刺 2.0 寸左右，出现手掌酸麻并向指端入散。③透劳宫或后溪时，出现手掌酸麻并向指端入散。

灸法：艾炷灸或温针灸 5~9 壮，艾条灸 10~20 分钟。

【功用】　镇静止痛，通经活络，解表泄热。

【主治】　热性病：热病无汗。

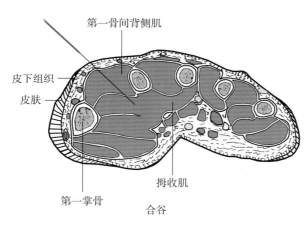

第一骨间背侧肌

皮下组织

皮肤

第一掌骨

拇收肌

合谷

图 3-16

头面五官疾患：头痛目眩，鼻塞，鼻衄，鼻渊，耳聋耳鸣，目赤肿痛，眼睑下垂，牙痛，龋肿，咽喉肿痛，口疮，口噤，口眼歪斜，舌痛。

胃肠疾患：胃腹痛，便秘，痢疾。

妇人疾患：月经不调，痛经，经闭，滞产，胎衣不下，恶露不止，乳少。

止痛要穴。

化痰要穴。

其他：瘾疹，皮肤瘙痒，荨麻疹。

【注意事项】 针尖不宜偏向腕侧，以免刺破手背静脉网和掌动脉弓而引起出血。本穴提插幅度不宜过大，以免伤及血管引起血肿。有习惯性流产史的孕妇不宜针刺。

阳溪（Yángxī）（LI5）

【穴名释义】 阳，阴阳之阳，指阳经；溪，沟溪。穴属于阳明经，局部呈凹陷，好像山间沟溪。

【特异性】 五输穴之一，本经经穴。

【标准定位】 在腕区，腕背侧远端横纹桡侧，桡骨茎突远端，解剖学"鼻烟窝"凹陷中（图 3-17）。

【取法】 拇指上翘，在手腕桡侧，当两筋（拇长伸肌腱与拇短伸肌腱）之间，腕关节桡侧处取穴。

【穴位解剖】 皮肤→皮下组织→桡侧腕长伸肌腱。皮肤由桡神经浅支分布。皮下组织较疏松，

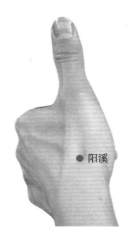

阳溪

图 3-17

有桡动脉的腕背支经过。手背深筋膜的腕背侧增厚形成腕背侧韧带，针穿该韧带在拇短、长伸肌腱之间达桡腕长肌伸肌腱背侧。以上三肌（腱）均包有腱鞘，并由桡神经深支支配（图 3-18，图 3-19）。

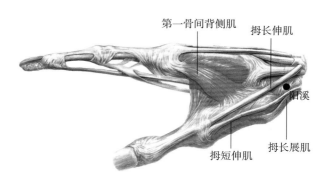

第一骨间背侧肌　拇长伸肌

阳溪

拇短伸肌　拇长展肌

图 3-18

【刺灸法】 刺法：①直刺 0.5~0.8 寸，局部酸胀，手法用平补平泻法或捻转补泻法（图 3-19）。②治疗桡骨茎突狭窄性腱鞘炎采用"恢刺"法或短刺法。

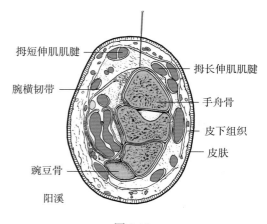

拇短伸肌肌腱　　拇长伸肌肌腱

腕横韧带　　手舟骨

　　皮下组织

　　皮肤

豌豆骨

阳溪

图 3-19

灸法:艾炷灸或温针灸 3~5 壮,艾条灸 10~20 分钟。

【功用】　清热散风,舒筋利节。

【主治】　头面五官疾患:头痛厥逆,目赤肿痛,耳聋,耳鸣,鼻衄,齿痛,咽喉肿痛,舌本痛,吐舌。

神志病:热病心烦,癫狂,痫证,狂言,善笑,妄见。

本经脉所过部位的疾患:手腕痛,五指拘急。

其他:胸满不得息,肠澼,瘾疹。

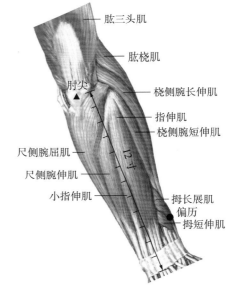

图 3-21

偏历(Piānlì)(LI6)

【穴名释义】　偏,偏离;历,行经。手阳明大肠经从这里分出络脉偏行肺经。

【特异性】　本经络穴。

【标准定位】　在前臂,腕背侧远端横纹上 3 寸,阳溪(LI5)与曲池(LI11)连线上。

【取法】　侧腕屈肘,在前臂背部桡侧,腕横纹上 3 寸,在阳溪穴与曲池穴连线上,取穴(图 3-20)。

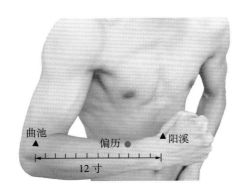

图 3-20

【穴位解剖】　皮肤→皮下组织→前臂筋膜→拇短伸肌→桡侧腕长伸肌腱→拇长展肌腱。皮肤由前臂外侧皮神经分布。皮下筋膜较薄,有头静脉的起始部位。针由皮肤、皮下筋膜穿前臂筋膜以后,经拇短伸肌腱到桡侧腕长伸肌腱,深达拇长展肌腱。以下三肌(腱)均由桡神经深支支配(图 3-21,图 3-22)。

【刺灸法】　刺法:①直刺 0.3~0.5 寸,局部酸胀(图 3-22)。②针尖向肘部方向斜刺入 0.5~0.8 寸,局部酸胀,可向前臂、肘部放散。

灸法:艾炷灸或温针灸 3~5 壮,艾条灸 5~10

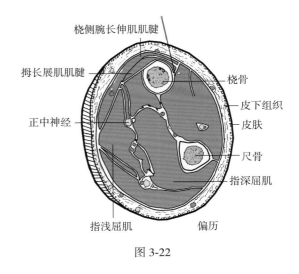

图 3-22

分钟。

【功用】　清热利尿,通经活络。

【主治】　头面五官疾患:头痛厥逆,目赤肿痛,耳聋,耳鸣,鼻衄,齿痛,咽喉肿痛,舌本痛。

神志病:热病心烦,癫狂,痫证,狂言,善笑,妄见。

本经脉所过部位的疾患:手腕痛,五指拘急。

其他:胸满不得息,肠澼,瘾疹。

温溜(Wēnliū)(LI7)

【穴名释义】　温,温暖;溜,流通。本穴有温通经脉之功,能治肘臂寒痛。

【特异性】 手阳明之郄穴。

【标准定位】 在前臂,腕横纹上5寸,阳溪(LI5)与曲池(LI11)连线上(图3-23)。

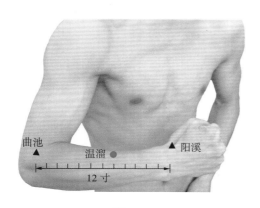

图 3-23

【穴位解剖】 皮肤→皮下组织→前臂筋膜→桡侧腕长、短伸肌。皮肤由前臂外皮神经分布。皮下筋膜内除上述神经还有头静脉经过。针入皮肤,在头静脉的后方经皮下筋膜,穿前臂筋膜,进桡侧腕长伸肌腱,达桡侧腕短伸肌腱,直抵桡骨骨膜。以上二肌(腱)由桡神经深支支配(图3-24,图3-25)。

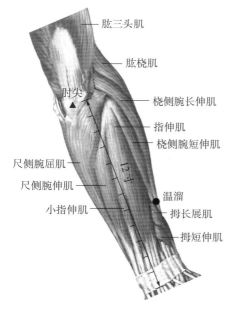

图 3-24

【刺灸法】 刺法:直刺0.5~1.0寸,局部酸胀,针感向手部放散。本穴在消化道溃疡穿孔时常出现压痛,与他穴配合可做出诊断(图3-25)。

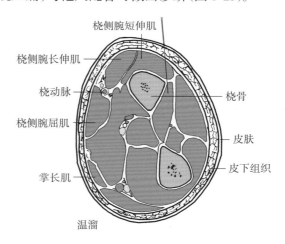

图 3-25

【功用】 理肠胃,清邪热。

【主治】 外感疾患:寒热头痛,伤寒身热。

头面五官疾患:面赤肿,口舌痛,齿龋痛,咽肿,喉痹,舌肿。

本经脉所过部位的疾患:肩背痛,上肢不遂,腕臂痛,肠鸣腹痛。

其他:疟疾,癫、狂、痫。

下廉(Xiàlián)(LI8)

【穴名释义】 下,下方;廉,边缘。穴在前臂背面近桡侧缘,上廉穴之下方。

【标准定位】 在前臂,肘横纹下4寸,阳溪(LI5)与曲池(LI11)连线上。

【取法】 屈肘取穴。屈肘侧置穴在前臂桡侧外缘,上廉下一寸处(图3-26)。

【穴位解剖】 皮肤→皮下组织→前臂筋膜→肱桡肌→桡侧腕短伸肌→旋后肌。皮肤由前臂外侧皮神经分布。针在皮神经前方经皮下筋膜穿前臂筋膜,在桡侧腕长伸肌腱的背侧,经过桡侧腕长伸肌腱的背侧,经过桡侧腕短伸肌腱,进入旋后肌。经上诸肌均由桡神经深支支配(图3-27,图3-28)。

【刺灸法】 刺法:直刺1.0~1.5寸,局部酸胀,针感可向手臂及手指放散(图3-28)。

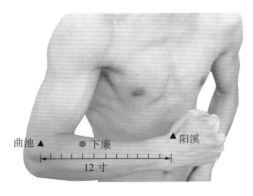

图 3-26

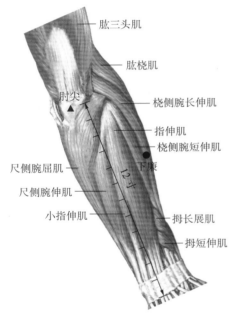

图 3-27

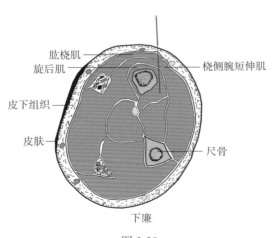

图 3-28

灸法:艾炷灸或温针灸 3~5 壮,艾条灸 5~10 分钟。

【功用】　调肠胃,清邪热,通经络。

【主治】　胃肠疾患:腹痛,腹胀,吐泻。

本经脉所过部位的疾患:上肢不遂,手肘肩无力。

其他:气喘,尿血,乳痈。

上廉(Shànglián)(LI9)

【穴名释义】　上,上方;廉,边缘。穴在前臂背面近桡侧缘,下廉穴之上方。

【标准定位】　在前臂,肘横纹下 3 寸,阳溪(LI5)与曲池(LI11)连线上。

【取法】　屈肘取穴。屈肘侧置穴在前臂桡侧外缘,下廉上一寸处(图 3-29)。

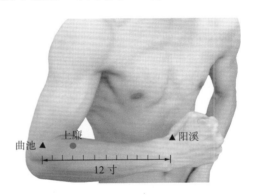

图 3-29

【穴位解剖】　皮肤→皮下组织→前臂筋膜→桡侧腕短伸肌→旋后肌。皮肤由前臂外侧皮神经分布。针由皮肤,经皮下筋膜穿前臂筋以后,入桡侧腕短伸肌,再进旋后肌,直抵桡骨后的拇长展肌。以上诸肌(腱)均由桡神经深支支配(图 3-30,图 3-31)。

【刺灸法】　刺法:直刺 1.0~1.5 寸,局部酸胀向下放散至手(图 3-31)。

灸法:艾炷灸或温针灸 3~5 壮,艾条灸 5~10 分钟。

【功用】　调肠腑,通经络。

【主治】　胃肠疾患:腹痛,腹胀,吐泻,肠鸣。

头面疾患:头痛,眩晕。

本经脉所过部位的疾患:手臂肩膊肿痛,上肢

【标准定位】 在前臂,肘横纹下2寸,阳溪(LI5)与曲池(LI11)连线上。

【取法】 屈肘取穴。手三里在肘端(肱骨外上髁)下3寸处(图3-32)。

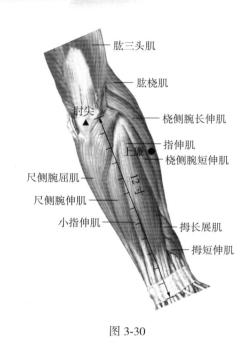

图 3-30

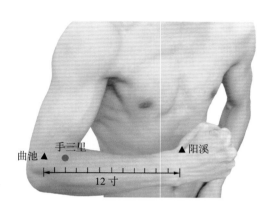

图 3-32

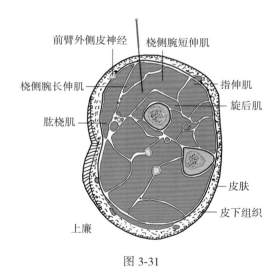

图 3-31

不遂,手肘肩无力。

其他:气喘,尿难。

手三里 (Shǒusānlǐ) (LI10)

【穴名释义】 手,上肢;三,第三;里,古代有以里为寸之说。穴在上肢,若直臂取穴,当肘尖下3寸。

【穴位解剖】 皮肤→皮下组织→前臂筋膜→桡侧腕长、短伸肌→旋后肌。皮肤由前臂外侧皮神经分布。针由皮肤下筋膜,穿前臂筋膜,入桡侧腕长、短伸肌,在桡神经深支的外侧,针可深抵旋后肌。以上诸肌均由桡神经深支支配(图3-33,图3-34)。

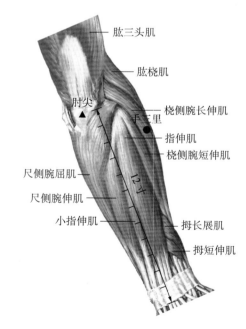

图 3-33

【刺灸法】 刺法:直刺1~2寸,局部酸胀沉重,针感可向手背部扩散(图3-34)。

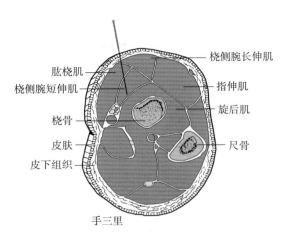

图 3-34

灸法:艾炷灸或温针灸 5~7 壮,艾条灸 10~20 分钟。

【功用】　通经活络,清热明目,理气通腑。

【主治】　胃肠疾患:腹痛,腹胀,呕吐,泄泻。

头面疾患:齿痛,失音,颊肿,舌痛,目赤痛,目不明。

本经脉所过部位的疾患:手臂肿痛,手肘肩无力,腰痛,肘挛不伸,肩臂痛。

另:弹拨手三里对消除针刺不当引起的不适感有效。

曲池 (Qǔchí) (LI11)

【穴名释义】　曲,弯曲;池,池塘,指体表凹陷。屈肘取穴、肘横纹桡侧端凹陷如池,穴在其中。

【特异性】　五输穴之一,本经合穴。

【标准定位】　在肘区,尺泽(LU5)与肱骨外上髁上连线的中点处(图 3-35)。

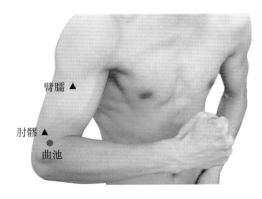

图 3-35

【取法】　屈肘成直角,当肘弯横纹尽头处;屈肘,于尺泽与肱骨外上髁上连线的中点处取穴。

【穴位解剖】　皮肤→皮下组织→前臂筋膜→桡侧腕长、短伸肌→肱桡肌→肱肌。皮肤由臂后神经分布。皮下筋膜内还有前臂外侧皮神经经过。针由皮肤、皮下筋膜,深进桡侧腕长、短伸肌,由肱桡肌的后面进入该肌肉,穿过桡神经干可抵肱肌。以上诸肌除肱肌由肌皮神经支配外,其他肌肉则由桡神经深支支配(图 3-36,图 3-37)。

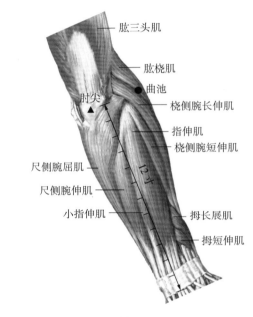

图 3-36

【刺灸法】　刺法:①直刺 1.0~2.5 寸。局部酸胀或向上放散至肩部或向下放散至手指(图 3-37)。②深刺可透少海穴,局部酸胀或向上放散至肩部或向下放散至手指。③治肘部疼痛时可用"合谷

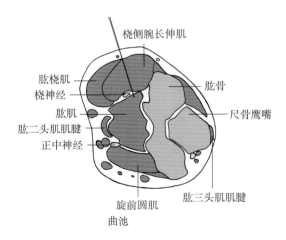

图 3-37

刺"或"齐刺"法或三棱针点刺放血。④略向肘关节曲面斜刺,针感多达于手指。

灸法:艾炷灸或温针灸5~7壮,艾条灸5~20分钟。

每日按压曲池穴1~2分钟,使酸胀感向下扩散,有预防高血压的作用。

【功用】 清热祛风,调和营血,降逆活络。

【主治】 外感疾患:咽喉肿痛,咳嗽,气喘,热病。

胃肠疾患:腹痛,吐泻,痢疾,肠痈,便秘。

头面疾患:齿痛,目赤痛,目不明。

皮肤病:疮,疥,瘾疹,丹毒。

神志疾患:心中烦满,癫狂,善惊,头痛。

本经脉所过部位的疾患:手臂肿痛,上肢不遂,手肘肩无力,臂神经疼痛。

其他:高血压。

【注意事项】 深刺时,如针尖遇到弹性阻力,并有搏动感,为肱动脉,应退针以调整方向和角度,以防刺破血管。

肘髎(Zhǒuliáo)(LI12)

【穴名释义】 肘,肘部;髎,骨隙。穴在肘部,靠近骨隙处。

【标准定位】 在肘区,肱骨外上髁上缘,髁上嵴的前缘。

【取法】 在臂外侧,屈肘取穴,从曲池向外斜上方1寸,当肱三头肌的外缘,肱骨边缘处(图3-38)。

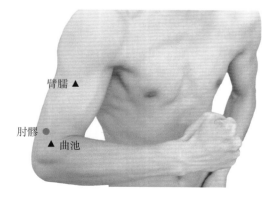
图 3-38

【穴位解剖】 皮肤→皮下组织→肘筋膜→肱三头肌。皮肤由臂后皮神经分布,皮下组织稍厚,有少量的脂肪组织。针由皮肤、皮下组织,穿过肱桡肌起始部,进入肱三头肌。该肌由桡神经肌支支配(图3-39,图3-40)。

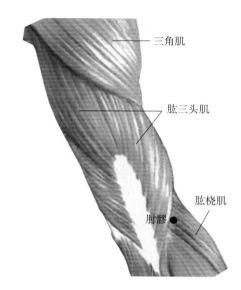
图 3-39

【刺灸法】 刺法:①直刺0.5~0.8寸或斜刺局部酸胀,可向前臂或肘部放射(图3-40)。②沿肱骨前缘,进针1.0~1.5寸,局部酸胀,可向前臂或肘部放射。③治肘部痛时可用"齐刺"或"恢刺"法。

灸法:艾炷灸或温针灸3~7壮,艾条灸5~20分钟。

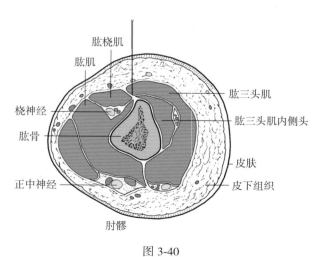
图 3-40

【功用】 通经活络。

【主治】 肩臂肘疼痛,上肢麻木,拘挛,嗜卧。

34

手五里（Shǒuwǔlǐ）（LI13）

【穴名释义】　手，上肢；五，第五；里，古代有以里为寸之说。穴在上肢，当肘尖上 3 寸。

【标准定位】　在臂部，肘横纹上 3 寸，曲池（LI11）与肩髃（LI15）连线上（图 3-41）。

【取法】　屈肘取穴。

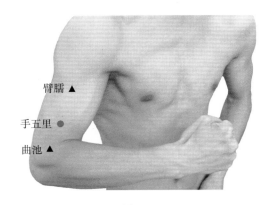

图 3-41

【穴位解剖】　皮肤→皮下组织→肱骨。皮肤由臂外侧皮神经分布。皮下组织较疏松，有少量脂肪。针由皮肤、皮下组织到达肱肌，该肌由臂丛的肌皮神经支配（图 3-42，图 3-43）。

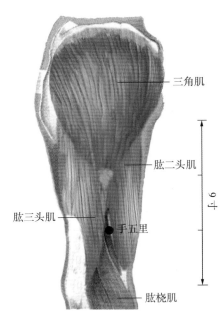

图 3-42

【刺灸法】　刺法：直刺 0.5~1 寸，局部酸胀，可传至肩部或肘部（图 3-43）。

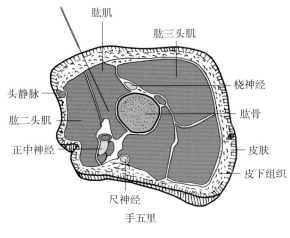

图 3-43

灸法：艾炷灸或温针灸 3~5 壮，艾条灸 5~20 分钟。

【功用】　理气散结，通经活络。

【主治】　胃肠疾患：胃脘胀满，胃痛，吐血。

神志疾患：善惊，嗜卧。

本经脉所过部位的疾患：手臂痛，上肢不遂。

其他：咳嗽，疟疾，瘰疬。

臂臑（Bìnào）（LI14）

【穴名释义】　臂，通指上肢肘以上；臑，上臂肌肉隆起处。穴在上肢臂部肌肉隆起处。

【特异性】　交会穴之一，手阳明络之会。手阳明、手足太阳、阳维之会。

【标准定位】　在臂部，曲池（LI11）上 7 寸，三角肌前缘处（图 3-44）。

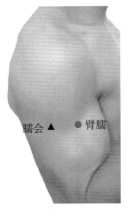

图 3-44

【穴位解剖】 皮肤→皮下组织→三角肌。皮肤由臂外侧皮神经分布。皮下筋膜稍厚,富含脂肪组织。针由皮肤、皮下组织,穿过三角肌中点。该肌由臂丛后束腋神经支配(图3-45,图3-46)。

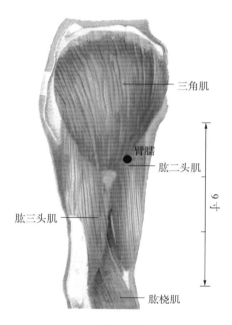

图 3-45

【刺灸法】 刺法:①直刺0.5~1寸,局部酸胀,可向前臂传导(图3-46)。②向上斜刺1~2寸,透入三角肌中,局部酸胀,可向肩部传导。

灸法:艾炷灸或温针灸3~5壮,艾条温灸10~20分钟。

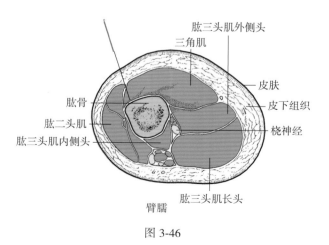

图 3-46

【功用】 清热明目,祛风通络。
【主治】 头面疾患:目赤痛,目不明。

本经脉所过部位的疾患:肩臂疼痛,上肢不遂,颈项拘急。

其他:瘰疬。

肩髃(Jiānyú)(LI15)

【穴名释义】 肩,肩部;髃,隅角;肩髃,指肩头。本穴因其位置而得名。
【标准定位】 在肩峰前下方,当肩峰与肱骨大结节之间凹陷处。
【取法】 在三角肌区(图3-47)。肩峰外侧缘前端与肱骨大结节两骨间凹陷中。

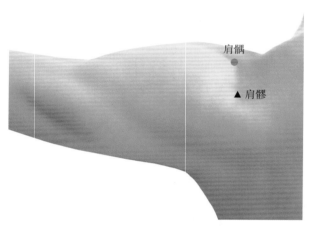

图 3-47

【穴位解剖】 皮肤→皮下组织→三角肌→三角肌下囊→冈上肌腱。皮肤由锁骨上神经的外侧支分布。皮下筋膜较致密。针由皮肤、皮下组织经三角肌表面的深筋膜入该肌,穿经三角肌下囊,至冈下肌腱。前肌由腋神经支配,后肌由肩胛上神经支配。深刺透刺极泉可达臂丛神经附近(图3-48,图3-49)。

【刺灸法】 刺法:①透极泉穴,直刺,抬臂,向极泉方向进针,深2~3寸,酸胀感扩散至肩关节周围,或有麻电感向臂部放散(图3-49)。②治冈上肌腱炎时,垂臂,针与穴位下外侧皮肤呈50°夹角,沿肩峰与肱骨大结节之间水平方向针刺1~1.5寸,针刺2寸时,可刺入冈上肌内。③针刺治疗肩关节周围炎时,向肩内陵、肩髎、三角肌等方向分

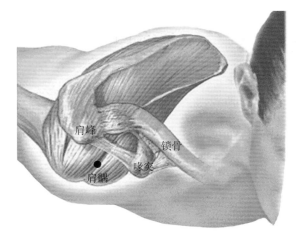

图 3-48

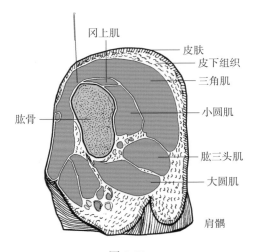

图 3-49

别透针,进针 2~3 寸,酸胀感扩散至肩关节周围,或有麻电感向臂部放散。④横刺,上肢外展牵制时,可向三角肌方向透针,深 2~3 寸,臂部酸胀。

灸法:艾炷灸或温针灸 5~7 壮,艾条灸 5~15 分钟。

【功用】 通利关节,疏散风热。

【主治】 上肢疾患:肩臂痛,手臂挛急,半身不遂。

其他:瘰疬诸瘿,乳痈,风热瘾疹。

巨骨(Jùgǔ)(LI16)

【穴名释义】 巨,巨大;骨,骨骼。古称锁骨为巨骨,该穴位靠近锁骨肩峰端。

【特异性】 交会穴之一,手阳明、(阳)跷脉之会。

【标准定位】 在肩胛区,锁骨肩峰端与肩胛冈之间凹陷中。

【取法】 正坐垂肩,在肩锁关节后缘,当锁骨与肩胛冈形成的叉骨间取穴(图 3-50)。

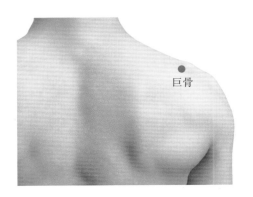

图 3-50

【穴位解剖】 皮肤→皮下组织→肩锁韧带→冈上肌。皮肤由颈丛的锁骨上神经分布。针由皮肤、皮下组织,经斜方肌筋膜入斜方肌,直达冈上窝上内的冈上肌。前肌由副神经支配,后肌由臂丛的锁骨上部分支,肩胛上神经支配(图 3-51,图 3-52)。

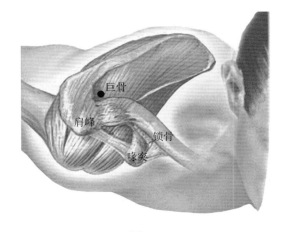

图 3-51

【刺灸法】 刺法:①直刺 0.5~1.0 寸,肩关节周围酸胀,可向锁骨或肩胛骨放射(图 3-52)。②斜向外下方,深约 1.0~1.5 寸,肩关节周围酸胀。

灸法:艾炷灸或温针灸 5~7 壮,艾条灸 5~15 分钟。

【功用】 通经活络。

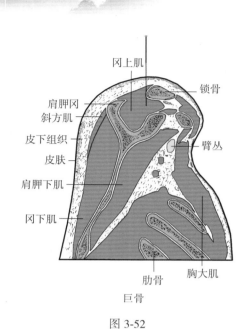

图 3-52

（冈上肌、锁骨、肩胛冈、斜方肌、皮下组织、皮肤、肩胛下肌、冈下肌、肋骨、胸大肌、臂丛）

巨骨

【主治】 上肢疾患：肩臂痛，手臂挛急，半身不遂。

其他：瘰疬诸瘿，吐血，风热瘾疹。

【注意事项】 不可深刺，以免刺入胸腔造成气胸。

天鼎（Tiāndǐng）（LI17）

【穴名释义】 天，天空，指上而言；鼎，古器物名。头形似鼎。穴在耳下颈部，相当于鼎足之处。

【标准定位】 在颈部，横平环状软骨，胸锁乳突肌后缘。

【取法】 正坐，头微侧仰，喉结旁开 3 寸，取胸锁乳突肌的胸骨头与锁骨头之间的扶突穴，再从扶突穴直下 1 寸，当胸锁乳突肌后缘处取穴（图 3-53）。

【穴位解剖】 皮肤→皮下组织→颈阔肌→胸锁乳突肌后缘→臂丛神经。皮肤由颈丛的锁骨上神经分布。在皮下筋膜内有颈阔肌的颈前浅静脉，颈阔肌受面神经的颈支支配，颈前浅静脉是锁骨静脉的属支。针经皮肤，皮下组织的浅层，由胸锁乳突肌后缘，达深部的臂丛的神经根融合和分支

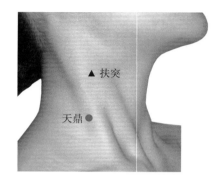

图 3-53

（扶突、天鼎）

的干、股部。胸锁乳突肌由第十一对脑神的副神经支配（图 3-54，图 3-55）。

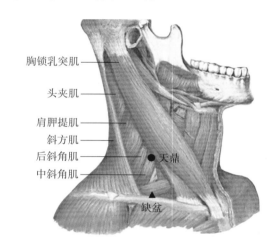

图 3-54

（胸锁乳突肌、头夹肌、肩胛提肌、斜方肌、后斜角肌、中斜角肌、天鼎、缺盆）

【刺灸法】 刺法：直刺 0.3~0.5 寸，局部酸胀并向咽喉放散（图 3-55）。

灸法：艾炷灸 3~5 壮，艾条灸 5~10 分钟。

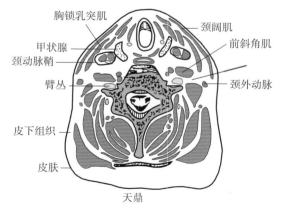

图 3-55

（胸锁乳突肌、甲状腺、颈动脉鞘、臂丛、皮下组织、皮肤、颈阔肌、前斜角肌、颈外动脉、天鼎）

【功用】 清咽，散结，理气，化痰。

【主治】 呼吸系统疾病：咳嗽，气喘，咽喉肿

痛,暴喑。

　　其他:瘰疬,诸瘿,梅核气。

　　【注意事项】　针刺天鼎穴时应避开血管和神经。为避开颈外浅静脉,可让患者稍屏住呼吸,使颈外浅静脉鼓起,以看清其位置避开刺入。为避免刺中颈血管神经鞘中的结构,不要刺向前内侧。为避免刺中臂神经丛和锁骨上神经,不要向后下刺入,而应向后直刺。如果刺入后患者稍有触电或放射感,可改变针的方向、位置和深浅以避开神经。

扶突(Fútū)(LI18)

　　【穴名释义】　扶,旁边;突,隆起,指结喉。穴在结喉旁。

　　【标准定位】　在胸锁乳突区,横平喉结,当胸锁乳突肌的前、后缘中间。

　　【取法】　正坐,头微侧仰,先取甲状软骨与舌骨之间的廉泉穴,从廉泉向外3寸,当胸锁乳突肌的胸骨头与锁骨头之间处(图3-56)。

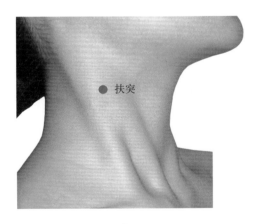

图3-56

　　【穴位解剖】　皮肤→皮下组织→颈阔肌→胸锁乳突肌后缘→颈动脉鞘。皮肤由颈丛的颈横(皮)神经分布。皮下筋膜除皮神经外,还有颈阔肌及颈外(浅)静脉,前者由面神经的颈支支配,后者注入锁骨下静脉。针由皮肤,皮下组织入胸锁乳突肌后部,并深达颈动脉鞘后内侧。胸锁乳突肌由副神经支配;颈动脉鞘内包括颈总动脉、颈内静脉及两者后方的迷走神经,动脉居于静脉的内

侧。动脉投影在下颌角至乳突连线的中点至右胸锁关节的连线;左侧连线的下端稍偏外侧。此连线在甲状软骨上缘以下为颈总动脉的体表投影,该动脉供应头颈部血液的主干,针刺时应注意避开(图3-57,图3-58)。

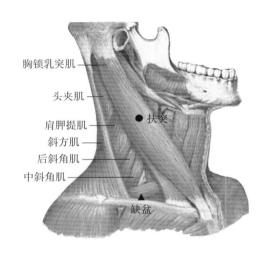

图3-57

　　【刺灸法】　刺法:①直刺0.5~0.8寸,局部酸胀,可向咽喉部放散,出现发紧发胀之感(图3-58)。②向颈椎方向直刺5分左右,有触电感麻窜至手。注意针刺不可过深,以免引起迷走神经反应。

　　灸法:艾炷灸3~5壮,艾条温和灸5~10分钟。

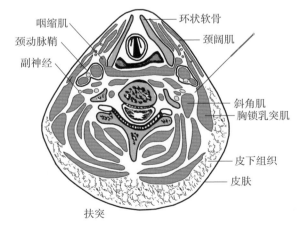

图3-58

　　【功用】　清咽,散结,理气,化痰。

　　【主治】　呼吸系统疾病:咳嗽,气喘,咽喉肿痛,暴喑。

　　其他:瘰疬,诸瘿,梅核气,呃逆。

　　【注意事项】　针刺扶突穴时,要避开血管和

针灸穴位图解

神经。为避开颈外浅静脉,可让患者稍住呼吸,以看清鼓起的颈外浅静脉。为避免刺入颈血管神经鞘内结构,针刺扶突穴时要刺向后方,不要刺向内侧。针刺时患者如有触电或放射感,可稍改变刺针的方向、位置和深浅,不要提插捻转,不要过深。注意针刺不可过深,以免引起迷走神经反应。

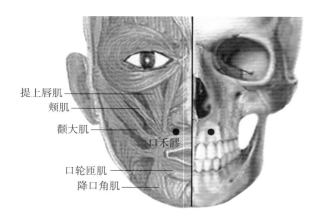

图 3-60

口禾髎(Kǒuhéliáo)(LI19)

【穴名释义】 口,口部;禾,谷物;髎,骨隙。食物从口入胃,穴在口旁骨隙中。

【标准定位】 在面部,横平人中沟上 1/3 与下 2/3 交点,鼻孔外缘直下。

【取法】 鼻孔旁开 0.5 寸,平水沟穴,正坐仰靠或仰卧取穴(图 3-59)。

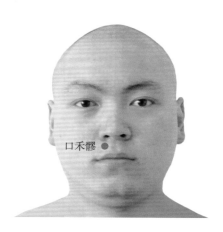

图 3-59

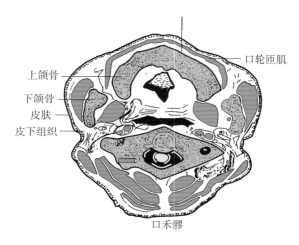

图 3-61

迎香(Yíngxiāng)(LI20)

【穴名释义】 迎,迎接;香,香气。此穴在鼻旁,治鼻病,改善嗅觉,能迎接香气。

【特异性】 手足阳明之会。

【标准定位】 在面部,鼻翼外缘中点,鼻唇沟中(图 3-62)。

【穴位解剖】 皮肤→皮下组织→提上唇肌。皮肤由上颌神经的眶下神经分布。皮下组织内有面神经的分支和面动脉的鼻外侧动脉经过。针由皮肤、皮下筋膜而达提上唇肌,该肌由面神经的颊支支配(图 3-63,图 3-64)。

【刺灸法】 刺法:①向内上平刺 0.5~1.0 寸,透鼻通穴,局部酸胀,可扩散至鼻部,有时有眼泪流出(图 3-64)。②向外上平刺 1.0~1.5 寸,透四白穴,治胆道蛔虫症。局部酸胀,可扩散至鼻部,有时有眼泪流出。

【穴位解剖】 皮肤→皮下组织→口轮匝肌。皮肤薄而柔软。由上颌神经的眶下神经分布。并有面动静脉的上唇支。针由皮肤,皮下筋膜直入口轮匝肌,该肌由面神经颊支支配(图 3-60,图 3-61)。

【刺灸法】 刺法:①直刺 0.3~0.5 寸,局部胀痛(图 3-61)。②向内平刺 0.5~0.8 寸,透水沟穴,局部胀痛。

【功用】 祛风开窍。

【主治】 鼻塞流涕,鼻衄,口喎,口噤不开,面瘫,面肌痉挛,腮腺炎。

40

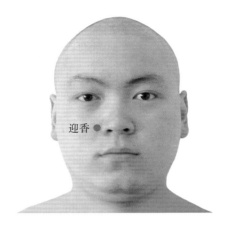

图 3-62

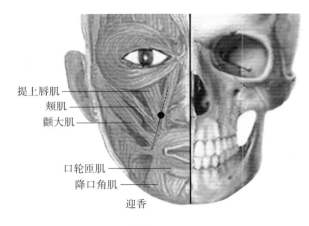

提上唇肌
颊肌
颧大肌

口轮匝肌
降口角肌
迎香

图 3-64

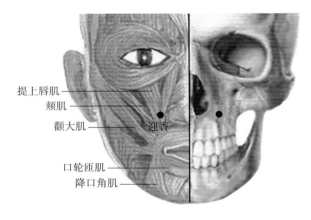

提上唇肌
颊肌
颧大肌　　迎香

口轮匝肌
降口角肌

图 3-63

【功用】　通窍祛风,理气止痛。

【主治】　鼻部疾患:鼻塞,不闻香臭,鼻衄,
鼻渊。

面部疾患:面瘫,面肌痉挛,面痒。

其他:胆道蛔虫,便秘。

第四章

足阳明胃经

第四章

足阳明胃经

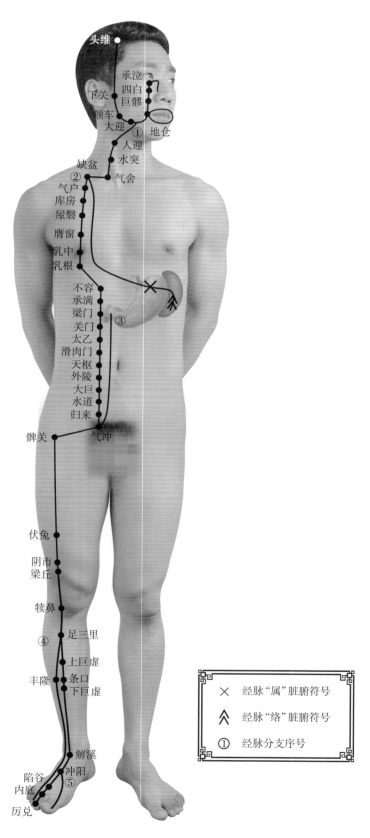

头维

承泣
四白
巨髎
下关
颊车
大迎
①
地仓
人迎
水突
缺盆
②
气舍
气户
库房
屋翳
膺窗
乳中
乳根
不容
承满
梁门
关门
③
太乙
滑肉门
天枢
外陵
大巨
水道
归来
髀关
气冲
伏兔
阴市
梁丘
犊鼻
足三里
④
上巨虚
丰隆
条口
下巨虚
解溪
陷谷
冲阳
内庭
⑤
厉兑

✕	经脉"属"脏腑符号
⋀	经脉"络"脏腑符号
①	经脉分支序号

经脉循行

　　胃足阳明之脉,起于鼻,交频中,旁约太阳之脉,下循鼻外,入上齿中,还出挟口,环唇,下交承浆,却循颐后下廉,出大迎,循颊车,上耳前,过客主人,循发际,至额颅。

　　其支者,从大迎前,下人迎,循喉咙,入缺盆,下膈,属胃,络脾。

　　其直者,从缺盆下乳内廉,下挟脐,入气街中。

　　其支者,起于胃口,下循腹里,下至气街中而合。——以下髀关,抵伏兔,下膝髌中,下循胫外廉,下足跗,入中指内间。

　　其支者,下膝三寸而别,下入中指外间。

　　其支者,别跗上,入大指间,出其端。

(《灵枢·经脉》)

经脉循行白话解

　　足阳明胃经:从鼻旁开始(会迎香),交会鼻根中,旁边会足太阳经(会睛明),向下沿鼻外侧(承泣、四白),进入上齿槽中(巨髎),回出来夹口旁(地仓)环绕口唇(会人中),向下交会于颏唇沟(会承浆);退回来沿下颌出面动脉部(大迎),再沿下颌角(颊车),上耳前(下关),经颧弓上(会上关、悬厘、颔厌),沿发际(头维),至额颅中部(会神庭)。

　　它的支脉:从大迎前向下,经颈动脉部(人迎),沿喉咙(水突、气舍),进入缺盆(锁骨上窝部),通过膈肌,属于胃(会上脘、中脘),络于脾。

　　外行的主干:从缺盆向下,经乳中(气户、库房、屋翳、膺窗、乳中、乳根),向下夹脐两旁(不容、承满、梁门、关门、太乙、滑肉门、天枢、外陵、大巨、水道、归来),进入气街(气冲穴)。

　　它的支脉:从胃口向下,沿腹里,至腹股沟动脉部与前者会合。——由此下行经髋关节前(髀关),到股四头肌隆起处(伏兔、阴市、梁丘),下向膝髌中(犊鼻),沿胫骨外侧(足三里、上巨虚、条口、下巨虚),下行足背(解溪、冲阳),进入中趾内侧趾缝(陷谷、内庭),出次趾末端(厉兑)。

　　它的支脉:从膝下三寸处(足三里)分出(丰隆),向下进入中趾外侧趾缝,出中趾末端。

　　它的支脉:从足背部(冲阳)分出,进大趾趾缝,出大趾末端,接足太阴脾经。

本经一侧45穴(左右两侧共90穴),3穴在颈肩部,15穴分布在下肢前外侧面,余穴分布在腹部、胸部和头面部。首穴承泣,末穴厉兑。本经腧穴主治胃肠病,头面、五官病,神志病及经脉循行所经过部位的病症,如肠鸣腹泻,水肿,胃痛,咽喉肿痛,呕吐,口渴,消谷善饥,鼻衄,热病,癫狂痫以及本经所经过部位的疼痛等病症(图4-1,图4-2,图4-3,图4-4)。

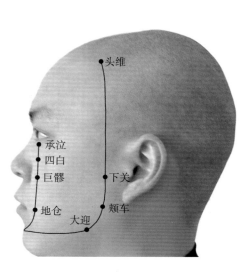

图 4-1

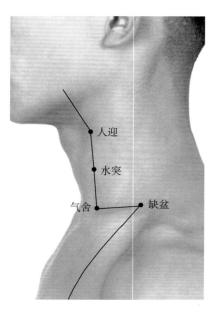

图 4-2

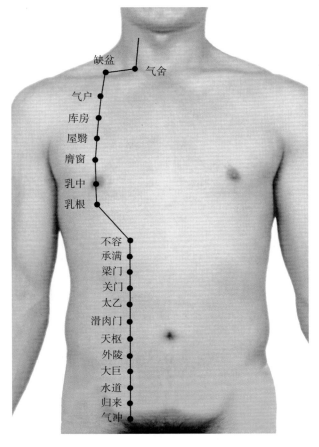

图 4-3

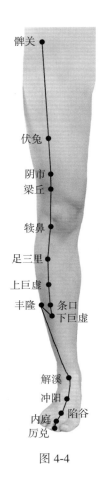

图 4-4

承泣（Chéngqì）（ST1）

【穴名释义】 承，承受，泣，泪水。穴在目下，如承受泪水之部位。

【特异性】 交会穴之一，阳跷、任脉、足阳明之会。

【标准定位】 在面部，眼球与眶下缘之间，瞳孔直下（图4-5）。

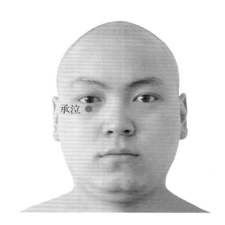

图 4-5

【穴位解剖】 皮肤→皮下组织→眼轮匝肌→下睑板肌→下斜肌→下直肌。皮肤由上颌神经的眶下神经分布。针穿皮肤、皮下组织以后，可经下睑板肌入眶内的下斜肌和下直肌。前肌为平滑肌受交感神经支配，后二肌是横纹肌，为动眼神经下支支配（图4-6，图4-7）。

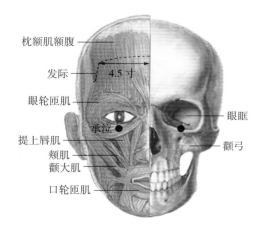

枕额肌额腹

发际 4.5寸

眼轮匝肌

眼眶

提上唇肌 承泣

颊肌 颧弓

颧大肌

口轮匝肌

图 4-6

【刺灸法】 刺法：①直刺0.5~0.8寸，左手推动眼球向上固定，右手持针沿眶下缘缓慢刺入，不宜提插、捻转（图4-7）。②平刺0.5~0.8寸，透向目内眦，局部酸胀可出现流泪。

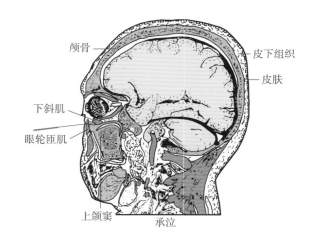

颅骨 皮下组织

皮肤

下斜肌

眼轮匝肌

上颌窦 承泣

图 4-7

【功用】 散风清热，明目止泪。

【主治】 面目疾患：目赤肿痛，迎风流泪，口眼㖞斜。

【注意事项】 1.本穴附近血管丰富，易出血，故进针要缓慢，不宜提插捻转，以防损伤眼球，刺破血管引起血肿，退针后可压迫局部片刻，防止出血。

2.避免深刺，以防刺入颅腔。如果针刺过深或斜刺，可刺伤视神经，当深达2寸时，可通过神经管刺伤脑，造成严重后果。

四白（Sìbái）（ST2）

【穴名释义】 四，四方；白，光明。穴在目下，能治眼病，改善视觉以明见四方。

【标准定位】 在面部，眶下孔处（图4-8）。

【取法】 正坐或仰卧位取穴。

【穴位解剖】 皮肤→皮下组织→眼轮匝肌→提下唇肌→眶下孔或上颌骨。皮肤由上颌神经的眶下神经分布。针由皮肤、皮下组织经眼轮匝肌和提上唇肌，深进眶下孔、眶下管，可能刺入孔、管内的眶下神经、动脉和静脉。针沿管下壁，可至近眶下壁后部结构。所经表情肌由面神经的颧支和颊支支配（图4-9，图4-10）。

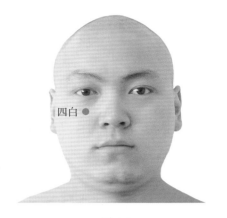

图 4-8

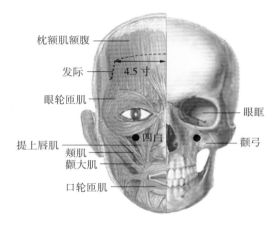

图 4-9

【刺灸法】 刺法：①直刺 0.5~0.8 寸，局部酸胀（图 4-10）。②向外上方斜刺 0.5 寸入眶下孔可有麻电感放射至上唇部（以治三叉神经Ⅱ支疼痛）。

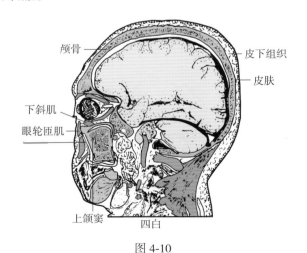

图 4-10

【功用】 祛风明目，通经活络。
【主治】 目赤痛痒，迎风流泪，眼睑眴动，口

眼喝斜。

巨髎（Jùliáo）（ST3）

【穴名释义】 巨，巨大；髎，骨隙。穴在上颌与颧骨交接处的巨大缝隙处。
【特异性】 交会穴之一，跷脉、足阳明之会。
【标准定位】 在面部，横平鼻翼下缘，瞳孔直下（图 4-11）。

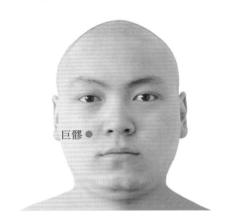

图 4-11

【穴位解剖】 皮肤→皮下组织→提上唇肌→提口角肌。皮肤由上颌神经的眶下神经分布。皮下筋膜内弹性纤维连于皮肤的真皮层，并与表情肌的肌质相交织。针由皮肤、皮下组织，在面动脉及面前静脉的外侧，深进提上唇肌和提口角肌。该二肌由面神经颊支支配（图 4-12，图 4-13）。

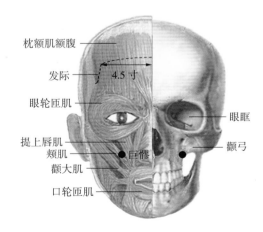

图 4-12

【刺灸法】 刺法：①直刺 0.3~0.6 寸，局部酸胀（图 4-13）。②向颊车方向透刺治疗面瘫等症。③针尖向同侧四白穴或瞳子髎方向透刺，可治疗面瘫、目翳、近视等症。

灸法：温针灸 3~5 壮，艾条灸 5~10 分钟。

美容时温灸至皮肤微见红晕为度，每日 1 次，每月 20 次。

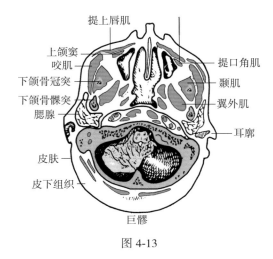

图 4-13

【功用】 清风熄风，明目退翳。

【主治】 口眼㖞斜，眼睑瞤动，鼻衄，齿痛，唇颊肿，目翳。

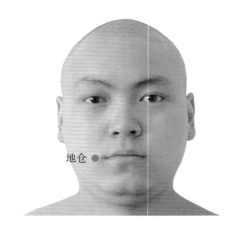

图 4-14

角肌、颊肌、提上唇鼻肌的纤维交错。在面神经外侧，针行经笑肌和颊肌之间，再入咬肌。以上表情肌由面神经的分支支配，而咬肌由下颌神经的咬肌神经支配（图 4-15，图 4-16）。

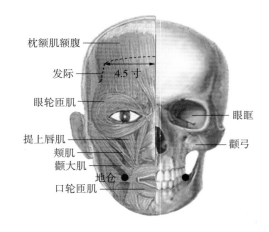

图 4-15

地仓（Dìcāng）（ST4）

【穴名释义】 地，土地；仓，粮仓。土生五谷，谷从口入，如进粮仓。

【特异性】 交会穴之一，跷脉、手、足阳明之会。

【标准定位】 在面部，当口角旁开 0.4 寸（指寸）。

【取法】 正坐或仰卧，眼向前平视，于瞳孔垂线与口角水平线之交点处取穴（图 4-14）。

【穴位解剖】 皮肤→皮下组织→口轮匝肌→笑肌和颊肌→咬肌。皮肤由上、下颌神经的分支双重支配。因针横向外刺，所以针由皮肤经皮下组织，穿口角外侧的口轮匝肌，该部肌质则由降口

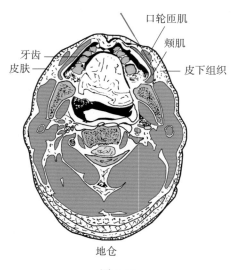

地仓

图 4-16

ST

【刺灸法】　刺法:①直刺 0.2 寸,局部酸胀,可扩散至半侧面部(图 4-16)。②治面瘫时向颊车方向平刺 1.0~2.5 寸,局部酸胀,可扩散至半侧面部。③透迎香穴治三叉神经痛。局部酸胀,可扩散至半侧面部,有时出现口角牵掣感。

灸法:温针灸 3~5 壮或药物天灸。

【功用】　祛风止痛,舒筋活络。

【主治】　口角歪斜,唇缓不收,流涎,齿痛颊肿,眼睑𥉂动。

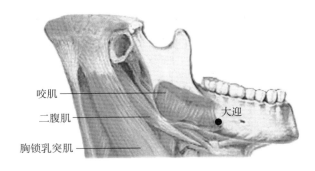

图 4-18

大迎(Dàyíng)(ST5)

【穴名释义】　大,大小之大;迎,迎接。穴在大迎脉(面动脉)搏动处,故称大迎。

【标准定位】　在面部,下颌角前方,咬肌附着部的前缘凹陷中,面动脉搏动处。

【取法】　正坐或仰卧,闭口鼓腮,在下颌骨边缘现一沟形,按之有动脉搏动处是穴(图 4-17)。

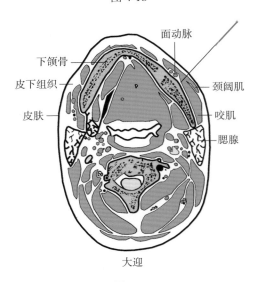

图 4-19

【功用】　祛风通络,消肿止痛。

【主治】　唇缓不收,口角歪斜,失音,牙关紧闭,唇𥉂动,颊肿,齿痛,颈痛。

【注意事项】　针刺大迎穴要避开面部动、静脉,以免损伤出血。为此,在针刺时,用一手指摸到面动脉的搏动,另手持针沿摸动脉指的边缘刺入 0.3~0.5 寸。

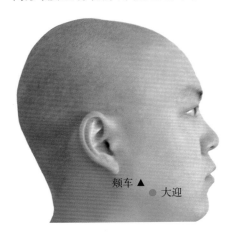

图 4-17

【穴位解剖】　皮肤→皮下组织→颈阔肌与降口角肌→咬肌前缘。皮肤由下颌神经的下牙槽神经末支-颏神经分布。皮下组织内有颈阔肌,受面神经颈支支配。针由皮肤、皮下组织穿降口角肌,到达咬肌前缘。应避开面动脉及其伴行的面前静脉。降口角肌由面神经的下颌缘支支配,咬肌由下颌神经的咬肌神经支配(图 4-18,图 4-19)。

【刺灸法】　刺法:直刺 0.2~0.5 寸,局部酸胀,可扩散至半侧面部(图 4-19)。

灸法:温针灸 3~5 壮,艾条灸 10~20 分钟。

颊车(Jiáchē)(ST6)

【穴名释义】　颊,颊部;车,车辆,指牙车,即下颌骨。穴在颊部,近下颌角。

【标准定位】　在面部,下颌角前上方一横指(中指)。

【取法】　正坐或侧伏,如上下齿用力咬紧,有一肌肉(咬肌)凸起,放松时,用手切掐有凹陷,此处是穴(图 4-20)。

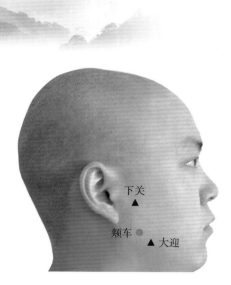

图 4-20

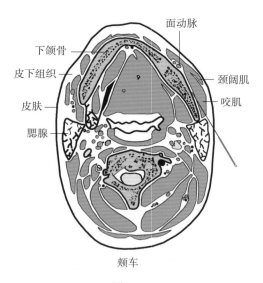

颊车

图 4-22

【穴位解剖】 皮肤→皮下组织→咬肌。皮肤由下颌神经的下牙槽神经的末支-颊神经分布,该神经与面神经的下颌缘支相交通。针由皮肤经皮下组织,穿咬肌表面的深筋膜进入该肌。营养咬肌的动脉由上颌动脉分出的咬肌动脉,支配该肌的神经则由下颌神经发出的咬肌神经(图 4-21,图 4-22)。

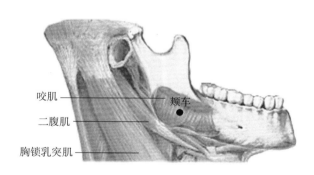

图 4-21

【刺灸法】 刺法:①直刺 0.5~0.8 寸,局部酸胀,并向周围扩散(图 4-22)。②平刺 1.0~2.0 寸透地仓穴,以治面瘫,可采用滞针法,即向同一方向捻转,然后手持针柄向患侧牵拉。③向上、下斜刺 0.5~0.8 寸,以治上下牙痛,局部酸胀,并向周围扩散。

灸法:温针灸 3~5 壮,艾条灸 10~20 分钟或药物天灸。

美容除皱则温灸至皮肤温热舒适,每日 1 次,每月 20 次。

【功用】 祛风清热,开关通络。

【主治】 口眼㖞斜,牙关紧闭,颊肿,齿痛,颈项强痛。

下关(Xiàguān)(ST7)

【穴名释义】 下,下方;关,关界。在此指颧骨弓,穴在其下缘。

【特异性】 交会穴之一,足阳明、足少阳之会。

【标准定位】 在面部,颧弓下缘中央与下颌切迹之间凹陷处。

【取法】 正坐或侧伏,颧骨下缘,下颌骨髁状突稍前方,闭口取穴(图 4-23)。

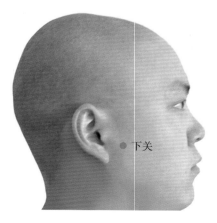

图 4-23

【穴位解剖】　皮肤→皮下组织→腮腺→咬肌→颞下窝。皮肤由下颌神经的耳颞神经分布。在皮下组织内，有横行于腺体实质内的血管，主要有上颌动静脉、面横动静脉、面神经及其神经丛。针经腮腺后，穿过颞肌腱入颞下窝。该窝内，深居有三叉神经运动纤维形成神经支配的翼内、外肌。围绕该二肌由面深部的静脉形成静脉丛，通过该丛的静脉或属支，沟通颅内和面部静脉的吻合，因此，面部感染的患者，不宜采用此穴（图4-24，图4-25）。

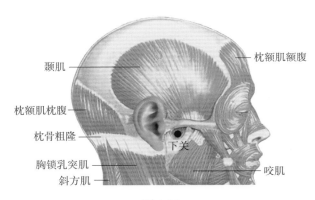

颞肌
枕额肌额腹
枕额肌枕腹
枕骨粗隆
胸锁乳突肌
斜方肌
下关
咬肌

图 4-24

【刺灸法】　刺法：①略向下直刺：1.0~1.5寸，周围酸胀或麻电感放射至下颌，以治三叉神经痛（图4-25）。②向后斜刺1.0~1.5寸，酸胀扩散至耳区，以治疗耳病。③沿下颌骨向上、下齿平刺1.5~2.0寸，酸胀扩散至上、下齿，以治疗牙痛。④治疗颞颌不利常采用"齐刺"法为佳。

灸法：温针灸3~5壮，艾条灸10~20分钟或药物天灸。美容除皱则温灸至皮肤温热舒适，每日一次，每月20次。

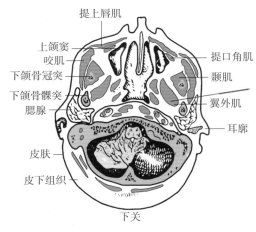

提上唇肌
上颌窦
咬肌
下颌骨冠突
下颌骨髁突
腮腺
皮肤
皮下组织
提口角肌
颞肌
翼外肌
耳廓
下关

图 4-25

【功用】　清头明目，止痛镇痉。

【主治】　面颊疾患：口眼歪斜，面疼。
口齿疾患：齿痛，牙关开合不利，口噤。
耳部疾患：耳聋，耳鸣，聤耳，眩晕，中耳炎，聋哑。

头维（Tóuwéi）（ST8）

【穴名释义】　头，头部；维，隅角。穴在头之额角部位。

【特异性】　交会穴之一，足少阳、阳维之会；足少阳、阳明之会。

【标准定位】　在头部，额角发际直上0.5寸，头正中线旁开4.5寸处。

【取法】　先取头临泣，并以此为基点，向外量取头临泣至神庭间距离，入前发际0.5寸处（图4-26）。

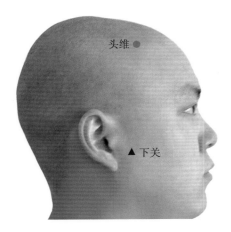

头维
下关

图 4-26

【穴位解剖】　皮肤→皮下组织→颞肌上缘帽状腱膜→腱膜下结缔组织→颅骨外膜。皮肤由眼神经的眶上神经分布。皮下筋膜致密。颞筋膜为一层坚韧的纤维膜，紧紧地贴附于颞肌表面。针经上述结构，深进由下颌神经的颞深神经支配的颞肌质内（图4-27，图4-28）。

【刺灸法】　刺法：向后平刺0.5~1.0寸，局部胀痛，可向周围扩散（图4-28）。

灸法：间接灸3~5壮，艾条灸5~10分钟。

【功用】　清头明目，止痛镇痉。

【主治】　头目疾患：偏正头痛，目眩，目痛，迎

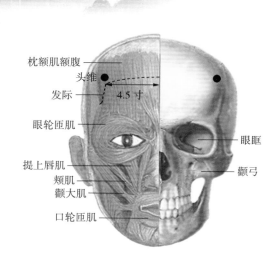

图 4-27

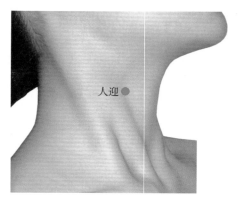

图 4-29

【穴位解剖】 皮肤→皮下组织→颈阔肌→颈动脉三角。皮肤由颈丛的颈横皮神经分布。皮下组织内除颈丛的皮神经以外，还有颈前浅静脉及面神经颈支支配的颈阔肌。针于胸锁乳突肌前缘，在喉结水平，穿皮肤、皮下组织深进颈动脉三角。该三角内，有颈深筋膜形成的颈动脉鞘，鞘内包有颈总动脉，颈内静脉及二者之间后方的迷走神经，舌下神经祥位于颈动脉鞘的表面或鞘内（图 4-30，图 4-31）。

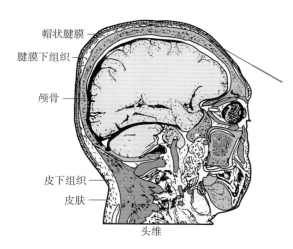

图 4-28

风流泪，视物不明，眼睑眴动。

其他：呕吐，喘逆，心胸烦满。

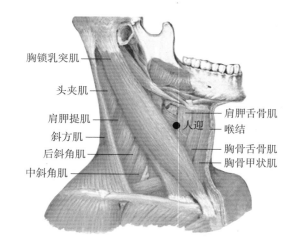

图 4-30

人迎（Rényíng）（ST9）

【穴名释义】 人，人类；迎，迎接。穴在人迎脉（颈总动脉）旁，故名。

【特异性】 足阳明、少阳之会。

【标准定位】 在颈部，横平喉结，胸锁乳突肌前缘，颈总动脉搏动处（图 4-29）。

【取法】 正坐仰靠，于有动脉应手之处，避开动脉取之。

【刺灸法】 刺法：避开动脉直刺 0.2~0.4 寸，局部酸胀，有时向肩部放散（图 4-31）。

【功用】 利咽散结，理气降逆。

【主治】 胸肺疾患：胸满气逆，呼吸喘鸣，咳嗽喘息。

颈部疾患：咽喉肿痛，瘰疬，瘿气，吐逆，饮食难下。

神志疾患：狂言，妄见妄闻。

其他：头痛，眩晕。

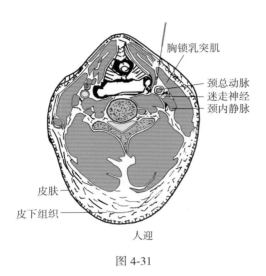

图 4-31

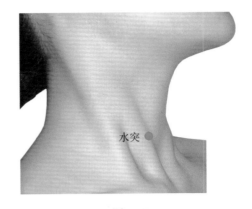

图 4-32

【注意事项】

1. 针刺时宜采用仰卧位,因坐位针刺容易引起脑缺血。

2. 针刺颈内动脉窦,即"窦刺"时,要防止刺激过强而引起颈动脉窦反射亢进,出现眩晕,面色苍白,出汗,血压降低等虚脱症状。

3. 迷走神经走行于颈内动脉、颈总动脉与颈内静脉之间的后方,针刺须避开迷走神经以免引起迷走神经反应。

4. 针刺本穴不宜多提插,以免伤及血管,引起不良后果。

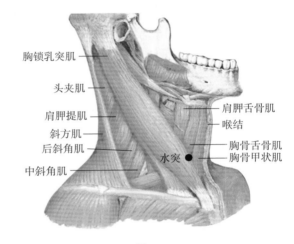

图 4-33

【刺灸法】　刺法:①直刺 0.3~0.4 寸,局部酸胀,不宜深刺,以免伤及颈总动脉和颈外动脉分支(图 4-34)。②向内下斜刺 1.0~1.5 寸,针体呈 45°

水突（Shuǐtū）（ST10）

【穴名释义】　水,水谷;突,穿过。穴在颈部喉结外下方,邻近食管。

【标准定位】　在颈部,横平环状软骨,胸锁乳突肌的前缘。

【取法】　正坐仰靠,侧颈,在甲状软骨下缘外侧,胸锁乳突肌前缘取穴(图 4-32)。

【穴位解剖】　皮肤→皮下组织→颈阔肌→胸骨舌骨肌→胸骨甲状肌→甲状腺侧叶(下端)。皮肤由颈丛的皮神经之一,颈横神经分布。皮下组织内除颈丛的皮支外,还有颈阔肌、颈前静脉、颈静脉弓。针经深筋膜浅层入颈丛肌支支配的胸骨舌骨肌和胸骨甲状肌,再进甲状腺实质。腺体下端的后方,有甲状腺,并与颈动脉鞘相邻(图 4-33,图 4-34)。

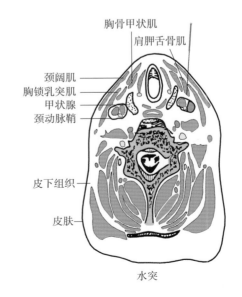

图 4-34

ST

55

角刺入甲状腺腺体,采用"齐刺"、"旁针刺"或"合谷刺"等刺法,局部酸胀沉重,以治甲状腺肿大。

灸法:艾炷灸 3~5 壮,艾条灸 5~10 分钟。

【功用】 清热利咽,降逆平喘。

【主治】 胸肺疾患:胸满气逆,呼吸喘鸣,咳嗽喘息。

颈部疾患:咽喉肿痛,瘰疬,瘿气,吐逆,饮食难下。

【注意事项】 1. 在水突穴针刺,主要应避开颈血管神经鞘。为此,应先用一手指摸到颈血管神经鞘的搏动,然后另手持针沿颈血管神经鞘之旁刺入,不宜太深(程莘农主编的《中国针灸学》提出刺 0.3~0.5 寸),以免伤及颈总动脉和颈外动脉分支。

2. 不要刺向内侧,以免刺中甲状腺而出血。

气舍(Qìshè)(ST11)

【穴名释义】 气,空气,指肺胃之气;舍,宅舍。穴在气管旁,犹如气之宅舍。

【标准定位】 在胸锁乳突肌区,锁骨上小窝,锁骨胸骨端上缘,胸锁乳突肌的胸骨头与锁骨头中间的凹陷中(图 4-35)。

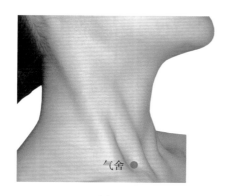

图 4-35

【穴位解剖】 皮肤→皮下组织→颈阔肌→胸骨舌骨肌→颈动脉鞘。皮肤由颈丛的锁骨上内侧神经分布。皮下组织内除颈丛的皮支外,还有颈外浅静脉、颈静脉弓和颈阔肌,该肌由面神经颈支

支配。针在胸锁乳突肌胸骨头和锁骨之间形成锁骨下动、静脉及胸膜顶和肺尖(图 4-36,图 4-37)。

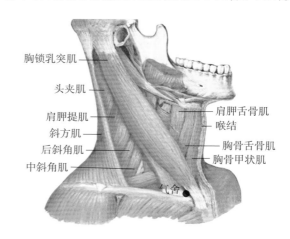

图 4-36

【刺灸法】 刺法:直刺 0.3~0.5 寸,局部酸胀(图 4-37)。

灸法:艾炷灸 3~5 壮,艾条灸 5~10 分钟。

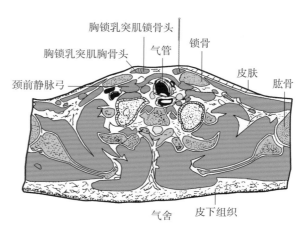

图 4-37

【功用】 清咽利肺,理气散结。

【主治】 胸肺疾患:胸满气逆,呼吸喘鸣,咳嗽喘息。

颈部疾患:咽喉肿痛,瘰疬,瘿气,颈部强痛,吐逆,饮食难下。

【注意事项】 不宜深刺。针刺气舍穴,如穿过肌层,可能刺中静脉弓。如稍上,可能刺中颈内静脉末端;稍下,可能刺中臂静脉始端,也可能刺中锁骨下静脉、胸导管(右淋巴导管)或颈外浅静脉的末端。这些情况均可能引起出血或淋巴外溢。针刺如再向外后下深入,有可能刺中胸膜顶和肺尖,引起气血胸。因此,在气舍穴处针刺,宜直刺

深至肌层为止,不要穿过肌层,绝不宜向外后下深进。

缺盆 (Quēpén) (ST12)

【穴名释义】 缺,凹陷;盆,器物名称。缺盆,指锁骨上窝,穴在其中,故名。

【标准定位】 在颈外侧区,锁骨上大窝,锁骨上缘凹陷中,前正中线旁开4寸(图4-38)。

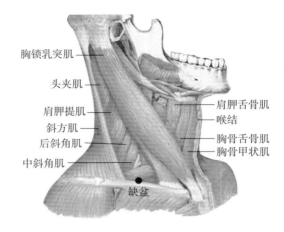

图 4-39

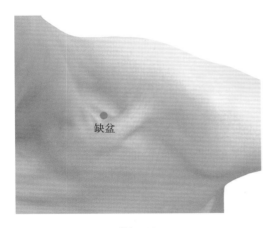

图 4-38

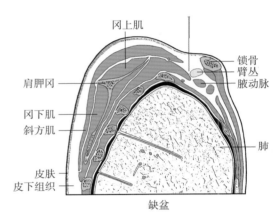

图 4-40

【取法】 正坐仰靠,在乳中线上,锁骨上窝中点取穴。

【穴位解剖】 皮肤→皮下组织→颈阔肌→气管前筋膜→臂丛。皮肤由颈丛锁骨上中间神经分布。皮肤组织内有颈外静脉及面神经颈支支配的颈阔肌。该处由胸锁乳突肌锁骨头后缘,肩胛舌骨肌和锁骨之间形成锁骨上窝。窝底的浅层的颈外浅静脉穿颈深筋膜注入锁骨下静脉或静脉角;深层有臂丛神经,锁骨下动、静脉及胸膜顶和肺尖(图4-39,图4-40)。

【刺灸法】 刺法:直刺0.3~0.5寸,局部酸胀,可向上臂放散(图4-40)。

灸法:艾炷灸3~5壮,艾条灸5~10分钟。

【功用】 宽胸利膈,止咳平喘。

【主治】 胸肺疾患:咳血,胸满气逆,缺盆中痛,呼吸喘鸣,咳嗽喘息。

颈部疾患:咽喉肿痛,肩痛。

其他:上肢麻痹,腰痛。

【注意事项】 不可深刺、捣刺,以免发生气胸。针刺缺盆穴时,要避开颈外浅静脉。为此,让患者稍屏住呼吸,使该静脉鼓起,待看清后再从其旁刺入。如刺向后下,可经肩胛舌骨肌下腹之旁,或穿过该下腹。再向后,可能刺中臂丛神经及颈横动、静脉。

胸膜顶和肺尖突出于锁骨内1/3段以上2~3cm,因此,针刺缺盆穴时,绝不应刺向内下方,否则可能刺破胸膜顶和肺尖,引起血、气胸。

气户 (Qìhù) (ST13)

【穴名释义】 气,空气。指肺胃之气;户,门户。穴在胸上部,故喻为气出之门户。

【标准定位】 在胸部,锁骨下缘,前正中线旁开4寸。

【取法】 仰卧位,锁骨中线与第1肋骨之间的凹陷处取穴(图4-41)。

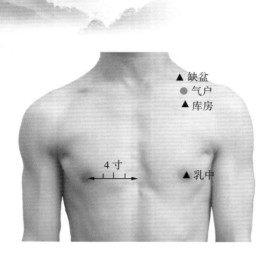

图 4-41

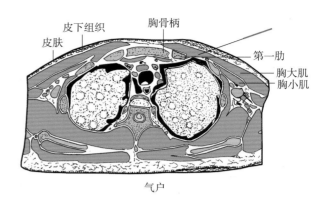

图 4-43

密,使其位置固定,管腔较大。这有利于临床作锁骨下静脉穿刺,但也易被针刺刺中。为避免刺中锁骨下静脉,应紧靠锁骨下缘向后外方刺入,勿刺向后内方。如向后内刺入,除易刺中锁骨下静脉之外,如再深些,也可能刺中胸膜顶和肺尖。

【穴位解剖】 皮肤→皮下组织→胸大肌→锁骨下肌。皮肤由锁骨上神经中间神经和内侧神经双重分布。针由皮肤,皮下组织穿过胸大肌的锁骨头及其深面的锁骨下肌,后肌由锁骨下神经支配,它的深面是胸膜顶及肺尖(图 4-42,图 4-43)。

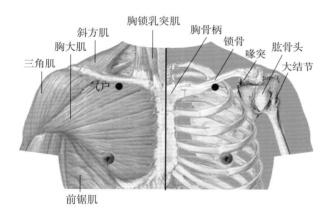

图 4-42

库房(Kùfáng)(ST14)

【穴名释义】 库,库府;房,房屋。本穴治症多关肺脏,犹肺之储藏室也。

【标准定位】 在胸部,第 1 肋间隙,前正中线旁开 4 寸。

【取法】 仰卧位,从锁骨内侧端,轻按第一肋间,在乳中线上取穴(图 4-44)。

【刺灸法】 刺法:斜刺或平刺 0.5~0.8 寸,局部酸胀,不可深刺,以防气胸。不宜用提插手法(图 4-43)。

灸法:艾炷灸 3~5 壮,艾条灸 5~10 分钟。

【功用】 理气宽胸,止咳平喘。

【主治】 胸肺疾患:胸满气逆,胸背痛,胸胁胀满,呼吸喘鸣,咳嗽喘息。

【注意事项】 不可深刺,以防气胸。不宜用提插手法。针刺气户穴如果深过锁骨与第 1 肋之间隙,有可能刺中锁骨下静脉而出血。锁骨下静脉壁与第 1 肋骨膜及附近肌肉表面的筋膜结合紧

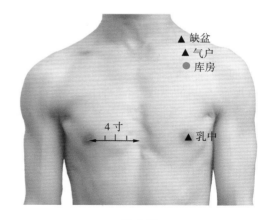

图 4-44

【穴位解剖】 皮肤→皮下组织→胸大肌→肋间外肌→肋间内肌。皮肤由第一、二肋间神经的前皮支双重分布。针由胸大肌的锁骨头,深进第一肋间隙内的肋间内、外肌。两肌由肋间神经支

ST

配,血液供应来自肋颈干的最上肋间动脉。肋间结构的深面,依序还有胸内筋膜,肋胸膜(胸膜壁层的一部分)和肺(图 4-45,图 4-46)。

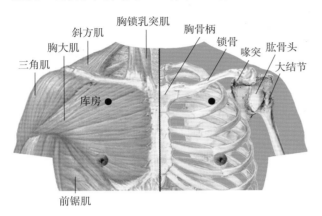

图 4-45

【刺灸法】　刺法:斜刺 0.5~0.8 寸,局部酸胀(图 4-46)。

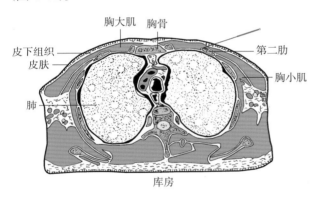

图 4-46

【功用】　理气宽胸,清热化痰。

【主治】　胸肺疾患:胸满气逆,呼吸喘鸣,胸胁胀痛,咳嗽喘息。

【注意事项】　在库房穴处针刺,主要应防止刺入胸腔内损伤胸膜和肺脏。为此,针宜循第 1 肋长轴方向刺入,不可与肋的长轴垂直刺入;另外,也不宜向外后方斜刺入腋窝内,以免刺破静脉引起出血。

屋翳(Wūyì)(ST15)

【穴名释义】　屋,房室;翳,隐蔽。穴当胸之中部,呼吸之气至此如达深室隐蔽。

【标准定位】　在胸部,第 2 肋间隙,前正中线旁开 4 寸。

【取法】　仰卧位,在锁骨中点下缘与乳头连线上第 2 肋间隙处取穴(图 4-47)。

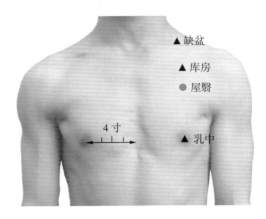

图 4-47

【穴位解剖】　皮肤→皮下组织→胸大肌→第二肋间结构。皮肤由第一、二、三肋间神经前皮支重叠分布。第二肋间结构由肋间内、外肌及肋间血管和神经构成。肋间外肌位于肋间结构的最外层,于肋角的内侧向后移行肋间内膜并连于脊柱两侧。肋间动脉分出的上、下支则行于肋间内、外肌之间的上下缘(图 4-48,图 4-49)。

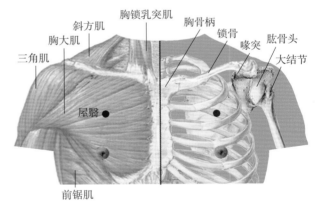

图 4-48

【刺灸法】　刺法:①直刺 0.2~0.3 寸,局部酸胀。②向内斜刺 0.5~0.8 寸,局部酸胀(图 4-49)。

灸法:艾炷灸 3~5 壮,艾条灸 5~10 分钟。

【功用】　止咳化痰,消痈止痒。

【主治】　胸肺疾患:胸满气逆,呼吸喘鸣,胸胁胀痛,咳嗽喘息。

【注意事项】　在屋翳穴处针刺,亦应防止刺

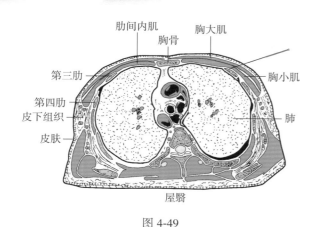

图 4-49

入胸腔内损伤胸膜和肺脏。为此,宜循肋骨长轴
方向刺入,勿与其长轴垂直刺透肋间内肌。

膺窗(Yīngchuāng)(ST16)

【穴名释义】 膺,胸膺;窗,窗户。穴在胸膺
部,可疏泄胸中郁气,犹如胸室之窗。

【标准定位】 在胸部,第3肋间隙,前正中线
旁开4寸。

【取法】 仰卧位,在锁骨中点下缘与乳头连
线上第3肋间隙处取穴(图4-50)。

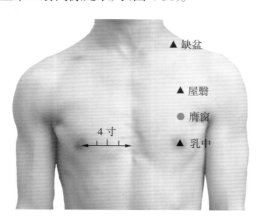

图 4-50

【穴位解剖】 皮肤→皮下组织→胸大肌→
胸小肌。皮肤由第2、3、4肋间神经的前皮支分布。
胸部皮肤的神经分布阶段性明显,但又有重叠性。
针由皮下经胸大肌表面的胸肌筋膜,进入该肌及其

深面的胸小肌,该二肌均为胸前神经支配。肋间动
脉分出的上支和下支分别行于肋间肌之间上、下缘。
胸横肌、胸内筋膜、胸膜壁层组成肋胸膜,深面即是
肺。以上层次均较薄,不得深进(图4-51,图4-52)。

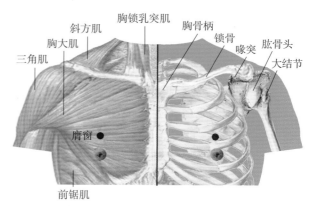

图 4-51

【刺灸法】 刺法:①直刺0.2~0.4寸,局部酸
胀。②向内斜刺0.5~0.8寸,局部酸胀(图4-52)。

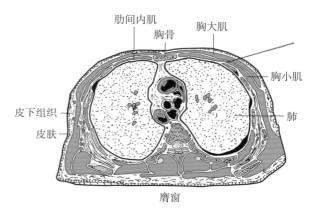

图 4-52

【功用】 止咳宁嗽,消肿清热。

【主治】 胸肺疾患:胸满气逆,呼吸喘鸣,咳
嗽喘息。

其他:乳痈。

【注意事项】 针刺膺窗穴,亦应防止刺入胸
腔损伤壁胸膜和肺脏。为此,宜循肋骨长轴方向
刺入,勿与其长轴垂直刺透肋间内肌。

乳中(Rǔzhōng)(ST17)

【穴名释义】 乳,乳头;中,正中。穴在乳头

正中。

【标准定位】　在胸部,乳头中央。

【取法】　仰卧位,在锁骨中点下缘与乳头连线上第 4 肋间隙处取穴(图 4-53)。

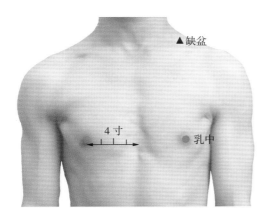

图 4-53

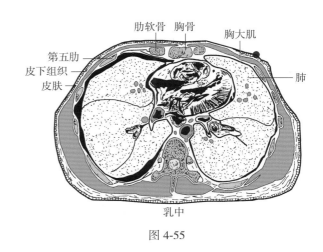

图 4-55

【穴位解剖】　皮肤→输乳孔→输乳窦→输乳管→乳腺组织→胸大肌。乳房皮肤的神经分布来自锁骨上神经的分支及第三、四、五肋间神经的前皮支的乳房内侧支和外侧皮支的乳房外侧支。该处皮肤还有汗腺、皮脂腺、平滑肌(以环形纤维为主)。交感神经纤维随外侧动脉和肋间动脉入乳房,分布于血管、平滑肌(以环形纤维为主)。交感神经纤维随外侧动脉和肋间动脉入乳房,分布于血管、平滑肌及腺组织(图 4-54,图 4-55)。

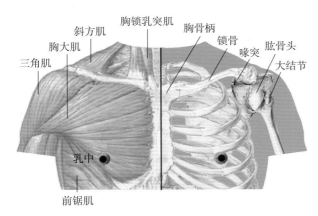

图 4-54

【刺灸法】　禁针灸(图 4-55)。

【主治】　现代常以此穴作为胸部取穴标志,不作针灸治疗。

乳根(Rǔgēn)(ST18)

【穴名释义】　乳,乳房;根,根部。穴在乳房根部。

【标准定位】　在胸部,第 5 肋间隙,前正中线旁开 4 寸。

【取法】　仰卧位,在锁骨中点下缘与乳头连线上第 5 肋间隙处取穴(图 4-56)。

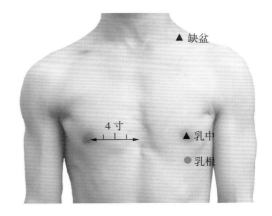

图 4-56

【穴位解剖】　皮肤→皮下组织→胸大肌→腹外斜肌→第五肋间结构。皮肤由第四、五、六肋间神经前皮支分布。针刺皮下组织至胸大肌及腹外斜肌,前肌由胸前神经支配,后肌由肋间神经支配。第五肋间结构包括肋间内、外肌及其中的肋间动、静脉和肋间神经。深面,除胸内筋膜、胸膜和肺外,左侧穴位内侧有心包腔及其内的心脏,右侧则有膈、肝的上缘(图 4-57,图 4-58)。

部,意指胃纳水谷达此高度,则不可再纳。

【标准定位】 在上腹部,脐中上 6 寸,前正中线旁开 2 寸(图 4-59)。

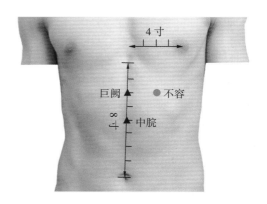

图 4-59

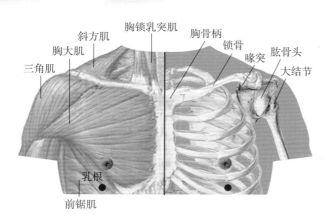

图 4-57

【刺灸法】 刺法:向内斜刺或向上斜刺 0.5~0.8 寸,局部酸胀,可扩散至乳房(图 4-58)。

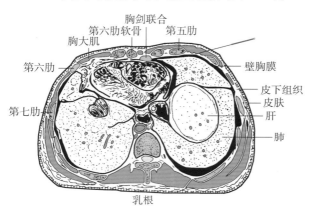

图 4-58

灸法:艾炷灸 5~9 壮,艾条灸 10~20 分钟。

【功用】 通乳化瘀,宣肺利气。

【主治】 呼吸系统疾病:胸痛,胸闷,咳喘。
妇产科疾病:乳汁不足,乳痈。
其他:噎膈。

【注意事项】 针刺乳根穴,也应防止损伤胸膜和肺脏。为此,宜循肋骨长轴方向刺入,勿与其长轴垂直刺入。在女性孕期和哺乳期,此穴亦应慎用,以保护乳房。

不容(Bùróng)(ST19)

【穴名释义】 不,不可;容,容纳。穴在上腹

【穴位解剖】 皮肤→皮下组织→腹直肌鞘及腹直肌→第七肋间结构→胸横肌。皮肤由第六、七、八肋间神经前皮支分布。针由皮下经胸大肌表面的胸肌筋膜,进入腹直肌,该肌由第五至十二肋间神经支配。肋间内肌及其间的血管神经达胸横肌。若再深进,经胸内筋膜和胸膜腔、穿膈肌,右侧达肝脏,左侧达胃。前者为实质性器官,分泌有胆汁,器官内有丰富的血管丛。后者为中空器官,其内容物可随针路外溢(图 4-60,图 4-61)。

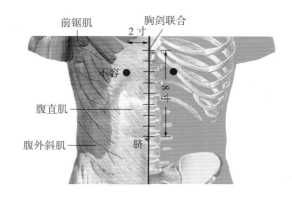

图 4-60

【刺灸法】 刺法:直刺 0.5~1.0 寸,局部酸胀。不宜深刺,防止刺伤肝、胃(图 4-61)。

灸法:艾炷灸或温针灸 3~5 壮,艾条灸 5~10 分钟。

【功用】 调中和胃,理气止痛。

【主治】 消化系统疾病:腹胀,胃痛,呕吐,食欲不振。

【注意事项】 针刺不容穴,为避免刺中肝、

ST

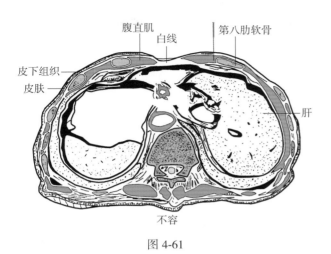

图 4-61

胃,针不宜进入腹腔。程莘农主编的《中国针灸学》提出在不容穴直刺 0.5~0.8 寸。不容,腹部皮下组织厚薄随人不同,肥胖者与瘦人间相差悬殊,所以针刺时应考虑此点。关键针刺不容穴时应掌握使针勿透过壁腹膜。肝质柔软而脆,随呼吸而上下移动。针刺入肝,必将划出裂口而出血。针刺入胃腔,可能带出内容物使腹膜感染,尤其提插捻转时。针刺不容穴进至壁腹膜前,有 3 个阻抗较大处:皮肤、腹直肌鞘前层和腹直肌鞘后层。

承满（Chéngmǎn）（ST20）

【穴名释义】 承,承受;满,充满。穴在上腹部,意指胃纳水谷达此高度,已经充满。

【标准定位】 在上腹部,脐中上 5 寸,前正中线旁开 2 寸(图 4-62)。

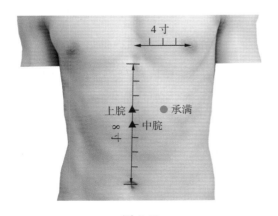

图 4-62

【穴位解剖】 皮肤→皮下组织→腹直肌鞘前层→腹直肌→腹直肌鞘后层→腹横筋膜→腹膜下筋。皮肤由第六、七、八肋间神经的前皮支分布。皮下筋膜内有皮神经和胸腹壁浅静脉的属支。针由皮肤,皮下筋膜经腹深筋膜入腹直肌鞘前层。该层由腹外斜肌腱和腹内斜肌腱膜的前叶形成。针深进入腹直肌,至其鞘后腹内斜肌腱膜的后叶和腹横肌腱膜(图 4-63,图 4-64)。

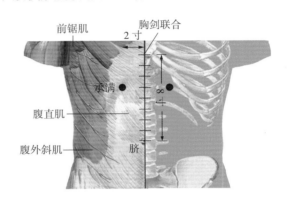

图 4-63

【刺灸法】 刺法:直刺 0.5~0.8 寸,上腹部沉重发胀。须掌握针刺方向、角度和深度,以防刺伤肝、胃(图 4-64)。

灸法:艾炷灸或温针灸 3~5 壮,艾条灸 5~10 分钟。

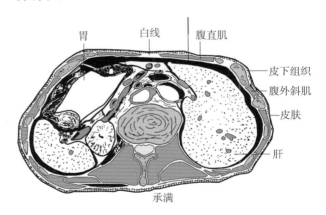

图 4-64

【功用】 理气和胃,降逆止呕。

【主治】 消化系统疾病:胃痛,呕吐,腹胀,肠鸣,食欲不振等。

【注意事项】 针刺承满穴,为避免刺中肝、肠、胃,针不宜进入腹腔。随每人腹壁厚薄不同,针刺深度不同,切记针刺此穴时,勿刺透壁腹膜。

梁门（Liángmén）（ST21）

【穴名释义】 梁，指谷粮；门，门户。穴在上腹部，意为饮食入胃之门户。

【标准定位】 在上腹部，脐中上4寸，前正中线旁开2寸（图4-65）。

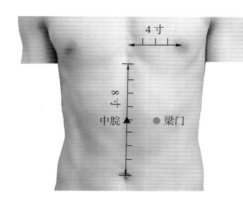

图4-65

【穴位解剖】 皮肤→皮下组织→腹直肌鞘及鞘内腹直肌→腹横筋膜→腹膜下筋膜。皮肤由第七、八、九肋间神经的前皮支重叠分布。皮下筋膜内浅静脉吻合丰富，形成网状。深部由胸腔，经膈肌附着部的胸肋三角至腹部，穿腹直肌鞘后层，继行于鞘后层和腹直肌之间而下降，然后穿入肌质内，分支并与腹壁下动脉的分支吻合（图4-66，图4-67）。

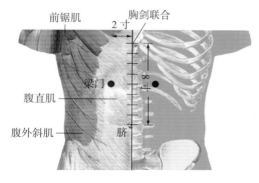

图4-66

【刺灸法】 刺法：直刺0.5~1.0寸，局部酸胀，并可出现胃部沉重感（图4-67）。

灸法：艾炷灸或温针灸3~5壮，艾条灸5~10分钟。

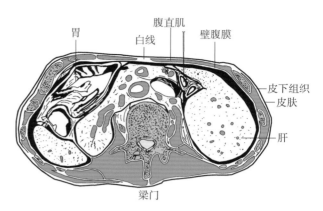

图4-67

【功用】 和胃理气，健脾调中。

【主治】 消化系统疾病：胃痛，呕吐，腹胀，肠鸣，食欲不振，便溏，呕血等。

关门（Guānmén）（ST22）

【穴名释义】 关，关隘；门，门户。穴在胃脘下部，约当胃肠交界之关门，有开有闭，如同门户。

【标准定位】 在上腹部，脐中上3寸，前正中线旁开2寸（图4-68）。

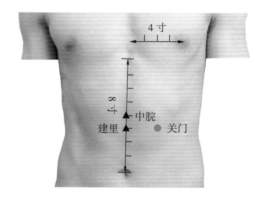

图4-68

【取法】 仰卧位取穴。

【穴位解剖】 皮肤→皮下组织→腹直肌鞘前层→腹直肌→腹直肌鞘后层→腹横筋膜→腹膜下筋膜。皮肤由第七、八、九肋间神经的前皮支重叠分布。腹直肌位于腹壁前正中线的两侧，起于耻骨联合和耻骨嵴，止于第五至第七肋软骨和胸骨剑突的前面，肌的全长被3~4条横行腱划断，该肌由第五至第十二肋间神经支配（图4-69，图4-70）。

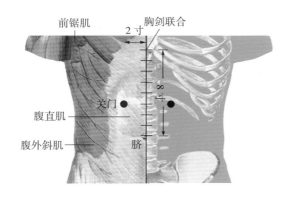

图 4-69

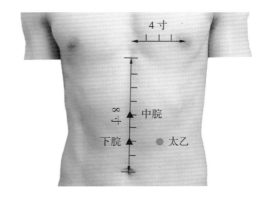

图 4-71

【刺灸法】　刺法:直刺 1.0~1.5 寸,局部沉重发胀(图 4-70)。

灸法:艾炷灸或温针灸 3~5 壮,艾条灸 5~10分钟。

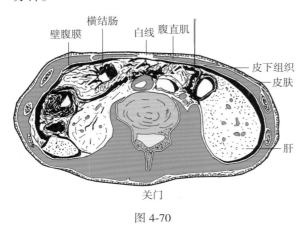

图 4-70

【功用】　调理肠胃,利水消肿。

【主治】　消化系统疾病:胃痛,呕吐,腹胀,肠鸣,食欲不振。

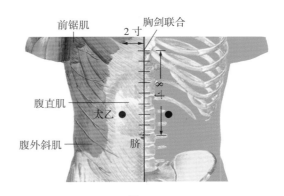

图 4-72

图 4-73)。

【刺灸法】　刺法:直刺 1.0~1.5 寸,局部酸胀沉重(图 4-73)。

灸法:艾炷灸或温针灸 3~5 壮,艾条灸 5~10分钟。

太乙 (Tàiyǐ) (ST23)

【穴名释义】　太,甚大;乙,天干之一。古以中央为太乙,即《河图》里的中宫。脾土居中,喻腹中央为太乙。穴在胃脘下部,约当腹中央。

【标准定位】　在上腹部,脐中上 2 寸,前正中线旁开 2 寸(图 4-71)。

【穴位解剖】　皮肤→皮下组织→腹直肌鞘前层→腹直肌→腹直肌鞘后层→腹横筋膜→腹膜下筋膜。皮肤由第八、九、十肋间神经的前皮支分布。腹腔内相应对器官为网膜和小肠(图 4-72,

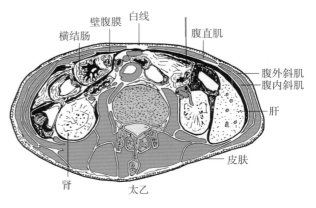

图 4-73

【功用】　涤痰开窍、镇惊安神、健脾益气、和胃消食。

【主治】　消化系统疾病:胃痛,呕吐,腹胀,肠鸣,食欲不振。

滑肉门（Huáròumén）（ST24）

【穴名释义】 滑,美好;肉,肌肉;门,门户。滑肉,为初步消化后的精细食物。穴平脐上1寸食物至此已分别清浊,犹如精细食物通过之门户。

【标准定位】 在上腹部,脐中上1寸,前正中线旁开2寸(图4-74)。

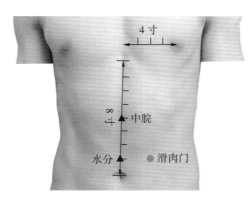

图 4-74

【穴位解剖】 皮肤→皮下组织→腹直肌鞘前层→腹直肌→腹直肌鞘后层→腹横筋膜→腹膜下筋膜。皮肤由第八、九、十肋间神经的前皮支重叠分布。腹腔内相对应器官是大网膜、小肠(图4-75,图4-76)。

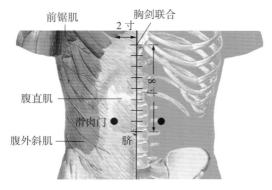

图 4-75

【刺灸法】 刺法:直刺1.0~1.5寸,局部酸胀,向下放散(图4-76)。

灸法:艾炷灸或温针灸3~5壮,艾条灸5~10分钟。

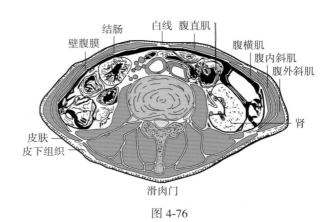

图 4-76

【功用】 涤痰开窍、镇惊安神、理气和胃、降逆止呕。

【主治】 胃痛,呕吐,腹胀,肠鸣,食欲不振。

天枢（Tiānshū）（ST25）

【穴名释义】 天,天空;枢,枢纽。脐上为天属阳,脐下为地属阴。穴位平脐,如天地间之枢纽。

【特异性】 大肠之募穴。

【标准定位】 在腹部,横平脐中,前正中线旁开2寸(图4-77)。

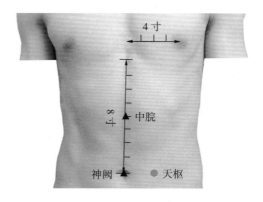

图 4-77

【穴位解剖】 皮肤→皮下组织→腹直肌鞘前层→腹直肌→腹直肌鞘后层→腹横筋膜→腹膜下筋膜。皮肤由第九、十、十一肋间神经的前皮支重叠分布。从脊髓发出的脊神经,在胸腹壁呈节段性分布,第十胸脊髓段相连的脊神经的皮支正分布于脐平面。腹直肌鞘内有肋间动脉、腹壁上下动脉。脐上为腹壁上动脉,脐下为腹壁下动脉,肋间动脉呈阶段性。腹腔内与穴位相对应的器官是大网膜、小肠(图 4-78,图 4-79)。

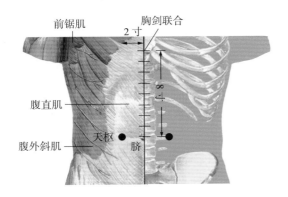

前锯肌　　　胸剑联合
2 寸
8 寸
腹直肌
天枢　　脐
腹外斜肌

图 4-78

【刺灸法】 刺法:①直刺 1.0~1.5 寸,局部酸胀,可扩散至同侧腹部(图 4-79)。②针尖略向上斜刺,针感可沿足阳明胃经的循行路线,循腹里逐渐上行至不容穴。③针尖略向水道穴方向刺,针感可沿胃经循腹里逐渐下行至归来穴。

灸法:艾炷灸或温针灸 5~10 壮,艾条灸 15~30 分钟。强身保健则灸至皮肤有温热舒适感或皮肤稍见红晕为度,每日一次,每月 20 次。

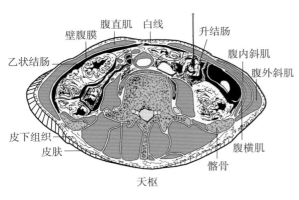

壁腹膜　腹直肌　白线　　升结肠
乙状结肠　　　　　　　　　腹内斜肌
　　　　　　　　　　　　　腹外斜肌
皮下组织
皮肤　　　　　　　　　　　腹横肌
　　　　　　　　髂骨
　　　　　天枢

图 4-79

【功用】 调中和胃,理气健脾。

【主治】 肠胃疾患:呕吐纳呆,腹胀肠鸣,绕脐切痛,脾泄不止,赤白痢疾,便秘。

妇人疾患:月经不调,痛经,癥瘕积聚,经闭,崩漏,产后腹痛。

神志疾患:热甚狂言,癫痫,失眠多梦。

其他:小便不利,头痛,眩晕,荨麻疹,腰痛。

【注意事项】 缓慢下针,切忌猛力快速提插,以防刺伤肠管而致肠穿孔,尤其肠麻痹患者,因肠不能蠕动,更需谨慎。

外陵(Wàilíng)(ST26)

【穴名释义】 外,内外之外;陵,山陵。穴位局部隆起如同山陵。

【标准定位】 在下腹部,脐中下 1 寸,前正中线旁开 2 寸(图 4-80)。

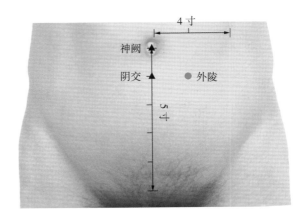

4 寸
神阙
阴交　　　　　●外陵
5 寸

图 4-80

【穴位解剖】 皮肤→皮下组织→腹直肌鞘前层→腹直肌→腹直肌鞘后层→腹横筋膜→腹膜下筋膜→腹膜壁层。皮肤由第十、十一、十二肋间神经的前皮支重叠分布。腹内筋膜是腹壁最内一层筋膜。穴位下,相对应的器官是大网膜、小肠(图 4-81,图 4-82)。

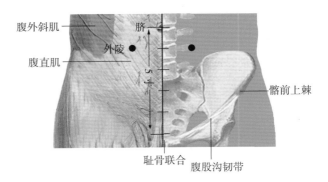

腹外斜肌　　　　脐
　　　　　外陵
腹直肌　　　　　　　　　　髂前上棘
耻骨联合　腹股沟韧带

图 4-81

【刺灸法】 刺法:直刺 1.0~1.5 寸,局部酸胀,向下放散(图 4-82)。

灸法:艾炷灸或温针灸 3~5 壮,艾条灸 5~10 分钟。

【功用】 和胃化湿,理气止痛。

【主治】 胃脘痛,腹痛,腹胀,疝气,痛经等。

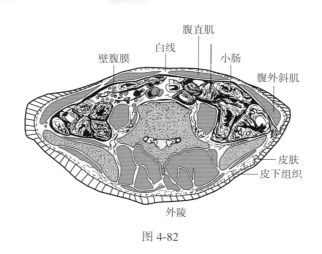

图 4-82

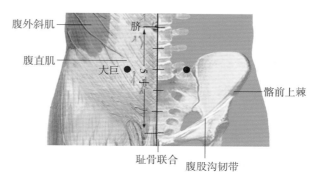

图 4-84

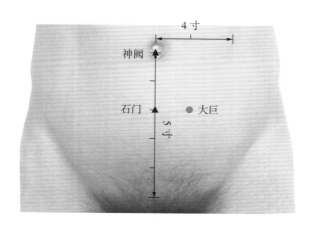

图 4-83

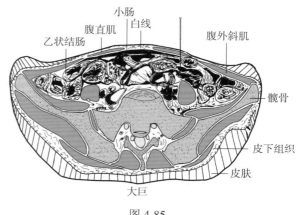

图 4-85

的中断,下缘形成一弓状游离缘,称半环线。半环线以下的腹直肌后面,仅为增厚的腹横筋膜(腹内筋膜的一部分)。穴位下相对应的器官是大网膜、小肠(图 4-84,图 4-85)。

【刺灸法】 刺法:直刺 1.0~1.5 寸,局部酸胀,向下放散(图 4-85)。

灸法:艾炷灸或温针灸 3~5 壮,艾条灸 10~20 分钟。

大巨(Dàjù)(ST27)

【穴名释义】 大,大小之大;巨,巨大。穴在腹壁最大隆起的部位。

【标准定位】 在下腹部,脐中下 2 寸,前正中线旁开 2 寸(图 4-83)。

【穴位解剖】 皮肤→皮下组织→腹直肌鞘前层→腹肌→腹直肌鞘后层→腹横筋膜→腹膜下筋膜→腹膜壁层。皮肤由第十、十一、十二肋间神经的前皮支分布。腹直肌鞘包裹腹直肌,可分为前层和后层。前层由腹外斜肌腱膜和腹内斜肌前叶形成,后层由腹内斜肌后叶和腹横肌腱组成。在脐下 4.5cm 处,后层的鞘转移至前层,以加强鞘的前壁,而该处以下的腹直肌鞘后层缺少,由于腱膜

【功用】 调肠胃,固肾气。

【主治】 便秘,腹痛,遗精,早泄,阳痿,疝气,小便不利。

水道(Shuǐdào)(ST28)

【穴名释义】 水,水液;道,道路。穴位深部相当于小肠,并靠近膀胱,属下焦,为水道之所出,故能治各种水肿病。

【标准定位】 在下腹部,脐中下 3 寸,前正中线旁开 2 寸(图 4-86)。

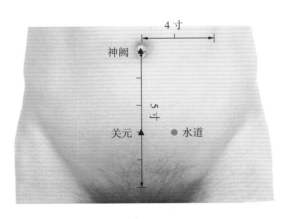

图 4-86

【取法】　仰卧位取穴。

【穴位解剖】　皮肤→皮下组织→腹直肌鞘前层→腹直肌→腹直肌鞘后层→腹横筋膜→腹膜下筋膜→腹膜壁层。皮肤由第十一、十二肋间神经前支和髂腹下神经前支重叠分布。脐以下的腹直肌由腹壁下动脉营养。动脉有两条静脉并行,归流髂外静脉。腹壁下血管束是确定腹股沟斜疝与直疝的标志(图 4-87,图 4-88)。

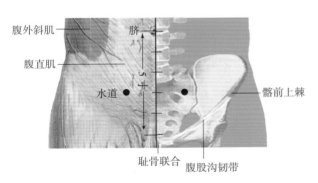

图 4-87

【刺灸法】　刺法:直刺 1.0~1.5 寸,局部酸胀,向阴部放散(图 4-88)。

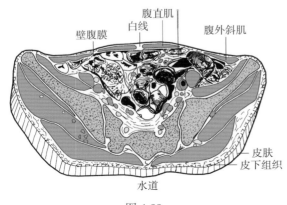

图 4-88

灸法:艾炷灸或温针灸 3~5 壮,艾条灸 5~10 分钟。

【功用】　利水消肿,调经止痛。

【主治】　便秘,腹痛,小腹胀痛,痛经,小便不利。

归来（Guīlái）（ST29）

【穴名释义】　归,回归;来,到来。本穴能治子宫脱垂、奔豚和疝气等,有归复还纳之功。

【标准定位】　在下腹部,脐中下 4 寸,前下中线旁开 2 寸(图 4-89)。

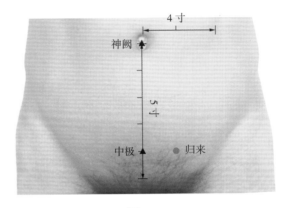

图 4-89

【穴位解剖】　皮肤→皮下组织→腹直肌鞘前层→腹直肌→腹直肌鞘后层→肌横筋膜→腹膜下筋膜→腹膜壁层。皮肤由肋下神经和髂腹下神经的前皮支分布。腹膜下筋膜是位于腹横筋膜和腹膜壁层之间的疏松结缔组织,富有脂肪组织,该层筋膜向后与腹膜后间隙的疏松结缔组织相续。针到此层,不损伤腹膜壁层和相应腹腔内脏小肠,以减少由于针刺对腹膜及其腔隙感染的机会。在腹膜外脂肪及组织层中,有髂外血管、腹壁下动静脉、生殖股神经和髂外的淋巴结及其连属淋巴管等结构(图 4-90,图 4-91)。

【刺灸法】　刺法:①直刺 1.0~1.5 寸,下腹有酸胀感(图 4-91)。②略向天枢方向斜刺,针感沿胃经循腹里走至天枢穴,治瘀血腹痛。③略向气冲方向斜刺,针感沿胃经循腹里走至气冲,治气虚下陷证。④针尖略向耻骨联合处斜刺 1.5~2.0 寸,下腹有酸胀感,少数向小腹及外生殖器放散,用于

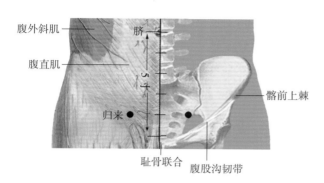

图 4-90

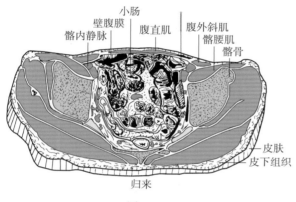

图 4-91

调经止带。

灸法：艾炷灸或温针灸 5~10 壮，艾条灸 10~20 分钟。

【功用】 活血化瘀，调经止痛。

【主治】 腹痛，阴睾上缩入腹，疝气，闭经，白带。

气冲（Qìchōng）（ST30）

【穴名释义】 气，指经气；冲，冲要。穴在气街部位，为经气流注之冲要。

【标准定位】 在腹股沟区，耻骨联合上缘，前正中线旁开 2 寸，动脉搏动处（图 4-92）。

【穴位解剖】 皮肤→皮下组织→腹外斜肌腹腱膜→腹内斜肌→腹横肌→腹横筋膜→腹膜下筋膜→腹膜壁层。皮肤由髂腹下神经的皮支分布。在皮下筋膜内的脂性层和膜性层之间，除有上述

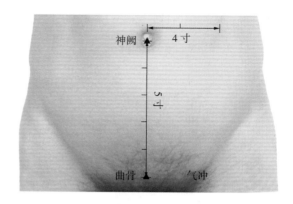

图 4-92

皮神经外，还有腹壁浅动、静脉。针经血管内侧，穿腹外斜肌腱膜，进经腹内斜肌和腹横肌，或经该二肌下缘，刺入腹股沟管的内容（男性为精索，女性为子宫圆韧带）。该处为腹前下壁薄弱部分（图4-93，图 4-94）。

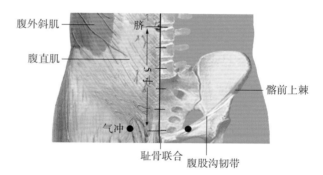

图 4-93

【刺灸法】 刺法：①直刺 0.5~1.0 寸，局部重胀，针刺不宜过深，用于调经，理气止痛（图 4-94）。②向外阴斜刺 1.0~2.0 寸，局部酸胀并向生殖器扩散，用于舒缓宗筋。

灸法：艾炷灸或温针灸 5~10 壮，艾条灸 10~20 分钟。

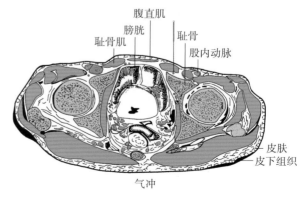

图 4-94

【功用】　调经血,舒宗筋,理气止痛。

【主治】　阳痿,疝气,不孕,腹痛,月经不调。

【注意事项】　在气冲穴针刺,要注意以下3点:

1. 要避开腹壁浅动、静脉和腹壁下动、静脉。为此,刺针要在两对血管体表投影线内侧的穴区刺入,勿刺在体表投影线上。

2. 要避免刺入腹腔损害脏器。为此,针刺不要刺透腹膜入腹腔。根据此穴区的解剖结构,针刺时可有两处阻抗较大一为皮肤,二为腹外斜肌腱膜。第二阻抗过后,再不要深进。

3. 要避免刺中精索。为此,针刺时要紧靠腹股沟韧带向后直刺,不宜远离韧带或向上方刺入。

髀关(Bìguān)(ST31)

【穴名释义】　髀,大腿;关,关节,指髋关节。穴在大腿髋关节前下。

【标准定位】　在股前区,股直肌近端、缝匠肌与阔筋膜张肌3条肌肉之间凹陷中。

【取法】　仰卧,于髂前上棘至髌骨底外缘连线与臀横纹延伸线之交点处取穴。或将手掌第1横纹中点按于伏兔穴处,手掌平伸向前,当中指尖到处是穴(图4-95)。

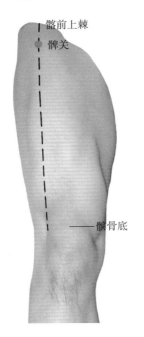

图 4-95

【穴位解剖】　皮肤→皮下组织→阔筋膜张肌→股直肌→股外侧肌。皮肤由腰丛的股外侧皮神经分布。皮下组织内有股外侧静脉及旋髂浅静脉,阔筋膜。阔筋膜包裹阔筋膜张肌,此肌由臀上神经支配。股直肌和股外侧肌由股神经支配。两肌之间有旋股外侧动、静脉(图4-96,图4-97)。

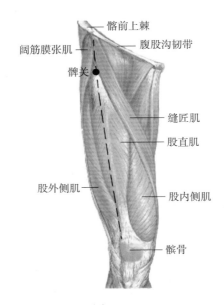

图 4-96

【刺灸法】　刺法:①直刺1.5~2.5寸,局部酸胀,可向股外侧部扩散,以治股外侧皮神经炎(图4-97)。②斜刺2.0~3.0寸,针尖向上,使针感扩散至整个髋部,以治髋部关节痛。③针尖向内,使股前部酸胀,并向膝关节处放散,以治下肢疾患。④对局部软组织损伤瘀肿较大者,可用"傍针刺"、"齐刺"和"扬刺"、"挑针刺"等法。

灸法:艾炷灸或温针灸5~10壮,艾条灸10~20分钟。

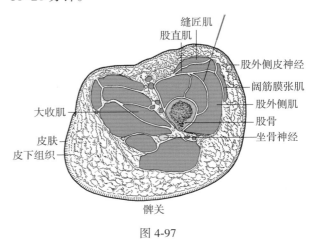

图 4-97

【功用】 强腰膝,通经络。

【主治】 腰膝疼痛,下肢酸软麻木,痿证。

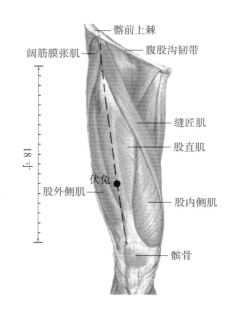

图 4-99

伏兔(Fútù)(ST32)

【穴名释义】 伏,俯伏;兔,兔子。穴位局部肌肉隆起,形如伏卧之兔。

【标准定位】 在股前区,髌底上 6 寸,髂前上棘与髌底外侧端的连线上(图 4-98)。

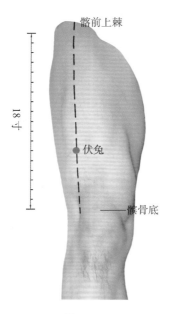

图 4-98

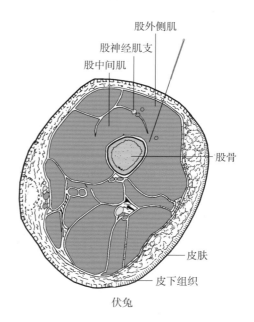

图 4-100

【取法】 正坐屈膝,医者以手掌第 1 横纹正中按在膝盖上缘中点处,手指并拢压在大腿上,当中指尖所止处是穴;或仰卧,下肢伸直,足尖用力向前屈,可见膝上股前有一肌肉(股直肌)隆起,状如伏兔,这一肌肉的中点即是本穴。

【穴位解剖】 皮肤→皮下组织→股直肌→股中间肌。皮肤由腰丛的神经前支分布。在股直肌和股中间肌之间,有旋股外侧动、静脉,两肌由股神经支配(图 4-99,图 4-100)。

【刺灸法】

刺法:①直刺 1.5~2.5 寸,局部酸胀,可传至膝部(图 4-100)。②周围软组织损伤范围较大者可用"傍针刺"、"齐刺"、"扬刺"、"挑针刺"等法。

灸法:艾炷灸或温针灸 5~10 壮,艾条灸10~20 分钟。

【功用】 散寒化湿,疏通经络。

【主治】 腰膝疼痛,下肢酸软麻木,足麻不仁。

阴市（Yīnshì）（ST33）

【穴名释义】 阴，阴阳之阴。指寒证；市，集市，集聚之意。穴能疏散膝部寒邪。

【标准定位】 在股前区，髌底上 3 寸，股直肌肌腱外侧缘（图 4-101）。

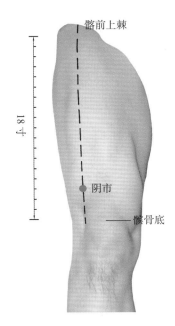

图 4-101

【取法】 正坐屈膝，于膝盖外上缘直上四横指（一夫）处是穴。

【穴位解剖】 皮肤→皮下组织→股外侧肌。皮肤由股前皮神经和股外侧皮神经分布。皮下富有脂肪组织。大腿的阔筋膜坚韧致密，上方附于腹股沟韧带及髂嵴。髂嵴前缘的纤维特别发达，且增厚呈带状，称髂胫束。其上 1/3 分为两层，夹有阔筋膜张肌，向下止于胫骨外侧髁。所以行针时，髂胫束有抵抗感（图 4-102，图 4-103）。

【刺灸法】 刺法：直刺 1.0~1.5 寸，局部酸胀，扩散至膝关节周围（图 4-103）。

灸法：艾炷灸或温针灸 3~5 壮，艾条灸 10~20 分钟。

【功用】 温经散寒，理气止痛。

【主治】 腿膝冷痛，麻痹，下肢不遂。

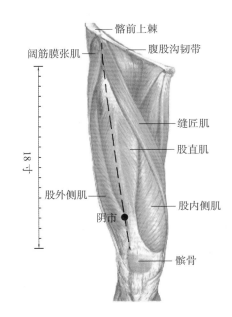

图 4-102

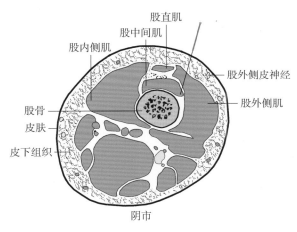

阴市

图 4-103

梁丘（Liángqiū）（ST34）

【穴名释义】 梁，山梁；丘，丘陵。局部隆起形如山梁、丘陵，穴当其处。

【特异性】 足阳明之郄穴。

【标准定位】 在股前区，髌底上 2 寸，股外侧肌与股直肌肌腱之间（图 4-104）。

【穴位解剖】 皮肤→皮下组织→股外侧肌。皮肤由股外侧皮神经和股神经前皮支双重分布（图 4-105，图 4-106）。

【刺灸法】 刺法：直刺 1.0~1.5 寸，局部酸胀，扩散至膝关节（图 4-106）。

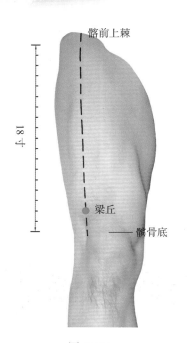

髂前上棘

18寸

梁丘

髌骨底

图 4-104

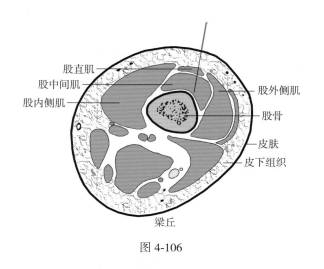

股直肌

股中间肌

股内侧肌

股外侧肌

股骨

皮肤

皮下组织

梁丘

图 4-106

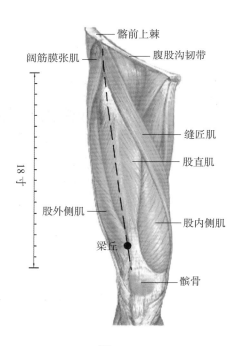

髂前上棘

阔筋膜张肌

腹股沟韧带

缝匠肌

股直肌

18寸

股外侧肌

股内侧肌

梁丘

髌骨

图 4-105

灸法:艾炷灸或温针灸 7~9 壮,艾条灸 10~20 分钟。

【功用】 理气和胃,通经活络。

【主治】 胃脘疼痛,肠鸣泄泻,膝脚腰痛。

犊鼻(Dúbí)(ST35)

【穴名释义】 犊,小牛;鼻,鼻子。髌骨与髌韧带两侧凹陷形似牛犊鼻孔,其外侧称犊鼻,内侧称内膝眼。

【标准定位】 在膝前区,髌韧带外侧凹陷中(图 4-107)。

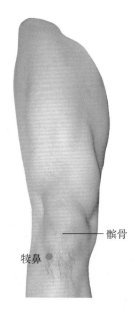

髌骨

犊鼻

图 4-107

【取法】 屈膝取穴。

【穴位解剖】 皮肤→皮下组织→膝关节囊。皮肤有股前皮神经分布。大腿深筋膜致密坚韧。针由皮肤、皮下组织,在髌下方髌韧带外侧深进,直抵关节囊。在关节囊的周围,有膝关节网,由旋股外侧动脉的分支,股动脉的膝降动脉、膝上下外和膝下下内动脉,以及胫前返动脉吻合而成。从腓总神经发出的膝上下外关节支与同名动脉伴行,分布于膝关节(图4-108,图4-109)。

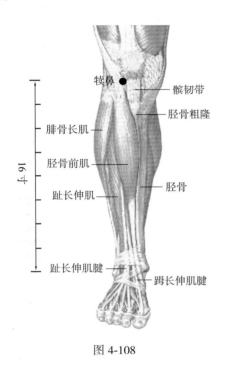

图 4-108

【刺灸法】 刺法:从前向膝关节后内斜刺1.0~1.5 寸,膝关节酸胀沉重,以捻转手法为主(图4-109)。

灸法:艾炷灸 5~9 壮,艾条灸 10~20 分钟。

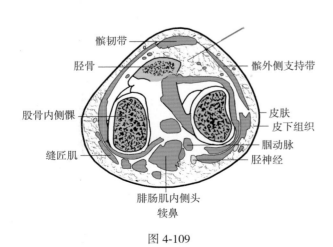

图 4-109

【功用】 通经活络,消肿止痛。
【主治】 膝部痛,膝脚腰痛,冷痹不仁。

足三里(Zúsānlǐ)(ST36)

【穴名释义】 足,下肢;三,第三;里,古代有以里为寸之说。穴在下肢,位于膝下 3 寸。

【特异性】 五输穴之一,本经合穴,胃下合穴。

【标准定位】 在小腿前外侧,犊鼻(ST35)下3 寸,犊鼻(ST35)与解溪(ST41)连线上。

【取法】 1. 正坐屈膝,于外膝眼(犊鼻)直下一夫(3 寸),距离胫骨前嵴一横指处取穴(图4-110,图 4-111)。

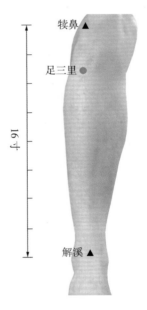

图 4-110

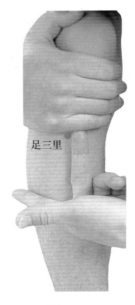

图 4-111

75

2. 站立位,用同侧手张开虎口围住髌骨上外缘,四指伸直向下,中指尖所点到的位置即是本穴。

【穴位解剖】 皮肤→皮下组织→胫骨前肌→蹬长伸肌→小腿骨间膜。皮肤由腓肠外侧皮神经分布。针经皮肤,皮下组织,进入胫骨前肌及其深而后蹬长伸肌。支配胫骨前肌和蹬长、趾长伸肌(图4-112,图4-113)。

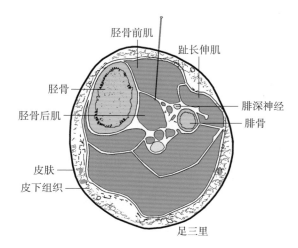

图 4-113

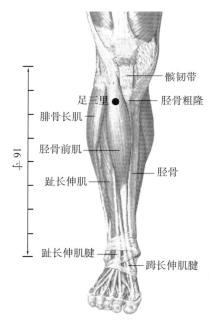

图 4-112

【刺灸法】 刺法:①直刺0.5~1.5寸,其针感沿足阳明胃经胫骨下行走至足踝、足蹬和足趾部(图4-113)。②针尖略向上斜刺,在不断捻转运针之时,针感可沿胃经逐渐循股走至髀关、归来、天枢等穴,少数走向胃腑、剑突处。③理气止痛可用龙虎交战法。④消肿利水可用子午捣臼法。

灸法:艾炷灸或温针灸5~10壮,艾条灸10~20分钟。强身保健可采用化脓灸,每年一次,或累计灸数百壮或温灸至皮肤稍见红晕为度,每日一次,每月20次,有时亦可采用药物天灸。

【功用】 健脾和胃,扶正培元,通经活络,升降气机。

【主治】 胃肠疾患:胃痛,呕吐,腹胀,肠鸣,消化不良,泄泻,便秘,痢疾,霍乱遗失,疳积。

心神疾患:心烦,心悸气短,不寐,癫狂,妄笑,中风。

胸肺疾患:喘咳痰多,喘息,虚痨,咯血。

泌尿系统疾患:小便不利,遗尿,疝气。

妇人疾患:乳痈,妇人血晕,子痫,妊娠恶阻,赤白带下,痛经,滞产,产后腰痛,妇人脏躁。

经脉所过部位的疾患:膝胫酸痛,下肢不遂,脚气。

强壮穴:真气不足,脏气虚惫,五痨七伤。

其他:水肿,头晕,鼻疾,耳鸣,眼目诸疾。

上巨虚(Shàngjùxū)(ST37)

【穴名释义】 上,上方;巨,巨大;虚,中空。胫、腓骨之间形成较大间隙,即中空。穴在此空隙之上方。

【特异性】 大肠之下合穴。

【标准定位】 在小腿外侧,犊鼻(ST35)下6寸,犊鼻(ST35)与解溪(ST41)连线上(图4-114)。

【取法】 正坐屈膝或仰卧位取穴,于外膝眼(犊鼻)直下两夫(6寸),距离胫骨前嵴一横指(中指)处取穴。

【穴位解剖】 皮肤→皮下组织→胫骨前肌→蹬长伸肌→小腿骨间膜。皮肤由腓肠外侧皮神经和隐神经双重分布。针由皮肤、皮下组织到达胫骨前肌及其深面的蹬长伸肌。两肌之间有胫前动、静脉及伴行的腓深神经经过(图4-115,图4-116)。

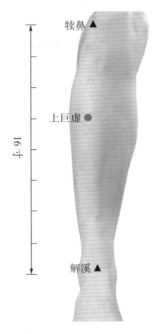

图 4-114

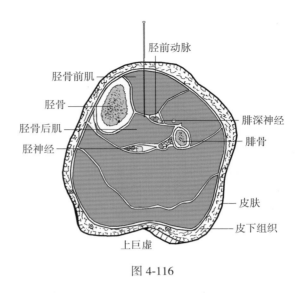

图 4-116

【功用】　调和肠胃,通经活络。

【主治】　泄泻,便秘,腹胀,肠鸣,肠痈。

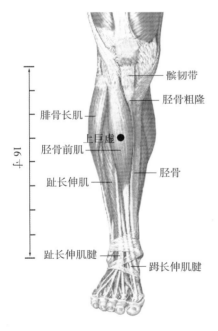

图 4-115

条口（Tiáokǒu）（ST38）

【穴名释义】　条,长条;口,空隙。此穴位于胫、腓骨之间的长条空隙之中。

【标准定位】　在小腿外侧,犊鼻（ST35）下 8 寸,犊鼻（ST35）与解溪（ST41）连线上（图 4-117）。

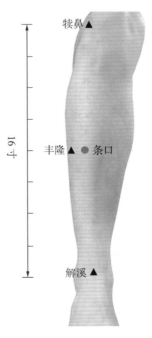

图 4-117

【刺灸法】　刺法:①直刺 1.0~2.0 寸,局部酸胀,针感可向上或向下传导（图 4-116）。②针尖略向上斜刺,其针感沿本经循膝股走至腹部。少数病例可上行至上腹部及胸部。③略向下斜刺,其针感沿足阳明经走至足跗、足趾部。④手法:理气止痛可用龙虎交战;消肿利水可用子午捣白法。

灸法:艾炷灸或温针灸 5~9 壮,艾条灸 10~20 分钟,亦可采用药物天灸。

【取法】 正坐屈膝,足三里直下,于外膝眼与外踝尖连线之中点同高处取穴。

【穴位解剖】 皮肤→皮下组织→胫骨前肌→姆长伸肌→小腿骨间膜。皮肤由腓肠外侧皮神经和隐神经双重分布。针由皮肤、皮下组织到达胫骨前肌及其深面的姆长伸肌。两肌之间有胫前动、静脉及伴行的腓深神经经过(图4-118,图4-119)。

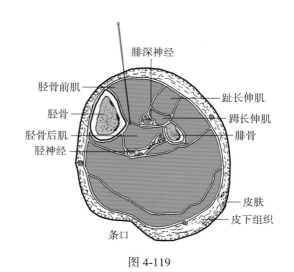

图 4-119

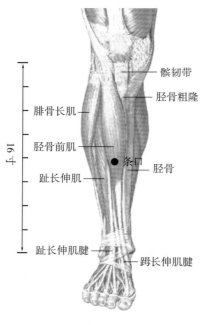

图 4-118

【刺灸法】 刺法:直刺1.0~3.0寸,深刺可透承山,局部酸胀沉重,可扩散至小腿足背(图4-119)。

灸法:艾炷灸或温针灸3~5壮,艾条温灸5~20分钟。

【功用】 舒筋活络,理气和中。

【主治】 胃肠疾患:脘腹疼痛,痢疾,泄泻,便秘,腹胀,肠鸣,疝气,肠痈。

本经脉所过部位的疾患:小腿冷痛,麻痹,脚气,足痿,足冷,跗肿,转筋等。

其他:肩背痛等。

下巨虚(Xiàjùxū)(ST39)

【穴名释义】 下,下方;巨,巨大;虚,中空。胫、腓骨间形成较大间隙,即中空。穴在此空隙之下方。

【特异性】 小肠之下合穴。

【标准定位】 在小腿外侧,犊鼻(ST35)下9寸,犊鼻(ST35)与解溪(ST41)连线上。

【取法】 正坐屈膝,先取足三里,于其直下二夫(6寸)处取穴(图4-120)。

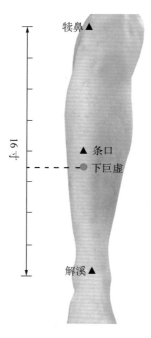

图 4-120

ST

【穴位解剖】 皮肤→皮下组织→胫骨前肌（腱）→𧿹长伸肌→小腿骨间膜。皮肤由腓肠外侧皮神经和隐神经双重分布。针由皮肤、皮下组织在𧿹长伸肌的内侧进入胫骨前肌（腱）及其深面的𧿹长伸肌。两肌之间有胫骨前动、静脉及伴行的腓深神经（图4-121，图4-122）。

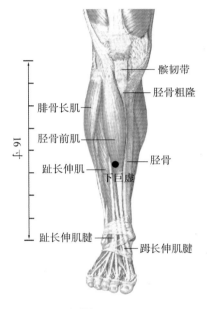

图 4-121

【刺灸法】 刺法：直刺1.0~2.0寸，局部酸胀，向下扩散至足背（图4-122）。

灸法：艾炷灸5~9壮或温针灸5~9分钟，艾条灸10~20分钟。

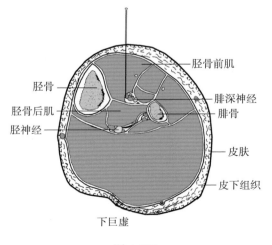

图 4-122

【功用】 调肠胃，通经络，安神志。
【主治】 肠胃疾患：肠鸣腹痛，泄利脓血，消

谷善饥。

本经脉所过部位的疾患：流涎，喉痹，偏风不遂，寒湿脚气，胫肿，足痿，跟痛，腰脊痛引睾丸，胸胁痛，乳痈，小便黄。

丰隆（Fēnglóng）（ST40）

【穴名释义】 丰，丰满；隆，隆盛。胃经谷气隆盛，至此处丰满溢出于大络。
【特异性】 本经络穴。
【标准定位】 在小腿外侧，外踝尖上8寸，胫骨前肌的外缘（图4-123）。

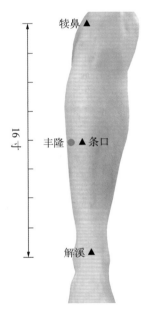

图 4-123

【取法】 正坐屈膝或仰卧位取穴。
【穴位解剖】 皮肤→皮下组织→趾长伸肌→腓骨长肌→腓骨短肌。皮肤由腓肠外侧皮神经分布。针由皮肤、皮下组织进入趾长伸肌外侧缘及腓骨长、短肌。前肌由伴行于胫前动、静脉的腓深神经支配，后二肌由腓浅神经支配（图4-124，图4-125）。
【刺灸法】 刺法：①直刺1.0~1.5寸，针感可沿足阳明经至足踝，甚至足跗部第二、三足趾处，可用于下肢痿痹，足肿等（图4-125）。②针尖微向上方膝部斜刺，针感循胃经上至髀关、天枢等处，

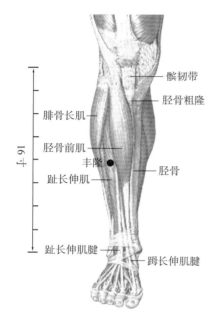

图 4-124

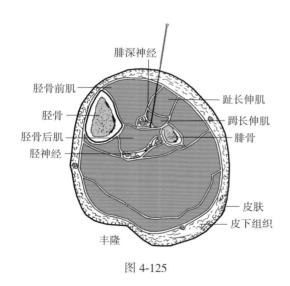

图 4-125

少数病例上至胃脘,甚至可上至缺盆,项部,头部头维处,用治上中二焦病变。

灸法:艾炷灸 5~7 壮或温针灸 5~7 分钟,艾条灸 10~20 分钟。

【功用】 健脾化痰,和胃降逆,开窍。

【主治】 脾胃疾患:痰涎,胃痛,大便难。

神志疾患:癫狂,善笑,痫证,多寐,脏躁,梅核气。

心胸肺疾患:咳逆,哮喘。

解溪(Jiěxī)(ST41)

【穴名释义】 解,分解,指踝关节;溪,沟溪,指体表较小凹陷。穴在踝关节前骨节分解凹陷中。

【特异性】 五输穴之一,本经经穴。

【标准定位】 在踝区,踝关节前面中央凹陷中,跗长伸肌腱与趾长伸肌腱之间(图 4-126)。

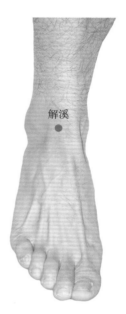

图 4-126

【穴位解剖】 皮肤→皮下组织→小腿十字韧带→胫腓韧带联合。皮肤由腓浅神经分布。小腿深筋膜致密,在踝关节前方形成小腿十字韧带。该韧带由附着于跟骨外侧前部的外侧束,和附着内踝及足内侧缘的内侧上下支组成。针由皮肤、皮下组织,在跗长伸肌(腱)和趾长伸肌(腱)之间,达胫、腓骨之间的胫腓韧带联合(图 4-127,图 4-128)。

【刺灸法】 刺法:①直刺 0.3~0.5 寸,局部酸胀,有时可扩散至整个踝关节(图 4-128)。②平刺 1.0~1.5 寸,可透丘墟或商丘。局部酸胀,有时可扩散至整个踝关节。

灸法:艾炷灸 3~5 壮,艾条灸 5~10 分钟。

【功用】 舒筋活络,清胃化痰,镇惊安神。

【主治】 头面疾患:头面水肿,面赤目赤,头痛,眩晕,眉棱骨痛。

胃肠疾患:腹胀,便秘。

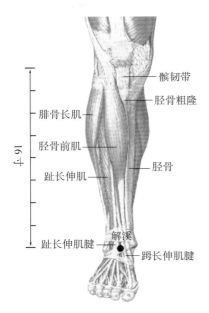

图 4-127

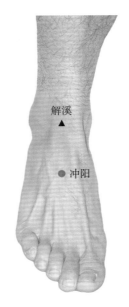

图 4-129

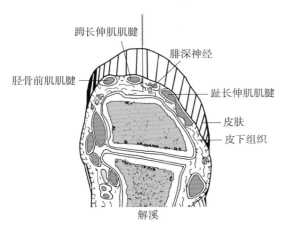

图 4-128

与趾长伸肌腱之间→趾短伸肌→第二楔骨。皮肤由腓浅神经分布。皮下有足背静脉网,外侧引出小隐静脉,内侧有大隐静脉的起始。足背深筋膜浅层薄而坚韧。针由皮肤、皮下组织,避开足背动脉,在踇短伸肌的上方深进,可达第二楔骨表面的骨膜。以上诸肌均受腓深神经支配(图 4-130,图 4-131)。

神志疾患:癫疾,胃热,谵语。

本经脉所过部位的疾患:下肢痿痹,踝关节及其周围软组织疾患。

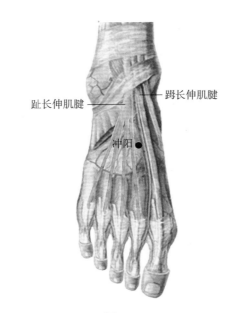

图 4-130

冲阳(Chōngyáng)(ST42)

【穴名释义】　冲,冲要;阳,阴阳之阳。穴在足背冲阳脉(足背动脉)之处。

【特异性】　胃经之原穴。

【标准定位】　在足背,第2跖骨基底部与中间楔状骨关节处,可触及足背动脉(图 4-129)。

【穴位解剖】　皮肤→皮下组织→踇长伸肌腱

【刺灸法】　刺法:避开动脉,直刺 0.2~0.3 寸(图 4-131)。

灸法:艾炷灸 3~5 壮,艾条灸 5~10 分钟。

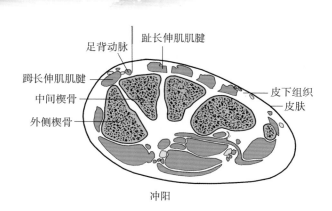

图 4-131

【功用】 和胃化痰,通络宁神。

【主治】 头面疾患:头重,头痛,口眼㖞斜,齿痛,颊肿。

脾胃疾患:呕吐,腹坚,胃脘痛,不嗜食。

神志疾患:善惊,狂疾。

本经脉所过部位的疾患:足痿,足缓不收,足背红肿。

陷谷(Xiàngǔ)(ST43)

【穴名释义】 陷,凹陷;谷,山谷,指体表较大凹陷。穴在第 2 跖骨间隙凹陷中。

【特异性】 五输穴之一,本经输穴。

【标准定位】 在足背,第 2、3 跖骨间,第 2 跖趾关节近端凹陷中(图 4-132)。

【取法】 正坐垂足或仰卧位取穴。

【穴位解剖】 皮肤→皮下组织→趾短伸肌→第二跖骨间隙。皮薄,由腓浅神经分布。皮下布有神经及足背静脉网。足背深筋膜薄,但很坚韧,其形成的足背韧带的表面有足背(动脉)网,由跗外侧动脉、弓形动脉的分支和腓动脉的穿支等吻合而成。此网并借跖背动脉的穿支和足底动脉吻合。针经上述结构以后,在趾长伸肌腱第二、三跖骨的肌腱之间,穿经趾短伸肌等第二跖骨间隙内的骨间肌。以上诸肌均由腓深神经支配(图 4-133,图 4-134)。

【刺灸法】 刺法:直刺 0.2~0.3 寸(图 4-134)。

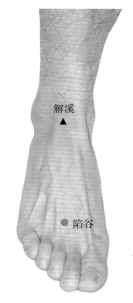

图 4-132

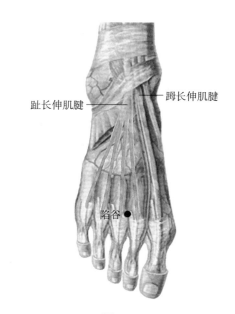

图 4-133

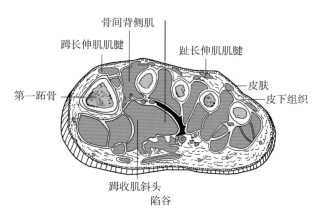

图 4-134

灸法:艾炷灸 3~5 壮,艾条灸 5~10 分钟。

【功用】　清热解表,和胃行水,理气止痛。

【主治】　胃肠疾患:肠鸣腹痛,胸胁支满。

其他:面目浮肿,水肿。

本经脉所过部位的疾患:足背肿痛。

内庭(Nèitíng)(ST44)

【穴名释义】　内,里边;庭,庭院。本穴在厉兑之里,犹如门内的庭院。

【特异性】　五输穴之一,本经荥穴。

【标准定位】　在足背,第 2、3 趾间,趾蹼缘后方赤白肉际处(图 4-135)。

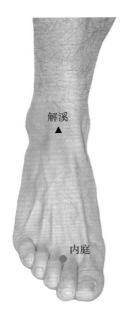

图 4-135

【穴位解剖】　皮肤→皮下组织→趾短伸肌→第二跖骨间隙。皮肤由腓浅神经的足背内侧皮神经的外侧支分布。针由皮肤、皮下筋膜穿足背深筋膜,在趾长伸肌(腱)和趾短伸肌腱的第二、三趾腱之间,深进入骨间肌。以上诸肌的神经支配为腓深神经(图 4-136,图 4-137)。

【刺灸法】　刺法:①直刺或斜刺 0.3~0.5 寸,局部酸胀(图 4-137)。②针尖向上斜刺,得气后运针,其针感可沿本经上行至胫、股、腹部,亦有上行至胃腑至咽、前额及面部者。

灸法:艾炷灸 3~5 壮,艾条灸 5~10 分钟。

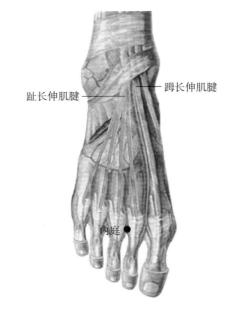

趾长伸肌腱　　　　　蹈长伸肌腱

内庭

图 4-136

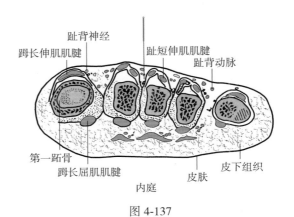

趾背神经　　　　趾短伸肌肌腱

蹈长伸肌肌腱　　　　　　趾背动脉

第一跖骨　　　　　　　　　皮下组织

蹈长屈肌肌腱　　　　　皮肤

内庭

图 4-137

【功用】　清胃泻火,理气止痛。

【主治】　胃肠疾患:腹痛,腹胀,泄泻,痢疾。

头面疾患:齿痛,头面痛,口喝,喉痹,鼻衄。

热病:壮热不退。

神志疾患:心烦,失眠多梦,狂证。

本经脉所过部位的疾患:足背肿痛、趾跖关节痛。

厉兑(Lìduì)(ST45)

【穴名释义】　厉,指胃;兑,代表门。本穴在趾端,如胃经之门户。

【特异性】　五输穴之一,本经井穴。

【标准定位】 在足趾,第2趾末节外侧,趾甲根角侧后方0.1寸(指寸)(图4-138)。

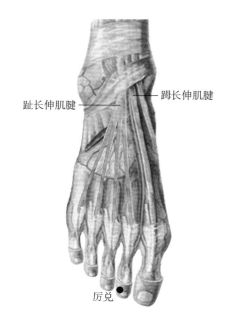

图 4-139

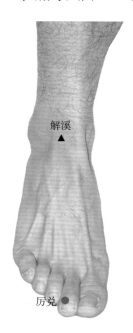

图 4-138

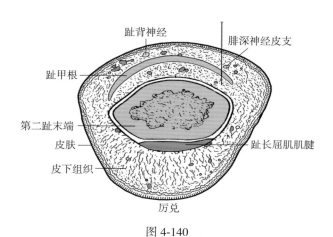

图 4-140

【穴位解剖】 皮肤→皮下组织→趾长伸肌第二趾肌腱的外侧束。皮肤由腓浅神经的足背内侧皮神经的外侧支分布。趾长伸肌及第二趾伸肌由腓深神经支配(图4-139,图4-140)。

【刺灸法】 刺法:①浅刺0.1~0.2寸,局部胀痛(图4-140)。②用三棱针点刺挤压出血。

灸法:米粒艾炷灸1~3壮,艾条灸5~10分钟。

【功用】 清热和胃,苏厥醒神,通经活络。

【主治】 头面疾患:面肿,口眼歪斜,齿痛,鼻衄,鼻流黄涕。

神志疾患:梦魇,癫狂,神经衰弱。

胃肠疾患:胸腹胀满,消化不良。

本经脉所过部位的疾患:足痛,足胫寒冷。

其他:热病无汗。

第五章

足太阴脾经

第五章

足太阴脾经

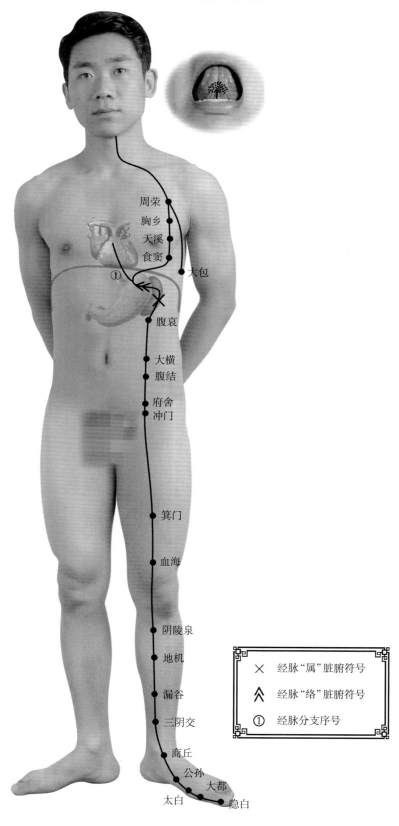

周荣
胸乡
天溪
食窦
大包
①
腹哀
大横
腹结
府舍
冲门
箕门
血海
阴陵泉
地机
漏谷
三阴交
商丘
公孙
大都
太白
隐白

✕	经脉"属"脏腑符号
〈〈	经脉"络"脏腑符号
①	经脉分支序号

SP

经脉循行

脾足太阴之脉，起于大指之端，循指内侧白肉际，过核骨后，上内踝前廉，上腨内，循胫骨后，交出厥阴之前，上循膝股内前廉，入腹，属脾，络胃，上膈，挟咽，连舌本，散舌下。

其支者，复从胃，别上膈，注心中。

（《灵枢·经脉》）

经脉循行白话解

足太阴脾经：从大趾末端起始（隐白），沿大趾内侧赤白肉际（大都），经过核骨（第一跖骨小头）后（太白、公孙），向上沿着内踝前边（商丘），上行至小腿内侧，沿胫骨后（三阴交、漏谷），交出足厥阴肝经之前（地机、阴陵泉），上膝股内侧前边（血海、箕门），进入腹部（冲门、府舍、腹结、大横）属于脾，络于胃（腹哀），再向上经过膈肌，夹食管旁（食窦、天溪、胸乡、周荣；络大包），连舌根，散布舌下。

它的支脉，从胃部分出，向上经过膈肌，流注心中，接手少阴心经。

本经一侧 21 穴（左右两侧共 42 穴），11 穴分布在下肢内侧面，10 穴分布在腹部、侧胸部。首穴隐白，末穴大包。本经腧穴主治脾胃病、妇科病、前阴病及经脉循行所经过部位的病症。如胃脘痛、食欲不振，呕吐嗳气，腹胀便溏，黄疸，身重无力，舌根强痛，下肢内侧肿胀，厥冷等病症（图 5-1，图 5-2）。

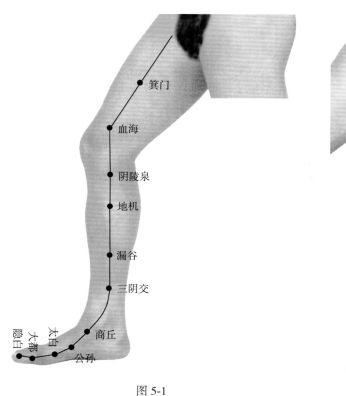

图 5-1

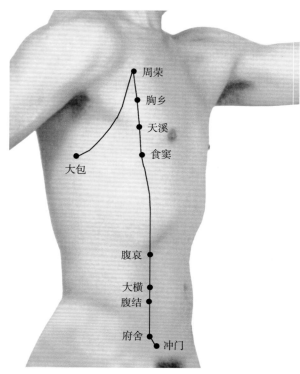

图 5-2

隐白（Yǐnbái）（SP1）

【穴名释义】 隐，隐蔽；白，白色。穴居隐蔽之处，其处色白。

【特异性】 五输穴之一，本经井穴。

【标准定位】 在足趾，大趾末节内侧，趾甲根角侧后方 0.1 寸（指寸）（图 5-3）。

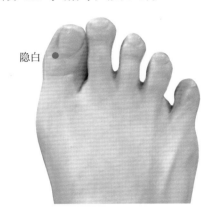

图 5-3

【取法】 坐垂足或仰卧，于足大趾爪甲内侧缘线与基底部线之交点处取穴。

【穴位解剖】 皮肤→皮下组织→跗趾纤维鞘→跗长伸肌腱内侧束。皮肤为跗趾背侧与其跖侧皮肤移行处，其神经分布为腓浅神经的足背内侧皮神经的内侧支。在趾背筋膜的深面有第一跖骨动脉内侧支，经跗长伸肌腱的深面，该动脉至跗趾的内侧缘。跗长伸肌腱由腓深神经支配。若斜刺，针行于末节趾骨与跗趾纤维鞘终止部之间，该处神经、血管分布丰富，均来自足底内侧神经及血管（图 5-4，图 5-5）。

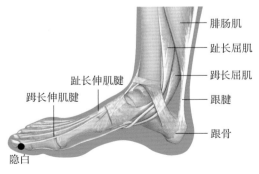

图 5-4

【刺灸法】 刺法：①浅刺 0.1~0.2 寸，局部胀痛（图 5-5）。②用三棱针点刺挤压出血。

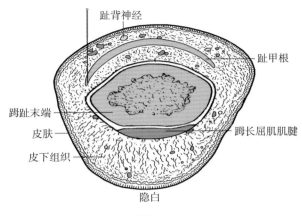

图 5-5

灸法：米粒艾炷灸 1~3 壮，艾条灸 5~10 分钟。用于止血，不宜瘢痕灸。

【功用】 调经统血，健脾回阳。

【主治】 血证：月经过时不止，崩漏。

脾胃疾患：腹胀，暴泄。

神志疾患：多梦。

为十三鬼穴之一，统治一切癫狂病。临床上治疗血证效果较好。

大都（Dàdū）（SP2）

【穴名释义】 大，巨大；都，集聚。穴在大趾起始部，为经气所聚之处。

【特异性】 五输穴一，本经荥穴。

【标准定位】 在足趾，第 1 跖趾关节远端赤白肉际凹陷中（图 5-6）。

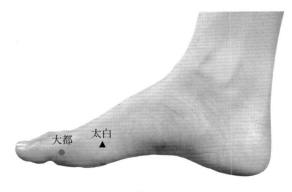

图 5-6

【穴位解剖】 皮肤→皮下组织→跖趾侧筋膜→趾纤维鞘→跗长屈肌腱。皮肤由腓浅神经足背内侧皮神经的内侧分布。针由皮肤、皮下组织经跖趾侧筋膜形成的趾纤维鞘的环部入该鞘内，并可刺入鞘内的、由胫神经支配的蹬长屈肌腱，或从肌腱的上方或下方经过。第一跖骨背动脉由足背动脉发出，在第一、二跖骨小头处分为二支，其中一支分布到蹬趾背面的内侧缘(图5-7,图5-8)。

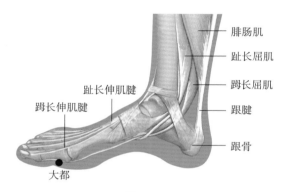

图 5-7

【刺灸法】 刺法:直刺 0.3~0.5 寸,局部酸胀,以捻转补泻为主(图5-8)。

灸法:艾炷灸 1~3 壮,艾条灸 5~10 分钟。孕妇及产后百日内禁灸。

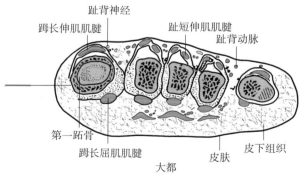

图 5-8

【功用】 泄热止痛,健脾和中。

【主治】 脾胃疾患:腹胀,腹痛,胃痛,食不化,呕逆,泄泻,便脓血,便秘。

神志疾患:小儿惊厥,心烦不得卧。

本经脉所过部位的疾患:足大趾本节红肿、疼痛,体重肢肿,手足厥冷。

其他:热病无汗,厥心痛,伤寒。

太白(Tàibái)(SP3)

【穴名释义】 太,甚大;白,白色。穴在大趾赤白肉际上,望其色而名之太白。

【特异性】 五输穴之一,本经输穴;脾经之原穴。

【标准定位】 在跖区,第1跖趾关节近端赤白肉际凹陷中(图5-9)。

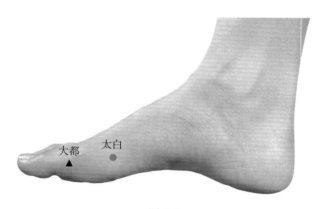

图 5-9

【取法】 正坐垂足,在第1跖骨小头后下方1寸处取穴。

【穴位解剖】 皮肤→皮下组织→趾纤维鞘→蹬展肌腱→蹬短屈肌。皮肤由腓浅神经的足背内侧皮神经的内侧支分布。针由皮肤,皮下筋膜进入趾跖侧筋膜及其形成的趾纤维鞘的十字部,再进蹬展肌(腱)和蹬短屈肌(腱),该二肌由足底内侧神经支配(图5-10,图5-11)。

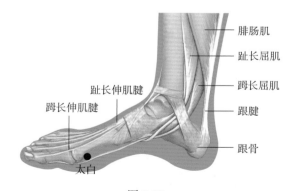

图 5-10

【刺灸法】 刺法:直刺 0.3~0.5 寸。局部酸胀(图5-11)。

灸法:艾炷灸 3~5 壮,艾条灸 5~10 分钟。

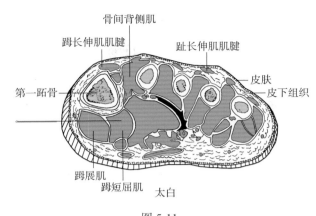

图 5-11

【功用】 健脾和胃,清热化湿。

【主治】 脾胃疾患:胃痛,腹胀,腹痛,肠鸣,呕吐,泄泻,痢疾,便秘,疳证,饥不欲食,善噫,食不化。

妇人疾患:崩漏,带下,经闭,月经不调,乳汁缺乏。

本经脉所过部位的疾患:足痛,足肿。

其他:虚劳,咳嗽,脱证,心痛脉缓,痿证,体重节痛。

公孙(Gōngsūn)(SP4)

【穴名释义】 公,通"祖",有本源之意;孙,子嗣。脾经之络脉是从此通向胃经的。

【特异性】 本经络穴;八脉交会穴之一;交冲脉。

【标准定位】 在跖区,当第1跖骨底的前下缘赤白肉际处(图 5-12)。

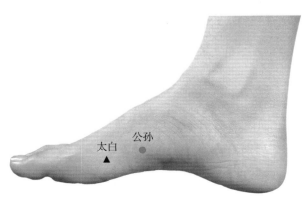

图 5-12

【取法】 正坐垂足或仰卧,于足大趾内侧后方,正当第1跖骨基底内侧的前下方,距太白穴1寸处取穴。

【穴位解剖】 皮肤→皮下组织→𧿹展肌(腱)→𧿹短屈肌。皮肤由腓浅神经的分支,足背两侧皮神经的内侧和隐神经双重分布。皮下组织内有血管网及少量的脂肪。趾跖侧筋膜在足底部形成跖腱膜,前方止于跖趾关节囊和屈肌腱鞘。针经上述结构,进入𧿹展肌的𧿹短屈肌,该二肌由足底内侧神经支配(图 5-13,图 5-14)。

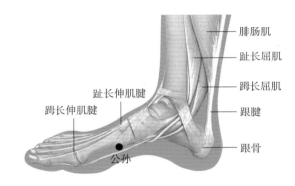

图 5-13

【刺灸法】 刺法:直刺 0.5~0.8 寸,深刺可透涌泉,局部酸胀,可扩散至足底(图 5-14)。

灸法:艾炷灸或温针灸 3~5 壮,艾条灸 10~20 分钟。

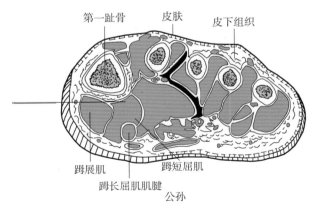

图 5-14

【功用】 健脾胃,调冲任。

【主治】 胃肠疾患:呕吐,呃逆,反胃,噎膈,腹痛,胃脘痛,食不化,肠鸣,泄泻,痢疾。

妇人疾患:妇人血晕,胎衣不下,痛经,月经不调,带下。

冲脉病:逆气里急,冲逆攻痛,气冲胸中、胸膈、喉咙。

其他:眩晕,癫痫,疟疾,烦心,失眠,发狂妄言,嗜卧。

本经脉所过部位的疾患:足痛,足肿,足内翻。

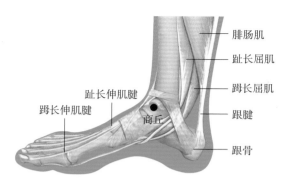

图 5-16

商丘(Shāngqiū)(SP5)

【穴名释义】 商,五音之一,属金;丘,丘陵。此系脾经经穴,属金,内踝隆起如丘,穴在前下,故名。

【特异性】 五输穴之一,本经经穴。

【标准定位】 在踝区,内踝前下方,舟骨粗隆与内踝尖连线中点凹陷中(图 5-15)。

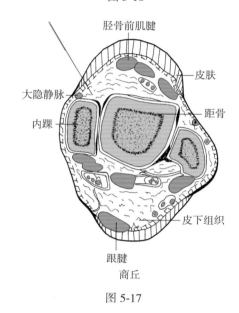

图 5-17

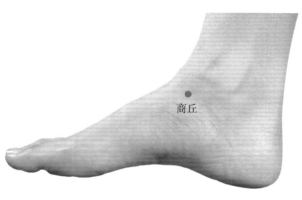

图 5-15

【取法】 正坐垂足或仰卧,于内踝前缘直线与内踝下缘横线之交点处取穴。

【穴位解剖】 皮肤→皮下组织→屈肌支持带。皮肤由股神经的皮支,隐神经分布。皮下筋膜较疏松,除皮神经外,还有足静脉网及大隐静脉属支的起始部。足背筋膜深面有内髁(动脉)网。该网位于内踝的表面,由内踝前后动脉,跗内侧动脉、跟内侧支及足底内侧动脉的分支组成。针由皮肤、皮下筋膜穿足背筋膜后,在胫骨前肌(腱)的内后方,小腿十字韧带的内侧上、下支之间深进到距骨内侧面骨膜(图 5-16,图 5-17)。

【刺灸法】 刺法:直刺 0.3~0.5 寸,透解溪穴,局部酸胀,可扩散到踝关节(图 5-17)。

灸法:艾炷灸 3~5 壮,艾条灸 10~20 分钟。

【功用】 健脾化湿,通调肠胃。

【主治】 胃肠疾患:呕吐,吞酸,肠鸣,泄泻,食不化,便秘,痢疾,黄疸。

神志疾患:癫狂,善笑,梦魇,善太息,小儿惊风,小儿痫证。

本经脉所过部位的疾患:阴股内廉痛、内踝红肿痛,两足无力,舌本强痛,足踝痛。

其他:乳痈,疝气,体重节痛,怠惰嗜卧。

三阴交(Sānyīnjiāo)(SP6)

【穴名释义】 三阴,指足三阴经;交,交会。此系脾、肝、肾三阴经之交会穴。

【特异性】 交会穴之一。足太阴、厥阴、少阴之会。

【标准定位】 在小腿内侧,内踝尖上 3 寸,胫骨内侧缘后际。

【取法】 正坐或仰卧,内踝尖直上 4 横指(一夫)处,胫骨内侧面后缘取穴(图 5-18)。

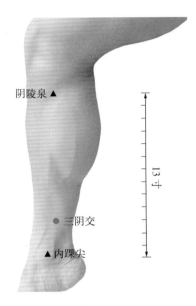

图 5-18

【穴位解剖】 皮肤→皮下组织→趾长屈肌(腱)→蹻长屈肌(腱)。皮肤由隐神经分布。皮下组织,内有隐神经和起于足背静脉网内侧的大隐静脉,神经和静脉并行。针由皮肤、皮下筋膜穿小腿深筋膜以后,在小腿三头肌(腱)的前方,进入趾长屈肌(腱)和蹻长屈肌(腱)。在趾长屈肌(腱)后方,有胫后动、静脉和胫神经经过。以上诸肌(腱)由胫神经支配(图 5-19,图 5-20)。

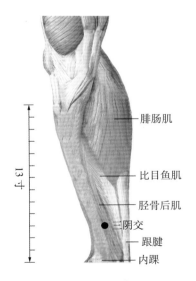

图 5-19

【刺灸法】 刺法:①直刺 0.5~1.0 寸,局部酸胀,可有麻电感向足底放散或酸胀感扩至膝关节和股内侧(图 5-20)。②直刺:向悬钟方向透刺1.5~2.5 寸,局部酸胀,可有麻电感向足底放散,治疗足部病变。③斜刺:针尖方向向上斜刺 1.5~2.5寸,局部酸胀,可有麻电感、酸胀感扩至膝关节和股内侧,治疗躯干病变。④理气止痛可用龙虎交战法。⑤消肿利水可用子午捣臼法。⑥孕妇禁针。

灸法:艾炷灸 5~9 壮或温针灸 5~9 分钟,艾条灸 10~20 分钟或药物天灸。

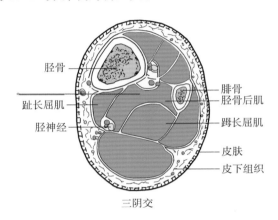

图 5-20

强身保健可采用瘢痕灸,每年 1 次;或累计灸百余壮亦可,温灸至皮肤温热舒适稍见红晕,隔日1 次,每月 20 次。

【功用】 健脾胃,益肝肾,调经带。

【主治】 脾胃疾患:脾胃虚弱,肠鸣腹胀,腹痛,泄泻,胃痛、呕吐、呃逆,痢疾。

妇人疾患:月经不调,崩漏,赤白带下,经闭,癥瘕,难产,不孕症,产后血晕,恶露不行。

肝肾疾患:水肿,小便不利,遗尿,癃闭,阴挺,梦遗,遗精,阳痿,阴茎痛,疝气,睾丸缩腹。

精神神经系统疾病:癫痫,失眠,狂证,小儿惊风。

皮肤病:荨麻疹。

本经脉所过部位的疾患:足痿痹痛,脚气,下肢神经痛或瘫痪。

漏谷（Lòugǔ）（SP7）

【穴名释义】 漏,穴窍;谷,山谷。穴居胫骨后缘山谷样凹陷中。

【标准定位】 在小腿内侧,内踝尖上 6 寸,胫骨内侧缘后际(图 5-21)。

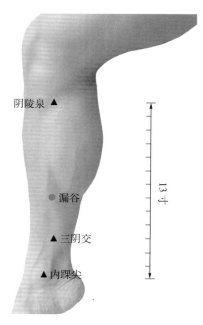

图 5-21

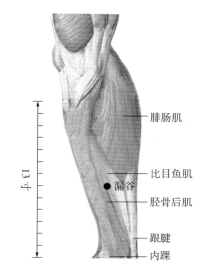

图 5-22

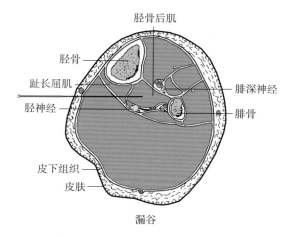

图 5-23

【取法】 正坐或仰卧取穴。

【穴位解剖】 皮肤→皮下组织→三头肌→趾长屈肌→胫骨后肌。皮肤由隐神经分布。皮下组织内脂及组织增多,有隐神经和大隐静脉伴行经过。针由皮肤、皮下筋膜穿小腿深筋膜,在小腿三肌(腱)前方进入趾长肌屈肌和胫骨后肌。在趾长屈肌的后方有胫后动、静脉和胫神经并行经过,营养并支配以上诸肌(图 5-22,图 5-23)。

【刺灸法】 刺法:直刺 1.0~1.5 寸,局部酸胀,可扩散至小腿外侧(图 5-23)。

灸法:艾炷灸或温针灸 3~5 壮,艾条灸 5~10 分钟。

【功用】 健脾和胃,利尿除湿。

【主治】 脾胃疾患:脾胃虚弱,肠鸣腹胀,腹痛,泄泻,饮食不化。

肝肾疾患:水肿,小便不利,遗尿,遗精,阳痿,睾丸缩腹。

本经脉所过部位的疾患:足痿痹痛,脚气,下肢神经痛或瘫痪。

地机(Dìjī)(SP8)

【穴名释义】 地,土地,指下肢;机,机要;穴在下肢,局部肌肉最为丰满,是小腿运动的机要部位。

【特异性】 足太阴之郄穴。

【标准定位】 在小腿内侧,阴陵泉(SP9)下 3 寸,胫骨内侧缘后际。

【取法】 正坐或仰卧,于阴陵泉直下 3 寸,胫骨内侧面后缘处取穴(图 5-24)。

【穴位解剖】 皮肤→皮下组织→趾长屈肌→胫骨后肌。皮肤由隐神经分布(图 5-25,图 5-26)。

【刺灸法】 直刺 1.0~1.5 寸,局部酸胀,可扩散至小腿部(图 5-26)。

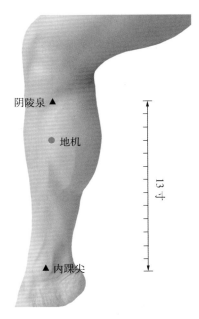

图 5-24

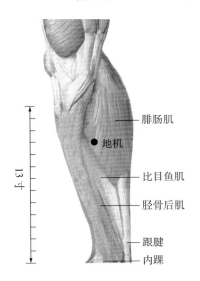

腓肠肌

地机

比目鱼肌

胫骨后肌

跟腱

内踝

图 5-25

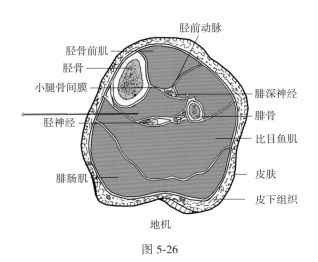

胫前动脉

胫骨前肌

胫骨

小腿骨间膜

胫神经

腓肠肌

腓深神经

腓骨

比目鱼肌

皮肤

皮下组织

地机

图 5-26

灸法：艾炷灸 3~5 壮或温针灸 5~10 分钟，艾条灸 5~10 分钟。

【功用】　健脾渗湿，调经止带。

【主治】　脾胃疾患：食欲不振，腹胀腹痛，大便溏泄，痢疾，胃痉挛。

肝肾疾患：水肿，遗精，疝气，小便不利，腰痛不可俯仰。

妇人疾患：月经不调，痛经，白带过多，女子癥瘕。

经脉所过部位的疾患：腿膝麻木，疼痛。

阴陵泉（Yīnlíngquán）（SP9）

【穴名释义】　阴，阴阳之阴；陵，山陵；泉，水泉。内为阴，穴在胫骨内上髁根部下缘凹陷中，如在山陵下之水泉。

【特异性】　五输穴之一，本经合穴。

【标准定位】　在小腿内侧，胫骨内侧髁下缘与胫骨内侧缘之间的凹陷中。

【取法】　正坐屈膝或仰卧，于膝部内侧，胫骨内侧髁后下方胫骨粗隆下缘平齐处取穴（图 5-27）。

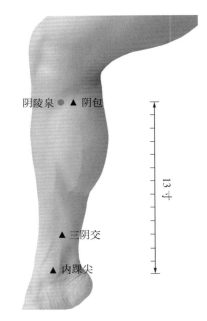

图 5-27

【穴位解剖】　皮肤→皮下组织→缝匠肌（腱）→半膜肌及半腱肌（腱）→腘肌。皮肤由隐神经分布。皮下组织内除隐神经之外，还有神经伴

SP

行的大隐静脉。该静脉正行于该穴的皮下,针刺应避开。针穿小腿深筋膜,经胫骨粗隆内侧的缝匠肌、半膜肌及半腱肌等各肌附着处的肌腱,向后经胫骨内侧缘进入腘肌。以上诸肌由股神经、坐骨神经等支配。膝下内动脉,发自腘动脉,向内下方,经胫侧副韧带和胫骨内侧髁之间,参加膝关节网,并发支营养胫骨及附近肌腱(图5-28,图5-29)。

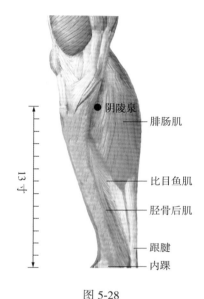

图 5-28

【刺灸法】 直刺 1.0~1.5 寸,局部酸胀,可扩散至小腿部(图5-29)。

灸法:艾炷灸 3~5 壮或温针灸 5~10 分钟,艾条灸 5~10 分钟。

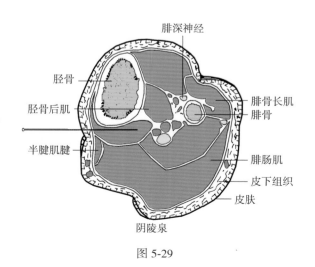

图 5-29

【功用】 清利湿热,健脾理气,益肾调经,通经活络。

【主治】 脾胃疾患:腹痛,腹胀,食欲不振,黄疸,霍乱吐泻。

脾肾疾患:水肿,小便不利或失禁,遗尿,遗精,阳痿。

妇人疾患:月经不调,痛经,带下。

皮肤病:湿疹,荨麻疹,疖疮。

本经脉所过部位的疾患:膝痛,脚气,痿证。

其他:心悸,多寐,头晕,头痛,咳嗽痰多。

血海(Xuèhǎi)(SP10)

【穴名释义】 血,气血的血;海,海洋。本穴能治各种血证,如聚溢血重归于海。

【标准定位】 在股前区,髌底内侧端上 2 寸,股内侧肌隆起处。

【取法】 正坐屈膝,于髌骨内上缘上 2 寸,当股内侧肌突起中点处取穴;或正坐屈膝,医生面对病人,用手掌按在病人膝盖骨上,掌心对准膝盖骨顶端,拇指向内侧,当拇指尖所到之处是穴(图5-30)。

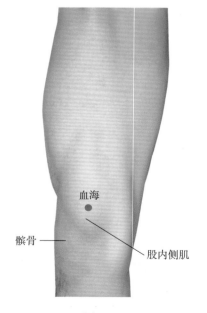

图 5-30

【穴位解剖】 皮肤→皮下组织→股四头肌内侧肌(股内侧肌)。皮肤由股前皮神经分布。皮下筋膜内脂肪较厚,有隐神经行经。大腿前面阔筋

SP

膜内脂肪较厚,有隐神经和大隐静脉行经。大腿前面阔筋膜内纤维组织较外侧薄弱。针由皮肤、皮下筋膜穿大腿阔筋膜,进入股神经支配的股内侧肌。膝上内动脉起于腘动脉,在股骨内上髁上方紧贴骨内面深进,经半腱肌、半膜肌,大收肌腱和股骨骨面之间至膝关节前面,参加膝关节网(图5-31,图5-32)。

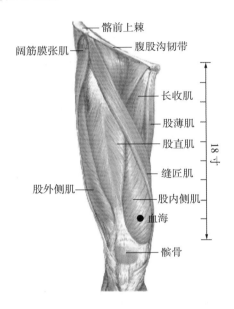

图 5-31

【刺灸法】 刺法:直刺 1.0~2.0 寸,局部酸胀,可向髌部放散(图5-32)。

灸法:艾炷灸 5~7 壮或温针灸 10~20 分钟,艾条灸 10~20 分钟。

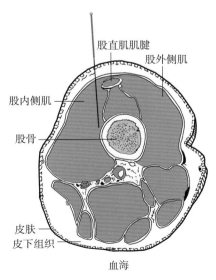

图 5-32

【功用】 调经统血,健脾化湿。

【主治】 脾胃疾患:腹痛,腹胀。

妇人疾患:崩漏,丹毒,月经过多,月经不调,痛经,白带过多,产后血晕,恶露不行,女子癥瘕。

皮肤病:湿疹,荨麻疹,丹毒,疥疮。

本经脉所过部位的疾患:膝痛,股内侧痛,脚气,痿证。

箕门(Jīmén)(SP11)

【穴名释义】 箕,簸箕;门,门户。两腿张开席地而坐,其形如箕。穴在大腿内侧,左行对称,恰似箕之门户。

【标准定位】 在股前区,髌底内侧端与冲门的连线上 1/3 与 2/3 交点,长收肌和缝匠肌交角的动脉搏动处(图5-33)。

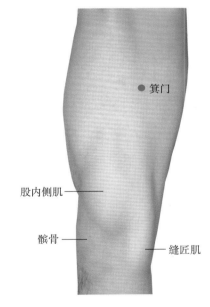

图 5-33

【取法】 正坐屈膝或仰卧,两腿微张开于缝匠肌内侧缘,距血海上 6 寸处取穴。

【穴位解剖】 皮肤→皮下组织→长收肌。皮肤由股前皮神经分布。皮下组织的脂肪增厚,内有股前皮神经、隐神经及其伴行的大隐静脉,及该静脉与深静脉的交通支。大腿筋膜内侧与前面较外侧薄弱。针由皮肤、皮下筋膜穿大腿阔筋膜,由缝匠肌内侧入长收肌。前肌的中下部形成内侧收肌管的前壁、后肌的股内侧形成的该管内外侧壁，管内有股动、静脉及隐神经通过。长收肌由闭孔神经与坐骨神经的分支支配(图 5-34,图 5-35)。

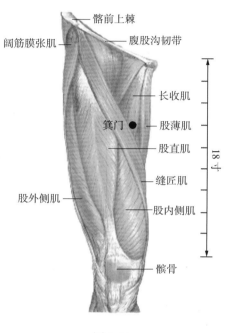

图 5-34

【刺灸法】 刺法:直刺 0.3~1.0 寸,局部酸胀,向上可放射到大腿内侧,向下可放射到踝。以捻转补泻为主(图 5-35)。

灸法:艾炷灸 3~5 壮或温针灸 5~10 分钟,艾条灸 5~10 分钟。

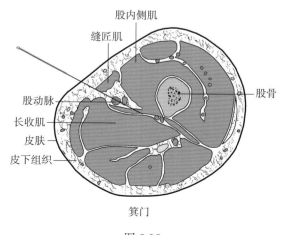

箕门

图 5-35

【功用】 健脾渗湿,通利下焦。

【主治】 小便不通,遗尿,五淋,阴囊湿疹等。

冲门 (Chōngmén) (SP12)

【穴名释义】 冲,要冲;门,门户。穴在气街部,为经气通过之重要门户。

【特异性】 交会穴之一,足太阴、厥阴之会;足太阴、阴维之会。

【标准定位】 在腹股沟区,腹股沟斜纹中,髂外动脉搏动处的外侧(图 5-36)。

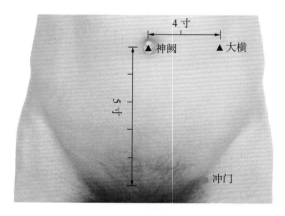

图 5-36

【取法】 仰卧,先取曲骨穴,曲骨穴旁开 3.5 寸处取之(图 5-10)。

【穴位解剖】 皮肤→皮下组织→腹外斜肌腱膜→腹内斜肌和腹横肌起始部。皮肤由髂腹下神经分布。皮下筋膜分布脂肪层和膜性层。前者以脂肪组织为主,其厚薄亦因人而异;后者以纤维组织为主,在腹股沟韧带下方一横指附着在阔筋膜。两层之间有腹壁浅动静脉、肋间动静脉(下位)及皮神经经过。上述由浅入深入腹壁肌由第六至第十二胸神经和第一腰神经前支支配。穴位的内上方深部,腹肌的深面,有从髂外动脉发出的腹壁下动脉,并有静脉伴行。腹股沟下方,有股三角,其内有股动、静脉和股神经(图 5-37,图 5-38)。

【刺灸法】 刺法:避开动脉,直刺 0.5~1.0 寸,腹股沟酸胀,可扩散至外阴部(图 5-38)。

灸法:间接灸 3~5 壮或温针灸 10~20 分钟,艾条灸 10~20 分钟。

【功用】 健脾化湿,理气解痉。

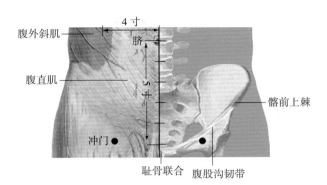

图 5-37

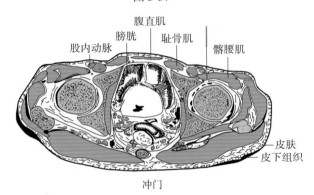

冲门

图 5-38

【主治】 脾胃疾患:腹痛,腹胀。

肝肾疾患:小便不利,水肿,疝气。

妇人疾患:胎气上逆,赤白带过多,产后出血,恶露不行,女子癥瘕。

【注意事项】 在冲门穴针刺,应注意以下两点:

1. 要避免刺中内脏。

2. 要避免刺中腹股沟韧带上、下的髂外动、静脉和股动、静脉。因此,针刺通过腹外斜肌腱膜后,不要再深进,即勿透过壁腹膜入腹腔之最下部。

府舍 (Fǔshè)(SP13)

【穴名释义】 府,指脏腑;舍,宅舍。穴位深处是腹腔,为脏腑的宅舍。

【特异性】 交会穴之一,足太阴、阴维、厥阴之会。足太阴、厥阴、少阴、阳明及阴维之会。

【标准定位】 在下腹部,脐中下 4.3 寸,前正中线旁开 4 寸(图 5-39)。

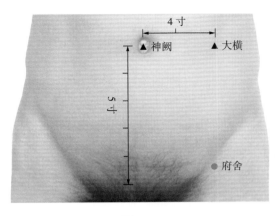

图 5-39

【取法】 仰卧,先于曲骨穴 0.7 寸处作点,此点旁开 4 寸处是穴。

【穴位解剖】 皮肤→皮下组织→腹外斜肌筋膜→腹内斜肌和腹横肌→腹横筋膜→腹膜下筋膜。皮肤由髂腹下神经的前皮支分布。皮下组织内有旋髂浅动、静脉。在腹内斜肌和腹横肌之间,有髂腹下神经和髂腹股沟神经由上外方向内下方走行。腹腔内,穴位对应器官有盲肠与阑尾(右侧),乙状结肠(左侧)。所以,不可由腹膜下筋膜再穿腹膜壁薄层深进(图 5-40,图 5-41)。

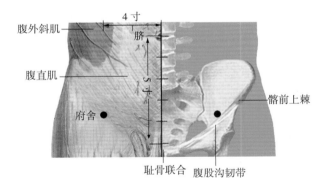

图 5-40

【刺灸法】 刺法:直刺 1.0~1.5 寸,局部酸胀,可扩散至外阴部(图 5-41)。

灸法:艾炷灸或温针灸 3~5 壮,艾条灸 5~10 分钟。

【功用】 健脾理气,散结止痛。

【主治】 腹痛,霍乱吐泻,疝气,腹满积聚。

【注意事项】 针刺府舍穴,主要也应避免刺中腹腔内脏。为此,应视腹壁厚度,掌握进针深度,不可刺透腹膜。

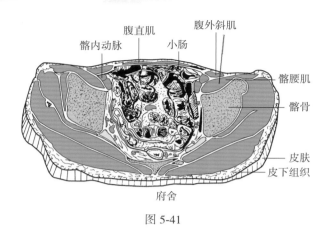

图 5-41

网膜,因该血管分布非常丰富,则易刺伤血管而引起出血,如有出血倾向的患者,更应注意(图 5-43,图 5-44)。

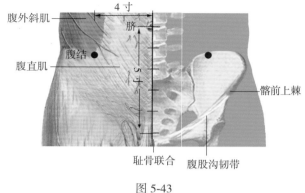

图 5-43

腹结（Fùjié）（SP14）

【穴名释义】 腹,腹部;结,结聚。本穴能治腹部结聚不通之症。

【标准定位】 在下腹部,脐中下 1.3 寸,前正中线旁开 4 寸。

【取法】 仰卧,先取气海,于其旁 4 寸,再略向上 0.2 寸处取穴(图 5-42)。

【刺灸法】 刺法:直刺 1.0~1.5 寸,局部酸麻重胀(图 5-44)。

灸法:艾炷灸 3~5 壮,艾条灸或温针灸 5~10 分钟。

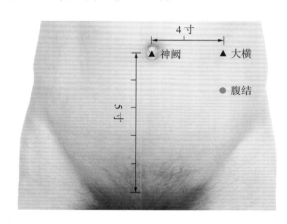

图 5-42

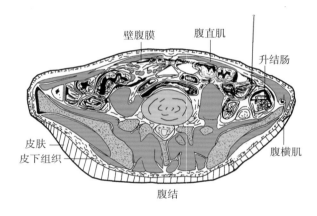

图 5-44

【穴位解剖】 皮肤→皮下组织→腹外斜肌→腹内斜肌→腹横肌→腹横筋膜→腹膜下筋膜。皮肤由第十、十一、十二肋间神经外侧支重叠分布。皮下筋膜分布为脂性层和膜性层,脂性层内的脂肪组织已变薄。针经上列结构后,若再深进,可穿腹膜壁层,经腹膜壁、脏层之间的腹膜腔,到达穴位相对应器官升结肠(右侧),两者的前面还有大

【功用】 健脾温中,宣通降逆。

【主治】 绕脐腹痛,便秘,泄泻,疝气。

【注意事项】 在腹结穴针刺,主要应避免刺中内脏。为此,宜视腹壁的厚薄,掌握进针深度,勿刺透壁腹膜。

大横（Dàhéng）（SP15）

【穴名释义】 大,大小之大;横,横竖之横。穴位内应横行之大肠。

【特异性】 交会穴之一,足太阴、阴维之会。

【标准定位】　在腹部,脐中旁开 4 寸(图 5-45)。

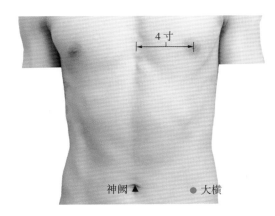

图 5-45

【穴位解剖】　皮肤→皮下组织→腹外斜肌→腹内斜肌→腹横肌→腹横筋膜→腹膜下筋膜。皮肤由第八、九、十肋间神经的前皮支重叠分布。皮下筋膜渐薄,内有腹壁浅动、静脉及胸神经前支和外侧支。腹肌由胸神经和第一腰神经前支支配(图 5-46,图 5-47)。

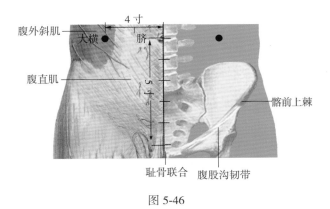

图 5-46

【刺灸法】　刺法:①直刺 1.0~1.5 寸,局部酸胀,可扩散至同侧腹部(图 5-47)。②平刺 2.0~2.5 寸,透神阙,治肠道寄生虫症。局部酸胀,可扩散至同侧腹部。

灸法:艾炷灸 5~7 壮,艾条灸或温针灸 10~20 分钟。

【功用】　温中散寒,调理肠胃。

【主治】　肠腹疾患:腹胀,腹痛,痢疾,泄泻,便秘。

其他:四肢无力,惊悸怔忡。

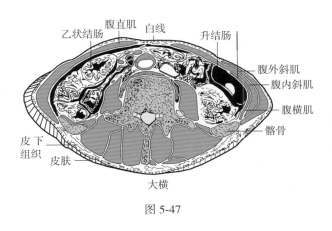

图 5-47

腹哀(Fùāi)(SP16)

【穴名释义】　腹,腹部;哀,伤痛。本穴能治腹部各种伤痛。

【特异性】　交会穴之一,足太阴、阴维之会。

【标准定位】　在上腹部,脐中上 3 寸,前正中线旁开 4 寸。

【取法】　仰卧,先取脐中旁开 4 寸的大横,于其直上 3 寸处取穴(图 5-48)。

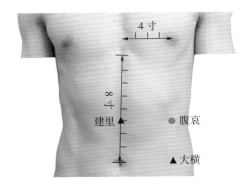

图 5-48

【穴位解剖】　皮肤→皮下组织→腹外斜肌→腹内斜肌→腹横肌→腹横筋膜→腹膜下筋膜。皮肤由第八、九、十肋间神经的前皮支重叠分布。皮下组织内有胸腹壁浅静脉及皮神经经过。深膜的下面有胸外侧动、静脉经过。腹腔内穴位相对应的器官有胆囊底、肝(右侧,一般成人肝下缘不超过肋弓)、胃(左侧)。针若经上列结构后,穿经其深面的腹膜腔,可达左右侧在腹腔内相对器官,可造成内出血(尤其对有出血倾向的人),或胃内容物或胆汁随针路溢出,形成腹膜炎,所以该穴不可深刺,更不能提插(图 5-49,图 5-50)。

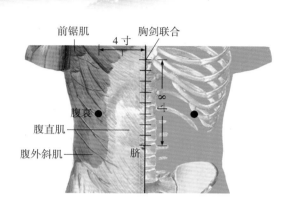

图 5-49

【刺灸法】 刺法:直刺 1.0~1.5 寸,局部酸麻重胀(图 5-50)。

灸法:艾炷灸 3~5 壮,艾条灸或温针灸 5~10 分钟。

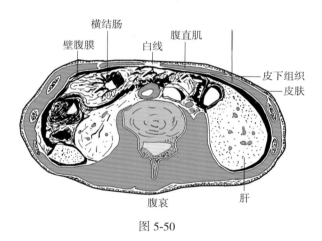

图 5-50

【功用】 健脾和胃,理气调肠。

【主治】 绕脐痛,消化不良,便秘,痢疾。

食窦(Shídòu)(SP17)

【穴名释义】 食,食物;窦,孔窦。穴在乳头外下方,深部有储藏乳汁的孔窦。

【标准定位】 在胸部,第 5 肋间隙,前正中线旁开 6 寸。

【取法】 仰卧,先取乳中,于其旁开 2 寸,再向下一肋,适当第 5 肋间隙处取穴(图 5-51)。

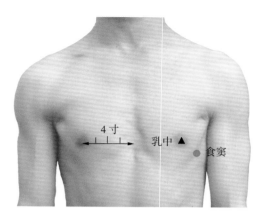

图 5-51

【穴位解剖】 皮肤→皮下组织→胸大肌→前锯肌→第五肋间结构→胸内筋膜。皮肤由第四、五、六肋间神经的外侧皮支分布。皮下筋膜疏松,内有皮神经及胸腹壁浅静脉经过,该静脉注入腋静脉。针由皮肤、皮下筋膜经胸大肌表面的深筋膜和其下缘,入前锯肌,再深进肋间内、外肌及其间的血管和神经。前二肌由胸前神经和胸长神经支配,后二肌由肋间神经支配。在胸内筋膜的深面,正对第五肋间隙是胸膜腔及肺,因此,不宜深刺和提插(图 5-52,图 5-53)。

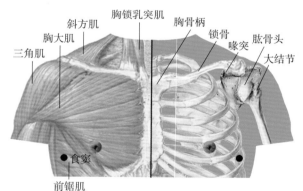

图 5-52

【刺灸法】 刺法:向外斜刺或平刺 0.5~0.8 寸,局部酸胀(图 5-53)。

灸法:艾炷灸 3~5 壮,艾条灸 5~10 分钟。

【功用】 宣肺平喘,健脾和中,利水消肿。

【主治】 咳嗽,胸闷,气喘,泄泻,痢疾,便秘,小腹痛,胸胁胀痛,胸引背痛不得卧,小便不利,水肿。

【注意事项】 针刺食窦穴主要应避免刺中壁胸膜以至肺脏。为此,针刺宜循肋骨长轴方向,勿

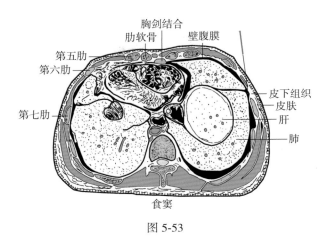

图 5-53

与长轴垂直刺入,不可刺穿肋间内肌。

天溪 (Tiānxī) (SP18)

【穴名释义】 天,天空,指上而言;溪,沟溪。穴居胸部肋间,如在沟溪中。

【标准定位】 在胸部,第 4 肋间隙,前正中线旁开 6 寸。

【取法】 仰卧,先取乳中,于其旁开 2 寸处,适在第 4 肋间隙处(图 5-54)。

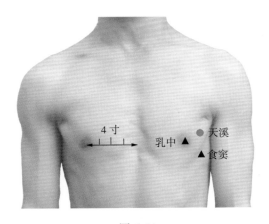

图 5-54

【穴位解剖】 皮肤→皮下组织→胸大肌→前锯肌→第四肋间结构→胸内筋膜。皮肤由第三、四、五肋间神经的外侧皮支分布。皮下筋膜疏松,内有皮神经及胸腹壁浅静脉经过,该静脉注入腋静脉。在胸大肌和前锯肌之间有胸长神经与胸外侧动、静脉并行。第四肋间结构包括肋间外、内肌和其间血管和神经。在胸内筋膜的深面,正对第

四肋间隙是胸膜腔及肺,因此,不宜深刺和提插(图 5-55,图 5-56)。

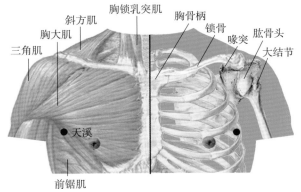

图 5-55

【刺灸法】 刺法:斜刺或平刺 0.5~0.8 寸,局部酸胀(图 5-56)。

灸法:艾炷灸 3~5 壮,艾条灸 5~10 分钟。

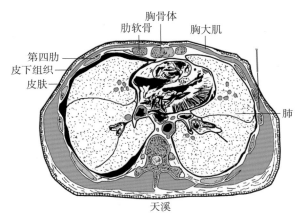

图 5-56

【功用】 宽胸理气,止咳通乳。

【主治】 胸部疼痛,咳嗽,胸胁胀痛,胸引背痛不得卧,乳痈,乳汁少。

【注意事项】 从壁胸膜再向深层,即入胸腔,内有肺脏。针刺天溪穴,如同针刺食窦穴一样,主要应避免刺中壁胸膜和肺脏。为此,针刺时应循肋骨的长轴方向,勿与其长轴垂直刺入,不可刺透肋间内肌。

胸乡 (Xiōngxiāng) (SP19)

【穴名释义】 胸,胸部;乡,部位。穴在胸旁,

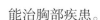
能治胸部疾患。

【标准定位】 在胸部,第 3 肋间隙,前正中线旁开 6 寸(图 5-57)。

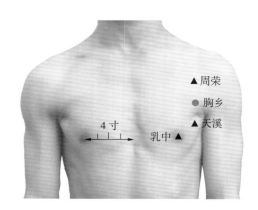

图 5-57

【取法】 仰卧,先取乳中,于其旁开 2 寸,再向上一肋,当第 3 肋间隙处取穴。

【穴位解剖】 皮肤→皮下组织→胸大肌→前锯肌→第三肋间结构→胸内筋膜。皮肤由第二、三、四肋间神经的外侧皮支分布。皮下筋膜内脂肪组织稍厚,有胸腹壁浅静脉经过,该静脉注入腋静脉(图 5-58,图 5-59)。

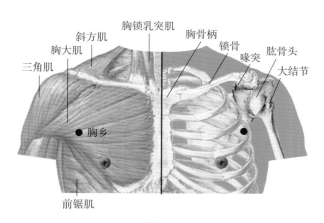

图 5-58

【刺灸法】 刺法:斜刺或向外平刺 0.5~0.8 寸,局部酸胀(图 5-59)。

灸法:艾炷灸 3~5 壮,艾条灸 5~10 分钟。

【功用】 宣肺止咳,理气止痛。

【主治】 胸胁胀痛,胸引背痛不得卧,咳嗽。

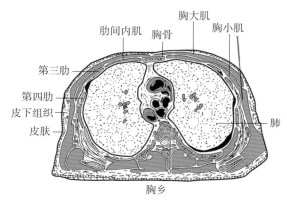

图 5-59

【注意事项】 在胸乡穴针刺,也应避免刺中壁胸膜和肺。为此,针刺方向应与肋骨长轴平行,不与其轴垂直刺入,勿刺透肋间内肌。

周荣(Zhōuróng)(SP20)

【穴名释义】 周,周身;荣。荣养。本穴可调和营气,而荣养周身。

【标准定位】 在胸部,第 2 肋间隙,前正中线旁开 6 寸(图 5-60)。

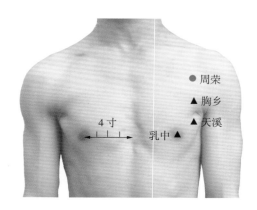

图 5-60

【取法】 仰卧,先取乳中,于其旁开 2 寸,再向上二肋,当第 2 肋间隙处取穴。

【穴位解剖】 皮肤→皮下组织→胸大肌→第 2 肋间结构→胸内筋膜。皮肤由第 1、2、3 肋间神经的外侧支和锁骨上神经的分支分布。皮下筋膜较厚,富有脂肪组织(图 5-61,图 5-62)。

【刺灸法】 刺法:斜刺或向外平刺 0.5~0.8

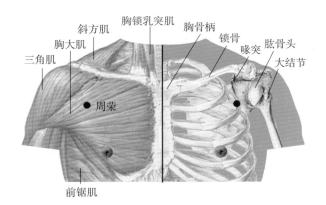

图 5-61

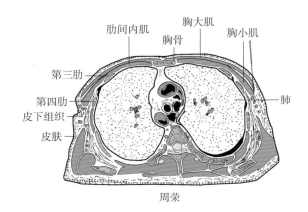

周荣

图 5-62

寸,局部酸胀。严禁深刺,以免造成气胸(图5-62)。

灸法:艾炷灸 3~5 壮,艾条灸 5~10 分钟。

【功用】　宣肺平喘,理气化痰。

【主治】　胸胁胀满,胁肋痛,咳嗽,咳痰。

【注意事项】　针刺周荣穴,第一应避免刺穿壁胸膜进入胸腔;第二勿刺中腋静脉及其属支。为此,针刺宜循肋骨的长轴,勿与其长轴垂直刺入。进针深度主要取决于胸大肌的厚度。不宜反复提插捻转。

大包(Dàbāo)(SP21)

【穴名释义】　大,大小之大;包,包容。寓意广大包容,为脾之大络,通达周身,输布各处。

【特异性】　脾之大络。

【标准定位】　在胸外侧区,第 6 肋间隙,在腋中线上。

【取法】　侧卧举臂,于第六肋间隙之腋中线上取穴(图 5-63)。

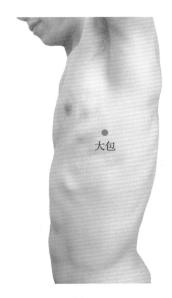

图 5-63

【穴位解剖】　皮肤→皮下组织→前锯肌→第六肋间结构→胸内筋膜。皮肤薄,活动性较大,由第五、六、七肋间神经外侧支分布。皮下筋膜疏松,内有胸腹壁浅静脉,该静脉注入腋静脉或胸外侧静脉。在胸深筋膜的深面,胸长神经与胸外侧动、静脉并行。第六肋间结构包括肋间外、内肌和其间血管和神经。肋间动脉发自胸主动脉,在肋角处分为上支和下支。就在相邻肋骨之间,在肋角的内侧行针,应经肋骨上缘,这样可避开肋间动脉及其分支。该穴位深部相对应的器官有胸膜腔、肺、肺、肝(右侧)、胃(左侧),故不可深刺(图 5-64,图 5-65)。

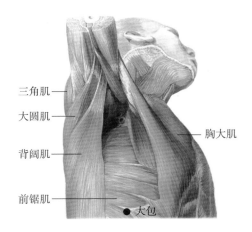

图 5-64

【刺灸法】 刺法：①斜刺或向后平刺 0.5~0.8 寸。局部酸胀（图 5-65）。②治颈部扭伤可向上斜刺。局部酸胀。

严禁深刺，以防刺伤肺脏。

灸法：艾炷灸 3 壮，艾条灸 10~20 分钟。

【功用】 宽胸益脾，调理气血。

【主治】 胸胁痛，气喘，咳嗽，咳痰，胸闷，全身疼痛，四肢无力等。

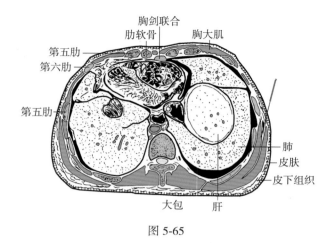

图 5-65

第六章

手少阴心经

第六章

手少阴心经

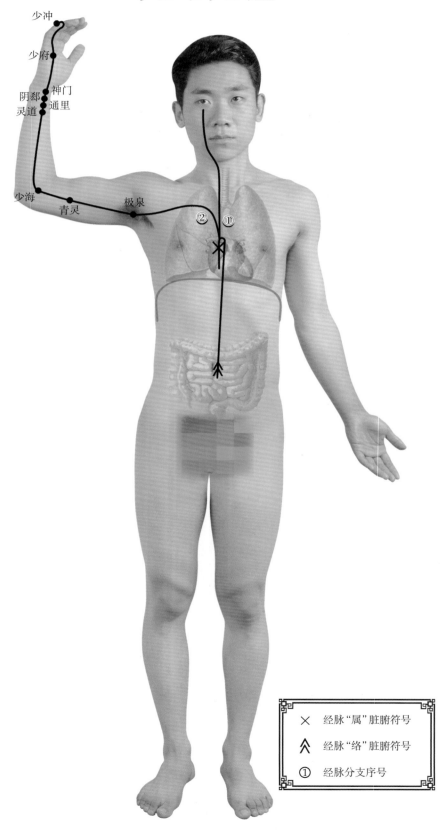

经脉循行

心手少阴之脉,起于心中,出属心系,下膈,络小肠。

其支者,从心系,上挟咽,系目系。

其直者,复从心系,却上肺,下出腋下,下循臑内后廉,行太阴、心主之后,下肘内,循臂内后廉,抵掌后锐骨之端,入掌内后廉,循小指之内,出其端。

（《灵枢·经脉》）

经脉循行白话解

手少阴心经,从心中起始,属于心系（心脏与他脏相连的系带）,向下经过膈肌,络小肠。

它的支脉,从心系向上挟咽喉,而与眼球内连于脑的系带相联系。

它的直行主干:也是从心系分出,向上行至肺,向下出于腋下（极泉）,沿上臂内侧后缘,走行在手太阴肺经、手厥阴心包经之后（青灵）,向下经过肘内（少海）,沿前臂内侧后缘（灵道、通里、阴郄、神门）,到达掌后腕豆骨部,进入掌内后缘（少府）,沿小指的桡侧出于末端（少冲）,接手太阳小肠经。

本经一侧9穴(左右两侧共18穴),1穴分布在腋窝部,8穴分布在上肢掌侧面的尺侧。首穴极泉,末穴中冲。本经腧穴主治心、胸、神志病以及经脉循行经过部位的病症。如心痛,咽干,口渴,目黄,胁痛,上臂内侧痛,手心发热等症(图6-1)。

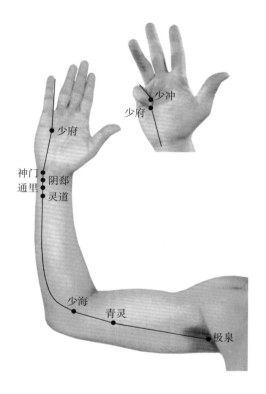

图 6-1

极泉（Jíquán）（HT1）

【穴名释义】　极，高大之意；泉，水泉。穴在腋下高处，局部凹陷如泉。

【标准定位】　在腋区，腋窝中央，腋动脉搏动处（图6-2）。

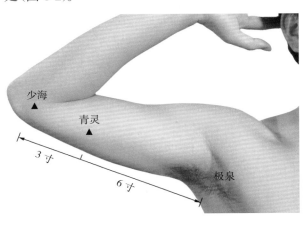

图 6-2

【取法】　屈肘，手掌按于后枕，于腋窝中部有动脉搏动处取穴，上臂外展位取穴。

【穴位解剖】　皮肤→皮下组织→腋腔及其内容→大圆肌。皮肤较厚，皮内汗腺发达，表面长有腋毛，由肋间臂神经和臂内侧皮神经双重分布。皮下组织疏松，富有脂肪组织和淋巴结，针由皮肤、皮下筋膜穿筋膜入腋腔。该腔为胸廓与臂部之间由肌肉围成的腔隙，是颈部与上肢血管、神经的通路。因此，腔内除大量的脂肪（内含有淋巴结及其相连的淋巴管）外，围绕腋动脉有臂丛神经的三个束及其五条支配上肢肌的终支。而针经臂丛内侧，可深达腋腔后壁肌肉之一大圆肌，该肌由肩胛下神经支配（图6-3，图6-4）。

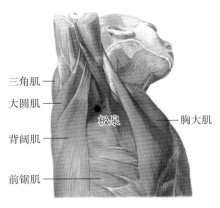

图 6-3

【刺灸法】　刺法：避开动脉，直刺1.0~1.5寸，整个腋窝酸胀，有麻电感向前臂手指端放散，或上肢抽动，以3次为度（图6-4）。

不宜大幅度提插以免刺伤腋窝部血管，引起腋内出血。

灸法：艾炷灸3~5壮，艾条灸温针灸5~10分钟，不宜瘢痕灸。

弹拨本穴可预防冠心病、肺心病。

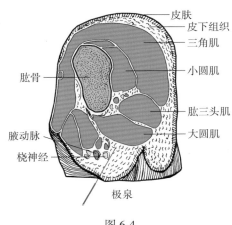

图 6-4

【功用】　宽胸理气，通经活络。

【主治】　心悸，心痛，胸闷，胁肋疼痛，目黄，呕逆，心悲不乐，肘臂冷痛，四肢不举。

【注意事项】　针刺极泉穴，上肢外展，此时腋静脉在前方，臂丛在后方，腋动脉居中间。为不伤及三者，特别是勿刺破腋静脉，针刺时以一手指摸到搏动的腋动脉，并将血管神经束轻向后压，另手持针在压动脉指的前方刺入。

青灵（Qīnglíng）（HT2）

【穴名释义】　青，生发之象；灵，神灵。心为君主之官，通窍藏灵，具有脉气生发之象。

【标准定位】　在臂前区，肘横纹上3寸，肱二头肌的内侧沟中（图6-5）。

【取法】　伸肘，先取肘横纹尺侧端的少海，于少海穴直上3寸，与极泉成直线位上取之。

【穴位解剖】　皮肤→皮下组织→臂内侧肌间隔→肱骨。皮肤由臂内侧皮神经分布。皮下组织内除上述神经外，还有起自手背静脉网内侧的

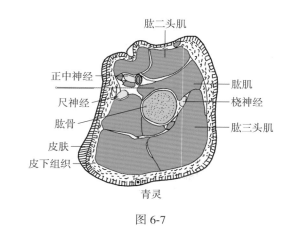

图 6-7

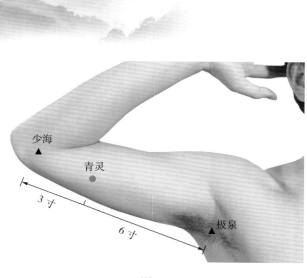

图 6-5

贵要静脉。针由皮肤、皮下筋膜穿臂筋膜入其形成的内侧肌间隔,再深进到肌皮神经支配的肱骨。紧邻针的前部是肱动、静脉和正中神经;后方是尺神经和尺侧上副动脉,因此行针时,很容易触及前、后方的诸结构(图 6-6,图 6-7)。

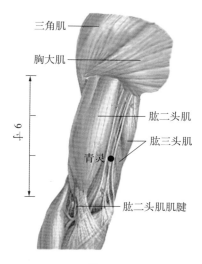

图 6-6

【刺灸法】 刺法:直刺 0.5~1.0 寸,局部酸胀,针感可向前臂及腋部放散(图 6-7)。

灸法:艾炷灸 3~7 壮,艾条灸或温针灸 5~10 分钟。

【功用】 理气通络,宁心安神。

【主治】 头痛,肩臂痛,胁痛。

少海(Shàohǎi)(HT3)

【穴名释义】 少,幼小,指手少阴经;海,海洋。此为本经合穴,脉气于此,犹如水流入海。

【特异性】 五输穴之一,本经合穴。

【标准定位】 在肘前区,横平肘横纹,肱骨内上髁前缘(图 6-8)。

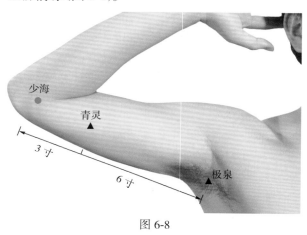

图 6-8

【取法】 屈肘举臂,以手抱头,在肘内侧横纹尽头处取穴。

【穴位解剖】 皮肤→皮下组织→旋前圆肌→肱肌。皮肤由前臂内侧皮神经分布。在皮下组织内有贵要静脉,该静脉接受前臂正中静脉或肘正中静脉的注入。针由皮肤、皮下筋膜,在贵要静脉的前方,穿前臂深筋膜,深进旋前圆肌,继续穿正中神经(或其内侧)及其深方的肱肌(图 6-9,图 6-10)。

【刺灸法】 刺法:直刺 0.5~1.0 寸,局部酸胀,或有麻电感向前臂放散(图 6-10)。

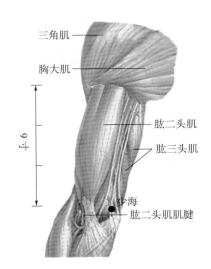

图 6-9

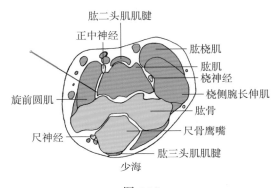

图 6-10

灸法:艾炷灸 3~5 壮,艾条灸或温针灸 5~10 分钟。

【功用】　理气通络,宁心安神。

【主治】　心神疾患:心痛,癫狂,善笑,痫证。

本经脉所过部位的疾患:暴喑,肘臂挛痛,麻木。

灵道(língdào)(HT4)

【穴名释义】　灵,神灵;道,通道。心主神灵。穴在尺侧腕屈肌腱的桡侧缘,犹如通向神灵之道。

【特异性】　五输穴之一,本经经穴。

【标准定位】　在前臂前区,腕掌侧远端横纹上 1.5 寸,尺侧腕屈肌腱的桡侧缘(图 6-11)。

【取法】　仰掌,于尺侧腕屈肌腱桡侧缘,腕横纹上 1.5 寸处取穴。

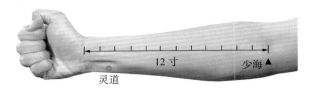

图 6-11

【穴位解剖】　皮肤→皮下组织→指深屈肌→旋前方肌。皮薄,由前臂内侧皮神经分布。针由皮肤、皮下组织穿前臂深筋膜,在尺侧腕屈肌和指浅屈肌之间,进入指浅屈肌及其下方的旋前方肌。针经内侧,尺侧腕屈肌的深面,有尺动、静脉和尺神经经过。尺动脉体表投影在腋窝顶,经肱骨内上髁鹰嘴之间,至豌豆骨桡侧缘的连线。在手掌,神经位于动脉的内侧,指深屈肌的尺侧与尺侧腕屈肌由尺神经支配,其他前臂肌均由正中神经支配(图 6-12,图 6-13)。

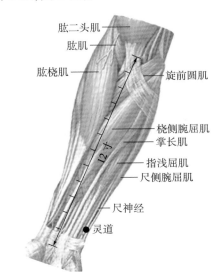

图 6-12

【刺灸法】　刺法:直刺 0.5~0.8 寸,局部酸胀,可向肘及手指放散,针刺时避开尺动、静脉(图 6-13)。

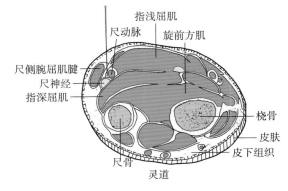

图 6-13

HT

灸法:艾炷灸1~3壮,艾条温和灸10~20分钟。

【功用】 宁心安神,活血通络。

【主治】 心神疾患:心悸怔忡,心痛,悲恐善笑。

本经脉所过部位的疾患:暴喑不能言,舌强,不语,肘臂挛急,手麻不仁。

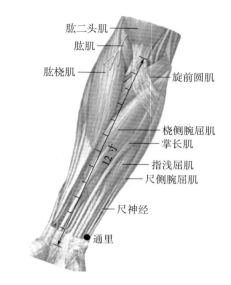

图 6-15

通里(Tōnglǐ)(HT5)

【穴名释义】 通,通往;里,内里。本经络脉由此穴别出,与小肠经互为表里而相通。

【特异性】 本经络穴。

【标准定位】 在前臂前区,腕掌侧远端横纹上1寸,尺侧腕屈肌腱的桡侧缘(图6-14)。

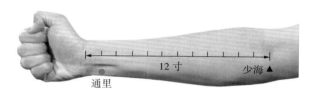

图 6-14

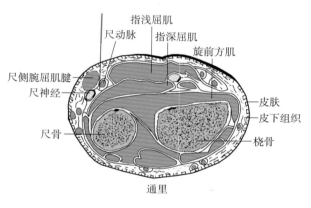

图 6-16

【取法】 仰掌,于尺侧腕屈肌腱桡侧缘,腕横纹上1寸取之。

【穴位解剖】 皮肤→皮组织→尺侧腕屈肌→指深屈肌→旋前方肌。皮薄,由前臂内侧皮神经分布。针由皮肤、皮下筋膜穿前臂深筋膜,在尺动、静脉和尺神经的桡侧穿尺侧腕屈肌(腱),进入指深屈肌,再经前臂屈肌后间隙达旋前方肌(图6-15,图6-16)。

【刺灸法】 刺法:直刺0.3~0.5寸,局部酸胀,针感亦可循心经下行到无名指或小指,或循心经上行至前臂、肘窝、腋内,个别可走向胸部(图6-16)。

灸法:艾炷灸1~3壮,艾条灸10~20分钟。

【功用】 安神志,清虚热,通经活络。

【主治】 心神血脉疾患:心痛,虚烦,善忘,不寐,惊悸,怔忡,脏躁,痴呆,癫狂,痫证,头痛,头昏。

妇人疾患:妇人经血过多,崩漏,月经不调。

本经脉所过部位的疾患:臂肘腕疼痛,咽喉肿痛,暴喑,舌强,舌疮,重舌,目眩。

阴郄(Yīnxì)(HT6)

【穴名释义】 阴,阴阳之阴;郄,孔隙。此为手少阴经之郄穴,故名

【特异性】 手少阴之郄穴。

【标准定位】 在前臂前区,腕掌侧远端横纹上0.5寸,尺侧腕屈肌腱的桡侧缘(图6-17)。

【取法】 仰掌,于尺侧腕屈肌腱桡侧缘,腕横纹上0.5寸处取穴。

【穴位解剖】 皮肤→皮下组织→尺侧腕屈肌桡侧缘。皮薄,由前臂内侧皮神经分布,在皮下

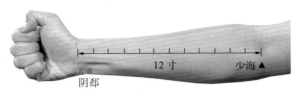

图 6-17

【功用】 清心安神,固表开音。

【主治】 心神疾患:心痛,心烦,惊悸,怔忡,头痛,眩晕,惊恐。

胸肺疾患:咳嗽,衄血,洒淅恶寒,盗汗,吐血,小儿骨蒸。

本经脉所过部位的疾患:腕痛,失语。

其他:胃脘痛。

筋膜内除皮神经外,尚有起于手背静脉尺侧部的贵要静脉,针由皮肤、皮下筋膜穿前臂深筋膜,在尺侧腕屈肌的桡侧,可达尺神经和尺动、静脉之间(图 6-18,图 6-19)。

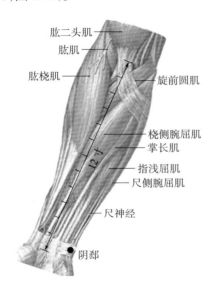

图 6-18

【刺灸法】 刺法:直刺 0.3~0.5 寸,局部酸胀,并可循经下行至无名指和小指,或循经上行至前臂、肘窝,上臂内侧,有患者针感可传向胸部。针刺时避开尺动、静脉(图 6-19)。

灸法:艾炷灸 3 壮,艾条灸 10~20 分钟,本穴近腕关节处,不宜直接灸,以免烫伤引起瘢痕而影响关节活动。

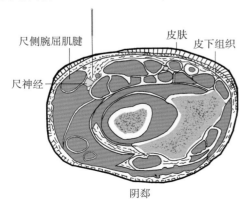

图 6-19

神门(Shénmén)(HT7)

【穴名释义】 神,心神;门,门户。心藏神;此为手少阴经的原穴,为心神出入之门户。

【特异性】 五输穴之一,本经输穴;心经之原穴。

【标准定位】 在腕前区,腕掌侧远端横纹尺侧端,尺侧腕屈肌腱的桡侧缘(图 6-20)。

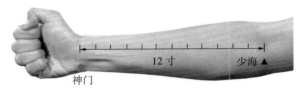

图 6-20

【取法】 仰掌,于豌豆骨后缘桡侧,当掌后第一横纹上取穴。

【穴位解剖】 皮肤→皮下组织→尺侧腕屈肌腱桡侧缘。皮肤的皱纹致密,形成腕远侧横纹,该部皮肤由前臂内侧皮神经和尺神经的掌皮支分布。针由皮肤、皮下组织,于尺侧腕屈肌(腱)的桡侧穿前臂深筋膜,经尺神经、尺动、静脉的内侧达尺骨小头的前面骨膜。尺侧腕屈肌(腱)由神经支配(图 6-21,图 6-22)。

【刺灸法】 刺法:①直刺 0.3~0.5 寸,局部酸胀并可有麻电感向指端放散(图 6-22)。②向上平刺 1.0~1.5 寸透灵道穴,局部酸胀并可有麻电感向指端放散。

针刺时避开尺动、静脉,以免引起出血。

灸法:艾炷灸 1~3 壮,艾条温灸 5~15 分钟。

【功用】 宁心安神,通经活络。

【主治】 神志疾患:心烦,善忘,不寐,痴呆,癫狂,痫证,头痛头昏。

心系疾患:心痛,心悸,怔忡。

HT

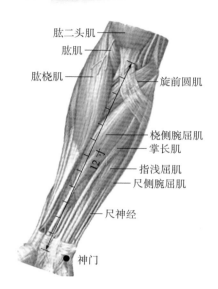

图 6-21

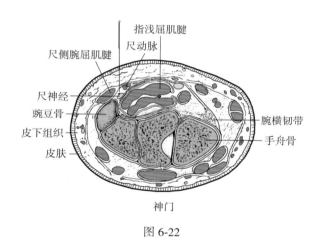

神门

图 6-22

本经脉所过部位的疾患:目眩,目黄,咽干,失音,手臂寒痛,麻木。

其他:喘逆上气,呕血,热病不嗜食。

少府 (Shàofǔ) (HT8)

【穴名释义】 少,幼小;府,处所,为脉气所溜之处。

【特异性】 五输穴之一,本经荥穴。

【标准定位】 在手掌,横平第 5 掌指关节近端,第 4、5 掌骨之间。

【取法】 仰掌,手指屈向掌心横纹,当小指指尖下凹陷处取穴(图 6-23)。

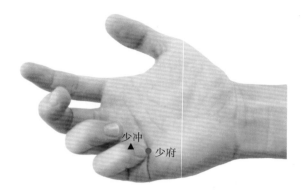

图 6-23

【穴位解剖】 皮肤→皮下组织→第四蚓状肌→第四骨间肌。手掌皮肤厚而坚韧,尺侧畔由尺神经的掌皮支分布。皮下组织致密,内含脂肪组织,并被由掌腱膜浅层发出的纤维束连向皮肤而分隔。针由皮肤、皮下筋膜穿掌腱膜,在指浅、深屈肌尺侧两根肌腱之间,经尺神经的指掌侧固有神经和指掌侧总动脉的尺侧,深进第四蚓状肌,再入第四掌骨间隙内的骨间肌。除指浅屈肌由正中神经支配外,其他诸肌由尺神经深支支配。(图 6-24,图 6-25)。

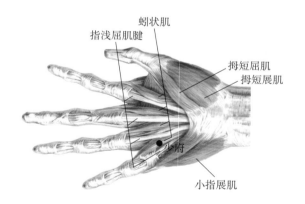

图 6-24

【刺灸法】 刺法:直刺 0.3~0.5 寸,局部胀痛向肘部或小指放散,手法用平补平泻法(图 6-25)。

灸法:艾炷灸 3~5 壮,艾条灸 5~7 分钟。

【功用】 清心泻火,理气活络。

【主治】 心神疾患:心悸,胸痛,善笑,悲恐,善惊。

本经所过部位的疾患:掌中热,手小指拘挛,臂神经痛。

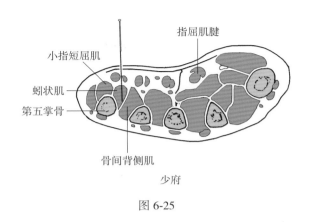

图 6-25

少量的纤维束连于皮肤的真皮层和指骨的骨膜,除有尺神经的指背支经过外,还有指掌侧固有动脉的指背支和掌背动脉的指背动脉形成的血管网(图 6-27,图 6-28)。

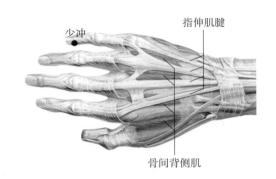

图 6-27

少冲(Shàochōng)(HT9)

【穴名释义】 少,幼小;冲,冲动。本穴为手少阴经井穴,脉气由此涌出沿经脉上行。

【特异性】 五输穴之一,本经井穴。

【标准定位】 在手指,小指末节桡侧,指甲根角侧上方 0.1 寸(指寸)。

【取法】 微握拳,掌心向下,小指上翘,于小指爪甲桡侧缘与基底部各作一线,两线相交处取穴(图 6-26)。

【穴位解剖】 皮肤→皮下组织→指甲根。皮薄,由尺神经的指背支分布。皮下筋膜较致密,有

【刺灸法】 刺法:①浅刺 0.1~0.2 寸,局部胀痛(图 6-28)。②用三棱针点刺出血。

灸法:艾炷灸 3~5 壮,艾条灸 5~10 分钟。

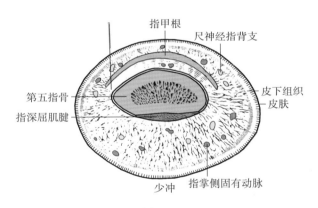

图 6-28

【功用】 清热熄风,醒神开窍,理血通经。

【主治】 心胸疾患:心痛,心悸,胸胁痛。

神志疾患:癫狂,热病,中风昏迷,悲恐善惊,喜怒无常。

本经脉所过部位的疾患:肘臂肿痛,手挛不伸,手掌热,目黄,口中热,嗌干,咽痛。

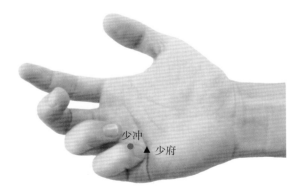

图 6-26

HT

117

第七章

手太阳小肠经

第七章

手太阳小肠经

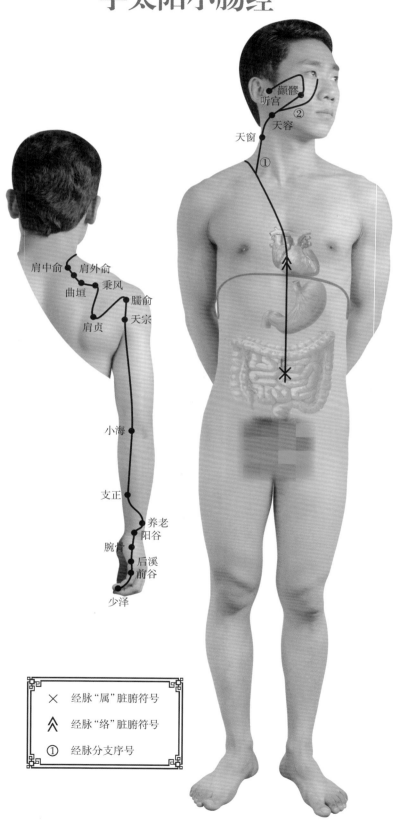

颧髎
听宫
②
天容
天窗
①

肩中俞　肩外俞
曲垣　　秉风
　　　臑俞
肩贞　　天宗

小海

支正

养老
阳谷
腕骨
后溪
前谷

少泽

✕	经脉"属"脏腑符号
⋀	经脉"络"脏腑符号
①	经脉分支序号

经脉循行

小肠手太阳之脉，起于小指之端，循手外侧上腕，出踝中，直上循臂骨下廉，出肘内侧两骨之间，上循臑外后廉，出肩解，绕肩胛，交肩上，入缺盆，络心，循咽，下膈，抵胃，属小肠。

其支者，从缺盆循颈上颊，至目锐眦，却入耳中。

其支者，别颊上䐼抵鼻，至目内眦，斜络于颧。

（《灵枢·经脉》）

SI

经脉循行白话解

手太阳小肠经，从小指外侧末端起始（少泽），沿手掌尺侧（前谷、后溪），向上进入腕部（腕骨、阳谷），经过尺骨小头部（养老），直上沿尺骨尺侧（支正），出于肘内侧的肱骨内上髁和尺骨鹰嘴之间（小海），向上沿上臂外后侧，出肩关节部（肩贞、臑俞），绕肩胛（天宗、秉风、曲垣），交会肩上（肩外俞、肩中俞），进入缺盆（锁骨上窝），络于心，沿食管，通过膈肌，到达胃，属于小肠。

它的支脉，从锁骨上窝向上沿颈旁（天窗、天容），上行至面颊（颧髎），到外眼角（会瞳子髎），折转向后进入耳中（听宫）。

它的支脉，从面颊部分出，向上经过颧骨，沿鼻旁，到内眼角，接足太阳膀胱经。

本经一侧 19 穴（左右两侧共 38 穴），4 穴分布在头颈部，7 穴分布在肩背部，8 穴分布在上肢外侧面的后缘。首穴少泽，末穴听宫。本经腧穴主治小肠、心胸、头、项、耳、目、咽喉病，热病，神志病以及经脉循行所经过部位的病症。如少腹痛，腰脊痛引睾丸，耳鸣，耳聋，目黄，颊肿，咽喉肿痛，肩臂外侧后缘痛等症（图 7-1，图 7-2，图 7-3）。

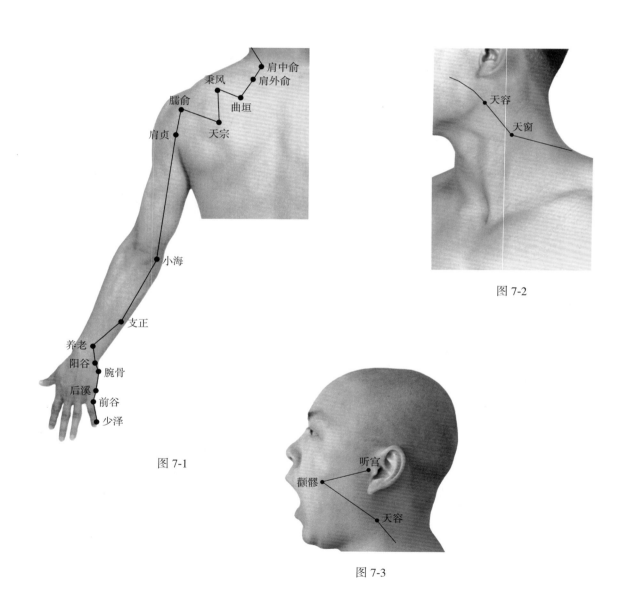

图 7-1

图 7-2

图 7-3

少泽（Shàozé）（SI1）

【穴名释义】　少,幼小;泽,沼泽。穴在小指旁,脉气初生之处,如始于小泽。

【特异性】　五输穴之一,本经井穴。

【标准定位】　在手指,小指末节尺侧,距指甲根角侧上方0.1寸(指寸)(图7-4)。

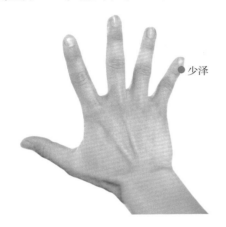

图7-4

【取法】　微握拳,掌心向下,伸直小指,于小指爪甲尺侧缘与基底部各作一线,两线相交处取穴。

【穴位解剖】　皮肤→皮下组织→指甲根。皮肤由指掌侧固有神经的指背支分布。在上下组织中,除皮神经外,还有直接从掌浅弓发出的小指尺侧动脉,指掌侧固有动脉的指动脉、掌背动脉的指背支等以及同名的神经,在纤维束连于皮肤与骨膜之间的"密闭间隙"内形成各自的吻合状结构(图7-5,图7-6)。

【刺灸法】　刺法:①浅刺0.1~0.2寸,局部胀痛(图7-6)。②用三棱针点刺出血。

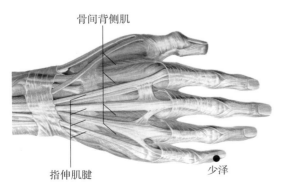

图7-5

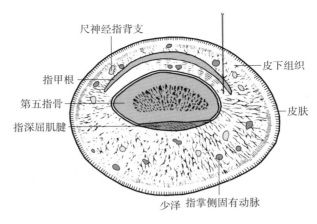

图7-6

灸法:艾炷灸1~3壮,艾条灸3~5分钟。

【功用】　清热通乳,散瘀利窍。

【主治】　神志疾患:中风昏迷。

头面疾患:头痛,目生翳膜,耳聋,喉痹,舌卷,舌强不语。

心胸疾患:心痛,心烦,气短,咳嗽,胸胁痛,乳痛,产后无乳。

外感疾患:寒热,疟疾。

本经脉所过部位的疾患:臂内廉痛,小指不用。

前谷（Qiángǔ）（SI2）

【穴名释义】　前,前后之前;谷,山谷。第5掌指关节前下凹陷如谷,穴当其处。

【特异性】　五输穴之一,本经荥穴。

【标准定位】　在手指,第5掌指关节尺侧远端赤白肉际凹陷中(图7-7)。

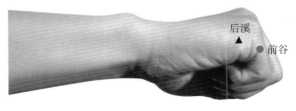

图7-7

【取法】　微握拳,于第5掌指关节前缘赤白肉际处取穴。

【穴位解剖】　皮肤→皮下组织→小指近节指骨骨膜。皮肤由尺神经的指背神经和指掌侧固有神经分布。针经皮肤、皮下组织,到达小指近节指骨基底部。其动脉血液直接由掌浅弓内侧发出的小指尺掌侧动脉及其分支供应(图7-8,图7-9)。

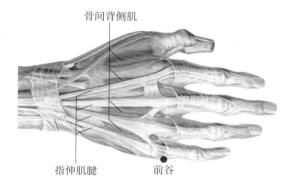

图 7-8

【刺灸法】 刺法:直刺 0.2~0.3 寸,局部胀痛(图7-9)。

灸法:艾炷灸 1~3 壮,艾条灸 5~10 分钟。

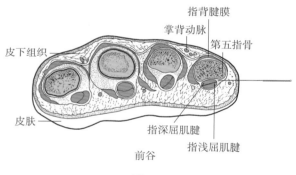

图 7-9

【功用】 疏风散热,清头明目,通经活络。

【主治】 外感疾患:热病汗不出,寒热,疟疾。

头面五官疾患:目痛泣出,目中白翳,耳鸣,鼻塞不利,鼻衄,颊肿,咽肿喉痹。

本经脉所过部位的疾患:头项急痛,颈项不得回顾,臂痛不得举。

其他:妇人产后无乳,疟疾。

后溪(Hòuxī)(SI3)

【穴名释义】 后,前后之后;溪,沟溪。第5

掌指关节后凹陷如溪,穴当其处。

【标准定位】 在手内侧,第5掌指关节尺侧近端赤白肉际凹陷中(图7-10)。

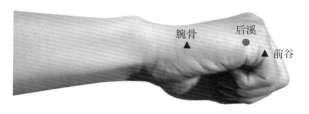

图 7-10

【取法】 在手掌尺侧,微握拳,第5掌指关节后的远侧掌横纹头赤白肉际处取穴。

【穴位解剖】 皮肤→皮下组织→小指展肌→小指短屈肌。皮肤由尺神经手背支和手掌支双重分布。皮下组织内除皮神经外,还有手背静脉网的尺侧部。针经皮肤、皮下组织,进小鱼际肌的小指展肌,在小指对掌肌的前方,再进小指短屈肌与第五掌骨之间。以上三肌均由尺神经深支支配(图7-11,图7-12)。

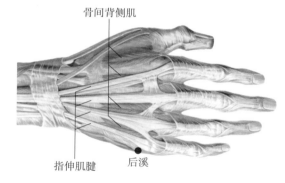

图 7-11

【刺灸法】 刺法:直刺 0.5~0.8 寸,局部酸胀或向整个手掌部放散,深刺可透合谷穴(图7-12)。

灸法:艾炷灸 1~3 壮,艾条灸 5~10 分钟。

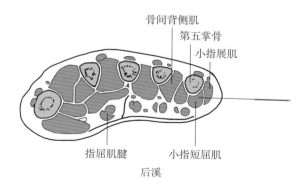

图 7-12

【功用】　清头明目,安神定志,通经活络。

【主治】　外感疾患:热病汗不出,寒热,疟疾,黄疸。

头面五官疾患:目痛泣出,目中白翳,目赤,目眩,耳鸣,耳聋,鼻塞不利,鼻衄,颊肿,咽肿喉痹。

精神神经系统疾病:癫、狂、痫,脏躁,失眠,中风。

本经脉所过部位的疾患:头项急痛,颈项不得回顾,颈肩部疼痛,肘臂小指拘急疼痛,身体不遂,臂痛不得举。

其他:腰痛,腰扭伤,胸满腹胀,喘息,妇人产后无乳,疟疾。

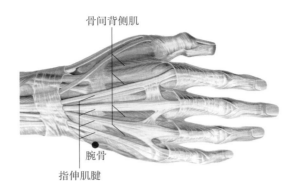

图 7-14

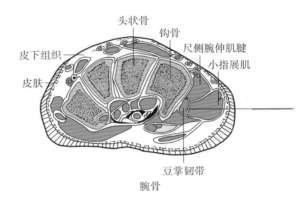

图 7-15

腕骨（Wàngǔ）（SI4）

【穴名释义】　腕,腕部;骨,骨头。穴在腕部骨间。

【特异性】　小肠经之原穴。

【标准定位】　在腕区,第5掌骨基底与三角骨之间的赤白肉际凹陷处中(图7-13)。

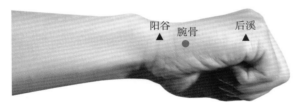

图 7-13

【取法】　微握拳,掌心向前,在第5掌骨尺侧后下方取穴。

【穴位解剖】　皮肤→皮下组织→小指展肌→豆掌韧带。皮肤为手背和手掌皮肤移行处,由尺神经的手背支和掌支双重分布。针由皮肤、皮下组织,穿过小指展肌,到达豆掌韧带。该肌由尺神经深支支配(图7-14,图7-15)。

【刺灸法】　刺法:直刺0.3~0.5寸,局部酸胀,有时可扩散至手掌部(图7-15)。

灸法:艾炷灸或温针灸3~5壮,艾条灸5~10分钟。

【功用】　利湿退黄,通窍活络,增液消渴。

【主治】　外感疾患:寒热,黄疸,热病汗不出,疟疾,头风。

头面耳目疾患:头痛,颈颌肿,目泪出,目翳,耳鸣。

本经脉所过部位的疾患:偏枯,臂肘不得伸屈,五指挛痛。

其他:消渴,癫狂,惊风瘛疭。

阳谷（Yánggǔ）（SI5）

【穴名释义】　阳,阴阳之阳,外为阳;谷,山谷。腕部骨隙形如山谷,穴当其处。

【特异性】　五输穴之一,本经经穴。

【标准定位】　在腕后区,尺骨茎突与三角骨之间的凹陷中(图7-16)。

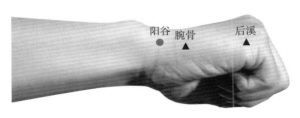

图 7-16

125

【取法】 俯掌,由腕骨穴直上,相隔一骨(三角骨)的凹陷处取穴。

【穴位解剖】 皮肤→皮下组织→钩骨骨膜。皮肤由尺神经手背支和前臂内侧皮神经分布。针由皮肤、皮下组织,经小指的展肌、短屈肌与对掌肌的起点附着的豆钩韧带,到达钩骨前缘的骨膜。腕掌侧动脉网较小,由尺、桡动脉的腕掌支、掌浅弓的返支和骨间掌侧动脉的分支组成。自该网发出小支至腕关节和腕骨(图7-17,图7-18)。

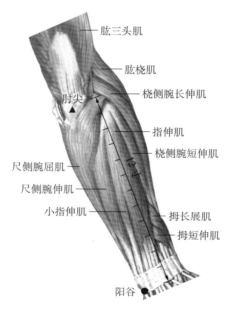

图 7-17

【刺灸法】 刺法:直刺 0.3~0.5 寸,局部酸胀,可扩散至整个腕关节(图7-18)。

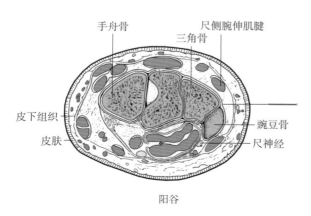

图 7-18

灸法:艾炷灸或温针灸 3~5 壮,艾条灸 5~10 分钟。

【功用】 清心明目,镇惊聪耳。

【主治】 外感热病:热病汗不出,寒热。

头面五官疾患:头痛,耳鸣,耳聋,目痛,目眩,龋齿痛,舌强,颈颔肿。

神志疾患:癫疾狂走,妄言。

本经脉所过部位的疾患:肩痛不举,臂、腕外侧痛,胸胁痛。

养老(Yǎnglǎo)(SI6)

【穴名释义】 养,赡养;老,老人。此穴能治目花、耳聋、腰酸和身重等老人常见病症。

【特异性】 手太阳之郄穴。

【标准定位】 在前臂后区,腕背横纹上 1 寸,尺骨头桡侧凹陷中。

【取法】 屈肘,掌心向胸,在尺骨小头的桡侧缘上,与尺骨小头最高点平齐的骨缝中取穴。或掌心向下,用另一手指按在尺骨小头的最高点,然后掌心转向胸部,当手指滑入的骨缝中取穴(图7-19)。

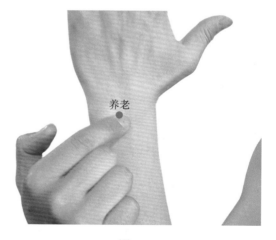

图 7-19

【穴位解剖】 皮肤→皮下组织→前臂骨间膜。皮肤由前臂后皮神经分布。皮下组织内除皮神经外,还有贵要静脉和头静脉的起始部行经。针由皮肤、皮下组织,经过指伸肌腱和小指伸肌腱之间,穿其深面的骨间背侧动、静脉及神经,而达桡、尺骨下端骨间膜。腕背侧动脉网位于腕骨及桡、尺骨下端的背面。由桡、尺动脉的腕背支、骨间掌侧和骨间背侧动脉的末端组成(图 7-20,图 7-21)。

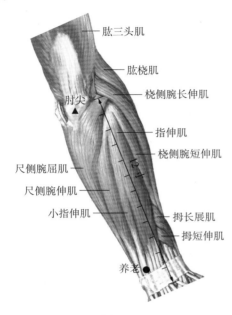

图 7-20

【刺灸法】 刺法:向上斜刺 0.5~0.8 寸,手腕酸麻,可向肩肘放散(图 7-21)。

灸法:艾炷灸 3~5 壮,艾条灸 10~20 分钟。强身保健则温灸至局部皮肤稍见红晕为度,每日一次,每月 20 次。

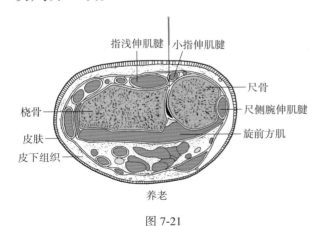

图 7-21

【功用】 明目清热,舒筋活络。

【主治】 目疾:目视不明,青盲内障。

本经脉所过部位的疾患:肩臂酸痛,手臂痛不举,肘外廉红肿,头痛面痛。

其他:急性腰痛。

支正(Zhīzhèng)(SI7)

【穴名释义】 支,支别;正,正经。小肠经之络脉由此别离正经行走向心经。

【特异性】 本经络穴。

【标准定位】 在前臂后区,腕背侧远端横纹上 5 寸,尺骨尺侧与尺侧腕屈肌之间(图 7-22)。

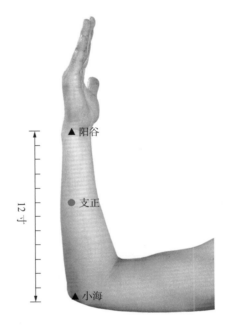

图 7-22

【取法】 屈肘俯掌,在腕背横纹上 5 寸尺骨内侧缘处取穴。

【穴位解剖】 皮肤→皮下组织→尺侧腕屈肌→指深屈肌→前臂骨间膜。皮肤由前臂内侧皮神经分布。皮下组织内,除上述神经外,还有贵要静脉,该静脉以不同形式与肘正中静脉相连,最后归流肱静脉。针由皮肤、皮下组织,经过尺侧腕屈肌,再深至指深屈肌。尺侧腕屈肌和指深屈肌的尺侧畔由尺神经支配,该肌桡侧畔由正中神经支配(图 7-23,图 7-24)。

【刺灸法】 刺法:直刺或斜刺 0.5~1.0 寸,局部重胀,可向下放散至手(图 7-24)。

灸法:艾炷灸或温针灸 3~5 壮,艾条灸 5~10 分钟。

【功用】 清热解毒,安神定志,通经活络。

【主治】 外感疾患:头痛,寒热。

神志疾患:癫疾,惊恐悲忧,好笑善忘。

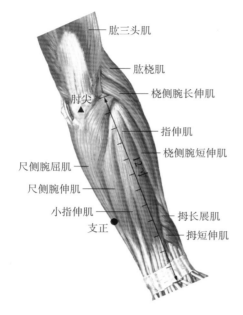

图 7-23

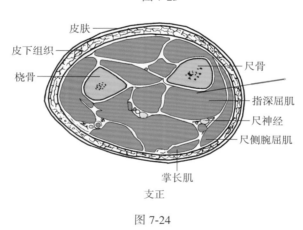

图 7-24

本经脉所过部位的疾患:肘挛,手指痛,项强。其他:腰背酸痛,四肢无力,消渴。

小海（Xiǎohǎi）（SI8）

【穴名释义】 小,微小,指小肠经;海,海洋。此系小肠经合穴,气血至此,犹如水流入海。

【特异性】 五输穴之一,本经合穴。

【标准定位】 在肘后区,尺骨鹰嘴与肱骨内上髁之间凹陷中（图 7-25）。

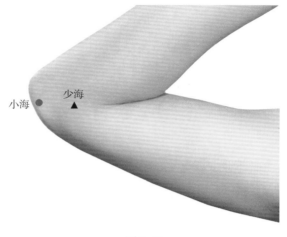

图 7-25

【取法】 屈肘抬臂,与肘窝横纹平齐之尺骨鹰嘴与肱骨内上髁之间。用手指弹敲该部分时有电麻感直达小指。

【穴位解剖】 皮肤→皮下组织→尺神经沟。皮肤由前臂内侧皮神经和臂内侧皮神经双重分布。皮下筋膜疏松,内有少量脂肪,以保护深部经过的神经。在尺神经沟内有尺神经、尺神经的后外侧有尺侧上副动、静脉与尺动、静脉的尺侧返动、静脉后支吻合成的动、静脉网。针刺时注意避开血管和神经（图 7-26,图 7-27）。

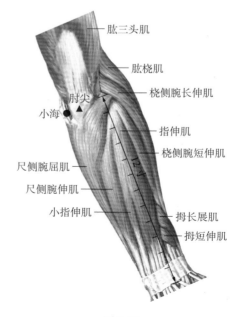

图 7-26

【刺灸法】　刺法：直刺 0.2~0.3 寸，局部酸胀，可有触电感向前臂及手部尺侧放散（图 7-27）。

灸法：艾炷或温针灸 3~5 壮，艾条灸 5~10 分钟。

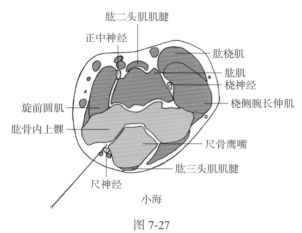

图 7-27

【功用】　清热祛风，宁神定志。

【主治】　外感疾患：恶寒，寒热，风眩头痛。

五官疾患：耳聋，目黄，齿龈肿痛。

神志疾患：癫狂，痫证。

本经所过部位的疾患：颈项痛不得回顾，肘痛，上肢不举。

【注意事项】　针刺小海穴，主要应避免刺伤尺神经。为此，针刺时宜避开尺神经。在神经旁侧进针。绝不要刺中神经后又提插捻转。如尺神经损伤过重，甚至可致小鱼际萎缩和小指感觉障碍。

肩贞（Jiānzhēn）（SI9）

【穴名释义】　肩，肩部；贞，正也。穴在肩下，腋后纹头正上方。

【标准定位】　在肩胛区，肩关节后下方，腋后纹头直上 1 寸。

【取法】　在肩关节后下方，臂内收时，腋后纹头上 1 寸处取穴（图 7-28）。

【穴位解剖】　皮肤→皮下组织→三角肌→肱三头肌长头→大圆肌→背阔肌。皮肤由腋神经的下支臂上外侧皮神经分布。皮下组织内富有脂肪。针由皮肤、皮下组织，穿过三角肌后部，到达肱三头肌长头，大圆肌及背阔肌，可深达腋腔，肱三头肌由桡神经的肌支支配，大圆肌由肩胛下神经支

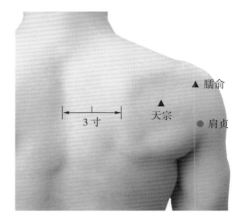

图 7-28

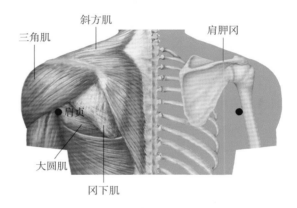

图 7-29

配，背阔肌由胸背神经支配（图 7-29，图 7-30）。

【刺灸法】　刺法：①向后斜刺 1.0~1.5 寸，肩部及肩胛部酸胀，有时可用麻电感向肩及指端传导（图 7-30）。②向腋前纹头方向透刺，肩部及肩胛部酸胀，有时可用麻电感向肩及指端传导。

灸法：艾炷灸或温针灸 5~7 壮；艾条灸 10~20 分钟。

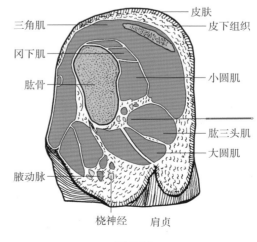

图 7-30

【功用】 清热止痛,通络聪耳。

【主治】 肩胛痛,手臂麻痛,缺盆痛,耳鸣,耳聋,牙痛。

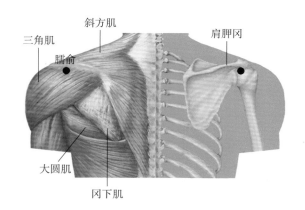

图 7-32

臑俞(Nàoshū)(SI10)

【穴名释义】 臑,上臂肌肉隆起处;俞;腧穴。穴在臑部,为经气输注之处。

【特异性】 交会穴之一,手太阳、阳维、跷脉之会;手足太阳、阳维、阳跷之会。

【标准定位】 在肩胛区,腋后纹头直上,肩胛冈下缘凹陷中。

【取法】 正坐垂肩,上臂内收,用手指从腋后纹头肩贞穴直上推肩胛冈下缘下是穴(图 7-31)。

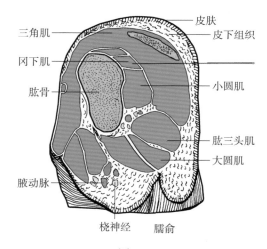

图 7-33

灸法:艾炷灸或温针灸 3~5 壮,艾条灸 10~20 分钟。

【功用】 舒筋活络,消肿化痰。

【主治】 肩臂酸痛无力,肩肿,颈项瘰疬。

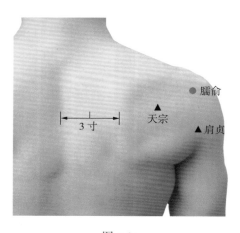

图 7-31

【穴位解剖】 皮肤→皮下组织→三角肌→冈下肌。皮肤由腋神经上支(皮神经)分布。针由皮肤、皮下组织进入三角肌。该肌由腋神经支配。腋神经起于臂丛的后束,与旋肱后动脉伴行,穿四边孔(或间隙),绕肱骨外科颈向后,在三角肌的深面分为上、下支。除该肌后部由腋神经下支的肌支支配外,肌肉的其余部分及被盖该肌表面的皮肤均由上支的分支支配和分布。冈下肌由肩胛上神经支配(图 7-32,图 7-33)。

【刺灸法】 刺法:直刺 0.5~1.0 寸,局部酸胀,可扩散至肩部(图 7-33)。

天宗(Tiānzōng)(SI11)

【穴名释义】 天,上部;宗,尊重,意为人体上部的重要腧穴。

【标准定位】 在肩胛区,肩胛冈中点与肩胛骨下角连线上 1/3 与 2/3 交点凹陷中。

【取法】 前倾坐位或俯卧位,在冈下缘与肩胛骨下角的等分线上,当上、中 1/3 交点处;或肩胛冈下缘与肩胛骨下角连一直线,与第 4 胸椎棘突下间平齐处,与臑俞、肩贞成三角形处是穴(图 7-34,图 7-40)。

【穴位解剖】 皮肤→皮下组织→斜方肌→

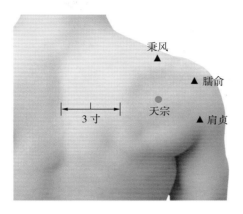

图 7-34

冈下肌。皮厚,由第三、四、五胸神经后支的外侧皮神经重叠分布。针由皮肤、皮下组织穿斜方肌,到达其深面的冈下肌。斜方肌由第十一对脑神经——副神经支配,后肌由臂丛的肩胛上神经支配(图 7-35,图 7-36)。

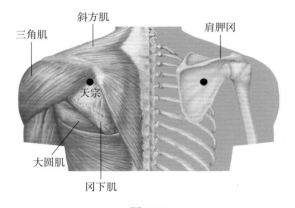

图 7-35

【刺灸法】　刺法:直刺或向四周斜刺,进针 0.5~1.0 寸,局部酸胀,或针感穿过肩胛传导至手指(图 7-36)。

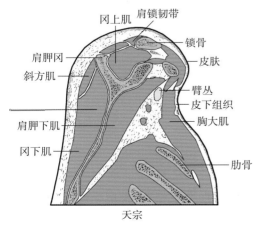

图 7-36

灸法:艾炷或温针灸 3~5 壮,艾条灸 5~15 分钟。

【功用】　通经活络,理气消肿。

【主治】　肩胛痛,肘臂外后侧痛,气喘,乳痈。

秉风(Bǐngfēng)(SI12)

【穴名释义】　秉,秉受;风,风邪。穴在易受风邪之处。

【特异性】　交会穴之一,手阳明、太阳、手足少阳之会。

【标准定位】　在肩胛区,肩胛冈中点上方冈上窝中。

【取法】　前倾坐位或俯卧位,于肩胛冈上窝中央约肩胛冈中点上缘上 1 寸处取穴,与臑俞、天宗成一三角形处是穴(图 7-37,图 7-40)。

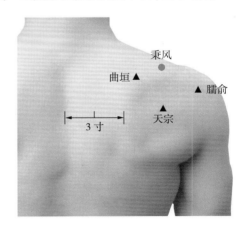

图 7-37

【穴位解剖】　皮肤→皮下组织→斜方肌→冈上肌。皮肤较厚,由第 1、2、3 胸神经后支重叠分布。针由皮肤、皮下组织,穿斜方肌表面的深筋膜入该肌,并继进其深面的冈上肌。斜方肌由副神经支配,冈上肌由肩胛上神经支配(图 7-38,图 7-39)。

【刺灸法】　刺法:直刺 0.3~0.5 寸,局部酸胀(图 7-39)。

灸法:艾炷灸或温针灸 3~5 壮,艾条灸 10~20 分钟。

【功用】　疏风活络,止咳化痰。

【主治】　肩胛疼痛不举,上肢酸麻,咳嗽等。

131

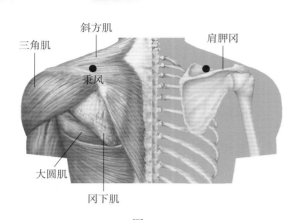

图 7-38

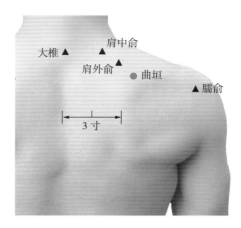

图 7-40

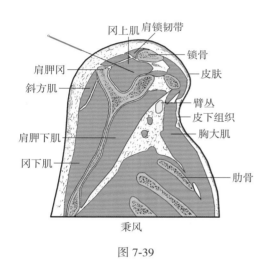

秉风

图 7-39

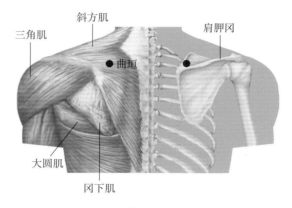

图 7-41

【刺灸法】 刺法:直刺 0.3~0.5 寸,局部酸胀(图 7-42)。

灸法:艾炷灸或温针灸 3~5 壮,艾条灸 10~20 分钟。

曲垣(Qǔyuán)(SI13)

【穴名释义】 曲,弯曲;垣,短墙。肩胛冈弯曲如墙,穴在其处。

【标准定位】 在肩胛区,肩胛冈内侧端上缘凹陷中。

【取法】 前倾坐位或俯卧位,于肩胛冈上窝内侧端取穴(图 7-40)。

【穴位解剖】 皮肤→皮下组织→斜方肌→冈上肌。皮肤由第一、二、三胸神经后支的外侧支重叠分布。斜方肌由副神经支配,冈上肌由肩胛上神经支配。该神经有肩胛上动脉伴行,经肩胛韧带下方,至冈上窝内的冈上肌,并经肩胛颈切迹,至冈下窝(图 7-41,图 7-42)。

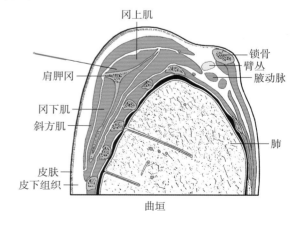

图 7-42

【功用】 舒筋活络,散风止痛。

【主治】 肩胛拘挛疼痛,肩胛疼痛不举,上肢酸麻,咳嗽等。

肩外俞（Jiānwàishū）（SI14）

【穴名释义】 肩，肩部，外，外侧，俞，腧穴。穴在肩中俞的外侧。

【标准定位】 在脊柱区，第1胸椎棘突下，后正中线旁开3寸。

【取法】 前倾坐位或俯卧位，在第1胸椎棘突下，横平肩胛骨内侧缘的垂直线上取穴（图7-43）。

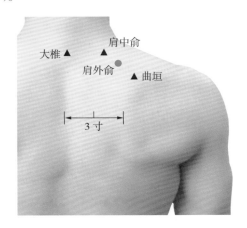

图 7-43

【穴位解剖】 皮肤→皮下组织→斜方肌→肩胛提肌。皮肤较厚，由第八颈神经和第一、二胸神经后支的外侧支重叠分布。针由皮肤、皮下组织，穿斜方肌，到达肩胛提肌。前肌由副神经支配，后肌由肩胛背神经支配。两肌之间有颈横动、静脉经过（图7-44，图7-45）。

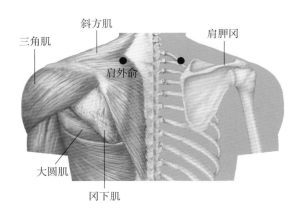

图 7-44

【刺灸法】 刺法：向外斜刺0.3~0.5寸，局部酸胀；不可深刺，以防气胸（图7-45）。

灸法：艾炷灸3~5壮，艾条灸10~15分钟。

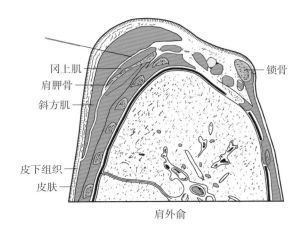

图 7-45

【功用】 舒筋活络，散风止痛。

【主治】 肩背酸痛，颈项强急，上肢冷痛等。

【注意事项】 针刺肩外俞穴，主要应避免刺透肋间隙伤及壁胸膜和肺。为此，针刺宜顺肋骨长轴的方向，勿与其长轴垂直刺入。程莘农主编的《中国针灸学》提出肩外俞穴，应斜刺0.3~0.7寸。

肩中俞（Jiānzhōngshū）（SI15）

【穴名释义】 肩，肩部；中，中间；俞，腧穴。穴在肩外俞的内侧。

【标准定位】 在脊柱区，第7颈椎棘突下，后正中线旁开2寸。

【取法】 前倾坐位或俯卧位，在第7颈椎棘突下，肩胛骨上角的内侧取穴（图7-46）。

【穴位解剖】 皮肤→皮下组织→斜方肌→肩胛提肌→小菱形肌。皮肤由第八颈神经和第一、

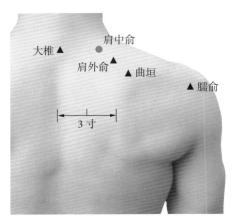

图 7-46

二胸神经后支的外侧支分布。针由皮肤、皮下组织、穿斜方肌,依次深进其深面的小菱形肌及肩胛提肌相重叠部分。前肌由副神经支配,后肌为肩胛背神经支配(图7-47,图7-48)。

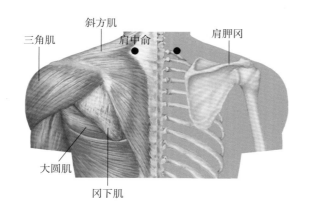

图 7-47

【刺灸法】 刺法:斜刺0.3~0.5寸,局部酸胀;注意不可深刺,以防气胸(图7-48)。

灸法:艾炷灸3~5壮或艾条温和灸10~15分钟。

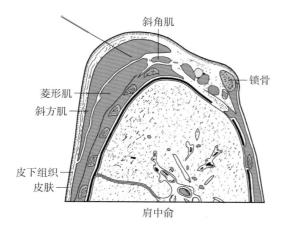

图 7-48

【功用】 宣肺解表,活络止痛。

【主治】 咳嗽,肩背酸痛,颈项强急。

【注意事项】 针刺肩中俞穴,主要应避免刺透肋间隙伤及壁胸膜和肺。为此,针刺宜顺肋骨长轴的方向,勿与其长轴垂直刺入。程莘农主编的《中国针灸学》提出肩中俞穴,应斜刺0.3~0.7寸。

天窗(Tiānchuāng)(SI16)

【穴名释义】 天,天空;窗,窗户。穴在颈上部,主治耳病,通耳窍,如开"天窗"。

【标准定位】 在颈部,横平喉结,胸锁乳突肌的后缘。

【取法】 正坐或平卧位,平甲状软骨与舌骨肌之间的廉泉穴,于胸锁乳突肌后缘处取穴(图7-49)。

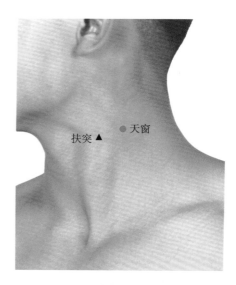

图 7-49

【穴位解剖】 皮肤→皮下组织→颈阔肌→肩胛提肌→头颈夹肌。皮肤由颈丛的颈横皮神经分布。在喉结水平,针由胸锁乳突肌后缘穿皮肤、皮下组织、颈阔肌,进入肩胛提肌和头颈夹肌(图7-50,图7-51)。

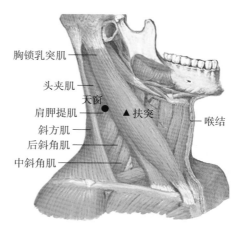

图 7-50

【刺灸法】 刺法:直刺 0.3~0.5 寸,局部酸胀,可扩散至耳部、枕部、咽喉部。注意不能作大幅度提插以免伤及血管(图7-51)。

灸法:艾炷灸 3~5 壮,艾条灸 5~10 分钟。不宜瘢痕灸。

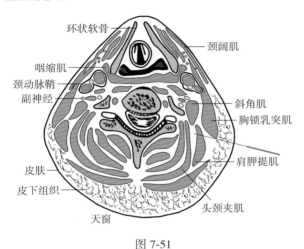

图 7-51

【功用】 利咽聪耳,祛风定志。

【主治】 咽喉肿痛,暴喑不能言,耳聋,耳鸣,癫狂,中风,肩背酸痛,颈项强急,上肢冷痛等。

天容(Tiānróng)(SI17)

【穴名释义】 天,天空,指上部;容,隆盛。穴在颈上部,为经气隆盛之处。

【标准定位】 在颈部,下颌角后方,胸锁乳突肌的前缘凹陷中。

【取法】 正坐或仰卧位,平下颌角,在胸锁乳突肌停止部前缘,二腹肌后腹的下缘处是穴(图7-52)。

【穴位解剖】 皮肤→皮下组织→茎突舌骨肌。皮肤由耳大神经分布。皮下组织内有面神经颈支支配的颈阔肌。浅静脉汇入面后静脉,该静脉又汇入面总静脉。针由皮肤、皮下组织、经舌骨肌群中二腹肌后腹的后外间隙深进,达颈部大血管周围增厚形成的颈动脉鞘。鞘内含有颈总动脉,颈内静脉及其后方的迷走神经(图7-53,图7-54)。

【刺灸法】 刺法:直刺 0.5~0.8 寸,局部酸胀,可扩散至舌根或咽喉部。针刺时先用左手把穴位附近血管搏动位置摸清,将针从胸锁乳突肌内缘

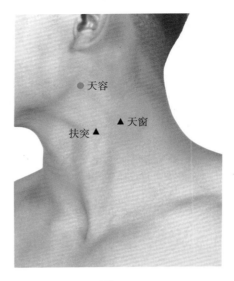

图 7-52

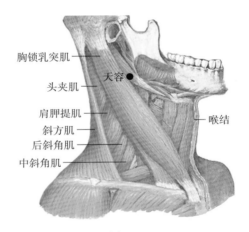

图 7-53

与血管之间刺入,以防刺伤颈内动、静脉,尤其血管硬化或血管压力大者,易致血管破裂、大出血(图7-54)。

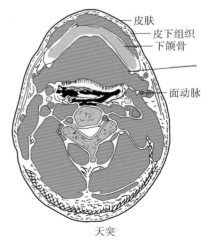

图 7-54

灸法:艾炷灸 1~3 壮,艾条灸 5~10 分钟。不宜瘢痕灸。

【功用】 聪耳利咽,清热降逆。

【主治】 咽喉肿痛,耳鸣,耳聋,颊肿,头项痛肿,咽中如梗,瘿气,呕逆。

【注意事项】 针刺时先用左手把穴位附近血管搏动位置摸清,将针从胸锁乳突肌内缘与血管之间刺入,以防刺伤颈内动、静脉,尤其血管硬化或血管压力大者,易致血管破裂、大出血。

颧髎(Quánliáo)(SI18)

【穴名释义】 颧,颧部;髎,骨隙。穴在颧部骨隙处。

【特异性】 交会穴之一,手少阳、太阳之会。

【标准定位】 在面部,颧骨下缘,目外眦直下凹陷中。

【取法】 正坐或仰卧位,于颧骨下缘水平线与目外眦垂线之交点处,约与迎香同高(图 7-55)。

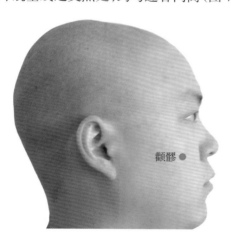

图 7-55

【穴位解剖】 皮肤→皮下组织→颧肌→咬肌→颞肌。皮肤由上颌神经的眶下神经分布。皮下组织内的筋膜疏松,以纤维束连于真皮和肌质,其间有面横动、静脉经过。针由皮肤、皮下组织进入面神经颧支支配的颧肌,进而入咬肌及颞肌,该二肌由下颌神经的咬肌支和颞深前、后神经支配

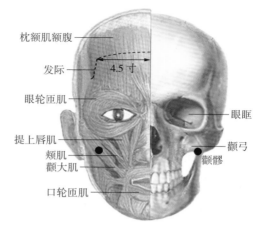

图 7-56

(图 7-56,图 7-57)。

【刺灸法】 刺法:直刺 0.2~0.3 寸,局部酸胀,可扩散至半侧颜面部(图 7-57)。

灸法:艾炷灸 2~3 壮,艾条温和灸 5~10 分钟。美容除皱,则温灸至皮肤温热舒适,每日 1 次,每月 20 次。

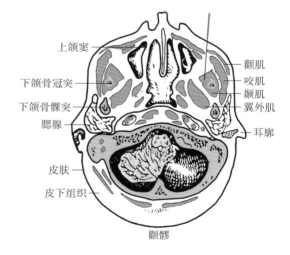

图 7-57

【功用】 清热消肿,祛风通络。

【主治】 面部疾患:颊肿,面赤,面痛,目黄,眼睑瞤动,口歪,龈肿齿痛。

听宫(Tīnggōng)(SI19)

【穴名释义】 听,听闻;宫,宫室。听宫,指耳窍。穴在耳前,治耳病,有通耳窍之功。

【特异性】　交会穴之一,手足少阳、手太阳之会。

【标准定位】　在面部,耳屏正中与下颌骨髁突之间的凹陷中(图7-58)。

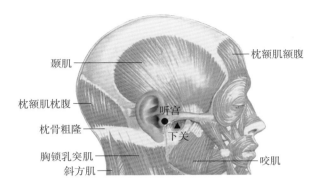

图 7-59

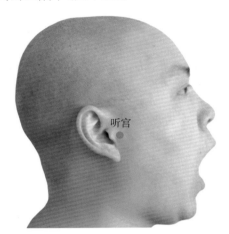

图 7-58

【取法】　正坐或仰卧位,微张口,于耳屏前缘与下颌骨髁突后缘之间凹陷处取穴。

【穴位解剖】　皮肤→皮下组织→外耳道软骨。皮肤薄,由下颌神经的耳颞神经分布。皮下组织内除耳颞神经外,还有颞浅动、静脉。针由皮肤、皮下组织,到达外耳道软骨处深刺可达第一、二颈椎体前缘之间(图7-59,图7-60)。

【刺灸法】　刺法:张口直刺0.5~1.0寸,局部酸胀,可扩散至耳周部和半侧面部,有时有鼓膜向外鼓胀之感(图7-60)。

灸法:温针灸3~5壮,艾条灸10~30分钟,或药物天灸。

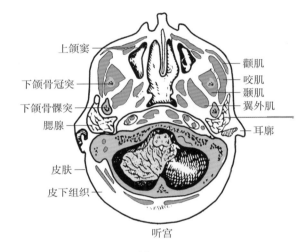

图 7-60

【功用】　宣通耳窍,宁神定志。

【主治】　耳部疾患:耳鸣,耳聋,聤耳。

口齿疾患:牙痛,失音。

神志疾患:癫疾,痫证。

其他:腰痛。

第八章

足太阳膀胱经

足太阳膀胱经

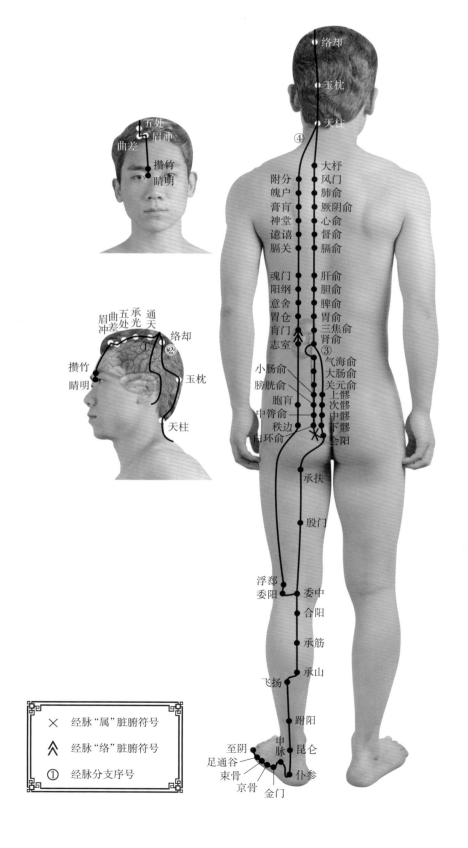

图例

× 经脉"属"脏腑符号

∧ 经脉"络"脏腑符号

① 经脉分支序号

经脉循行

膀胱足太阳之脉,起于目内眦,上额,交巅。

其支者,从巅至耳上角。

其直者,从巅入络脑,还出别下项,循肩膊内,挟脊抵腰中,入循膂,络肾,属膀胱。

其支者,从腰中,下挟脊,贯臀,入腘中。

其支者,从膊内左右别下贯胛,挟脊内,过髀枢,循髀外后廉,下合腘中,以下贯腨内,出外踝之后,循京骨,至小指外侧。

(《灵枢·经脉》)

BL

经脉循行白话解

足太阳膀胱经,从内眼角开始(睛明),上行额部(攒竹、眉冲、曲差),再向上走行(五处、承光、通天),交会于头顶。

它的支脉,从头顶分出到耳上角(会曲鬓、率谷、浮白、头窍阴、完骨)。

它的直行主干,从头顶入内络于脑(络却、玉枕),复出项部(天柱)分开下行,沿肩胛内侧,夹脊旁(大杼、风门、肺俞、厥阴俞、心俞、督俞、膈俞),到达腰中(肝俞、胆俞、脾俞、胃俞、三焦俞、肾俞),进入脊旁筋肉(气海俞、大肠俞、关元俞、小肠俞、膀胱俞、中膂俞、白环俞),络于肾,属于膀胱。

它的支脉,从腰中分出,夹脊旁,经过臀部(上髎、次髎、中髎、下髎、会阳、承扶),进入腘窝中(殷门、委中)。

它的支脉,从肩胛内侧分别下行,通过肩胛(附分、魄户、膏肓、神堂、譩譆、膈关、魂门、阳纲、意舍、胃仓、肓门、志室、胞肓、秩边),经过髋关节部,沿大腿外侧后边下行(浮郄、委阳),会合于腘窝中(委中),由此向下通过腓肠肌部(合阳、承筋、承山),出外踝后方(飞扬、跗阳、昆仑),沿第五跖骨粗隆(仆参、申脉、金门、京骨),到小趾的外侧(束骨、足通谷、至阴),接足少阴肾经。

本经一侧 67 穴（左右两侧共 134 穴），49 穴分布在头面部、颈部、背腰部，18 穴分布在下肢后面的正中线和足的外侧部。首穴睛明，末穴至阴。本经腧穴主治头面、项背、下肢部病症以及神志病，脏腑病等，如眼疾，眉棱骨痛，头痛，头晕，癫狂，项、背、腰、臀及下肢后侧疼痛等，其中背部的背俞穴主治相应脏腑及组织器官病症。（图 8-1，图 8-2，图 8-3，图 8-4，图 8-5，图 8-6）。

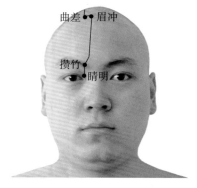

图 8-1

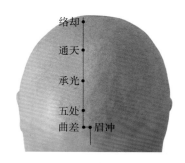

图 8-2

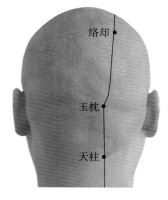

图 8-3

BL

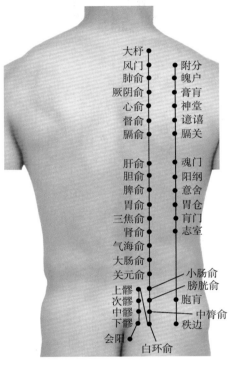

图 8-4

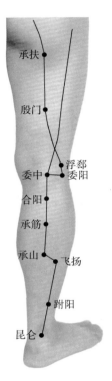

图 8-5

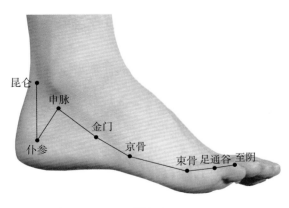

图 8-6

睛明（Jīngmíng）（BL1）

【穴名释义】 睛,眼睛;明,明亮。穴在眼区,有明目之功。

【特异性】 交会穴之一,手足太阳、足阳明、阴跷、阳跷、少阳、督脉之会。

【标准定位】 在面部,目内眦内上方眶内侧壁凹陷中(图8-7)。

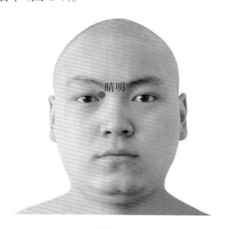

图 8-7

【穴位解剖】 皮肤→皮下组织→眼轮匝肌→上泪小管上方→内直肌与筛骨眶板之间。皮肤由三叉神经眼支的滑车上神经分布。皮下组织内血管有内眦动、静脉的分支或属支。其深层由致密结缔组织形成的睑内侧韧带,使睑板固定于眶缘上。营养眼球外结构的动脉来自眼动脉的终末支之一的额动脉(图8-8,图8-9)。

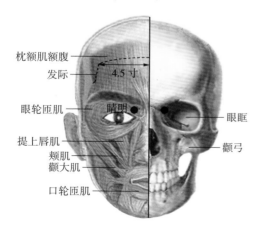

图 8-8

【刺灸法】 刺法:嘱患者闭目,医生用左手轻推眼球向外侧固定,右手持针缓慢刺入,紧靠眼眶直刺0.3~0.5寸,不提插,不捻转,局部酸胀,并扩散至眼球及其周围。出针时按压针孔片刻,避免内出血。本穴针刺不可过深,以免刺入颅腔,损伤颅中窝大脑颞叶等重要结构(图8-9)。

灸法:本穴禁灸。

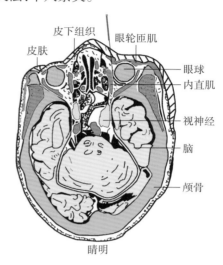

图 8-9

【功用】 明目退翳,祛风清热。

【主治】 眼科疾病:目赤肿痛,迎风流泪,内眦痒痛,胬肉攀睛,目翳,目视不明,近视,夜盲,色盲等。

其他:急性腰扭伤,坐骨神经痛。

【注意事项】 如果针刺入皮肤时稍低,可能刺中上泪小管或睑内侧韧带,使进针稍感困难。

在睛明穴处针刺,应作到三不要:①不要刺中内眦静脉,为此,刺针应稍偏于外侧。②不要刺破眶内的静脉,为此,针刺要轻缓前进,绝不可提插捻转。③不要刺中视神经,为此,针刺宜入穴位2~3分,不可超0.5寸。《新针灸学》谓宜2分深。

攒竹（Cuánzhú）（BL2）

【穴名释义】 攒,簇聚;竹,竹子。穴在眉头,眉毛丛生,犹如竹子簇聚。

【标准定位】 在面部,眉头凹陷中,额切迹处(图8-10)。

【穴位解剖】 皮肤→皮下组织→枕额肌→眼

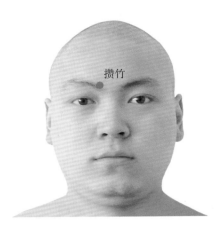

图 8-10

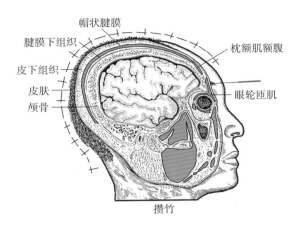

图 8-12

轮匝肌。皮肤由额神经的滑车上神经分布。皮下组织具有眶上动、静脉的分支。枕额肌的额腹和眼轮匝肌的眶部肌纤维互相移行。以上诸肌均属表情肌,由面神经的颞支支配。动脉来自眼动脉的终支额动脉(图 8-11,图 8-12)。

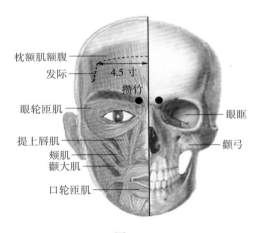

图 8-11

【刺灸法】　刺法:①直刺 0.1~0.3 寸,局部酸胀(图 8-12)。②向下斜刺 0.5~1.0 寸,透睛明穴,局部及眼眶周围酸胀。③平刺 1.0~1.5 寸,透鱼腰穴,局部麻胀,向眼眶放散,以治疗眉棱骨痛。④三棱针点刺挤压出血,以治疗目赤肿痛。

灸法:此穴禁灸。

揉按双侧攒竹穴 30~50 次,可预防各种眼疾。

【功用】　清热散风,活络明目。

【主治】　神经系统疾病:头痛,眉棱骨痛,眼睑瞤动,口眼㖞斜。

五官科系统疾病:目赤肿痛,迎风流泪,近视,目视不明等。

其他:腰背扭伤,呃逆。

眉冲(Méichōng)(BL3)

【穴名释义】　眉,眉毛;冲,直上。在前发际,眉头的直上方。

【标准定位】　在头部,额切迹直上入发际 0.5 寸(图 8-13)。

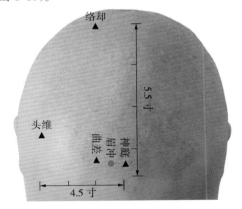

图 8-13

【取法】　正坐仰靠或仰卧位,于神庭穴平线与攒竹穴垂线之交点处取穴。

【穴位解剖】　皮肤→皮下组织→枕额肌→腱膜下结缔组织→骨膜。皮厚而致密,皮内有丰富的血管及淋巴管,其神经分布是额神经的滑车上神经。皮下筋膜内含有脂肪和粗大而垂直的纤维束,连于皮肤与帽状腱膜(该膜是枕额肌两腹之间相连的纤维膜)之间。纤维束之间的间隙有丰富的血管及神经丛,血管壁与纤维束相互连着,致使血管损伤时,而难以止血(图 8-14,图 8-15)。

【刺灸法】　刺法:平刺 0.3~0.5 寸,局部胀痛(图 8-15)。

145

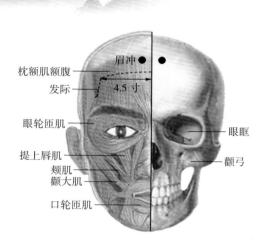

图 8-14

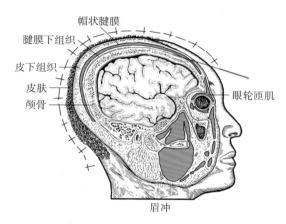

图 8-15

灸法:间接灸 3~5 壮,或艾条灸 5~10 分钟。

【功用】 明目安神,祛风通络。

【主治】 眩晕,头痛,鼻塞,目视不明。

曲差(Qūchā)(BL4)

【穴名释义】 曲,弯曲;差,不齐。膀胱经自眉冲曲而向外。于此穴又曲而向后,表现为参差不齐。

【标准定位】 在头部,前发际正中直上 0.5 寸,旁开 1.5 寸(图 8-16)。

【取法】 正坐仰靠或仰卧位,于神庭与头维连线的内 1/3 与中 1/3 交点上取穴。

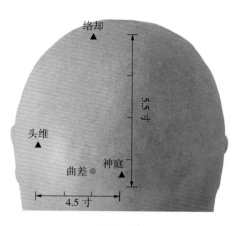

图 8-16

【穴位解剖】 皮肤→皮下组织→枕额肌→腱膜下结缔组织→骨膜。皮肤厚而致密,由额神经的眶上神经和滑车上神经分布。皮下筋膜由脂肪和纤维束组成,内含丰富的血管及神经末梢。枕额肌的额腹由面神经的颞支支配。针经上述结构以后,水平方向行刺于腱膜下疏松结缔组织内(图8-17,图 8-18)。

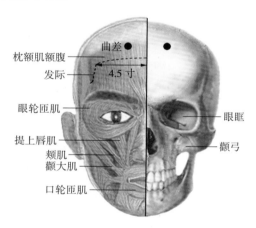

图 8-17

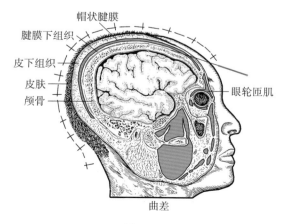

图 8-18

【刺灸法】　刺法:平刺 0.3~0.5 寸,局部胀痛(图 8-18)。

灸法:间接灸 3~5 壮,艾条灸 5~10 分钟。

【功用】　清头明目,通窍安神。

【主治】　头痛,鼻塞,鼻衄。

五处(Wǔchù)(BL5)

【穴名释义】　五,第五;处,处所。此为足太阳脉之第 5 穴所在之处。

【标准定位】　在头部,前发际正中直上 1.0 寸,旁开 1.5 寸。

【取法】　正坐仰靠,先取曲差,于其直上 0.5 寸处取穴(图 8-19)。

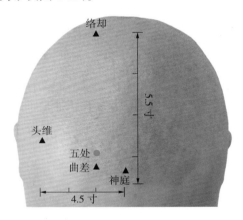

图 8-19

【穴位解剖】　皮肤→皮下组织→枕额肌→腱膜下结缔组织→骨膜。皮肤由额神经的眶上神经和滑车上神经分布(图 8-20,图 8-21)。

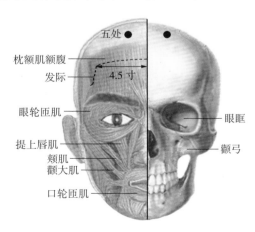

图 8-20

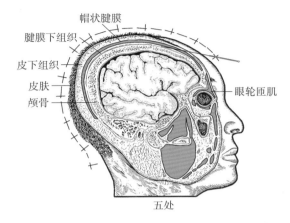

图 8-21

【功用】　清头明目,泄热熄风。

【主治】　小儿惊风,头痛,目眩,目视不明。

承光(Chéngguāng)(BL6)

【穴名释义】　承,承受;光,光明。穴居头顶,上承天光。

【标准定位】　在头部,前发际正中直上 2.5 寸,旁开 1.5 寸(图 8-22)。

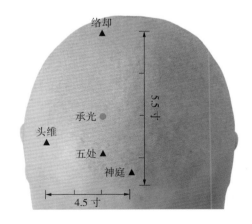

图 8-22

【取法】　正坐或仰卧位,先取曲差,于其后 2 寸处取穴。

【穴位解剖】　皮肤→皮下组织→帽状腱膜→腱膜下结缔组织→骨膜。皮肤由额神经的眶上神

BL

经分布。皮下筋膜致密,由脂肪和纤维束组成。在该层筋膜内,眶上神经伴行的眶上动、静脉的分支形成各自的神经、血管丛,左右侧均有广泛的吻合。帽状腱膜由致密结缔组织形成,厚而坚韧,通过皮下筋膜内的纤维束与筋膜、皮肤紧密相连。该膜前连枕额肌的额腹,后连枕腹。其下方为疏松结缔组织形成的腱膜下结缔组织。结缔组织中的导血管和头皮的浅静脉、颅顶骨的板障静脉与颅内的硬脑膜静脉窦等结构均有广泛吻合(图8-23,图8-24)。

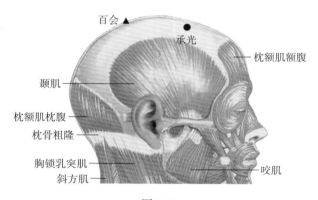

图 8-23

【刺灸法】 刺法:①平刺 0.3~0.5 寸,局部酸胀(图 8-24)。②向百会方向透刺治疗头痛,透刺 0.5~1.0 寸为宜。

灸法:间接灸 3~5 壮,艾条灸 5~10 分钟。

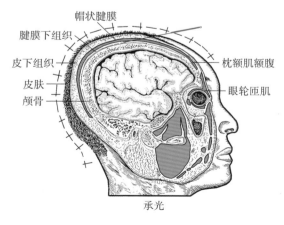

图 8-24

【功用】 清热散风,明目通窍。

【主治】 头痛,目痛,目眩,目视不明等。

通天(Tōngtiān)(BL7)

【穴名释义】 通,通达;天,天空。上为天,穴在头部,上通巅顶。

【标准定位】 在头部,前发际正中直上 4.0 寸,旁开 1.5 寸处(图 8-25)。

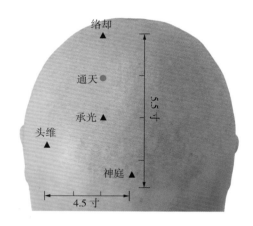

图 8-25

【取法】 正坐仰靠位,先取曲差,于其后 4.0 寸处取穴;或先取百会,在百会穴旁开 1.5 寸,再向前 1.0 寸处取穴。

【穴位解剖】 皮肤→皮下组织→帽状腱膜→腱膜下结缔组织→骨膜。皮肤由眶上神经分布。该神经为额神经的最大分支,行于眶顶壁和上睑提肌之间,经眶上切迹(或眶上孔)达额部,其终末支与眶上动脉伴行上升,分布于骨膜及颅顶部皮肤,包括额区、顶区直到人字缝(图 8-26,图 8-27)。

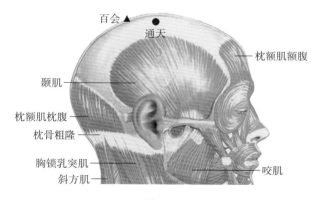

图 8-26

【刺灸法】 刺法:平刺 0.3~0.5 寸,局部胀痛(图 8-27)。

灸法:间接灸 3~5 壮,艾条灸 5~10 分钟。

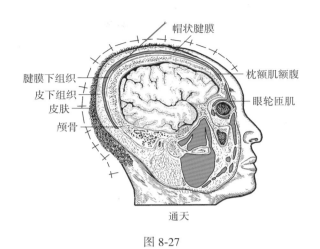

图 8-27

【功用】 宣肺利鼻,散风清热。

【主治】 头痛,头重。

络却(Luòquè)(BL8)

【穴名释义】 络,联络;却,返回。本经脉气由此入颅内联络于脑,然后又返回体表。

【标准定位】 在头部,前发际正中直上 5.5寸,旁开 1.5 寸(图 8-28)。

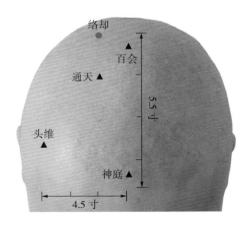

图 8-28

【取法】 正坐或仰卧位,先取百会,在百会穴旁开 1.5 寸,再向后 0.5 寸处取穴。

【穴位解剖】 皮肤→皮下组织→帽状腱膜→腱膜下结缔组织→骨膜。皮肤厚而致密,由耳大神经、耳颞神经和枕大神经重叠分布。皮下筋膜由脂肪和纤维束组成。该层有与神经伴行的耳后动静脉、颞浅动静脉的顶支和枕动静脉等。帽状

腱膜厚而坚韧,其下面为一层疏松结缔组织连于骨膜。组织内的导血管为颅内、外静脉血管吻合的途径之一(图 8-29,图 8-30)。

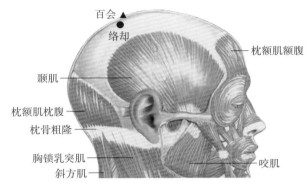

图 8-29

【刺灸法】 刺法:平刺 0.3~0.5 寸,局部酸胀(图 8-30)。

灸法:间接灸 3~5 壮,艾条灸 5~10 分钟。

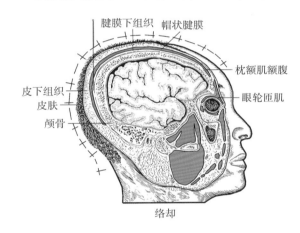

图 8-30

【功用】 祛风清热,明目通窍。

【主治】 口㖞,眩晕,癫狂,痫证,鼻塞,目视不明,项肿,瘿瘤。

玉枕(Yùzhěn)(BL9)

【穴名释义】 玉,玉石;枕,枕头。古称枕骨为"玉枕骨",穴在其上。

【标准定位】 在头部,后发际正中直上 2.5寸,旁开 1.3 寸。

【取法】 正坐或俯卧位,先取枕外粗隆上缘

凹陷处的脑户穴,当脑户旁开 1.3 寸处是穴(图 8-31)。

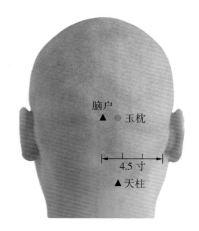

图 8-31

【穴位解剖】 皮肤→皮下组织→帽状腱膜→腱膜下结缔组织→骨膜。皮肤由枕大神经、枕小神经和耳大神经重叠分布。皮下筋膜由脂肪和纤维束组成,纤维束之间有随神经走行而分布的枕动静脉、耳后动静脉的分支。针在皮下筋膜内,可刺及穴位下的枕大神经。枕额肌的枕腹起自上项线外侧与乳突上部,止于帽状腱膜的后缘,受面神经耳后支支配。腱膜下结缔组织层内的导血管为颅内、外静脉交通的重要途径之一(图 8-32,图 8-33)。

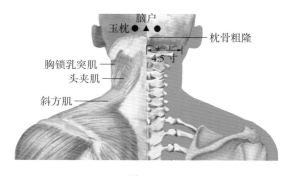

图 8-32

【刺灸法】 刺法:平刺 0.3~0.5 寸,局部酸胀(图 8-33)。

灸法:间接灸 3~5 壮,艾条灸 5~10 分钟。

【功用】 开窍明目,通经活络。

【主治】 头痛,恶风寒,鼻塞,目痛,近视。

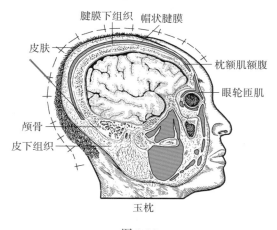

图 8-33

天柱(Tiānzhù)(BL10)

【穴名释义】 天,天空;柱,支柱。上为天,颈椎古称"天柱骨",穴在其旁。

【标准定位】 在颈后区,横平第 2 颈椎棘突上际,斜方肌外缘凹陷中(图 8-34)。

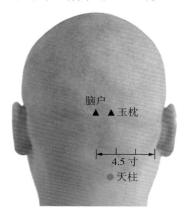

图 8-34

【取法】 正坐低头或俯卧位,先取哑门,再旁开 1.3 寸,当斜方肌外侧取之。

【穴位解剖】 皮肤→皮下组织→斜方肌→头夹肌→头半棘肌→头后大直肌。皮肤厚而坚韧,由枕下神经皮支分布。皮下筋膜致密,富有脂肪,有纤维束连于皮肤与项筋膜,斜方肌由副神经支配,该肌上部深面有枕动、静脉经过。头夹肌、头半棘肌由第二项神经后支的外侧支支配。头后大直肌则由枕下神经支配。在肌肉深层,寰椎侧突与第二颈椎横突之间有椎动脉经过,所以针刺不宜盲目过深(图 8-35,图 8-36)。

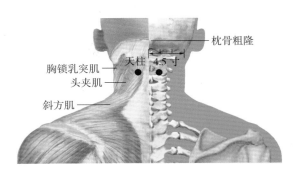

图 8-35

【刺灸法】　刺法:直刺或斜刺 0.5~0.8 寸,局部酸胀,可扩散至后头部,有时可向前扩散至眼部。不可向上方深刺,以免损伤延髓(图 8-36)。

灸法:艾炷灸 3~5 壮,艾条灸 5~10 分钟。

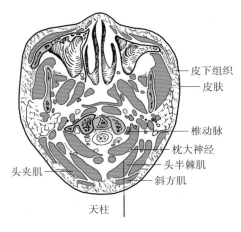

图 8-36

【功用】　强筋骨,安神志,清头目。

【主治】　头痛,头晕,项强,鼻塞不闻香臭,目赤肿痛,咽痛,耳鸣耳聋,肩背痛,足不任身。

【注意事项】　针刺天柱穴宜直刺向前,切勿向前内方向深进,因为后者可能刺透寰枢后膜进入椎管,并可损伤脊髓。

大杼(Dàzhù)(BL11)

【穴名释义】　大,大小之大;杼,椎骨古称杼骨。穴在较大的第 1 胸椎旁,故名。

【特异性】　八会穴之一,骨会大杼。交会穴之一,督脉别络、手足太阳、手少阳之会。

【标准定位】　在脊柱区,当第 1 胸椎棘突下,后正中线旁开 1.5 寸(图 8-37)。

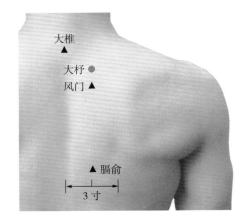

图 8-37

【取法】　正坐低头或俯卧位,于第 1 胸椎棘突下,先取陶道穴,旁开 1.5 寸处是穴。

【穴位解剖】　皮肤→皮下组织→斜方肌→菱形肌→上后锯肌→骶棘肌。皮肤由第七颈神经和第一、二胸神经后支的侧支分布。皮下筋膜致密,由脂肪及纤维束组成。纤维束连于斜方肌表面的背深筋膜与皮肤。副神经在斜方肌前缘中下 1/3 连接处深进该肌下面,与第三、四颈神经的分支形成神经丛,支配该肌。针若经上列结构深进,可进第一肋间隙(该肋间隙内的动脉发自锁骨下动脉的肋颈干),或经横突间肌及其韧带,如盲目进针,经胸内筋膜,穿胸膜腔至肺,极易造成气胸(图 8-38,图 8-39)。

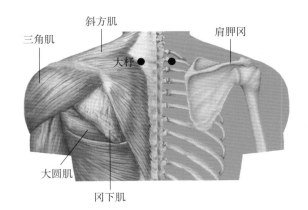

图 8-38

【刺灸法】　刺法:向内斜刺 0.5~0.8 寸,局部酸胀,可向肋间放散,有时可向肩部放散(图 8-39)。

灸法:艾炷灸 5~7 壮,艾条灸 10~20 钟。

【功用】　清热散风,强健筋骨。

【主治】　项背疾患:颈项强痛,肩背痛,腰背强痛,骨髓冷痛。

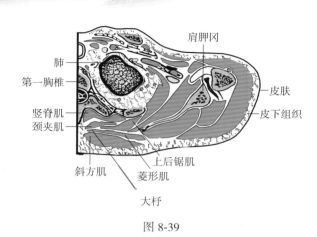

图 8-39

胸肺疾患:伤风不解,咳嗽气急,喘息,胸胁
支满。

头面疾患:喉痹,鼻塞,头痛,目眩。

其他:中风,癫痫,虚劳。

【注意事项】 针刺大杼穴,主要应避免刺中
壁胸膜和肺。为此,针刺宜循肋骨长轴方向,不可
与肋骨长轴垂直刺入。

风门 (Fēngmén) (BL12)

【穴名释义】 风,风邪;门,门户。穴居易为
风邪侵入之处,并能治风邪之为病,故名。

【特异性】 交会穴之一,督脉、足太阳之会。

【标准定位】 在脊柱区,第2胸椎棘突下,后
正中线旁开1.5寸(图8-40)。

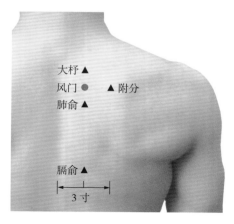

图 8-40

【穴位解剖】 皮肤→皮下组织→斜方肌→小
菱形肌→上后锯肌→骶棘肌。皮肤由第一、二、三
胸神经后支的内侧支分布。斜方肌由副神经支配;
菱形肌由肩胛背神经支配,该神经由臂丛发出,由
肩胛提肌前缘,经该肌(或穿经该肌)和菱形肌的
深面,沿肩胛骨的内侧缘下降,到达该骨下角,分
支支配大、小菱形肌和肩胛提肌。针若经上列各
结构后,可深至第二肋间结构,其胸腔相对应器官
是胸膜腔及肺,所以要掌握针的深度(图8-41,图
8-42)。

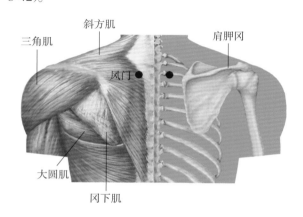

图 8-41

【刺灸法】 刺法:①微向脊柱方向斜刺
0.5~0.8寸,局部酸胀,有时向肋间放散(图8-42)。
②自上而下沿肌层透刺,进针1~1.5寸。但应注意,
针刺时应朝向前内,斜刺入骶棘肌中,严禁直向前
刺或向前外深刺,以免刺伤胸膜及肺,引起气胸。

灸法:艾炷灸5~9壮,艾条灸10~20分钟或药
物天灸。强身保健则温灸至局部皮肤温热舒适
或稍见红晕为度,每日1次,每月20次,可预防
中风;或隔姜灸3~5壮,每日1次,每月20次,可
预防感冒。

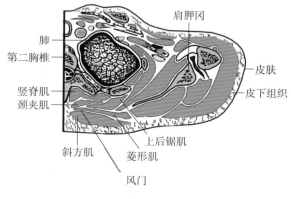

图 8-42

【功用】　益气固表,祛风解表,泄胸中热。

【主治】　外感、肺部疾患:伤风咳嗽,发热头痛,鼻流清涕,鼻塞,咳嗽气喘。

项背部疾患:颈项强痛,胸背疼痛,发背痈疽。

其他:呕吐,黄疸,水肿,角弓反张。

【注意事项】　针刺风门穴,如同在大杼穴一样,主要应避免刺中壁胸膜及肺。为此,针刺宜循肋骨长轴向前内方,不可与肋骨长轴垂直刺入。

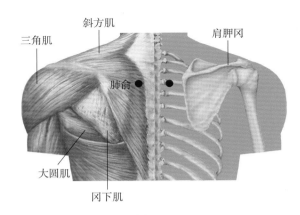

图 8-44

肺俞 (Fèishū) (BL13)

【穴名释义】　肺,肺脏;俞,输注。本穴是肺气转输于后背体表的部位。

【特异性】　背俞之一,肺之背俞穴。

【标准定位】　在脊柱区,第 3 胸椎棘突下,后正中线旁开 1.5 寸(图 8-43)。

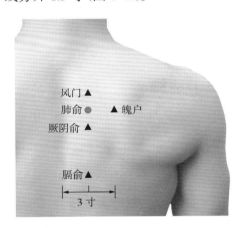

图 8-43

【穴位解剖】　皮肤→皮下组织→斜方肌→菱形肌→骶棘肌。皮肤由第二、三、四胸神经后支的内侧支重叠分布。骶棘肌起自骶骨背面和髂嵴后部,纤维向上分成三列,外侧列止于肋骨,称髂肋肌;中间列附于横突,向上可达颞骨乳突,称最长肌;内侧列附于棘突,称骶棘肌。骶棘肌亦称竖脊肌,受颈、胸、腰部脊神经后支支配。针若经骶棘肌外侧列的髂肋肌,可至第三肋间间隙内的结构。其胸腔内相对应器官是胸膜腔及肺,不宜深刺(图 8-44,图 8-45)。

【刺灸法】　刺法:向内斜刺 0.5~0.8 寸,局部酸胀,可向肋间扩散。不可深刺,以防气胸(图 8-45)。

灸法:艾炷灸 5~9 壮,艾条灸 10~20 分钟或药物天灸。强身保健则采用隔姜灸 3~5 壮或温灸至皮肤稍见红晕,每日 1 次,每月 20 次,或累计灸百余壮。

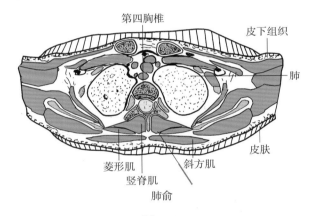

图 8-45

【功用】　清热解表,宣理肺气。

【主治】　胸肺疾患:咳嗽上气,胸满喘逆,咳血,喉痹,自汗盗汗,骨蒸潮热,胸闷心悸。

背部疾患:背偻如龟,脊背疼痛。

皮肤病:皮肤瘙痒症,荨麻疹,痤疮。

其他:眩晕,呕吐,黄疸,癫狂。

【注意事项】　针刺肺俞穴,宜循肋骨长轴刺入。如果与肋骨长轴成垂直刺入,针尖可刺过肋间肌、壁胸膜直至肺脏,必将引起血胸、气胸。

厥阴俞 (Juéyīnshū) (BL14)

【穴名释义】　厥阴,两阴交尽之意,在此指心包;俞,输注。本穴是心包之气转输于后背体表的部位。

【特异性】 背俞之一,心包之背俞穴。

【标准定位】 在脊柱区,当第4胸椎棘突下,后正中线旁开1.5寸(图8-46)。

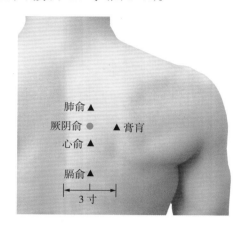

图 8-46

【穴位解剖】 皮肤→皮下组织→斜方肌→菱形肌→骶棘肌。皮肤由第三、四、五胸神经后支重叠分布。该穴正对第四肋间隙。其结构包括肋间肌、肋间血管和神经。肋间肌由外向内可分为肋间外、内或最内肌。肋间最内肌菲薄或不成层,肋间血管、神经通行于肋间内肌和最内肌之间,因最内肌不成为完整的一层(一般把该二层认为肋间内肌)胸腔内相对应的器官是胸膜腔及肺(图8-47,图8-48)。

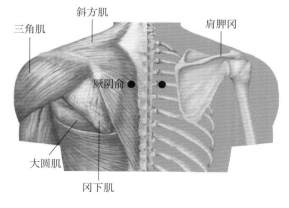

图 8-47

【刺灸法】 刺法:向内斜刺 0.5~0.8 寸,局部麻胀感。针斜刺入骶棘肌中,严禁直刺向前或向

前外深刺,以免刺伤胸膜及肺,引起气胸。心绞痛者可行龙虎交战手法(图 8-48)。

灸法:艾炷灸 5~9 壮,艾条灸 10~20 分钟。

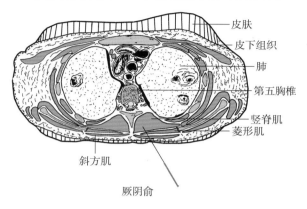

图 8-48

【功用】 活血理气,清心宁志。

【主治】 心脏疾患:心痛,心悸,胸闷。

肺胸疾患:胸胁满痛,咳嗽。

其他:逆气呕吐,肩胛酸痛。

【注意事项】 针刺厥阴俞穴也与针刺肺俞穴相同,主要应避免刺中壁胸膜和肺。为此,针刺宜循肋骨长轴刺向前内侧,勿与肋骨长轴垂直刺入。

心俞（Xīnshū）（BL15）

【穴名释义】 心,心脏;俞,输注。本穴是心气转输于后背体表的部位。

【特异性】 背俞之一,心之背俞穴。

【标准定位】 在脊柱区,第 5 胸椎棘突下,后正中线旁开 1.5 寸(图 8-49)。

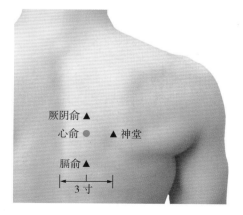

图 8-49

【穴位解剖】　皮肤→皮下组织→斜方肌→骶棘肌。皮肤由第四、五、六胸神经后支的内侧支重叠分布。该穴深部为第五肋间隙。肋间隙内的血管和神经走行的规律为:在肋间隙后部,即肋角内侧(后方),血管、神经位于每一肋间中间,其排列次序不定;在肋角前方,肋间动、静脉和神经进入肋间内肌和最内肌之间,紧贴肋沟前行,为肋骨下缘所保护,其排列顺序自上而下是动脉、静脉和神经。所以针经肋间结构时,应注意避开肋间血管和神经,但不能伤及胸腔内相应的胸膜腔、肺及肝(右侧)(图 8-50,图 8-51)。

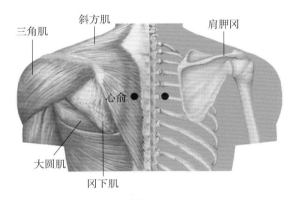

图 8-50

【刺灸法】　刺法:①向内斜刺 0.5~0.8 寸,局部酸胀,可沿季肋到达前胸(图 8-51)。②平刺,向上、下沿肌层透刺,进针 1.0~2.0 寸,局部酸胀。③心绞痛可采用龙虎交战手法。

灸法:艾炷灸 5~9 壮,艾条灸 10~20 分钟或药物天灸。强身保健则温灸至皮肤温热舒适,每日 1 次,每月 20 次。

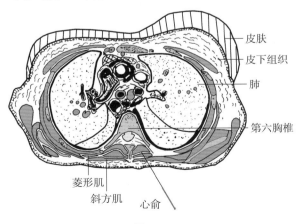

图 8-51

【功用】　调气血,通心络,宁心神。

【主治】　心胸疾患:胸引背痛,心痛,心悸,心烦胸闷,气喘,咳嗽咯血。

神志疾患:癫狂,痫证,失眠,健忘,悲愁恍惚。

胃肠疾患:呕吐不食,噎膈。

循行疾患:肩背痛,痈疽发背。

其他:梦遗,盗汗,溲浊。

【注意事项】　针刺心俞穴,也如同膀胱经以上几个穴位,主要应避免刺中壁胸膜和肺。为此,针刺应循肋骨长轴刺向前内侧,勿与肋骨长轴垂直刺入。不可深刺,以防气胸。

督俞（Dūshū）（BL16）

【穴名释义】　督,督脉;俞,输注。本穴是督脉之气转输于后背体表的部位。

【标准定位】　在脊柱区,第 6 胸椎棘突下,后正中线旁开 1.5 寸(图 8-52)。

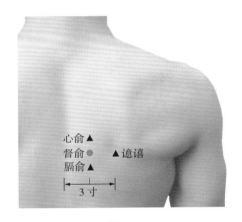

图 8-52

【穴位解剖】　皮肤→皮下组织→斜方肌→骶棘肌。皮肤由第五、六、七胸神经后支的内侧支重叠分布。该穴深部为第六肋间结构(图 8-53,图 8-54)。

【刺灸法】　刺法:向内斜刺 0.5~0.8 寸,局部酸胀,可向肌间扩散。不宜深刺,以防气胸(图 8-54)。

灸法:艾炷灸 5~7 壮,艾条灸 10~20 分钟。

【功用】　理气活血,强心通脉。

【主治】　心痛,腹痛,腹胀,肠鸣,呃逆。

【注意事项】　针刺督俞穴,也应避免刺中壁胸膜和肺。为此,针刺应循肋骨长轴刺向前内侧,勿与肋骨长轴垂直刺入。

的延续部——胸背动脉伴行至该肌(图 8-56,图 8-57)。

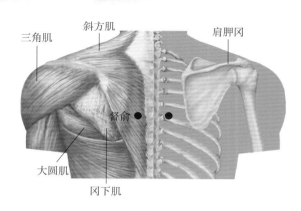

图 8-53

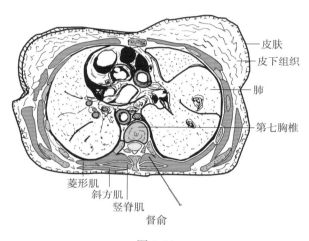

图 8-54

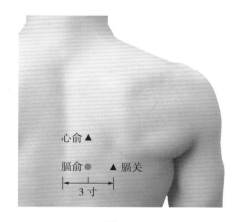

图 8-55

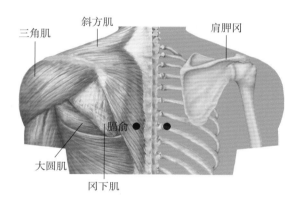

图 8-56

【刺灸法】 刺法:向内斜刺 0.5~0.8 寸,局部酸胀,可向肋间放散。不宜深刺,以防气胸(图 8-57)。

灸法:艾炷灸 5~9 壮,艾条灸 10~20 分钟或药物天灸。强身保健则温灸至皮肤温热舒适,每日 1 次,每月 20 次,治血液病多采用累计灸法。

膈俞(Géshū)(BL17)

【穴名释义】 膈,横膈;俞,输注。本穴是膈气转输于后背体表的部位。

【特异性】 八会穴之一,血会膈俞。

【标准定位】 在脊柱区,第 7 胸椎棘突下,后正中线旁开 1.5 寸(图 8-55)。

【取法】 俯卧位,于第七胸椎棘突下至阳穴旁开 1.5 寸取穴,约与肩胛下角相平。

【穴位解剖】 皮肤→皮下组织→斜方肌→背阔肌→骶棘肌。皮肤由第六、七、八胸神经后支的内侧支重叠分布。背阔肌由臂丛后束发出的胸背神经支配,该神经沿肩胛下肌腋窝缘的内侧支重叠分布。背阔肌由臂丛后束发出的胸背神经支配,该神经沿肩胛下肌腋窝缘下降,与肩胛下动脉

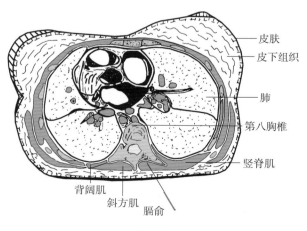

图 8-57

【功用】　理气降逆,活血通脉。

【主治】　血证:咯血,衄血,便血,产后败血冲心。

心胸疾患:心痛,心悸,胸痛,胸闷。

脾胃疾患:呕吐,呃逆。

肺系疾患:盗汗。

皮肤病:荨麻疹。

【注意事项】　不可深刺,以防气胸。

肝俞(Gānshū)(BL18)

【穴名释义】　肝,肝脏;俞,输注。本穴是肝气转输于后背体表的部位。

【特异性】　背俞之一,肝之背俞穴。

【标准定位】　在脊柱区,第9胸椎棘突下,后正中线旁开1.5寸(图8-58)。

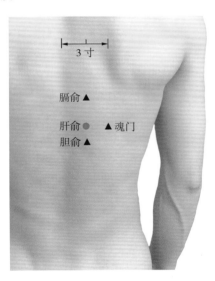

图 8-58

【穴位解剖】　皮肤→皮下组织→斜方肌→背阔肌→骶棘肌,皮肤由第八、九、十胸神经后支外侧支分布。穴位深部对应第九肋间隙内的结构。在胸、腹腔内侧对应胸膜腔、肺、膈、肝(右叶);脾与胃(左侧)。肝、脾为实质性器官,血液供应丰富。因此,当盲目针刺时,不能提插,不能捻转,应立即起针,应严密观察有无内出血现象(图8-59,图8-60)。

【刺灸法】　刺法:①向内斜刺0.5~0.8寸,局

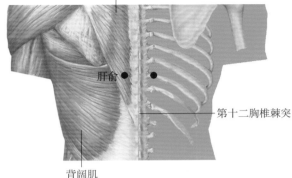

图 8-59

部酸胀,可向肋间放散(图8-60)。②可向下平刺1~1.5寸,局部酸胀。

灸法:艾炷灸5~9壮,艾条灸10~20分钟,长期灸肝俞穴可预防贫血和失眠症。

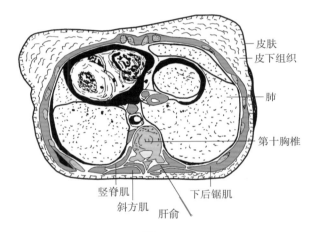

图 8-60

【功用】　疏肝理气,利胆解郁。

【主治】　肝胆疾患:脘腹胀满,胸胁支满,黄疸结胸,吞酸吐食,饮食不化,心腹积聚痞。

神志疾患:癫狂,痫证。

眼病:目赤痛痒,胬肉攀睛,目生白翳,多眵,雀目,青盲,目视不明。

血证:咳血,吐血,鼻衄。

经筋病:颈项强痛,腰背痛,寒疝。

妇人疾患:月经不调,闭经,痛经。

其他:头痛,眩晕。

【注意事项】　针刺肝俞穴,依然主要应避免刺中壁胸膜和肺。为此,针刺应循肋骨长轴刺向前内侧,勿与肋骨长轴呈垂直刺入。不可深刺,以防气胸。

8-63)。

【刺灸法】 刺法:向内斜刺 0.5~0.8 寸,局部酸胀,可向肋间放散(图 8-63)。

胆绞痛时可用龙虎交战手法。不宜深刺,以防气胸。

灸法:艾炷灸 5~9 壮,艾条灸 10~20 分钟,强身保健温灸至局部温热舒适,每日 1 次,每月 20 次;治疗胆病则多采用累计灸法。

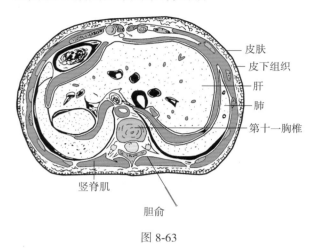

图 8-63

【功用】 疏肝利胆,养阴清热,和胃降逆。

【主治】 肝胆疾患:脘腹胀满,饮食不下,呕吐胆汁,口苦,目黄,黄疸。

胸胁疾患:胸胁疼痛,腋下肿痛。

其他:肺痨,潮热,头痛振寒,惊悸不寐。

【注意事项】 针刺胆俞穴,也主要应避免刺中壁胸膜和肺。为此,针刺宜循肋骨长轴刺向前内侧,勿与肋骨长轴呈垂直刺入。

脾俞(Píshū)(BL20)

【穴名释义】 脾,脾脏;俞,输注。本穴是脾气转输于后背体表的部位。

【特异性】 背俞之一,脾之背俞穴。

【标准定位】 在脊柱区,第 11 胸椎棘突下,后正中线旁开 1.5 寸(图 8-64)。

【穴位解剖】 皮肤→皮下组织→背阔肌→下后锯肌→骶棘肌。皮肤由第十、十一、十二胸神经后支的外侧支分布。穴位对第十一肋间的结构。胸膜为一层薄而透明的浆膜,富有神经末梢,被覆

胆俞(Dǎnshū)(BL19)

【穴名释义】 胆,胆腑,俞,输注。本穴是胆腑之气转输于后背体表的部位。

【特异性】 背俞之一,胆之背俞穴。

【标准定位】 在脊柱区,第 10 胸椎棘突下,后正中线旁开 1.5 寸(图 8-61)。

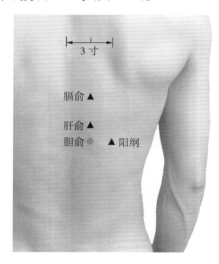

图 8-61

【穴位解剖】 皮肤→皮下组织→背阔肌→下后锯肌→骶棘肌。皮肤由第九、十、十一胸神经后支外侧支分布。下后锯肌的第一个肌齿从第十一胸椎棘突斜向外上方,止于第九肋骨角。该肌由第九至第十二胸神经后支支配。穴位深部对第十肋间隙和其相对应的胸、腹腔内的器官有膈肋窦、膈、肾上腺、肝(右侧);脾(左侧)等(图 8-62,图

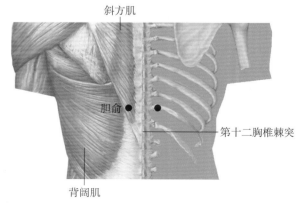

图 8-62

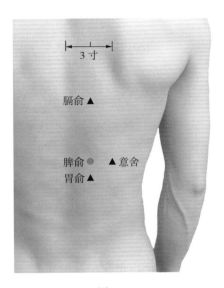

图 8-64

胸内筋膜的内面(壁胸膜)和肺的表面(脏胸膜),两层相互移行形成胸膜腔。腔内有少量液体,呈负压。壁胸膜的下界,在背部肩胛线上投影于第十二肋上,由该点向内作一水平线达第十二胸椎棘突;向外,在腋中线投影于第十肋骨;向前内,锁骨中线上投在第八肋,以上各点联于第六胸肋关节即为胸膜壁下界在体表的投影。肋胸膜和膈胸膜移行处的胸膜腔为该腔的最低位,称肋膈窦(图8-65,图8-66)。

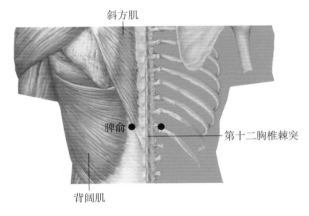

图 8-65

【刺灸法】 刺法:向内斜刺 0.5~0.8 寸,局部酸胀,并向腰部扩散。针刺不宜过深,以防气胸(图8-66)。

灸法:艾炷灸 5~9 壮,艾条灸 10~20 分钟。强身保健则温灸至局部温热舒适,每日 1 次,每月 20 次,或采用累计灸百余壮。

【功用】 健脾统血,和胃益气。

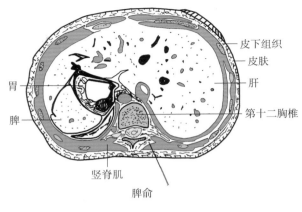

图 8-66

【主治】 脾胃肠疾患:腹胀,呕吐,泄泻,痢疾,完谷不化,噎膈,胃痛。

血证:吐血,便血,尿血。

其他:消渴。

【注意事项】 脾俞穴在肺下缘之下,但在胸膜下缘之上,深吸气肺扩张时,其下缘可接近胸膜下缘,所以,针刺脾俞穴,也应避免刺中壁胸膜和肺。为此,针刺应循肋骨长轴刺向前内侧,勿与肋骨长轴呈垂直刺入。不宜深刺,以防气胸和刺伤肝脏。

胃俞（Wèishū）（BL21）

【穴名释义】 胃,胃腑;俞,输注。本穴是胃气转输于后背体表的部位。

【特异性】 背俞之一,胃之背俞穴。

【标准定位】 在脊柱区,第 12 胸椎棘突下,后正中线旁开 1.5 寸(图8-67)。

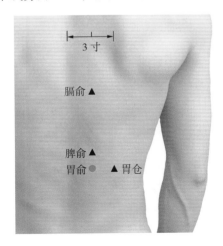

图 8-67

【穴位解剖】 皮肤→皮下组织→背阔肌→下后锯肌→骶棘肌。皮肤由第十一、十二胸神经和第一腰神经后支的外侧支分布。背部的深筋膜也可分为浅层和深层。浅层薄弱,被盖于斜方肌和背阔肌的表面,分别称该二肌筋膜;深层较发达,形成腱膜性质,尤其在腰背部更为增厚,包绕着骶棘肌的前、后面,于该肌外侧缘前、后两层附着。并形成腰肋韧带。腹腔内相对应的器官为肾(图8-68,图8-69)。

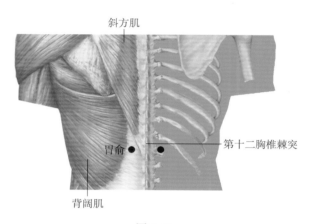

斜方肌

胃俞 ● ● 第十二胸椎棘突

背阔肌

图 8-68

【刺灸法】 刺法:直刺 0.5~0.8 寸,局部酸胀,可向腰部及腹部放散。胃脘剧痛时采用龙虎交战手法。针刺不宜过深,以免伤及肾脏(图8-69)。

灸法:艾炷灸或温针灸 5~9 壮,艾灸 10~20 分钟。强身保健则温灸至皮肤温热舒适,每日 1 次,每月 20 次或用累计灸法。

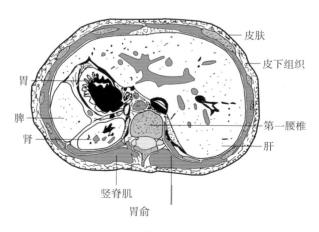

皮肤

皮下组织

胃

脾

肾

第一腰椎

肝

竖脊肌

胃俞

图 8-69

【功用】 和胃健脾,消食利湿。

【主治】 胃脘痛,反胃,呕吐,肠鸣,泄泻,痢疾,小儿疳积。

【注意事项】 针刺胃俞穴,一方面需避免刺中壁胸膜;另一方面需避免刺中肾实质。胃俞穴的位置适在肋胸膜与膈胸膜返折线处。如果针刺向前深入,可能刺中壁胸膜。为此,针刺不宜向前太深。从竖脊肌再向深方,依次为胸膜筋膜前层、腰方肌及其筋膜、肾筋膜后层、肾脂肪囊和肾实质。胃俞穴正对肾内缘稍内侧。针刺胃俞穴也不宜向前外侧刺透腰方肌,否则可能伤及肾实质。

针刺胃俞穴时以刺向前内侧不太深较为安全。

针刺时注意方向、角度和深度,以免造成气胸或损伤肾脏。

三焦俞(Sānjiāoshū)(BL22)

【穴名释义】 三焦,六腑之一;俞,输注。本穴是三焦之气转输于后背体表的部位。

【特异性】 背俞之一,三焦之背俞穴。

【标准定位】 在脊柱区,第 1 腰椎棘突下,后正中线旁开 1.5 寸(图8-70)。

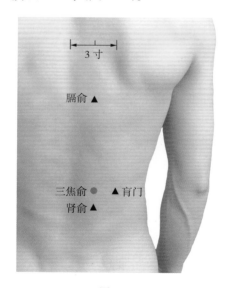

3 寸

膈俞 ▲

三焦俞 ● ▲肓门

肾俞 ▲

图 8-70

【穴位解剖】 皮肤→皮下组织→背阔肌→下后锯肌→骶棘肌。皮肤由第十二胸神经和第一、二腰神经后支的外侧支分布。腰背筋膜为胸背筋膜的深层,在腰背部增厚,其纤维组织致密,呈腱膜性质。因背阔肌和下后锯肌的起始腱而增强。所以针经该膜时,有阻力感。在骶棘肌前与后面两层筋膜,在该肌外侧缘愈合,形成骶棘肌鞘。该外侧缘的鞘膜为腹肌起始的腱膜。筋膜上部介于第十二肋和第一腰椎横突之间的特别增厚,称腰肋韧带。腹腔内相对应器官为肾(图8-71,图8-72)。

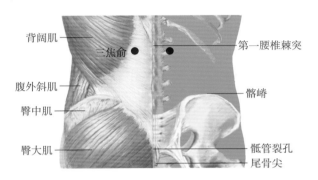

图 8-71

【刺灸法】 刺法:直刺 0.8~1.0 寸,局部酸胀,可向腰部及腹部放散(图8-72)。

灸法:艾炷灸或温针灸 5~9 壮,艾条灸 10~20 分钟。强身保健则温灸至皮肤温热舒适,每日 1 次,每月 20 次,或采用累计灸法。

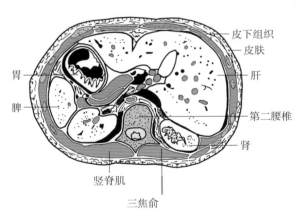

图 8-72

【功用】 调三焦,利水道,益元气,强腰膝。

【主治】 水肿,小便不利,遗尿,腹水,肠鸣泄泻。

【注意事项】 针尖不宜向外侧深刺,以防刺穿腹腔后壁而损伤肾脏。针刺三焦俞穴,主要应避免刺中肾脏及其动、静脉以及输尿管。在三焦俞穴区,由浅入深,依次为胸腰筋膜前层、腰方肌、肾筋膜后层、肾脂肪囊和肾血管等。为不伤及肾

脏及肾动、静脉以及输尿管。针刺向前内侧,勿刺透腰方肌。

肾俞(Shènshū)(BL23)

【穴名释义】 肾,肾脏;俞,输注。本穴是肾气转输于后背体表的部位。

【特异性】 背俞之一,肾之背俞穴。

【标准定位】 在脊柱区,第 2 腰椎棘突下,后正中线旁开 1.5 寸(图8-73)。

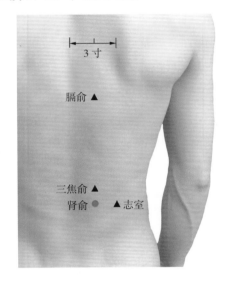

图 8-73

【取法】 俯卧位,先取与脐相对的命门穴,再于命门旁 1.5 寸处取穴。

【穴位解剖】 皮肤→皮下组织→背阔肌→骶棘肌→腰方肌→腰大肌。皮肤由第一、二、三腰神经后支分布。肾位于腰方肌和腰大肌的前面,脊柱的两侧,是腹膜后位器官。在腰背部的投影为:后正中线外侧 2.5cm 和 8.5cm 处各作两条垂直线,通过第十一胸椎和第三腰椎棘突作两条水平线。在上述纵横标志线所围成的左右四边形范围内,即相当于左右两肾脏的体表投影位置。肾门在肾区内,投影在肾区的内侧半,约相对于第一腰椎体的水平。经肾门的主要结构,从后向前排列有输尿管、肾动脉和肾静脉,还有围绕其间的神经纤维、淋巴结、淋巴管和脂肪组织(图8-74,图8-75)。

【刺灸法】 刺法:直刺 0.8~1.0 寸,腰部酸胀,

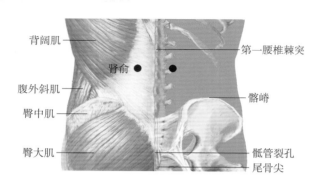

图 8-74

有麻电感向臀及下肢放散。肾绞痛时可采用龙虎交战手法（图 8-75）。

灸法：艾炷灸或温针灸 5~9 壮，艾条灸 10~20 分钟或药物天灸。强身保健则采用瘢痕灸，每年 1 次，或隔附子饼灸 5~7 壮，或温灸皮肤稍见红晕。每日 1 次，每月 20 次，或累计灸百余壮。

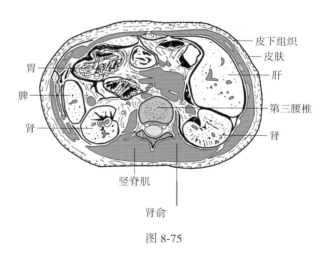

图 8-75

【功用】 益肾强腰，壮阳利水，明目聪耳。

【主治】 遗精，阳痿，月经不调，白带，不孕；遗尿，小便不利，水肿，腰膝酸痛；目昏，耳鸣，耳聋。

【注意事项】 肾脏组织柔软，因肾筋膜在上方与膈下筋膜连着，呼吸时肾亦有稍许的上下移动。针尖刺入肾脏，必将划破肾组织，引起局部出血和血尿。所以，针刺不可过深，《新针灸学》提出宜针 5~8 分深。

针尖不可向外斜刺过深，以防刺伤肾脏。

气海俞（Qìhǎishū）（BL24）

【穴名释义】 气海，元气之海；俞，输注。前应气海，是元气转输于后背体表的部位。

【标准定位】 在脊柱区，第 3 腰椎棘突下，后正中线旁开 1.5 寸（图 8-76）。

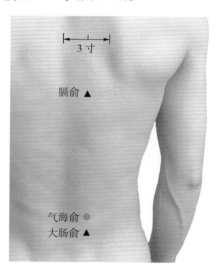

图 8-76

【穴位解剖】 皮肤→皮下组织→背阔肌→骶棘肌→腰方肌→腰大肌。皮肤由第二、三、四腰神经后支分布。腰方肌起于髂嵴后部的内唇，髂腰韧带及第四、五腰椎横突，而止于第十二肋内侧畔的下缘和第一至四腰椎横突，第十二胸椎体。腰动脉 4 对，由腹主动脉发出，经腰椎体的前面或侧面，在同名静脉和交感干的交通支相伴下，腰大肌及其内的腰丛神经根的后方，至腰方肌内侧缘，经此肌背侧达其外侧缘，穿行于腹内斜肌和腹横肌之间，继而行于腹内、外斜肌之间，最后进入腹直肌鞘。并与下部肋间血管、髂腰动脉和旋髂深动脉的分支吻合（图 8-77，图 8-78）。

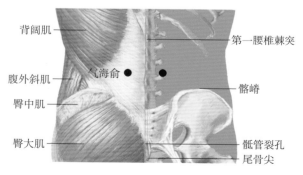

图 8-77

【刺灸法】　刺法:直刺 0.8~1.0 寸,局部酸胀,可有触电感向臀及下肢放散(图 8-78)。

灸法:艾炷灸或温针灸 5~9 壮,艾条灸 10~20 分钟。

强身保健则温灸至皮肤稍见红晕为度,每日 1 次,每月 20 次。

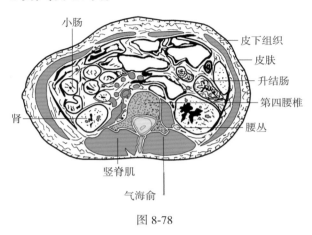

图 8-78

【功用】　补肾壮阳,行气活血。

【主治】　痛经,痔瘘,腰痛,腿膝不利。

大肠俞(Dàchángshū)(BL25)

【穴名释义】　大肠,六腑之一;俞,输注。是大肠之气转输于后背体表的部位。

【特异性】　背俞之一,大肠之背俞穴。

【标准定位】　在脊柱,当第 4 腰椎棘突下,后正中线旁开 1.5 寸(图 8-79)。

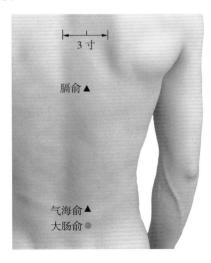

图 8-79

【穴位解剖】　皮肤→皮下组织→背阔肌→骶棘肌→腰方肌→腰大肌。皮肤由第三、四、五腰神经后支重叠分布。在骶棘肌和腰方肌之间,有腰动、静脉经过。腰大肌位于脊柱腰部两侧,呈纺锤状。起于第十二胸椎,上四个腰椎体和椎间盘的侧面以及全部腰椎横突,止于股骨小转子。腰丛的神经根位肌质内,其分支穿行于它的内、外侧和肌腹。腰大肌的前面还有输尿管由肾门行经到盆腔(图 8-80,图 8-81)。

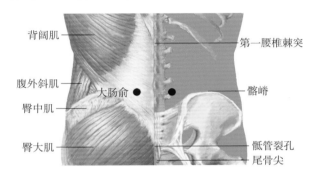

图 8-80

【刺灸法】　刺法:①直刺 0.8~1.0 寸,局部酸胀,有麻电感向臀部及下肢放散(图 8-81)。②向下平刺 2.0~2.5 寸,透小肠俞,局部酸胀,扩散至骶髂关节,以治疗骶髂关节炎。③外斜刺 2.0~2.5 寸,有麻电感向臀部及下肢放散,以治疗坐骨神经痛。

灸法:艾炷灸或温针灸 5~9 壮,艾条灸 10~20 分钟或药物天灸。强身保健则温灸至皮肤稍见红晕为度,每日 1 次,每月 20 次。

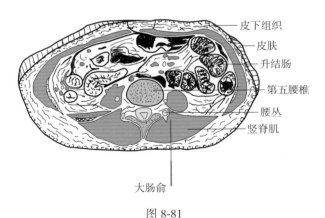

图 8-81

【功用】　疏调肠胃,理气化滞。

【主治】　腹痛,腹胀,泄泻,肠鸣,便秘,痢疾,腰脊强痛等。

关元俞（Guānyuánshū）（BL26）

【穴名释义】 关,关藏;元,元气;俞,输注。前应关元,能治虚损诸疾,是关藏的元阴元阳之气转输于后背体表的部位。

【标准定位】 在脊柱区,第5腰椎棘突下,后正中线旁开1.5寸(图8-82)。

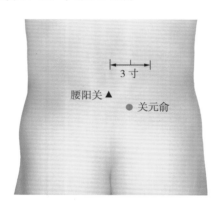

图 8-82

【穴位解剖】 皮肤→皮下组织→背阔肌→骶棘肌→腰方肌→腰大肌。皮肤由第四、五腰神经和第一骶神经后支重叠分布。腰丛位于腰大肌内,其分支髂腹下神经、髂腹股沟神经和臀外侧皮神经的神经干,依序排列于肋下神经血管的下方,腰大肌的外侧。股神经和闭孔神经则在腰大肌内、外缘的后方下降,而生殖股神经在腰大肌中部穿过,行于该肌的前面下降(图8-83,图8-84)。

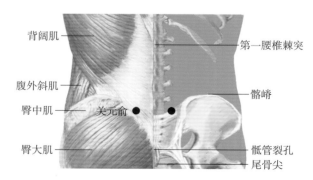

图 8-83

【刺灸法】 刺法:直刺0.8~1.0寸,局部酸胀,有麻电感向下放散(图8-84)。

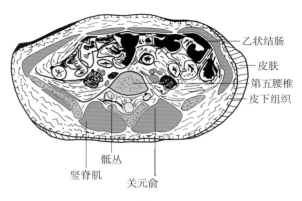

图 8-84

灸法:艾炷灸或温针灸5~9壮,艾条温和灸10~20分钟。

强身保健则温灸至皮肤微见红晕为度,每日1次,每月20次。

【功用】 培元固本,调理下焦。

【主治】 腹胀,泄泻,小便不利,遗尿,腰痛。

小肠俞（Xiǎochángshū）（BL27）

【穴名释义】 小肠,六腑之一;俞,输注。是小肠之气转输于后背体表的部位。

【特异性】 背俞穴之一,小肠之背俞穴。

【标准定位】 在骶区,横平第1骶后孔,骶正中嵴旁1.5寸(图8-85)。

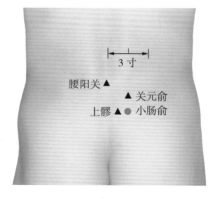

图 8-85

【取法】 俯卧位,平第一骶后孔后正中线旁开1.5寸处取穴。

【穴位解剖】 皮肤→皮下组织→背阔肌→骶棘肌。皮肤由第五腰神经和第一、二骶神经外支的后侧支重叠分布。骶神经后支共5对,第一至第四对分别由骶后孔穿出，布于髂后上棘至尾骨尖、臀部内侧的皮肤。第一至第三对骶神经后支称臀中皮神经。第 5 对骶神经和尾神经不分支，从骶骨裂孔穿出，分布于覆盖尾骨的皮肤（图 8-86，图 8-87）。

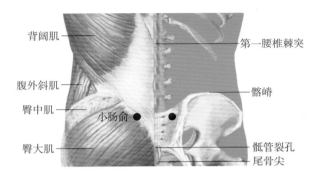

图 8-86

【刺灸法】　刺法：①直刺 0.8~1.0 寸，局部酸胀（图 8-87）。②向下斜刺 2.0~2.5 寸，使酸胀感扩散至骶髂关节，以治疗骶髂关节和盆腔疾患。

灸法：艾炷或温针灸 5~7 壮，艾条灸 10~10 分钟。

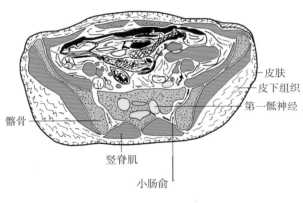

图 8-87

【功用】　清热利湿，通调二便。
【主治】　痢疾，泄泻，疝气，痔疾。

膀胱俞 (Pángguāngshū) (BL28)

【穴名释义】　膀胱，六腑之一；俞，输注。是膀胱之气转输于后背体表的部位。
【特异性】　背俞穴之一，膀胱之背俞穴。
【标准定位】　在骶区，横平第 2 骶后孔，骶正中嵴旁 1.5 寸（图 8-88）。

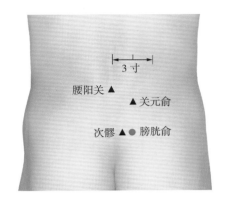

图 8-88

【取法】　俯卧位，平第二骶后孔后正中线旁开 1.5 寸处取穴。
【穴位解剖】　皮肤→皮下组织→背阔肌→骶棘肌。皮肤由第一、二、三骶神经后支的外侧支分布。该部位背阔肌与骶棘肌以腱膜起始，所以肌性结构较少。其深面为骶髂关节，该关节腔狭小而呈裂隙状，周围有坚强的韧带附着，以适应负重（图 8-89，图 8-90）。

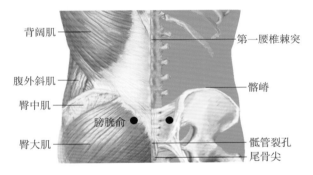

图 8-89

【刺灸法】　刺法：直刺 0.8~1.0 寸，局部酸胀，可向下放散至臀部、腘部（图 8-90）。

灸法：艾炷灸或温针灸 5~7 壮，艾条灸 10~20

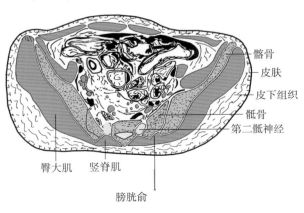

图 8-90

分钟。强身保健则温灸至皮肤稍见红晕为度，每日1次，每月20次。

【功用】 清热利尿，培补下元。

【主治】 小便赤涩，癃闭，遗尿，遗精。

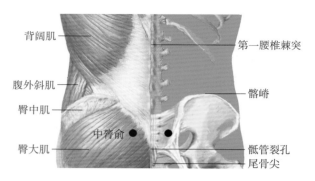

图 8-92

中膂俞（Zhōnglǚshū）（BL29）

【穴名释义】 中，中间；膂，挟脊肌肉；俞，输注。穴位约居人身之中部，是挟脊肌肉之气转输之处。

【标准定位】 在骶区，横平第3骶后孔，骶正中嵴旁1.5寸（图8-91）。

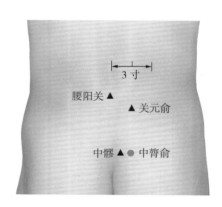

图 8-91

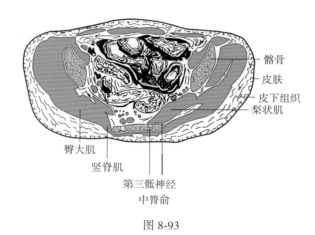

图 8-93

【功用】 温阳理气，清热散寒。

【主治】 腰脊强痛，消渴，疝气，痢疾。

【取法】 俯卧位，平第三骶后孔后正中线旁开1.5寸处取穴。

【穴位解剖】 皮肤→皮下组织→臀大肌→髂骨翼骨膜。皮肤由第二、三骶神经后支的外侧支分布。臀大肌由臀下神经与其伴行的臀下动、静脉支配与营养。该肌以广泛的短腱起自髂后上棘到尾尖的部位，包括有臀后线以后的髂骨背面、骶骨下部与尾骨背面、两骨间的韧带、腰背筋膜、骶结节韧带、止于股骨体上的臀肌粗隆。肌肉与富有脂肪的皮下筋膜形成臀凸隆的外形（图8-92，图8-93）。

【刺灸法】 刺法：直刺0.8~1.0寸，局部酸胀（图8-93）。

灸法：艾炷灸或温针灸3~5壮，艾条灸5~10分钟。

白环俞（Báihuánshū）（BL30）

【穴名释义】 白，白色；环，玉环；俞，输注。此穴可治妇女白带和男子遗精白浊等症，故名。

【标准定位】 在骶区，横平第4骶后孔，骶正中嵴旁1.5寸（图8-94）。

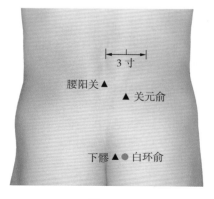

图 8-94

【取法】　俯卧位,平第四骶后孔后正中线旁开 1.5 寸处取穴。

【穴位解剖】　皮肤→皮下组织→臀大肌→骶结节韧带。皮厚,由第三骶神经后支的外侧支分布。皮下筋膜发达,富有纤维束和脂肪,尤以臀部后下方更为坚硬而致密,形成脂肪垫。臀下动、静脉和神经出骨盆点,投影在髂后上棘至坐骨结节连线的中点上(图 8-95,图 8-96)。

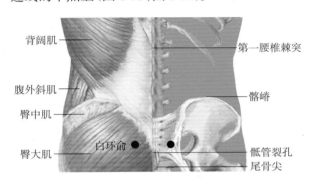

图 8-95

【刺灸法】　刺法:直刺 1.0~1.5 寸,局部酸胀,可扩散至臀部(图 8-96)。

灸法:艾炷灸或温针灸 5~7 壮,艾条灸 5~10 分钟。

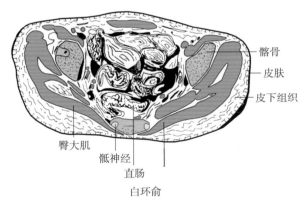

图 8-96

【功用】　调理下焦,温经活络。

【主治】　白带,月经不调,疝气,遗精,腰腿痛。

上髎(Shàngliáo)(BL31)

【穴名释义】　上,上下之上;髎,骨隙。本穴适对第一骶后孔。

【标准定位】　在骶区,正对第 1 骶后孔中(图 8-97)。

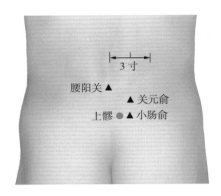

图 8-97

【取法】　俯卧位,食指尖按在小肠俞与后正中线之间,小指按在尾骨上方小黄豆大圆骨突起(骶角)的上方,中指与无名指等距离分开按放,各指尖所到之处是:食指尖为上髎,中指尖为次髎,无名指尖为中髎,小指尖为下髎。

【穴位解剖】　皮肤→皮下组织→骶棘肌(腱)→第一骶后孔。皮肤由第一、二骶神经的外侧支臀中皮神经分布。左右第一骶后孔间距 39.7~40.1mm 和第二骶后孔的纵距为 16.7~18.5mm,并距髂后上棘上缘一横指(约 15mm)。在活体第一骶后孔和骶前孔的倾向约 60°。骶管内,有骶神经的前、后、根主固定脊髓下端的终丝等,前进经相应的骶前、后孔离开骶管,后者附着有尾骨的背面。两者形成马尾的一部分,外包有和脊髓相延的硬脊膜(外)、蛛网膜(中间)和软脊膜(内)。以上数据个体仍有差异(图 8-98,图 8-99)。

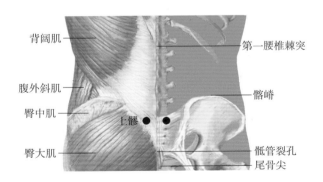

图 8-98

【刺灸法】　刺法:直刺 0.8~1.0 寸,骶部酸胀(图 8-99)。

直刺 1.0~2.0 寸,刺入骶后孔中,骶部酸胀,可向下肢放散。

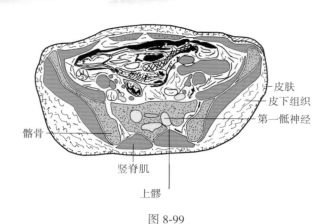

图 8-99

灸法：艾炷灸或温针灸 3~5 壮,艾条灸 5~10 分钟。

【功用】 补益下焦,清热利湿。

【主治】 月经不调,带下,遗精,阳痿,阴挺,二便不利,腰骶痛,膝软。

次髎（Cìliáo）（BL32）

【穴名释义】 次,第2;髎,骨隙。本穴适对第2骶后孔。

【标准定位】 在骶区,正对第2骶后孔中（图8-100）。

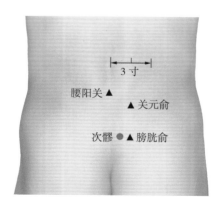

图 8-100

【穴位解剖】 皮肤→皮下组织→骶棘肌（腱）→第二骶后孔。皮肤由第一、二、三骶神经后支的外侧支臀中皮神经分布。左右两侧第二骶后孔之间距为 33mm 和第三骶后孔的纵距为

15.2~16.2mm,在活体第二骶后孔和骶前孔的倾向约 65°。个体略有不同（图 8-101,图 8-102）。

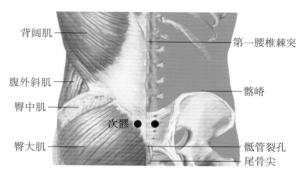

图 8-101

【刺灸法】 刺法:直刺 0.8~1.0 寸,骶部酸胀。治疗妇女经、带疾病,应使针尖刺入 2.0 寸,使小腹内有热感;治疗淋症、遗精、阳痿,应使针感放散到会阴部;治疗肛肠疾病,针感应向尾骶部放散（图 8-102）。

灸法:艾炷灸或温针灸 3~5 壮,艾条灸 5~10 分钟。

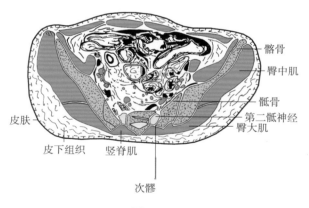

图 8-102

【功用】 补益下焦,清热利湿。

【主治】 同上髎。

中髎（Zhōngliáo）（BL33）

【穴名释义】 中,中间;髎,骨隙。本穴位当第3骶后孔。

【特异性】 交会穴之一,足厥阴、少阳之会。

【标准定位】 在骶区,正对第3骶孔中（图8-103）。

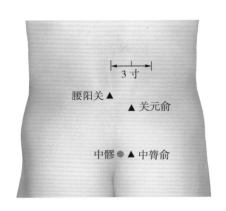

图 8-103

【穴位解剖】　皮肤→皮下组织→骶棘肌（腱）→第三骶后孔。皮肤由第一、二、三骶神经后支的外侧支臀中皮神经分布。左右第三对骶后孔间距为 29mm，与第四对骶后孔纵距是 12.7~13mm，第三骶后孔，在活体第三后孔和骶前孔倾斜为 70°。个体也有差别（图 8-104，图 8-105）。

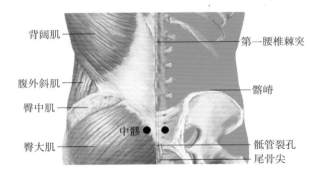

图 8-104

【刺灸法】　刺法：直刺 0.8~1.0 寸，骶部酸胀，可向下肢及二阴部扩散（图 8-105）。

灸法：艾炷灸或温针灸 3~5 壮，艾条灸 5~10 分钟。

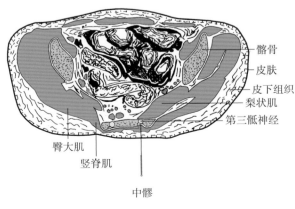

图 8-105

【功用】　补益下焦，清热利湿。
【主治】　同上髎。

下髎（Xiàliáo）（BL34）

【穴名释义】　下，上下之下；髎，骨隙。本穴适对最下的第 4 骶后孔。
【特异性】　足太阴（阳）、厥阴、少阳所结。
【标准定位】　在骶区，正对第 4 骶后孔中（图 8-106）。

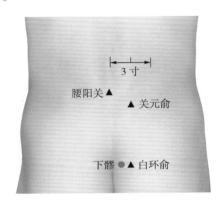

图 8-106

【穴位解剖】　皮肤→皮下组织→骶棘肌（腱）→第四骶后孔。皮肤由第一、二、三骶神经后支的外侧支臀中皮神经分布。左右第四骶后孔间距为 27.5~28.6mm。在活体第四骶后孔与相应的骶前孔基本上在一个平面上。个体略有不同（图 8-107，图 8-108）。

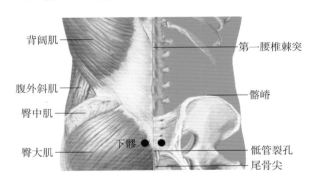

图 8-107

【刺灸法】　刺法：直刺 0.8~1.0 寸，骶部酸胀，可扩散至外生殖器部（图 8-108）。

灸法：艾炷灸或温针 3~5 壮，艾条灸 5~10 分钟。

BL

为 15.9~18.2mm，裂孔高度为 23.5~25mm，该孔为骶尾韧带所覆盖（图 8-110，图 8-111）。

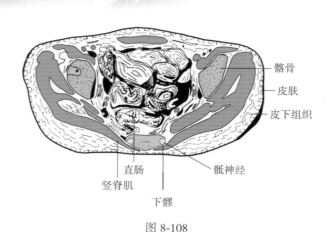

图 8-108

【功用】 补益下焦，清热利湿。

【主治】 同上髎。

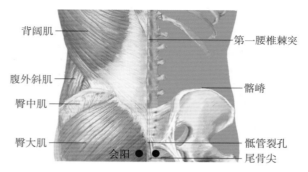

图 8-110

【刺灸法】 刺法：直刺 0.8~1.0 寸，局部酸胀，可扩散到会阴部（图 8-111）。

灸法：艾炷灸或温针灸 3~5 壮，艾条灸 5~10 分钟。

会阳（Huìyáng）（BL35）

【穴名释义】 会，交会；阳，阴阳之阳。穴属阳经，又与阳脉之海的督脉相交，故称会阳。

【标准定位】 在骶区，尾骨端旁开 0.5 寸（图 8-109）。

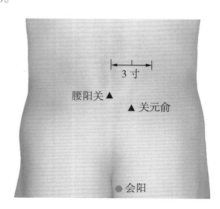

图 8-109

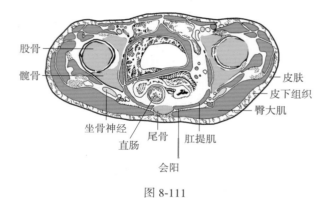

图 8-111

【功用】 清热利湿，理气升阳。

【主治】 泄泻，痢疾，痔疾，便血，阳痿，带下。

承扶（Chéngfú）（BL36）

【穴名释义】 承，承受；扶，佐助。本穴位于大腿上部，当躯干与下肢分界的臀沟中点，有佐助下肢承受头身重量的作用。

【标准定位】 在股后区，臀沟的中点（图 8-112）。

【取法】 跪伏位取穴。

【穴位解剖】 皮肤→皮下组织→骶棘肌（腱）。皮肤由第四、五骶神经后支和尾神经分布。第五骶神经和尾神经由骶骨裂孔突出，分布于尾骨表面的皮肤。骶管下口的两侧，原为第五骶椎的下关节突，即骶角，形居骶管裂孔的外侧界，其间距

【穴位解剖】 皮肤→皮下组织→阔筋膜→坐骨神经→内收大肌。皮肤厚，由股后皮神经的臀下皮神经分布。针由皮肤、皮下筋膜穿阔筋膜，在半腱肌和股二头肌之间，或穿经股二头肌长头

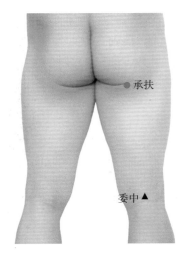

图 8-112

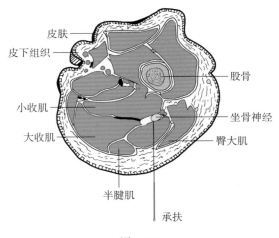

图 8-114

刺入坐骨神经干。坐骨神经由梨状肌下孔离开骨盆,出现在臀大肌的深面,位于出入骨盆结构的最外侧。该神经在臀区和股后区的体表投影在髂后上棘与坐骨结节连线的中点(为出骨盆点),坐骨结节与股骨大转子之间连线中点稍外侧,和股骨内、外侧髁之间连线中点,以上三点的连线上(图8-113,图 8-114)。

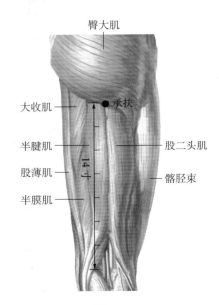

图 8-113

【刺灸法】　刺法:直刺 1.5~2.5 寸,局部酸胀,针感如闪电样传导至足。以提插手法为主(图8-114)。

灸法:艾炷灸或温针灸 5~9 壮,艾条灸 10~20分钟。

【功用】　舒筋活络,通调二便。

【主治】　腰、骶、臀、股部疼痛,下肢瘫痪,痔疮。

BL

殷门(Yīnmén)(BL37)

【穴名释义】　殷,深厚,正中;门,门户。穴在大腿后面正中,局部肌肉深厚,为膀胱经气通过之门户。

【标准定位】　在股后区,臀沟下 6 寸,股二头肌与半腱肌之间(图 8-115)。

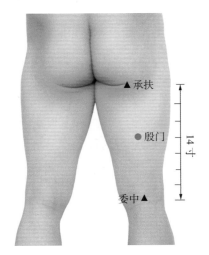

图 8-115

【穴位解剖】　皮肤→皮下组织→阔筋膜→坐骨神经→内收肌。皮肤由骶丛的股后皮神经分布。皮下筋膜稍厚,脂肪组织较好。针由皮肤、皮下筋膜穿大腿阔筋膜,在股二头肌和半腱肌、半膜肌之间深进,入坐骨神经干。经股后股间隔,深至内收肌。营养动脉来自股深动脉的第一、二穿支。内收肌由闭孔神经支配(图 8-116,图 8-117)。

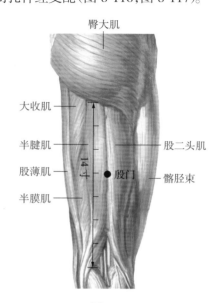

臀大肌
大收肌
半腱肌 —— 股二头肌
股薄肌 —— 殷门 —— 髂胫束
半膜肌
14 寸

图 8-116

【刺灸法】 刺法:直刺 1.5~2.5 寸,以提插手法为主,针感似闪电样传导至足跟(图 8-117)。

灸法:艾炷灸或温针灸 5~7 壮,艾条灸 10~20 分钟。

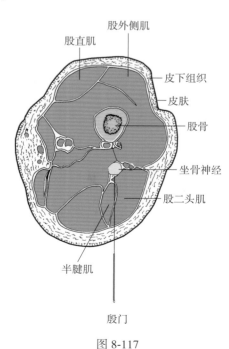

股外侧肌
股直肌
皮下组织
皮肤
股骨
坐骨神经
股二头肌
半腱肌
殷门

图 8-117

【功用】 舒筋通络,强健腰腿。
【主治】 腰、骶、臀、股部疼痛,下肢瘫痪。

浮郄(Fúxì)(BL38)

【穴名释义】 浮,顺流;郄,孔隙。本经脉气从股后顺流而下进入穴隙。

【标准定位】 在膝后区,腘横纹上 1 寸,股二头肌腱的内侧缘(图 8-118)。

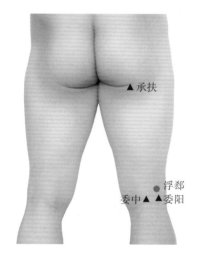

▲承扶
浮郄
委中▲ ▲委阳

图 8-118

【取法】 俯卧位,先取腘窝正中外 1 寸的委阳穴,于其直上 1 寸,股二头肌腱内侧处取穴。

【穴位解剖】 皮肤→皮下组织→腘筋膜→腓总神经。皮薄,易移动,由股后皮神经分布。皮下筋膜内富有脂肪、淋巴结、淋巴管以及疏松结缔组织。坐骨神经在腘窝上角处,分成腓总神经和胫神经。前者沿股二头肌(腱)形成的腘窝上外侧界向下外行,达腓骨小头下方,分成腓浅、腓深神经。针由皮肤、皮下筋膜穿腘筋膜。在腘窝上外侧界的内侧深进,穿腓总神经至腘窝底部的深筋膜和股骨外侧髁后面的骨膜。营养血管来自膝上外侧动脉(图 8-119,图 8-120)。

【刺灸法】 刺法:直刺 0.5~1.0 寸,局部酸胀,可有麻电感传至小腿前外侧(图 8-120)。

灸法:艾炷灸或温针灸 3~5 壮,艾条灸 5~10 分钟。

【功用】 通经活络,舒筋利节。

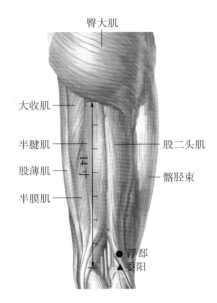

图 8-119

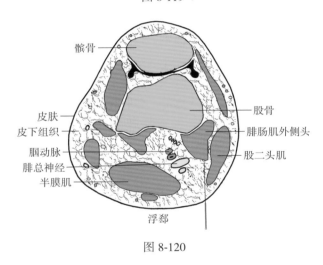

图 8-120

【主治】　腰、骶、臀、股部疼痛,腘筋挛急,下肢痿痹。

委阳(Wěiyáng)(BL39)

【穴名释义】　委,弯曲;阳,阴阳之阳,外属阳。穴在腘窝横纹中,委中穴外侧。

【特异性】　三焦下合穴。

【标准定位】　在膝部,腘横纹上,当股二头肌腱内侧缘(图 8-121)。

【取法】　俯卧位,先取腘窝正中的委中穴,向外 1 寸处取穴。

【穴位解剖】　皮肤→皮下组织→腘筋膜→腓

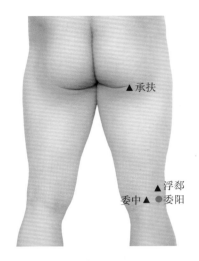

图 8-121

总神经。腘窝由肌、腱围成,呈菱形,其上内侧界为半膜肌、半腱肌,上外侧界为股二头肌。下界分别为腓肠肌的内、外侧头形成。腘窝底从上向下可看到股骨腘平面、腘斜韧带、腘肌及其筋膜。腓总神经的表面投影在腘窝上角至腓骨小头后侧所划的一斜线表示之(图 8-122,图 8-123)。

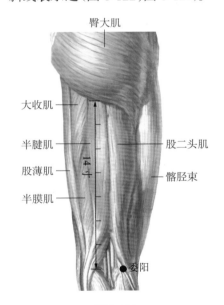

图 8-122

【刺灸法】　刺法:直刺 0.5~1.0 寸,局部酸胀,可向大腿和小腿放散。消肿利水用子午捣臼法(图 8-123)。

灸法:艾炷灸或温针灸 3~5 壮,艾条灸 10~20 分钟。

【功用】　通利三焦,舒筋通络。

【主治】　小便淋沥,遗溺,癃闭,便秘。

BL

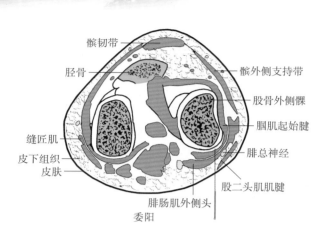

髌韧带
胫骨
缝匠肌
皮下组织
皮肤
腓肠肌外侧头
委阳
髌外侧支持带
股骨外侧髁
腘肌起始腱
腓总神经
股二头肌肌腱

图 8-123

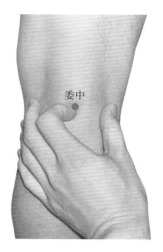

委中

图 8-125

肤较柔软。由足背静脉网外侧起始的小隐静脉，经外踝下方上升至小腿后面，穿腘筋膜注入腘静脉。腘筋膜致密较厚。腘窝中由浅入深有胫神经、腘静脉、腘动脉。靠近腘窝外侧缘有腓总神经通过。腘动、静脉有结缔组织包绕。动脉贴近股骨，在腘窝内发出五条关节支，即膝上内外侧动脉、膝中动脉和膝下内外侧动脉，它们和膝最上动脉、胫前返动脉等吻合，共同参加膝关节（动脉）网（图8-126，图8-127）。

委中（Wěizhōng）（BL40）

【穴名释义】 委，弯曲；中，中间。穴在腘窝横纹中点。

【特异性】 五输穴之一；本经合穴。

【标准定位】 在膝后区，腘横纹中点（图8-124）。

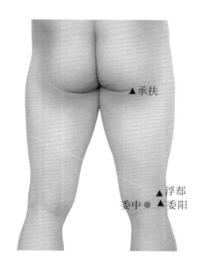

▲承扶

▲浮郄
委中●▲委阳

图 8-124

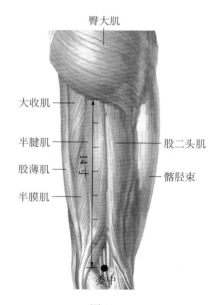

臀大肌
大收肌
半腱肌
股薄肌
半膜肌
股二头肌
髂胫束
14寸
委中

图 8-126

【取法】 俯卧位，在腘横纹中点，当股二头肌腱与半腱肌的中间（图8-125）。

【穴位解剖】 皮肤→皮下组织→腘筋膜→腘窝→腘斜韧带。皮肤由股后皮神经分布，腘窝皮

【刺灸法】 刺法：①直刺0.5~1.0寸，针感为沉、麻、胀，可向下传导至足部（图8-127）。②用三棱针点刺腘静脉出血。

灸法：艾炷灸或温针灸5~7壮，艾条灸10~20

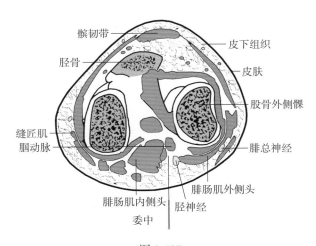

髌韧带　皮下组织
胫骨　皮肤
股骨外侧髁
缝匠肌
腘动脉　腓总神经
腓肠肌外侧头
腓肠肌内侧头　胫神经
委中

图 8-127

分钟。

【功用】　清暑泄热,凉血解毒,醒脑安神,疏筋活络。

【主治】　本经脉所过部位的疾患:腰脊痛,尻股寒,髀枢痛,风寒湿痹,半身不遂,筋挛急,脚弱无力,脚气。

皮肤疾患:丹毒,疔疮,疖肿,肌衄,皮肤瘙痒。

肠胃疾患:腹痛,吐泻。

附分 (Fùfēn) (BL41)

【穴名释义】　附,依附,分,分离。膀胱经自肩胛部分为两行,本穴居第2行之首,附于第1行之旁。

【特异性】　交会穴之一,手足太阳之会。

【标准定位】　在脊柱区,第2胸椎棘突下,后正中线旁开3寸(图8-128)。

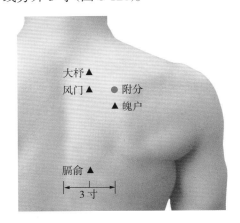

大杼 ▲
风门 ▲　● 附分
▲ 魄户

膈俞 ▲
|← 3寸 →|

图 8-128

【穴位解剖】　皮肤→皮下组织→斜方肌→菱形肌→上后踞肌→骶棘肌。皮肤由第一、二、三胸神经后支的内侧支分布。颈横动脉发自甲状颈干。在肩胛提肌的前缘分为升、降支。降支由肩胛提肌内侧至肩胛骨的内侧角,与肩胛背神经伴行,在菱形肌的深面,沿着肩胛骨脊柱缘下降,达该骨下角。该动脉发肌支至附近诸肌,并与肩胛上、下动脉,旋肩胛动脉及肋间动脉互相吻合(图8-129,图8-130)。

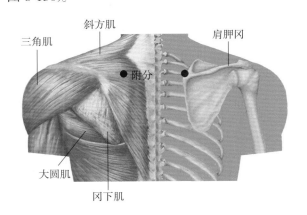

三角肌　斜方肌　肩胛冈
● 附分
大圆肌
冈下肌

图 8-129

【刺灸法】　刺法:斜刺0.5~0.8寸,局部酸胀。不可深刺,以防气胸(图8-130)。

灸法:艾炷灸3~7壮,艾条温灸5~10分钟。

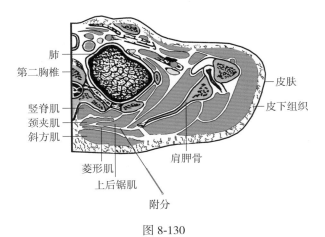

肺
第二胸椎　皮肤
竖脊肌　皮下组织
颈夹肌
斜方肌
菱形肌　肩胛骨
上后锯肌
附分

图 8-130

【功用】　祛风散邪,疏通经络。

【主治】　肩背拘急疼痛,颈项强痛,肘臂麻木疼痛。

【注意事项】　针刺附分穴主要避免刺透肋间隙伤及壁胸膜和肺。为此,针刺宜循肋骨长轴方向,勿与其长轴垂直刺入,并且视附分穴处的胸壁厚度,掌握进针深度。程莘农主编的《中国针灸

BL

学》提出"斜刺 0.3~0.5 寸。"

魄户（Pòhù）（BL42）

【穴名释义】 魄，肺脏之灵气；户，门户。肺藏魄，魄指肺；穴在肺俞外侧，如肺气出入之门户。

【标准定位】 在脊柱区，第 3 胸椎棘突下，后正中线旁开 3 寸（图 8-131）。

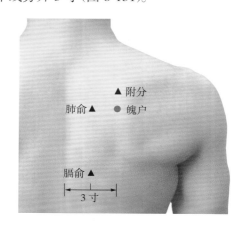

图 8-131

【穴位解剖】 皮肤→皮下组织→斜方肌→菱形肌→上后锯肌→骶棘肌。皮肤由第二、三、四胸神经后的内侧支重叠分布。除胸神经后支的内侧支外，还有相伴行的动、静脉（图 8-132，图 8-133）。

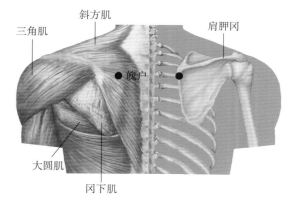

图 8-132

【刺灸法】 刺法：斜刺 0.5~0.8 寸，局部酸胀。不可深刺，以免引起气胸（图 8-133）。

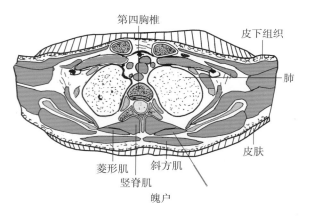

图 8-133

灸法：艾炷灸 3~5 壮，艾条灸 5~10 分钟。

【功用】 补肺滋阴，下气降逆。

【主治】 肺痨，咳嗽，气喘，项强，肩背痛。

【注意事项】 针刺魄户穴主要应避免刺中壁胸膜和肺。为此，针刺宜循肋骨长轴方向，勿与其垂直刺入，绝不可刺透肋间内肌进入胸腔。

膏肓（Gāohuāng）（BL43）

【穴名释义】 膏，膏脂；肓，肓膜。在此指心下膈上的膏脂肓膜。因近于心包故被看作心包组成部分。穴与厥阴俞并列，因名膏肓。

【标准定位】 在脊柱区，第 4 胸椎棘突下，后正中线旁开 3 寸（图 8-134）。

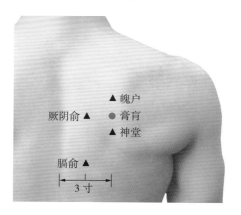

图 8-134

【穴位解剖】 皮肤→皮下组织→斜方肌→菱形肌→第四肋间隙。皮肤由第二、四、五胸神经后支内侧分布。皮肤除胸神经分支外，还有相伴行的动、静脉（图 8-135，图 8-136）。

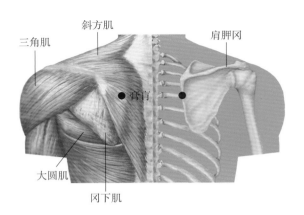

图 8-135

指心,穴在心俞外侧,如心神所居之殿堂。

【标准定位】　在脊柱区,第 5 胸椎棘突下,后正中线旁开 3 寸(图 8-137)。

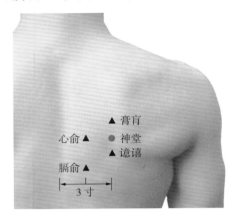

图 8-137

【穴位解剖】　皮肤→皮下组织→斜方肌→菱形肌→第五肋间隙。皮肤由第四、五、六胸神经后支的内侧支分布。第五、六肋间隙后方,由肩胛骨的脊柱缘、背阔肌上缘和斜方肌下缘之间围成三角区,该区为听诊最清楚部位,故命名为听诊三角。但它又是胸后壁较薄弱部位,其胸腹腔内,相对应有胸膜腔、肺、膈、肝(右侧)、胃(左侧)等器官,因而不宜深刺(图 8-138,图 8-139)。

【刺灸法】　刺法:斜刺 0.5~0.8 寸,局部酸胀,有时扩散至肩胛部。不可深刺,以防气胸(图 8-136)。

灸法:艾炷灸 7~15 壮,艾条灸 20~30 分钟;或药物天灸。

强身保健多采用瘢痕灸,每年 1 次;或灸至局部温热舒适,每日 1 次,每月 20 次。

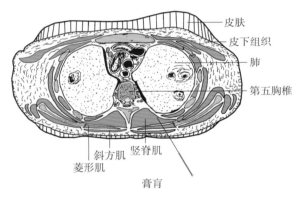

图 8-136

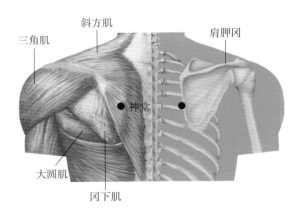

图 8-138

【功用】　补虚益损,调理肺气。

【主治】　本穴用于治疗各种中医辨证属慢性虚损的病症:肺痨,咳嗽,气喘,盗汗,健忘,遗精,完谷不化。

【注意事项】　针刺膏肓穴,主要是避免刺伤壁胸膜和肺脏。为此,针刺宜循肋骨长轴方向,勿与其垂直刺入,绝不可刺透肋间内肌进入胸腔。

【刺灸法】　刺法:斜刺 0.5~0.8 寸,局部酸胀。不宜深刺,以防气胸(图 8-139)。

灸法:艾炷灸 5~9 壮,艾条灸 10~20 分钟。

【功用】　宁心安神,活血通络。

【主治】　同心俞。

【注意事项】　针刺神堂穴也主要应避免刺伤壁胸膜和肺脏。为此,针刺宜循肋骨长轴方向,勿与其垂直刺入,绝不可刺透肋间内肌进入胸腔。

神堂 (Shéntáng) (BL44)

【穴名释义】　神,神灵;堂,殿堂。心藏神,神

BL

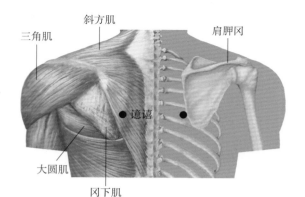

图 8-141

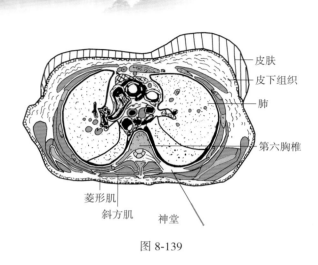

图 8-139

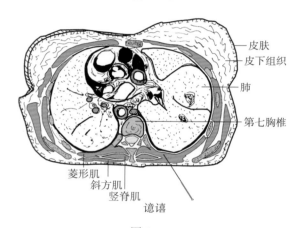

图 8-142

谚语 (Yìxǐ)(BL45)

【穴名释义】 谚语,一种声音。取穴时,令病人发谚语声,医生能感到穴位局部动应手指,故名。

【标准定位】 在脊柱区,第6胸椎棘突下,后正中线旁开3寸处(图8-140)。

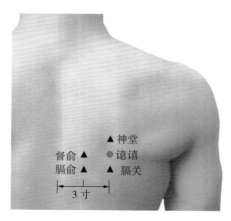

图 8-140

【穴位解剖】 皮肤→皮下组织→斜方肌→菱形肌→第六肋间隙。皮肤由第五、六、七胸神经后支的内侧支重叠分布(图8-141,图8-142)。

【刺灸法】 刺法:斜刺 0.5~0.8 寸,局部酸胀。不宜深刺,以防气胸(图8-142)。

灸法:艾炷灸 3~5 壮,艾条灸 5~10 分钟。

【功用】 止咳平喘,通窍活络。

【主治】 咳嗽,气喘,肩背痛,季胁痛。

【注意事项】 针刺此穴,也主要应避免刺伤壁胸膜和肺脏。为此,针刺宜循肋骨长轴的方向,勿与其垂直刺入。绝不可刺透肋间进入胸腔。

膈关 (Géguān)(BL46)

【穴名释义】 膈,横膈;关,关隘。穴在膈俞外侧,喻之为治疗横膈疾患的关隘。

【标准定位】 在脊柱区,第7胸椎棘突下,后正中线旁开3寸(图8-143)。

【取法】 俯卧位,先取约与肩胛骨下角平齐的至阳穴,于至阳穴旁开3寸处取穴。

【穴位解剖】 皮肤→皮下组织→斜方肌→背阔肌→骶棘肌(图8-144,图8-145)。

【刺灸法】 刺法:斜刺 0.5~0.8 寸,局部酸胀。不宜深刺,以防气胸(图8-145)。

灸法:艾炷灸 3~5 壮,艾条灸 5~10 分钟。

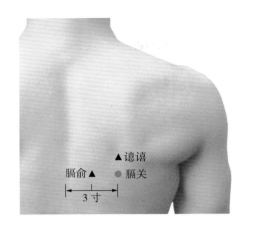

图 8-143

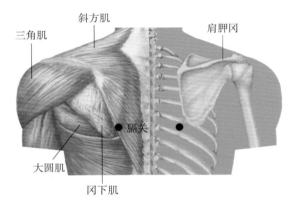

图 8-144

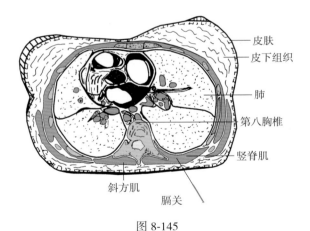

图 8-145

【功用】 理气宽胸,和胃降逆。

【主治】 饮食不下,呕吐,嗳气,胸中噎闷,脊背强痛。

【注意事项】 针刺膈关穴也主要应避免刺中壁胸膜和肺脏。为此,针刺宜循肋骨长轴的方向,勿与其垂直刺入。绝不可刺透肋间内肌入胸腔。

魂门（Húnmén）（BL47）

【穴名释义】 魂,灵魂;门,门户。肝藏魂,魂指肝,穴在肝俞外侧,如肝气出入之门户。

【标准定位】 在脊柱区,第9胸椎棘突下,后正中线旁开3寸处(图 8-146)。

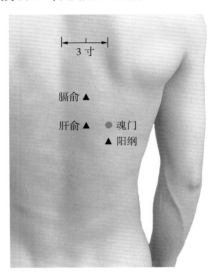

图 8-146

【穴位解剖】 皮肤→皮下组织→背阔肌→下后锯肌→骶棘肌。皮肤由第八、九、十胸神经后支的外侧支重叠分布(图 8-147,图 8-148)。

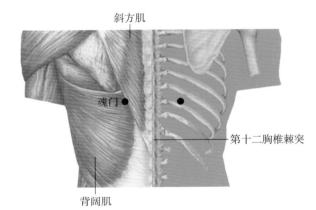

图 8-147

【刺灸法】 刺法:斜刺 0.5~0.8 寸,局部酸胀。不宜深刺,以防气胸(图 8-148)。

灸法:艾炷灸 5~7 壮,艾条灸 5~10 分钟。

【功用】 疏肝理气,健脾和胃。

【主治】 胸胁胀痛,饮食不下,呕吐,肠鸣泄泻,背痛。

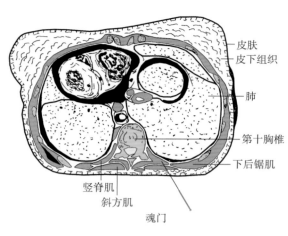

图 8-148

【注意事项】 针刺魂门穴,依然主要应避免刺中壁胸膜和肺脏。为此,针刺宜循肋骨长轴方向,勿与其垂直刺入。绝不可刺透肋间内肌进入胸腔。

阳纲(Yánggāng)(BL48)

【穴名释义】 阳,阴阳之阳;纲,纲要。胆属阳,"十一脏皆取决于胆",穴在胆俞外侧,故名阳纲。

【标准定位】 在脊柱区,第10胸椎棘突下,后正中线旁开3寸(图 8-149)。

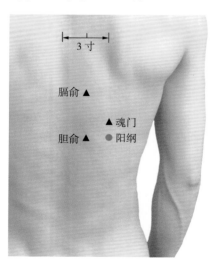

图 8-149

【穴位解剖】 皮肤→皮下组织→背阔肌→下后锯肌→骶棘肌。皮肤由第九、十、十一胸神经后支的外侧支重叠分布(图 8-150,图 8-151)。

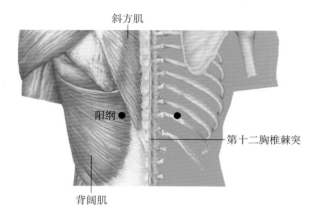

图 8-150

【刺灸法】 刺法:斜刺 0.5~0.8 寸,局部酸胀。不宜深刺,以防气胸(图 8-151)。

灸法:艾炷灸 3~5 壮,艾条灸 5~10 分钟。

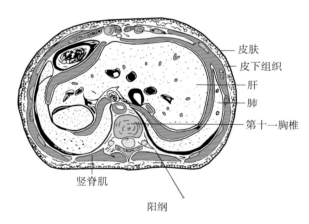

图 8-151

【功用】 清热利胆,和中化滞。

【主治】 泄泻,黄疸,腹痛,肠鸣,消渴。

【注意事项】 针刺阳纲穴如同针刺魂门穴,也主要应避免刺中壁胸膜和肺脏。为此,针刺宜循肋骨长轴方向,勿与其垂直刺入。绝不可刺透肋间内肌进入胸腔内。

意舍(Yìshè)(BL49)

【穴名释义】 意,意念;舍,宅舍。脾藏意;穴在脾俞外侧,如脾气之宅舍。

【标准定位】　在脊柱区,第11胸椎棘突下,后正中线旁开3寸处(图8-152)。

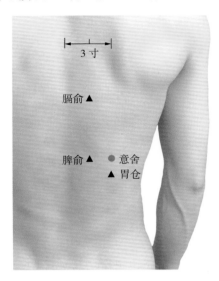

图 8-152

【穴位解剖】　皮肤→皮下组织→背阔肌→下后锯肌→骶棘肌。皮肤由十、十一、十二胸神经后支的外侧支重叠分布(图8-153,图8-154)。

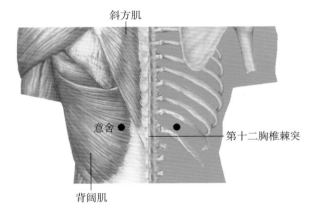

图 8-153

【刺灸法】　刺法:斜刺 0.5~0.8 寸,局部酸胀。不宜深刺。以防刺伤内脏(图8-154)。

灸法:艾炷灸 5~7 壮,艾条灸 10~15 分钟。

【功用】　健脾和胃,清热利湿。

【主治】　腹胀,泄泻,呕吐,纳呆。

【注意事项】　意舍穴虽位于肺下缘之下,但在胸膜下缘之上,深吸气扩张时其下缘可接近胸膜下缘,所以针刺意舍穴仍然需避免刺中壁胸膜和肺脏。为此,针刺时宜循肋骨长轴方向,勿与其

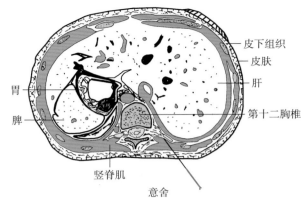

图 8-154

垂直刺入。绝不可刺透肋间内肌进入胸膜内。

胃仓(Wèicāng)(BL50)

【穴名释义】　胃,胃腑;仓,粮仓。胃为"仓廪之官";穴在胃俞外侧,胃主纳谷,犹如粮仓,故称胃仓。

【标准定位】　在脊柱区,第12胸椎棘突下,后正中线旁开3寸处(图8-155)。

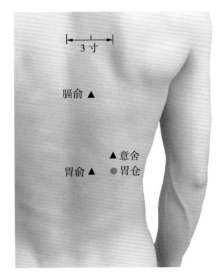

图 8-155

【穴位解剖】　皮肤→皮下组织→背阔肌→下后锯肌→骶棘肌。皮肤由第十一、十二胸神经和第一腰神经后支的外侧支重叠分布(图8-156,图8-157)。

【刺灸法】　刺法:斜刺 0.5~0.8 寸,局部酸胀。

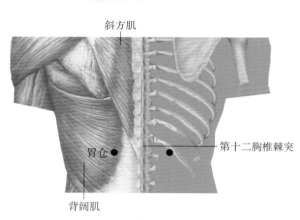

图 8-156

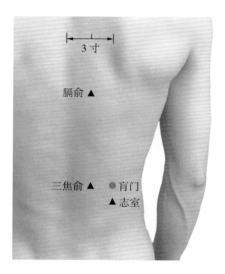

图 8-158

不宜深刺,以防气胸或损伤肾脏(图 8-157)。

灸法:艾炷灸 3~5 壮,艾条灸 10~30 分钟。

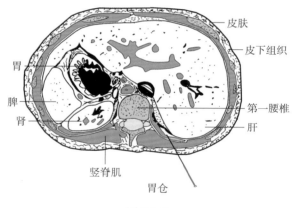

图 8-157

【功用】 健脾和胃,消积导滞。

【主治】 胃痛,小儿食积,腹胀,水肿,脊背痛。

【注意事项】 从竖脊肌再向深方,依次为胸腰筋膜前层、腰方肌、肾筋膜后层、肾脂肪囊和肾实质。胃仓穴恰在肾的后方,如直刺过深,可能刺中肾实质。为此,针刺胃仓穴不可穿透腰方肌。

肓门(Huāngmén)(BL51)

【穴名释义】 肓,肓膜;门,门户。穴在三焦俞外侧,如肓膜之气出入的门户。

【标准定位】 在腰区,第 1 腰椎棘突下,后正中线旁开 3 寸处(图 8-158)。

【穴位解剖】 皮肤→皮下组织→背阔肌→下后锯肌→骶棘肌。皮肤由第十二胸神经后支和第一、二腰神经后支的外侧支重叠分布(图 8-159,图 8-160)。

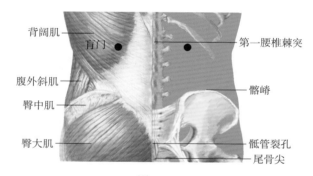

图 8-159

【刺灸法】 刺法:斜刺 0.8~1.0 寸,局部酸胀,可向同侧腰部扩散。不宜过深,免伤肾脏(图 8-160)。

灸法:艾炷灸或温针灸 3~5 壮,艾条灸 5~10 分钟。

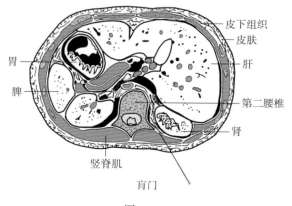

图 8-160

【功用】　调理肠胃,化滞消痞。

【主治】　痞块,妇人乳疾,上腹痛,便秘等。

【注意事项】　肓门穴也正在肾脏的后方,针刺肓门穴主要应避免刺中肾实质。如果针刺透过竖脊肌再向深进,依次为胸腰筋膜前层、腰方肌、肾筋膜后层、肾脂肪囊和肾实质。为不伤及肾实质,针刺勿透过腰方肌。

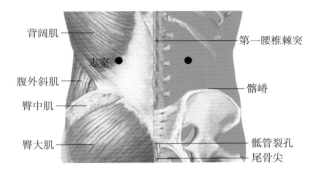

图 8-162

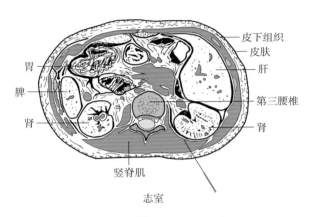

图 8-163

次,每月 20 次;或累计灸百余壮。

【功用】　补肾益精,调经止带,利湿通淋,强壮腰膝。

【主治】　遗精,阳痿,阴痛水肿,小便不利,腰脊强痛。

志室（Zhìshì）（BL52）

【穴名释义】　志,志意;室,房室。肾藏志;穴在肾俞外侧,如肾气聚集之房室。

【标准定位】　在腰区,第 2 腰椎棘突下,后正中线旁开 3 寸处(图 8-161)。

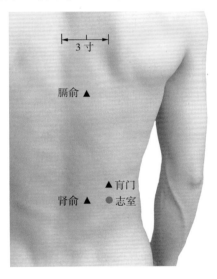

图 8-161

【穴位解剖】　皮肤→皮下组织→背阔肌→骶棘肌→腰方肌。皮肤由第一、二、三腰神经后支的外侧分布。腰三角位于志室穴稍外侧,由背阔肌下缘,腹外斜肌后缘和髂嵴后部之间围成,其底为腹内斜肌。该三角为腹壁薄弱区,易发生腰疝(图8-162,图 8-163)。

【刺灸法】　刺法:①斜刺 0.8~1.0 寸,局部酸胀,有时可向臀部放散(图 8-163)。②横刺,向肾俞方向横刺 2.0~3.0 寸,局部酸胀,有时可向臀部放散。

灸法:艾炷灸或温针灸 5~9 壮,艾条灸 10~20分钟。强身保健则温灸至皮肤温热舒适,每日 1

胞肓（Bāohuāng）（BL53）

【穴名释义】　胞,囊袋,在此主要指膀胱;肓,肓膜。穴齐膀胱俞外侧,故名。

【标准定位】　在骶区,横平第 2 骶后孔,骶正中嵴旁开 3 寸(图 8-164)。

【取法】　俯卧位取穴。在臀部,平第 2 骶后孔,骶正中嵴旁开 3 寸。

【穴位解剖】　皮肤→皮下组织→臀大肌→臀中肌。皮肤由第一、二、三腰神经后支的外侧支分布。皮下筋膜内含有丰富的脂肪,纤维组织致密和臀大肌共同形成臀部隆凸的轮廓。臀肌筋膜亦发达,它发出纤维束深入到臀大肌肌束内,所

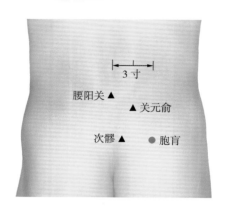

图 8-164

以该层筋膜和肌肉结合非常牢固而不易分离（图 8-165，图 8-166）。

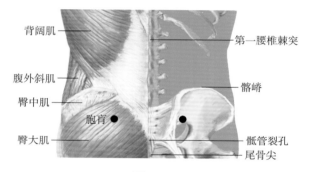

图 8-165

【刺灸法】 刺法：直刺 0.8~1.0 寸，局部酸胀，可向小腹及臀部放散（图 8-166）。

灸法：艾炷灸或温针灸 3~5 壮，艾条灸 5~10 分钟。

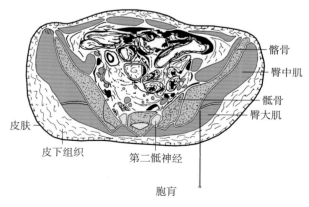

图 8-166

【功用】 补肾壮腰，舒筋活络。
【主治】 小便不利，腰脊痛，腹胀，肠鸣，便秘。

秩边（Zhìbiān）（BL54）

【穴名释义】 秩，秩序；边，边缘。膀胱经的背部诸穴，排列有序，本穴居其最下边。

【标准定位】 在骶区，横平第 4 骶后孔，骶正中嵴旁开 3 寸（图 8-167）。

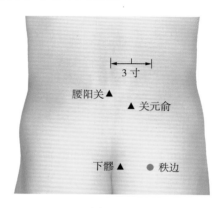

图 8-167

【取法】 俯卧位，与骶管裂孔相平，后正中线旁开 3 寸处取穴。

【穴位解剖】 皮肤→皮下组织→臀肌筋膜→臀大肌。皮肤由第一、二、三腰神经后支形成的臀上皮神经分布。针由皮肤、皮下组织，经臀大肌直刺梨状肌（腱）或其下方的结构。梨状肌起于骶前孔外侧，经坐骨大孔，在臀大肌深面，向外止于股骨大转子。该肌将坐骨大孔分成梨状肌上、下孔，为支配和营养臀部和下肢主要神经、血管出入的部位。在梨状肌下孔内，穿经该孔的结构由外向内依次有坐骨神经、股后皮神经、臀下神经、臀下动静脉、阴部内动静脉和阴部神经（图 8-168，图 8-169）。

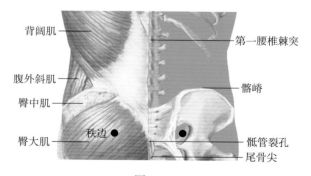

图 8-168

【刺灸法】 刺法：①直刺 1.5~3 寸，局部酸胀，有麻电感向下肢放散，治疗下肢麻痹，坐骨神经痛（图 8-169）。②斜刺，针尖向前阴方向呈 80°角，进针

2.5~4 寸,针感向小腹及前阴方向放散,治疗前阴及小腹疾病。③斜刺,针尖向肛门方向呈 70°角,进针 1.5~2 寸,使针感向肛门方向扩散,治疗痔疮、脱肛。④斜刺,向环跳方向透刺,局部酸胀,治疗局部病。

灸法:艾炷灸或温针灸 5~9 壮,艾条灸 10~20 分钟。

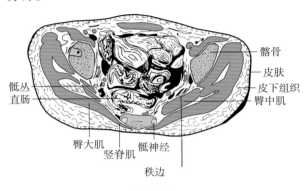

图 8-169

【功用】　舒筋通络,强健腰膝,疏调下焦。

【主治】　腰骶痛,下肢痿痹,痔疾,大便不利,小便不利。

合阳(Héyáng)(BL55)

【穴名释义】　合,汇合;阳,阴阳之阳。本经自项而下分成两支,行至委中与本穴则合而下行。

【标准定位】　在小腿后区,腘横纹下 2 寸,腓肠肌内、外侧头之间(图 8-170)。

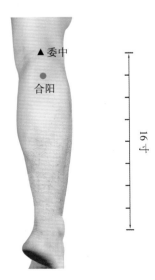

图 8-170

【取法】　俯卧或正坐垂足位,于腘窝横纹中点,委中穴直下 2 寸处取穴。

【穴位解剖】　皮肤→皮下组织→小腿三头肌→跖肌→腘肌。皮肤由股后皮神经分布。皮下筋膜内,小隐静脉经外踝后下方升至小腿后面,穿腘筋膜注入腘静脉。小腿三头肌由腓肠肌的内、外侧头和比目鱼肌相结合形成。前肌内、外侧头起于股骨的内、外侧髁,两头在小腿中上部互相汇合,向下移行于腱膜,汇合处表面凹陷,即为该穴标志。比目鱼肌位于腓肠肌的深面,起于胫、腓骨的后面,肌束向下移行于腱。该肌腱与腓肠肌腱膜合成跟腱,止于跟骨后面的跟结节。小腿三头肌使足跖屈(上提足跟),对维持人体直立姿势起重要作用(图 8-171,图 8-172)。

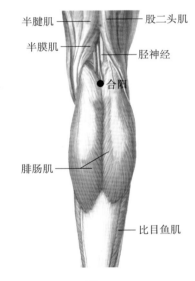

图 8-171

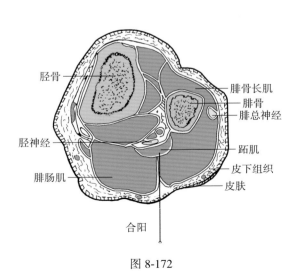

图 8-172

185

外侧髁连线中点,至内踝与跟腱连线中点的连线(图 8-174,图 8-175)。

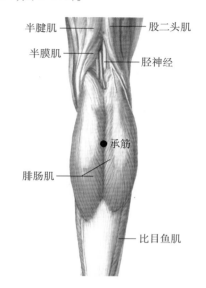

图 8-174

【刺灸法】 刺法:直刺 0.5~1.0 寸,局部酸胀,可向足底放散(图 8-175)。

灸法:艾炷灸或温针灸 5~7 壮,艾条灸 10~20 分钟。

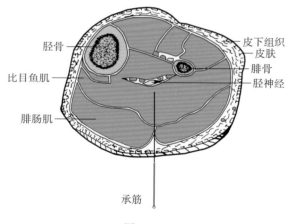

图 8-175

【功用】 舒筋通络,强健腰膝,通调大肠。

【主治】 小腿痛,腰脊拘急,转筋,痔疮。

【刺灸法】 刺法:直刺 0.5~1.0 寸,局部酸胀,有麻电感向足底放散(图 8-172)。

灸法:艾炷灸或温针灸 5~9 壮,艾条灸 10~20 分钟。

【功用】 活血调经,舒筋通络,强健腰膝。

【主治】 腰脊痛,下肢酸痛,痿痹,崩漏,带下。

承筋(Chéngjīn)(BL56)

【穴名释义】 承,承受;筋,肋肉。穴在腓肠肌处,这是小腿部的主要筋肉。

【标准定位】 小腿后区,腘横纹下 5 寸,腓肠肌两肌腹之间(图 8-173)。

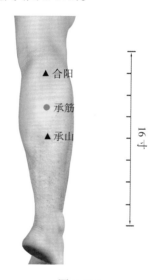

图 8-173

【取法】 俯伏或正坐垂足,于腓肠肌之中央取穴,当合阳与承山之间。

【穴位解剖】 皮肤→皮下组织→小腿三头肌→胫骨后肌。皮肤由股后皮神经分布。胫神经在腘窝上角处由坐骨神经分出,然后垂直于降至腘窝内的位置最浅,即在腘动、静脉的浅层。神经和血管穿比目鱼肌腱弓,进入小腿深、浅两群肌肉之间。神经由腘动脉的后方,渐至动脉外侧下降,沿途发出若干分支。支配小腿后肌群、膝关节及小腿皮肤。胫神经和腘动脉的体表投影在股骨内、

承山(Chéngshān)(BL57)

【穴名释义】 承,承受;山,山岭。腓肠肌之二肌腹高突如山,穴在其下,有承受之势。

【标准定位】 在小腿后区,腓肠肌两肌腹与肌腱交角处(图 8-176)。

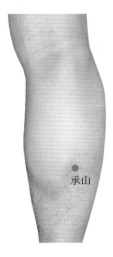

图 8-176

【取法】 俯卧位,下肢伸直,足趾挺而向上,其腓肠肌部出现人字陷纹,从其尖下取穴。

【穴位解剖】 皮肤→皮下组织→小腿三头肌→蹬长屈肌→胫骨后肌。皮肤由腓肠神经和股后皮神经重叠分布。前神经由胫神经发出的腓肠内侧皮神经,走在腓肠肌外侧头之间的沟内,约在小腿中部穿出深筋膜,接受来自腓总神经发出的腓肠外侧皮神经的交通支,组成腓肠神经(图8-177,图 8-178)。

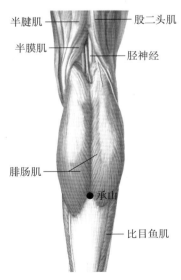

图 8-177

【刺灸法】 刺法:直刺 1.0~1.5 寸,局部酸胀,或扩散到腘窝,或有麻电感向足底放散(图8-178)。
灸法:艾炷灸或温针灸 5~7 壮,艾条灸 10~20

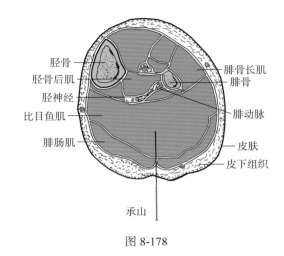

图 8-178

分钟。

【功用】 舒筋活络,调理肠腑。

【主治】 痔疮,便秘,脱肛,癫疾,鼻衄,疝气,腰背痛,腿痛。

飞扬(Fēiyáng)(BL58)

【穴名释义】 飞,飞翔;扬,向上扬起。穴在小腿外侧,本经之络脉从此处飞离而去络肾经。

【特异性】 膀胱经之络穴。

【标准定位】 在小腿后区,昆仑(BL60)直上7 寸,腓肠肌外下缘与跟腱移行处(图8-179)。

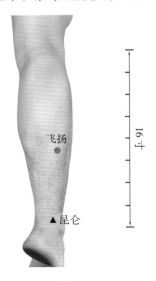

图 8-179

【取法】 正坐垂足取穴。

【穴位解剖】 皮肤→皮下组织→小腿三头

187

肌→胫骨后肌。皮肤由腓总神经的分支腓肠外侧皮神经分布。小隐静脉起自足背静脉网的外部，经外踝后下方，至小腿后面中线上行，与腓肠神经伴行（图 8-180，图 8-181）。

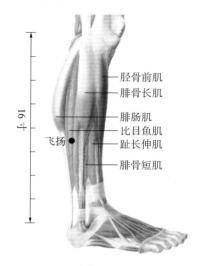

胫骨前肌
腓骨长肌
腓肠肌
比目鱼肌
趾长伸肌
腓骨短肌
飞扬

16 寸

图 8-180

【刺灸法】 刺法：直刺 0.7~1.0 寸，局部酸麻重胀，可向下放散（图 8-181）。

灸法：艾炷灸或温针灸 3~5 壮，艾条灸 5~10 分钟。

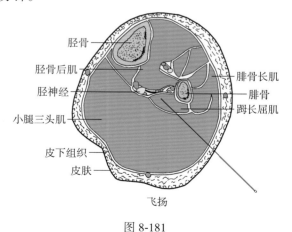

胫骨
胫骨后肌
胫神经
小腿三头肌
皮下组织
皮肤
腓骨长肌
腓骨
𧿹长屈肌
飞扬

图 8-181

【功用】 舒筋活络，清热消肿。

【主治】 头项疾患：头痛，目眩，鼻衄，颈项强痛。

腰腿疾患：腰腿痛，膝胫无力，小腿酸痛，足痿，历节痛风足趾不得屈伸，脚气。

其他：寒疟，痔疮，癫狂。

跗阳（Fūyáng）（BL59）

【穴名释义】 跗，足背；阳，阴阳之阳。穴在足背外上方。

【特异性】 阳跷脉之郄穴。

【标准定位】 在小腿后区，昆仑（BL60）直上 3 寸，腓骨与跟腱之间（图 8-182）。

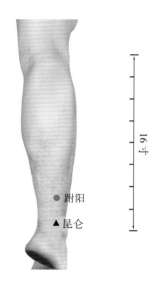

16 寸
跗阳
昆仑

图 8-182

【取法】 正坐垂足或俯卧位，于外踝尖与跟腱连线中点的昆仑穴直上 3 寸处取穴。

【穴位解剖】 皮肤→皮下组织→腓骨短肌→𧿹长屈肌。皮肤由腓肠外侧皮神经分布。该神经为腓总神经自腘窝内发出，向下走行于小腿后区外侧，并沿途发出分支，分布于小腿外侧的皮肤。腓肠外侧皮神经发交通支，于小腿中、下 1/3 交界处与腓肠内侧皮神经会合成腓肠神经，伴小隐静脉向下外方行至足背外侧缘。曲张的小隐静脉和皮神经可以反复交叉（图 8-183，图 8-184）。

【刺灸法】 刺法：直刺 0.5~1.0 寸，局部酸胀，可向足跟放散（图 8-184）。

灸法：艾炷灸或温针灸 3~5 壮，艾条灸 5~10 分钟。

【功用】 通经活络，清热散风。

【主治】 本经脉所过部位的疾患：腰、骶、髋、股后外疼痛，膝胫酸重，霍乱转筋，寒湿脚气，外踝红肿，两足生疮，头重如石，头重目眩。

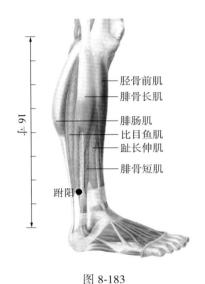

图 8-183

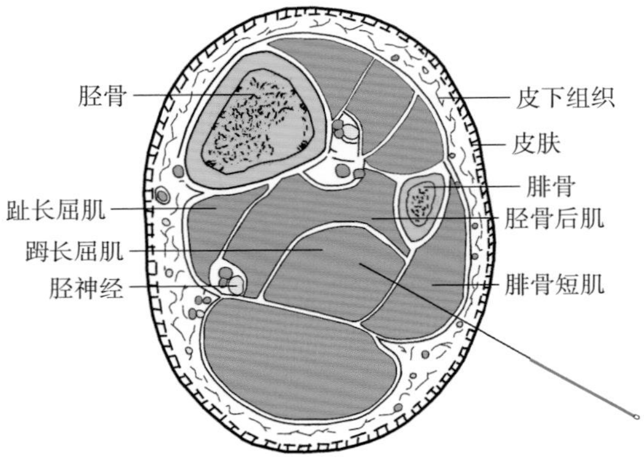

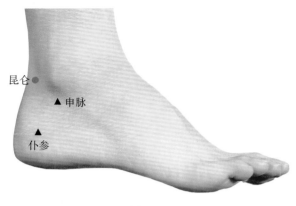

图 8-185

胫前动脉的分支吻合(图 8-186,图 8-187)。

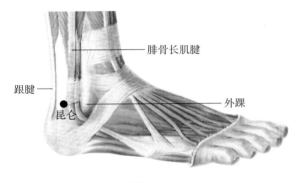

图 8-186

【刺灸法】 刺法:①直刺 0.5~0.8 寸,深刺可透太溪,局部酸胀,并向足趾放散(图 8-187)。②向上斜刺 2.0~3.0 寸,透跗阳穴,局部酸胀,可扩散至足跟或足趾,可治甲状腺肿大。

灸法:艾炷灸或温针灸 5~9 壮,艾条灸 10~20 分钟。

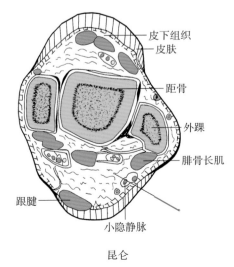

昆仑

图 8-187

胫骨　皮下组织

趾长屈肌　腓骨

蹈长屈肌　胫骨后肌

胫神经　腓骨短肌

跗阳

图 8-184

昆仑(Kūnlún)(BL60)

【穴名释义】 昆仑,山名;外踝高突如山,故比作昆仑,穴在其后。

【特异性】 五输穴之一,本经经穴。

【标准定位】 在踝区,外踝尖与跟腱之间的凹陷中(图 8-185)。

【取法】 正坐垂足着地或俯卧取穴。

【穴位解剖】 皮肤→皮下组织→腓骨长、短肌。皮肤由腓肠神经分布。该穴深层结构的血液营养来自腓动脉。该动脉是胫后动脉在腘肌下方 2~3cm 发出的,经胫骨后面与蹈长屈肌之间下降至外踝,终于跟外侧支。在外踝上方 4~6cm 处,发出穿支,穿经肌肉和小腿骨间膜至小腿前面,与

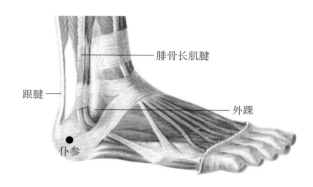

图 8-189

【功用】 舒筋活络,清头明目。

【主治】 头面疾患:头痛,目眩,目痛,鼻衄。

本经脉所过部位的疾患:项强,腰骶疼痛,肩背拘急,脚跟肿痛。

其他:惊痫,难产,疟疾。

仆参(Púcān)(BL61)

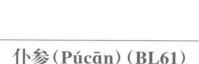

【穴名释义】 仆,仆人;参,参拜。穴在足跟外侧,参拜时此处最容易显露。

【特异性】 交会穴之一,足太阳、阳跷脉所会。

【标准定位】 在跟区,昆仑(BL60)直下,跟骨外侧,赤白肉际处(图8-188)。

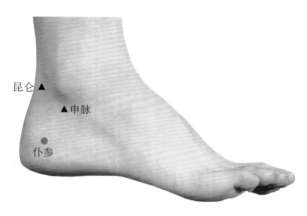

图 8-188

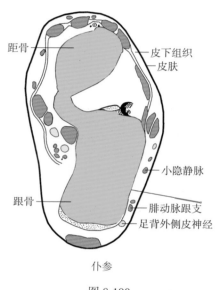

仆参

图 8-190

【取法】 正坐、垂足着地或俯卧位取穴。

【穴位解剖】 皮肤→皮下组织→跟腓韧带。外踝后区的皮肤活动性大,角化层较小腿为厚,神经由腓肠神经分布。皮下筋膜疏松,小隐静脉起于足背静脉网的外侧,经跟腓韧带的浅面上升。踝后区的深筋膜在踝与跟骨之间形成韧带(图8-189,图8-190)。

【刺灸法】 刺法:直刺0.3~0.5寸,局部酸胀;治疗足跟痛可用"短刺"法(图8-190)。

灸法:艾炷灸3~5壮,艾条灸5~10分钟。

【功用】 舒筋骨,利腰腿。

【主治】 下肢痿弱,足跟痛,腿痛转筋,脚气,膝肿,癫痫。

申脉(Shēnmài)(BL62)

【穴名释义】 申,通"伸",伸展;脉,经脉。穴属膀胱经,又是阳跷脉的起点,由此向阳跷脉伸展。

【特异性】 八脉交会之一,交阳跷脉。

【标准定位】 在踝区,外踝尖直下,外踝下缘与跟骨之间凹陷中(图8-191)。

【取法】 正坐垂足着地或仰卧位,在外踝直下0.5寸,前后有筋,上有踝骨,下有软骨,其穴居中。

【穴位解剖】 皮肤→皮下组织→腓骨肌下支持带→腓骨长、短肌(腱)。皮肤由腓肠神经分布。深筋膜形成腓骨肌下支持带,限制腓骨长、短肌(腱)于外踝下方的踝沟内。二肌腱穿经支持带的

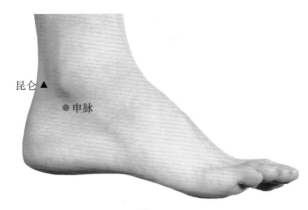

图 8-191

内面时,有一总腱鞘包绕,以减少肌腱在运动过程的摩擦。二肌由腓浅神经支配。血液供应来自外踝前后动脉,跗外侧动脉、腓动脉的跟外侧支以及足底外侧动脉的分支等形成的外踝网供应(图8-192,图 8-193)。

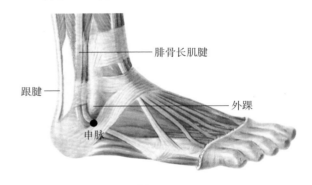

图 8-192

【刺灸法】　刺法:直刺或略下斜刺 0.2~0.3寸,局部酸胀(图 8-193)。

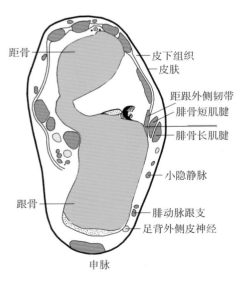

图 8-193

灸法:艾炷灸 3~5 壮,艾条灸 5~10 分钟。

【功用】　活血理气,宁志安神。

【主治】　神志疾患:失眠,癫狂,痫证,中风不省人事。

头面五官疾患:偏正头痛,眩晕。

金门 (Jīnmén) (BL63)

【穴名释义】　金,金银之金,在此指阳维脉;门,门户。穴属足太阳经,又是阳维脉所生之处,故喻为进入阳维脉之门户。

【特异性】　足太阳之郄穴;阳维所别属。

【标准定位】　在足背,外踝前缘直下,第 5 跖骨粗隆后方,骰骨下缘凹陷中(图 8-194)。

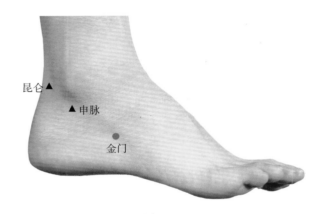

图 8-194

【取法】　正坐垂足着地或仰卧,于申脉穴前下方 0.5 寸,骰骨外侧凹陷中取穴。

【穴位解剖】　皮肤→皮下组织→小趾展肌→跟骨膜。皮肤坚厚致密,由足背外侧皮神经分布。皮下筋膜有致密结缔组织和脂肪组织形成。致密的结缔组织形成纤维束,连于皮肤与足底深筋膜。足底深筋膜外侧厚于内侧,覆盖于小趾展肌表面。针由皮肤、皮下筋膜穿足底筋膜的外侧,腓骨长、短肌腱的下方,达跟骨和骰骨之间,刺入足底外侧的小趾展肌,该肌由足底外侧动脉伴行的足底外侧神经支配(图 8-195,图 8-196)。

【刺灸法】　刺法:直刺 0.3~0.5 寸,局部酸胀,可向足背扩散(图 8-196)。

灸法:艾炷灸 3~5 壮,艾条灸 5~10 分钟。

【功用】　通经活络,清脑安神。

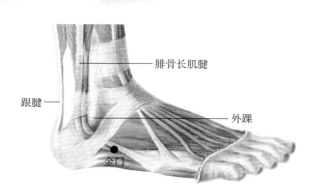

图 8-195

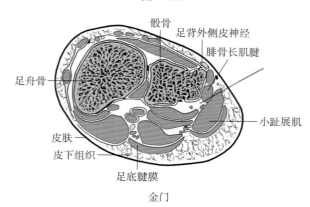

金门

图 8-196

【主治】 头面疾患:头风,牙痛。

神志疾患:癫痫,惊风,尸厥。

本经脉所过部位的疾患:肩背痛,腰膝酸痛,下肢不遂,历节痛风,外踝红肿,足部扭伤,霍乱转筋。

京骨(Jīnggǔ)(BL64)

【穴名释义】 京骨,第5跖骨粗隆古称京骨。穴在其前下方,故名。

【特异性】 膀胱经之原穴。

【标准定位】 在跖区,第5跖骨粗隆前下方,赤白肉际处(图 8-197)。

【取法】 正坐垂足着地或仰卧位取穴。

【穴位解剖】 皮肤→皮下组织→小趾展肌→第五跖骨(骨膜)。皮肤由足背外侧皮神经分布(图 8-198,图 8-199)。

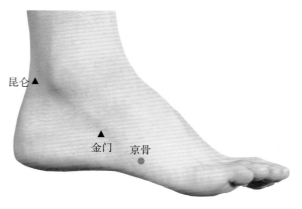

图 8-197

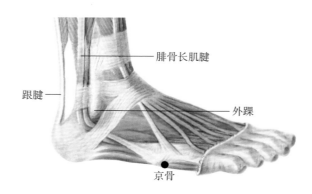

图 8-198

【刺灸法】 刺法:直刺 0.3~0.5 寸,局部酸胀。可扩散至足底。手法以捻转补泻为主(图 8-199)。

灸法:艾炷灸 3~7 壮,艾条灸 5~10 分钟。

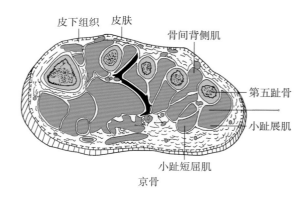

图 8-199

【功用】 清热散风,宁心安神。

【主治】 头目疾患:头痛,眩晕,目赤目翳,鼻塞鼻衄。

背腰疾患:背寒,脊强,腰尻疼痛,髀枢痛。

下肢疾患:半身不遂,膝胫酸痛,寒湿脚气,两足生疮。

神志疾患:癫狂,痫证。

其他:心痛,腹满,泄泻,便血,疟疾。

束骨（Shùgǔ）（BL65）

【穴名释义】　束骨,第5跖骨小头古称束骨。穴在其后上方,故名。

【特异性】　五输穴之一,本经输穴。

【标准定位】　在跖区,第5跖趾关节的近端,赤白肉际处(图8-200)。

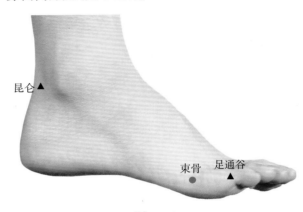

图 8-200

【取法】　正坐垂足着地或仰卧位取穴。

【穴位解剖】　皮肤→皮下组织→小趾展肌→第五跖骨骨膜。皮肤由足背外侧皮神经分布。腓肠神经沿跟腱外侧缘下降,经外踝与跟骨之间,在外踝下方转向前行,改称为足背外侧皮神经,沿足及小趾外侧缘,达小趾末节基底部(图8-201,图8-202)。

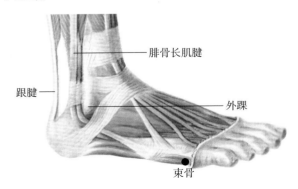

图 8-201

【刺灸法】　刺法:直刺0.3~0.5寸,局部酸胀。手法以捻转补泻为主(图8-202)。

灸法:艾炷灸3~5壮,艾条灸5~10分钟。

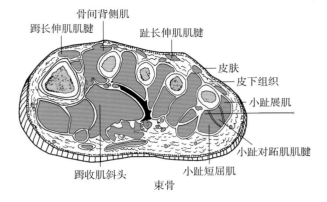

图 8-202

【功用】　通经活络,清热散风。

【主治】　头目疾患:头痛,眩晕,目赤目翳,鼻塞鼻衄。

精神疾患:癫狂,惊痫。

本经脉所过部位的疾患:颈强,腰背痛,背生疔疮,痔疮,下肢后侧痛。

足通谷（Zútōnggǔ）（BL66）

【穴名释义】　足,足部;通,通过;谷,山谷。穴在足部,该处凹陷如谷,脉气由此通过。

【特异性】　五输穴之一,本经荥穴。

【标准定位】　在足趾,第5跖趾关节的远端,赤白肉际处(图8-203)。

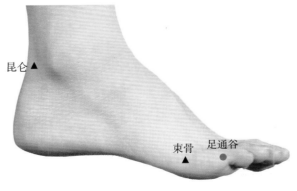

图 8-203

【取法】　正坐垂足着地取穴。

【穴位解剖】　皮肤→皮下组织→趾短、长屈肌腱→小趾近节趾骨骨膜。皮肤为足背和足底皮肤移行部位,皮厚,由足背外侧皮神经和足底外侧神经的浅支重叠分布。皮下筋膜内,足趾的浅静脉注入足背静脉网的外侧,并有纤维束连于皮肤和足筋膜。针由皮肤,皮下筋膜穿足底深筋膜,在小趾近节趾骨下方,经趾骨和趾长、短肌(腱)之间,该肌(腱)由胫后神经及其分支足底外侧神经支配(图8-204,图8-205)。

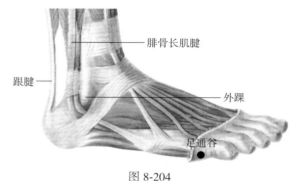

图 8-204

【刺灸法】 刺法:直刺0.2~0.3寸,局部痛胀感。手法以捻转补泻为主(图8-205)。

灸法:艾炷灸3~5壮,艾条灸5~60分钟。

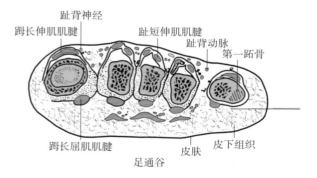

图 8-205

【功用】 疏通经气,安神益智。

【主治】 头项疾患:头痛,项强,目眩,鼻衄,口歪,舌肿。

头项疾患:癫狂。

本经脉所过部位的疾患:膝痛。

其他:热病汗不出,咳喘,胸满。

至阴(Zhìyīn)(BL67)

【穴名释义】 至,到达;阴,阴阳之阴。在此

指足少阴经。此系膀胱经末穴,从这里到达足少阴经。

【特异性】 五输穴之一,本经井穴。

【标准定位】 在足趾,小趾末节外侧,趾甲根角侧后方0.1寸(指寸)(图8-206)。

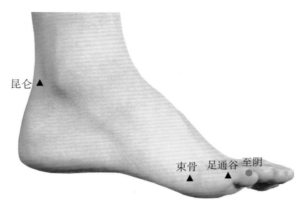

图 8-206

【取法】 正坐垂足着地或仰卧位,于足小趾爪甲外侧缘与基底部各作一线,两线交点处即是。

【穴位解剖】 皮肤→皮下组织→骨膜。皮下筋膜致密,由纤维束和脂肪组织形成。小趾端的动脉来自第四跖背动脉和跖趾关节附近分出的趾背动脉,跖骨底动脉在跖趾关节底面分出的趾底动脉以及弓状动脉发出至小趾的趾背动脉,在趾端这些动脉与对侧同名动脉互相吻合,而形成丰富而密集的血管网(丛)(图8-207,图8-208)。

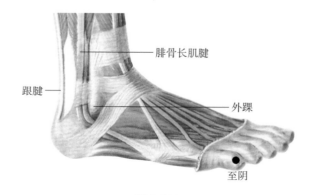

图 8-207

【刺灸法】 刺法:①浅刺0.1~0.2寸,局部胀痛(图8-208)。②用三棱针点刺出血。

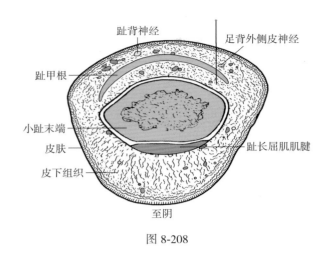

趾背神经

足背外侧皮神经

趾甲根

小趾末端

皮肤

皮下组织

趾长屈肌肌腱

至阴

图 8-208

灸法:艾炷灸 3~5 壮,艾条灸 10~20 分钟。

【功用】　活血理气,正胎催产,清头明目。

【主治】　头面部疾患:头痛,鼻塞,鼻衄,目痛。

胎产疾患:胞衣不下,胎位不正,难产。

本经脉所过部位的疾患:足下热。

BL

第九章

足少阴肾经

足少阴肾经

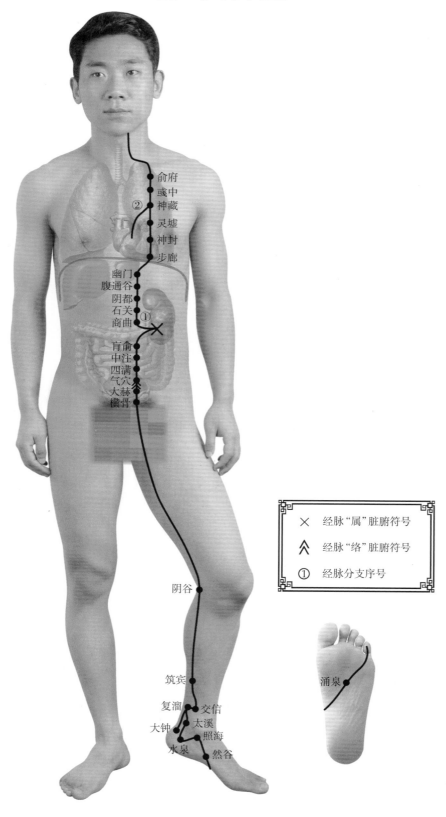

俞府
彧中
② 神藏
灵墟
神封
步廊

幽门
腹通谷
阴都
石关
商曲 ①
肓俞
中注
四满
气穴
大赫
横骨

阴谷

筑宾

复溜　交信
大钟　太溪
　　　照海
水泉　然谷

涌泉

	经脉"属"脏腑符号
×	经脉"属"脏腑符号
人	经脉"络"脏腑符号
①	经脉分支序号

经脉循行

肾足少阴之脉，起于小指之下，邪走足心，出于然谷之下，循内踝之后，别入跟中，以上腨内，出腘内廉，上股内后廉，贯脊，属肾，络膀胱。

其直者，从肾上贯肝、膈，入肺中，循喉咙，挟舌本。

其支者，从肺出，络心，注胸中。

（《灵枢·经脉》）

经脉循行白话解

足少阴肾经，从脚小趾下边起始，斜向足心（涌泉），出于舟骨粗隆下（然谷、照海、水泉），沿内踝之后（太溪），分支进入足跟中（大钟），向上沿小腿内侧（复溜，交信；会三阴交），出腘窝内侧（筑宾、阴谷），上大腿内后侧，循行过脊柱，属于肾，络于膀胱（横骨、大赫、气穴、四满、中注、肓俞）。

它的直行主干，从肾向上（商曲、石关、阴都、腹通谷、幽门），通过肝、膈，进入肺中（步廊、神封、灵墟、神藏、彧中、俞府），沿着喉咙向上，夹舌根旁。

它的支脉，从肺出来，络于心，流注于胸中，接手厥阴心包经。

KI

本经一侧 27 穴(左右两侧共 54 个穴)10 个穴分布在足、下肢内侧后缘,17 个穴分布在胸腹部。首穴涌泉,末穴俞府。本经腧穴主治妇科病,前阴病,肾、肺、咽喉病及经脉循行所经过部位的病症。如咳血,气喘,舌干,咽喉肿痛,水肿,大便秘结,泄泻,腰痛,脊股内后侧痛,痿弱无力,足心热等症(图 9-1,图 9-2,图 9-3)。

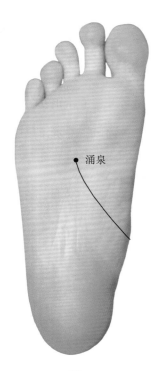

涌泉

图 9-1

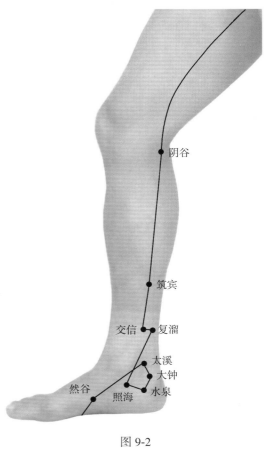

图 9-2

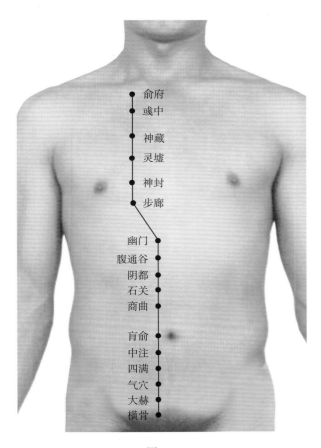

图 9-3

涌泉 (Yǒngquán) (KI1)

【穴名释义】 涌,涌出;泉,水泉。水上出为涌泉。穴居足心陷中,经气自下而上,如涌出之水泉。

【特异性】 五输穴之一,本经井穴。

【标准定位】 在足底,屈足卷趾时足心最凹陷处(图9-4)。

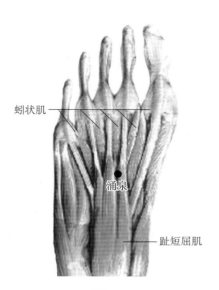

图 9-5

【刺灸法】 刺法:直刺0.5~1.0寸,局部胀痛或扩散至整个足底部。治疗头痛可透太冲,使针感向上扩散以达到巅顶为宜(图9-6)。

灸法:艾炷灸3~5壮,艾条灸5~10分钟,或药物天灸。

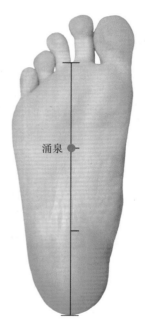

图 9-4

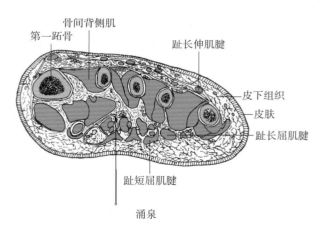

图 9-6

【取法】 仰卧或俯卧位,五趾跖屈,屈足掌,当足底掌心前面正中之凹陷处取穴。

【穴位解剖】 皮肤→皮下组织→趾短屈肌→第二蚓状肌→踇收肌(斜头)→骨间跖侧肌。足底皮肤坚厚致密,由足底内、外侧神经及其伴行的动脉分布和营养。跖腱膜的浅面发出许多纤维束,穿皮下筋膜内的脂肪,止于皮肤,其深面向足底深层肌发出两个肌肉隔,分别止于第一、五跖骨,将足底分为三个足筋膜鞘。针经皮肤,皮下筋膜穿跖腱膜,入中间鞘内的上列结构。足底外侧神经支配趾短屈肌和第二蚓状肌(图9-5,图9-6)。

【功用】 滋阴益肾,平肝熄风、醒脑开窍。

【主治】 神志疾患:尸厥,癫狂,痫证,善恐,善忘,小儿惊风。

头面五官疾患:头痛,头晕,目眩,舌干,咽喉肿痛,鼻衄,暗不能言。

胸肺疾患:喘逆,咳嗽短气,咯血,肺痨。

前阴疾患:阳痿,经闭,难产,妇人无子。

本经脉所过部位的疾患:足心热,五趾尽痛,下肢瘫痪,奔豚气。

然谷（Rángǔ）（KI2）

【穴名释义】 然，然骨；谷。山谷。古称舟骨粗隆为然骨。穴在其下方凹陷处，故名。

【特异性】 五输穴之一，本经荥穴。

【标准定位】 在足内侧，足舟骨粗隆下方，赤白肉际处。

【取法】 正坐或仰卧，于内踝前下方，舟骨粗隆前下方凹陷处取穴（图9-7）。

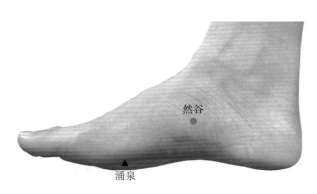

图 9-7

【穴位解剖】 皮肤→皮下组织→踇展肌→踇长屈肌（腱）。皮肤由隐神经的小腿内侧皮支分布。该处为足底与足背皮肤移行部位。踇展肌由足底内侧神经支配，踇长屈肌（腱）由胫神经的肌支支配（图9-8，图9-9）。

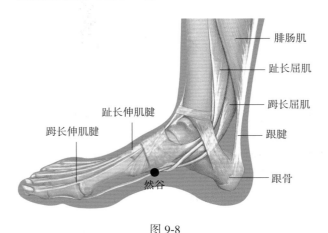

图 9-8

【刺灸法】 刺法：直刺 0.5~1.0 寸，局部胀痛，有时可传至足底（图9-9）。

灸法：艾炷灸或温针灸 3~5 壮，艾条灸 5~10 分钟。

【功用】 滋阴补肾，清热利湿。

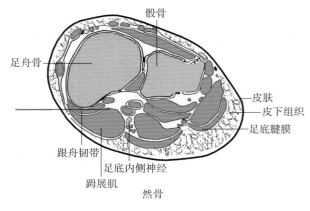

图 9-9

【主治】 月经不调，胸胁胀满。

太溪（Tàixī）（KI3）

【穴名释义】 太，甚大；溪，沟溪。穴在内踝与跟腱之间的间陷中，如居大的沟溪。

【特异性】 五输穴之一，本经输穴；肾经之原穴。

【标准定位】 在踝区，内踝尖与跟腱之间的凹陷中（图9-10）。

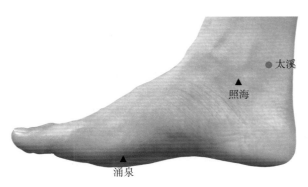

图 9-10

【穴位解剖】 皮肤→皮下组织→胫骨后肌腱、趾长屈肌腱与跟腱、跖肌腱之间→踇长屈肌。皮肤由隐神经的小腿内侧支分布。皮组织内浅静脉向前归流大隐静脉，向后归流小隐静脉。跟腱前方及两侧脂肪组织较发达。胫神经和胫后动脉体表投影的下点则在内踝和跟腱之间，神经在动脉的后方。胫骨后肌（深层）、趾长屈肌（深层）肌腱均受胫神经支配（图9-11，图9-12）。

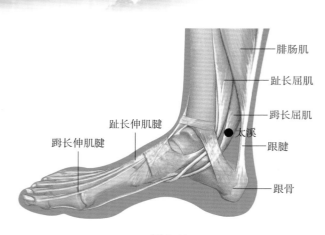

图 9-11

【刺灸法】 刺法:①直刺 0.5~1.0 寸,深刺可透昆仑,局部有酸胀感,有麻电感向足底放散(图 9-12)。②向内斜刺 0.5~1.0 寸,局部有酸胀感,有麻电感向足底放散。

灸法:艾炷灸或温针灸 3~5 壮,艾条灸 5~10 分钟。

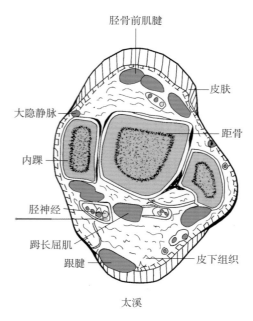

太溪

图 9-12

【功用】 滋阴益肾,培元固本。

【主治】 肾脏疾患:遗尿、癃闭、淋证、遗精,阳痿,小便频,水肿。

妇人疾患:月经不调,经闭,带下,不孕。

胸肺疾患:咳嗽,气喘,咯血。

神志疾患:失眠,健忘,神经衰弱。

五官疾患:头痛,牙痛,咽喉肿痛,暴喑,鼻衄不止,耳鸣耳聋,青盲,夜盲,口中热。

本经脉所过部位的疾患:内踝肿痛,足跟痛,下肢厥冷,腰痛,厥脊痛。

其他:虚劳,脱证,脱发,咯血,消渴。

大钟(Dàzhōng)(KI4)

【穴名释义】 大,大小之大;钟,通"踵",即足跟。穴在足跟,其骨较大,故名大钟。

【特异性】 本经络穴。

【标准定位】 在跟区,内踝后下方,跟骨上缘,跟腱附着部前缘凹陷中(图 9-13)。

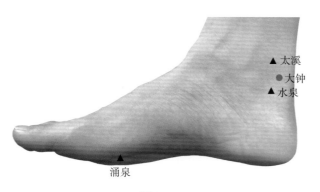

图 9-13

【穴位解剖】 皮肤→皮下组织→跖肌腱和跟腱的前方→跟骨。皮肤由隐神经的小腿内侧支分布。皮下组织疏松,其内的浅静脉向前注入大隐静脉,跟腱前及两侧脂肪组织较多。大跟腱前,有胫后动、静脉和胫神经。针经皮肤,皮下筋膜穿小腿深筋膜刺入跟腱和胫神经干之间,或刺于神经干上,神经的前方即是与该神经伴行的胫后动脉和静脉(图 9-14,图 9-15)。

【刺灸法】 刺法:直刺 0.5~1.0 寸,局部酸胀(图 9-15)。

灸法:艾炷灸或温针灸 3~5 壮,艾条灸 5~10 分钟。

【功用】 利水消肿,益肾调经,清热安神。

【主治】 咽喉疾患:咽喉肿痛,舌本出血,食

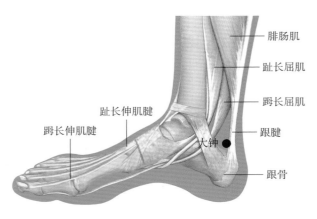

图 9-14

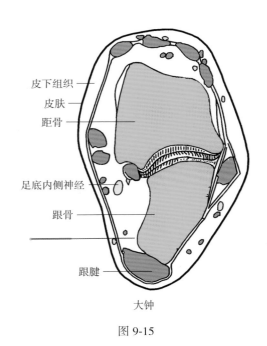

大钟

图 9-15

噎不下。

胸肺疾患：咳嗽，咯血，哮喘。

心神疾患：烦心，失眠，痴呆。

肾脏疾患：小便淋漓，月经不调。

本经脉所过部位的疾患：足跟肿痛，腰脊强痛。

其他：嗜卧，疟疾。

水泉（Shuǐquán）（KI5）

【穴名释义】 水，水液，泉，水泉。肾主水，能治小便淋漓的水泉病。

【特异性】 足少阴之郄穴。

【标准定位】 在跟区，太溪（KI3）直下 1 寸，跟骨结节内侧凹陷中（图 9-16）。

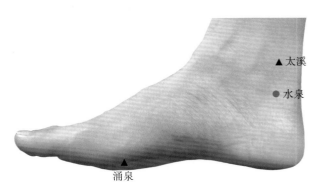

图 9-16

【穴位解剖】 皮肤→皮下组织→屈肌支持带→踝管及其内容。皮肤由隐神经的小腿内侧支分布。皮下组织内的浅静脉流向大隐静脉，向后外方则归流小隐静脉。深筋膜发达，局部增厚，在内踝与舟骨、距骨、跟骨内侧面之间形成屈肌支持带（又称三角或内侧韧带），韧带和跟骨之间形成隧道似的踝管（图 9-17，图 9-18）。

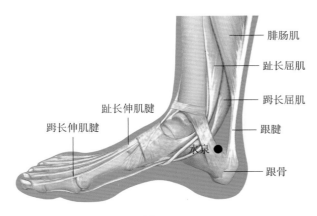

图 9-17

【刺灸法】 刺法：直刺 0.3~0.5 寸，局部酸、麻、胀感可沿经循行向上至膝、股内侧，胸腹部，少数病例可上至咽部（图 9-18）。

灸法：艾炷灸 3~5 壮，艾条灸 5~10 分钟。

【功用】 利水消肿，活血调经。

【主治】 妇人疾患：月经不调，经闭，痛经，阴挺。

肾脏疾患：小便不利，腹痛，目昏花。

本经脉所过部位的疾患：足跟痛。

KI

205

脉、跟内侧支和足底内侧动脉的分支组成内踝网，营养内踝的结构（图 9-20，图 9-21）。

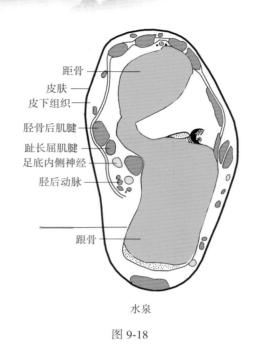

水泉

图 9-18

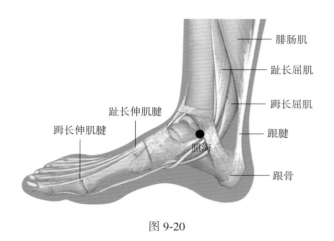

图 9-20

【刺灸法】 刺法：直刺 0.5~0.8 寸，局部酸麻，可扩散至整个踝部（图 9-21）。

灸法：艾炷灸 3~5 壮，艾条温和灸 5~10 分钟。

照海（Zhàohǎi）（KI6）

【穴名释义】 照，光照；海，海洋。穴属肾经，气盛如海，意为肾中真阳，可光照周身。

【特异性】 阴跷脉所生；八脉交会穴之一，交阴跷脉。

【标准定位】 在踝区，内踝尖下 1 寸，内踝下缘边际凹陷中（图 9-19）。

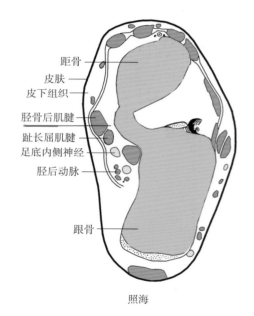

照海

图 9-21

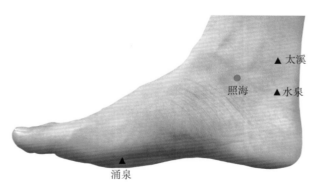

图 9-19

【穴位解剖】 皮肤→皮下组织→胫骨后肌。皮肤由隐神经的小腿内侧支分布。在小腿深筋膜的下面，内踝的周围，由内踝前后动脉、跗内侧动

【功用】 滋阴调经，熄风止痉，利咽安神。

【主治】 头面五官疾患：咽喉肿痛暴喑。

胸腹疾患：心痛，气喘，便秘，肠鸣泄泻。

泌尿生殖疾患：月经不调，痛经，经闭，赤白带下，阴挺，阴痒，妇人血晕，胎衣不下，恶露不止，难产，疝气，淋病，遗精白浊，癃闭，小便频数，遗尿。

神志疾患：痫病夜发，惊恐不安。

复溜（Fùliū）（KI7）

【穴名释义】　复，同"伏"，深伏；溜，流动。穴在太溪直上，肾经之经气，经太溪复上行溜注于此穴。

【特异性】　五输穴之一，本经经穴。

【标准定位】　在小腿内侧，内踝尖上2寸，跟腱的前缘（图9-22）。

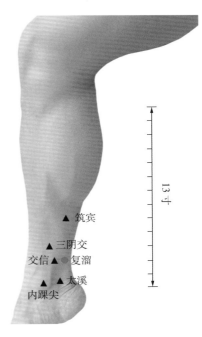

图 9-22

【穴位解剖】　皮肤→皮下组织→趾长屈肌→胫骨后肌。皮肤由隐神经的小腿内侧支分布。隐神经是股神经中最长的一皮支。该神经自股三角内下降，经其尖进入股腘管（图9-23，图9-24）。

【刺灸法】　刺法：直刺0.8~1.0寸，局部酸麻，或有麻电感向足底放散。消肿利水可用子午捣白法（图9-24）。

灸法：艾炷灸或温针灸3~5壮，艾条灸10~15分钟，或药物天灸。

本穴为保健常用穴，经常按摩此穴可预防水肿、足跟痛等疾病。

【功用】　发汗解表，温阳利水。

【主治】　肾脏疾患：水肿，腹胀，腰脊强痛，腿肿。

汗液疾患：盗汗，身热无汗，自汗。

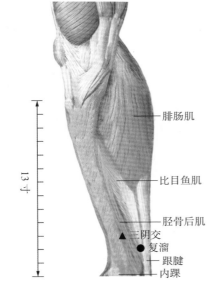

图 9-23

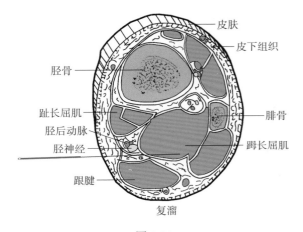

图 9-24

交信（Jiāoxìn）（KI8）

【穴名释义】　交，交会；信，信用，五常之一，属土，指脾。古以仁、义、礼、智、信"五德"配属五行，信属脾土。足少阴经由本穴交会于脾经三阴交，故而得名。

【特异性】　阴跷之郄穴。

【标准定位】　在小腿内侧，内踝尖上2寸，胫骨内侧缘后际凹陷中（图9-25）。

【穴位解剖】　皮肤→皮下组织→胫骨后肌→趾长屈肌→踇长屈肌。皮肤由隐神经的小腿内侧支分布，血管为大隐静脉的属支。深层有胫神经的胫后动、静脉（图9-26，图9-27）。

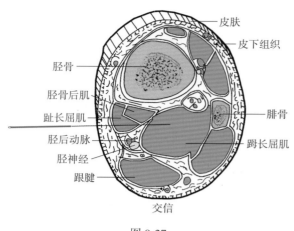

图 9-27

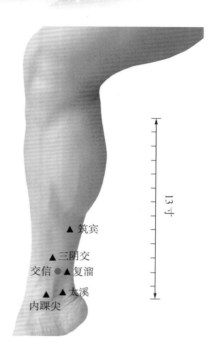

图 9-25

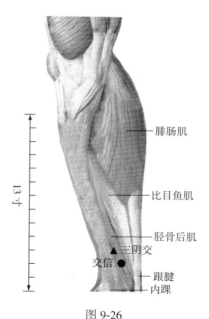

图 9-26

【刺灸法】 刺法:直刺 0.8~1.0 寸,局部酸胀,可向足底放散(图 9-27)。

灸法:艾炷灸或温针灸 3~5 壮,艾条灸 10~15 分钟。

【功用】 益肾调经,清热利尿。

【主治】 妇人疾患:月经不调,赤白带下,崩漏,阴挺。

肝肾疾患:睾丸肿痛,五淋,疝气,阴痒。

本经脉所过部位的疾患:股膝胫内侧痛。

其他:泄泻,大便难,赤白痢。

筑宾(Zhùbīn)(KI9)

【穴名释义】 筑,强健;宾,通"膑",泛指膝和小腿。穴在小腿内侧,有使腿膝坚实的作用。

【特异性】 阴维之郄穴。

【标准定位】 在小腿内侧,太溪(KI3)直上 5 寸,比目鱼肌与跟腱之间(图 9-28)。

【取法】 正坐或仰卧位,先取太溪,于其直上 5 寸,胫骨内侧面后缘约 2 寸处取穴。

【穴位解剖】 皮肤→皮下组织→小腿三头肌→趾长屈肌。皮肤由隐神经的小腿内侧支分布。在皮下组织内,穴位后外侧,由胫神经在腘窝分出的腓肠内侧皮神经,与小隐静脉伴行于腓肠肌内、外侧头之间;腓肠外侧皮神经,由腓总神经分出,向下走行于小腿后区的外侧。在小腿中部,腓肠内、外侧皮神经合成腓肠神经,伴小隐静脉,继续向下外方走行,至足外侧缘。该穴下的小腿三头肌、趾长屈肌等由胫神经的肌支支配(图 9-29,图 9-30)。

【刺灸法】 刺法:直刺 0.5~0.8 寸,局部酸胀,可向上扩散至大腿,或向下扩散至足底(图 9-30)。

灸法:艾炷灸或温针灸 3~5 壮,艾条灸 5~10

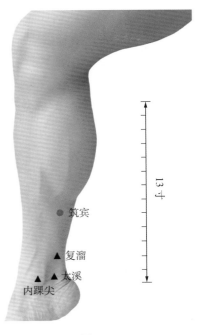

图 9-28

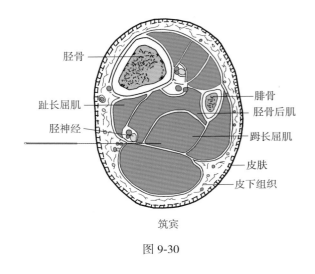

图 9-30

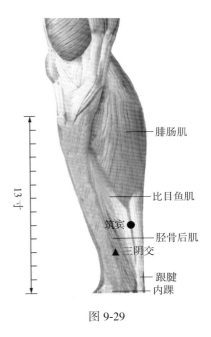

图 9-29

分钟。

【功用】　调补肝肾，清热利湿。

【主治】　神志疾患：癫、狂、痫。

少腹疾患：疝痛，小儿脐疝，不孕。

本经脉所过部位的疾患：脚软无力，足腨痛，小腿内侧痛。

阴谷（Yīngǔ）（KI10）

【穴名释义】　阴，阴阳之阴，内为阴；谷，山谷。穴在膝关节内侧，局部凹陷如谷。

【特异性】　五输穴之一，本经合穴。

【标准定位】　在膝后区，腘横纹上，半腱肌肌腱外侧缘。

【取法】　正坐屈膝，从腘横纹内侧端，按取两筋（半膜肌腱和半腱肌腱）之间取穴（图 9-31）。

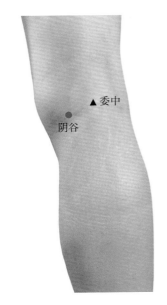

图 9-31

【穴位解剖】　皮肤→皮下组织→腓肠肌内侧头。皮肤由股内侧和股后神经分布。皮薄，皮下

209

组织疏松。针由皮肤、皮下组织入腘筋膜的内侧部，在半膜肌和半腱肌的肌腱外侧深进起于股骨内侧髁后面的腓肠肌内侧头，直达骨面。半膜肌、半腱肌（腱）由坐骨神经的肌支支配；腓肠肌内侧头是组成小腿三头肌的一部分，由胫神经的肌支支配（图9-32，图9-33）。

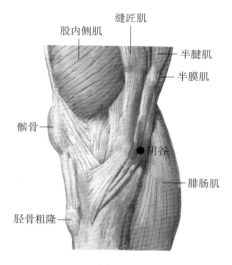

图 9-32

【刺灸法】 刺法：直刺 0.8~1.2 寸，局部麻胀，扩散至腘窝部，有时亦可向足跟扩散（图9-33）。

灸法：艾炷灸或温针灸3~5壮，艾条灸5~10分钟。

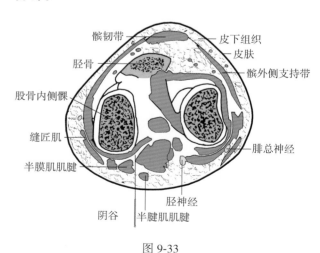

图 9-33

【功用】 益肾助阳，理气止痛。
【主治】 少腹、前阴、肝肾疾患：少腹疼痛，小便

不利，疝痛，遗精，阳痿，阴囊湿痒，崩漏，带下，经闭。

本经脉所过部位的疾患：膝股后侧痛，舌下肿，心中痛。

横骨（Hénggǔ）（KI11）

【穴名释义】 横骨，为耻骨之古称。穴在横骨上缘，故名。
【特异性】 交会穴之一，冲脉、足少阴之会。
【标准定位】 在下腹部，脐中下5寸，前正中线旁开0.5寸。
【取法】 仰卧位，先取腹白线上耻骨联合上缘的曲骨，再于旁0.5寸取穴（图9-34）。

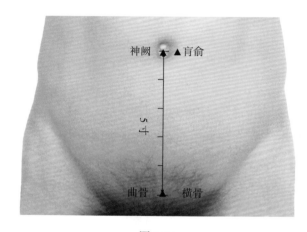

图 9-34

【穴位解剖】 皮肤→皮下组织→腹直肌鞘前层→锥状肌→腹直肌→腹股沟镰（联合腱）→腹横筋膜→腹膜下筋膜。皮肤由髂腹下神经的前皮支（膜下支）分布。皮下组织由疏松结缔组织和脂肪组织构成。可分为脂性层和纤维层。两者在中线附着于腹白线，两侧向下，在腹股沟韧带下方约一横指处，附着在股前区的阔筋膜，但在耻骨联合与耻骨结节的浅筋膜纤维层与阴囊（阴唇）、会阴浅筋膜相连。脂性层的个体差异与性别差异较大。两层之间有皮神经、浅静脉等经过。髂腹下神经的前皮支在耻骨结节上3cm处，穿腹外斜肌腱膜，布于耻骨区的皮肤。其腹腔内对应器官是膀胱、小肠、乙状结肠下端。空虚的膀胱，其顶部不应超出耻骨联合上缘（图9-35，图9-36）。

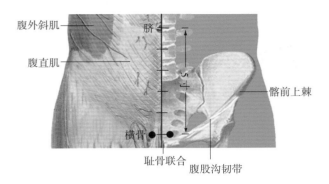

图 9-35

【刺灸法】 刺法：直刺 0.8~1.2 寸，局部酸胀，可扩散至小腹及外生殖器。针刺前排空膀胱，并缓慢下针，以防刺伤膀胱和肠管（图 9-36）。

灸法：艾炷灸或温针灸 3~5 壮，艾条灸 10~15 分钟。

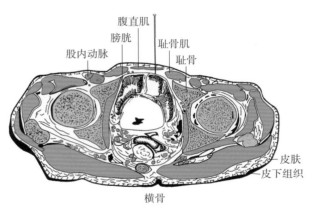

图 9-36

【功用】 涩精举阳，通利下焦。

【主治】 腹胀，腹痛，泄泻，便秘。

【注意事项】 针刺横骨穴如同针刺曲骨穴一样，主要应避免刺入腹腔伤及膀胱或其他脏器。为此，针刺时，宜视该穴处腹壁之厚度，掌握进针深度，勿刺过壁腹膜。如果膀胱充盈，需先排尿再针刺。针刺横骨穴至壁腹膜前，有两个阻抗较大处：一为皮肤，二为腹直肌鞘前层。

大赫（Dàhè）（KI12）

【穴名释义】 大，大小之大；赫，显赫，有盛大之意。为下焦元气充盛之处。

【特异性】 交会穴之一，冲脉、足少阴之会。

【标准定位】 在下腹部，脐中下 4 寸，前正中线旁开 0.5 寸。

【取法】 仰卧位，先取腹白线上耻骨联合上缘直上 1 寸的中极，再于其旁 0.5 寸处取穴（图 9-37）。

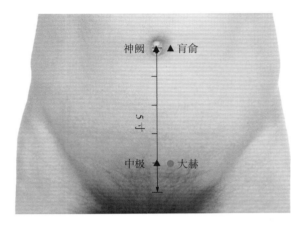

图 9-37

【穴位解剖】 皮肤→皮下组织→腹直肌鞘前层→腹直肌→腹横筋膜→腹膜下筋膜。皮肤由髂腹下神经的前皮支分布。腹腔内相对应的器官为小肠、乙状结肠（图 9-38，图 9-39）。

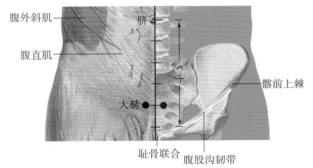

图 9-38

【刺灸法】 刺法：直刺 0.8~1.2 寸，局部酸胀，有时可向上传至胸腹部，向下放散至会阴部。针前排空膀胱，针刺宜缓慢，以免刺伤膀胱及小肠（图 9-39）。

灸法：艾炷灸或温针灸 3~5 壮，艾条灸 5~10 分钟。

【功用】 涩精止带，调经止痛。

【主治】 遗精，月经不调，子宫脱垂，痛经，不孕，带下。

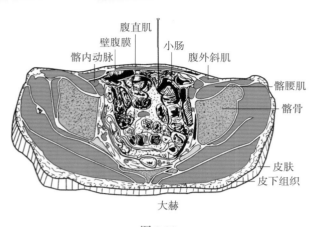

图 9-39

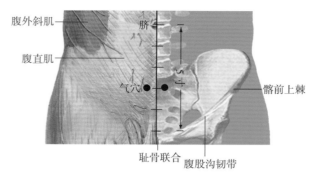

图 9-41

部酸胀,可扩散至小腹部(图 9-42)。

灸法:艾炷灸或温针灸 3~5 壮,艾条灸 5~10 分钟。

气穴(Qìxué)(KI13)

【穴名释义】 气,气血的气,在此指肾气;穴,土室。穴在关元旁,为肾气藏聚之室。

【特异性】 交会穴之一,冲脉、足少阴之会。

【标准定位】 在下腹部,脐中下 3 寸,前正中线旁开 0.5 寸(图 9-40)。

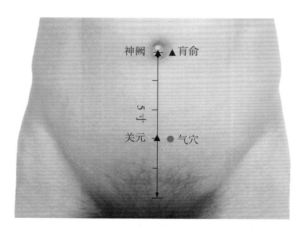

图 9-40

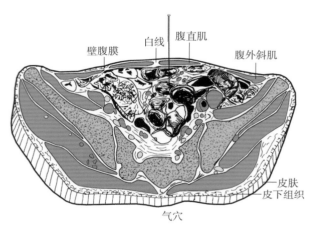

图 9-42

【功用】 止泄泻,理下焦,调冲任,益肾气。

【主治】 妇科系统疾病:月经不调,痛经,带下,不孕症。

泌尿生殖系统疾病:小便不通,遗精,阳痿,阴茎痛。

【穴位解剖】 皮肤→皮下组织→腹直肌鞘前层→腹直肌→腹横筋膜→腹膜下筋膜。皮肤由第十一、十二胸神经前支和第一腰神经的前皮支分布。腹腔内相应的器官为大网膜、小肠等(图9-41,图9-42)。

【刺灸法】 刺法:直刺或斜刺 0.8~1.2 寸,局

四满(Sìmǎn)(KI14)

【穴名释义】 四,第 4 ;满,充满。此乃肾经入腹的第 4 穴,可治腹部胀满。

【特异性】 交会穴之一,冲脉、足少阴之会。

【标准定位】 在下腹部,脐中下 2 寸,前正中线旁开 0.5 寸(图 9-43)。

【穴位解剖】 皮肤→皮下组织→腹直肌鞘前

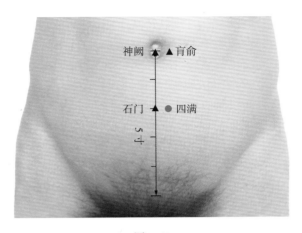

图 9-43

层→腹直肌→腹直肌鞘后层→腹横筋膜→腹膜下筋膜。皮肤由第十、十一、十二胸神经前皮支重叠分布。穴位与腹腔内相对的器官中大网膜、小肠等（图 9-44，图 9-45）。

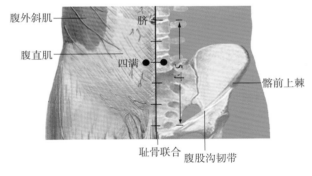

图 9-44

【刺灸法】　刺法：直刺 0.8~1.2 寸，局部酸胀（图 9-45）。

灸法：艾炷灸 3~5 壮，艾条灸 5~10 分钟。

【功用】　理气健脾，调经止泻，清热利湿。

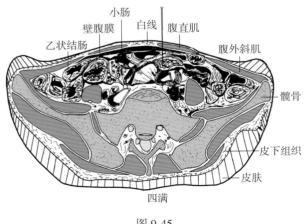

图 9-45

【主治】　妇科系统疾病：月经不调，痛经，不孕症，带下。

泌尿生殖系统疾病：遗尿，遗精，水肿。

消化系统疾病：小腹痛、便秘。

中注（Zhōngzhù）（KI15）

【穴名释义】　中，中间；注，灌注。肾经之气由此灌注中焦。

【特异性】　交会穴之一，冲脉、足少阴之会。

【标准定位】　在下腹部，脐中下 1 寸，前正中线旁开 0.5 寸（图 9-46）。

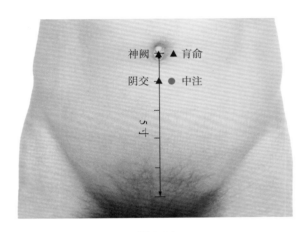

图 9-46

【取法】　仰卧位，先取脐中直下 1 寸的阴交，再于其旁 0.5 寸处取穴。

【穴位解剖】　皮肤→皮下组织→腹直肌鞘前层→腹直肌→腹直肌鞘后层→腹横筋膜→腹膜下筋膜。皮肤由第十、十一、十二胸神经的前皮重叠分布（图 9-47，图 9-48）。

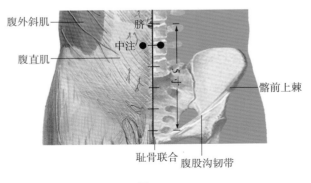

图 9-47

KI

【刺灸法】 刺法:直刺 0.8~1.2 寸,局部酸胀,针感可向上传至腹部、胸部、咽部(图 9-48)。

灸法:艾炷灸或温针灸 3~5 壮,艾条灸 5~10 分钟。

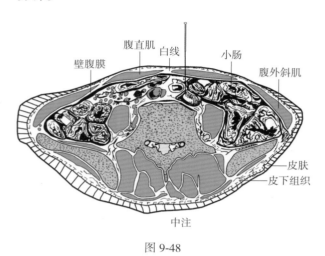

图 9-48

【功用】 通便止泻,泄热调经,行气止痛。

【主治】 腹胀,呕吐,泄泻,痢疾。

肓俞(Huāngshū)(KI16)

【穴名释义】 肓,肓膜;俞,输注。肾经之气由此输注肓膜。

【特异性】 交会穴之一,冲脉、足少阴之会。

【标准定位】 在腹中部,脐中旁开 0.5 寸(图 9-49)。

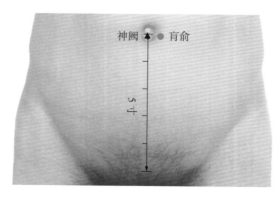

图 9-49

【穴位解剖】 皮肤→皮下组织→腹白线→腹横筋膜→腹膜下筋膜。皮肤由第九、十、十一肋间神经的前皮支重叠分布。脐部为腹白线形成的疏松瘢痕,与表面的皮肤愈合,形成皮褶。脐周围的浅静脉通过胸腹壁浅静脉,附脐静脉,腹壁浅静脉和腹壁上下静脉、腰静脉、肋间静脉等的属支,沟通了上下腔静脉系和门静脉系之间的吻合。腹腔内穴位相对应的器官主要是大网膜、小肠等(图 9-50,图 9-51)。

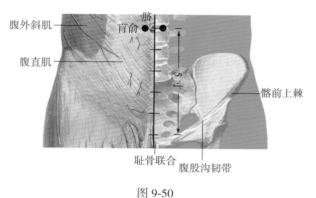

图 9-50

【刺灸法】 刺法:直刺 0.8~1.2 寸,局部酸胀,并向下传导至会阴部(图 9-51)。

灸法:艾炷灸或温针灸 3~5 壮,艾条灸 5~10 分钟。

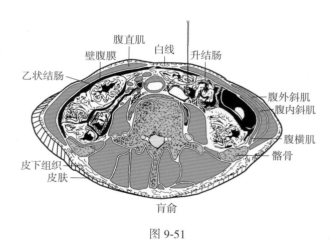

图 9-51

【功用】 通便止泻,理气止痛。

【主治】 腹痛绕脐,腹胀,呕吐,泄泻,痢疾,便秘。

商曲（Shāngqū）（KI17）

【穴名释义】 商，五音之一，属金；曲，弯曲。商为金音，大肠属金，此穴内对肠弯曲处。

【特异性】 交会穴之一，冲脉、足少阴之会。

【标准定位】 在上腹部，脐中上 2 寸，前正中线旁开 0.5 寸（图 9-52）。

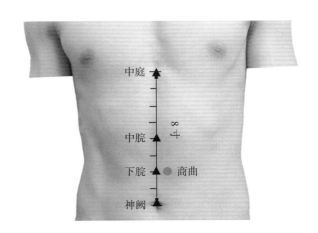

图 9-52

【穴位解剖】 皮肤→皮下组织→腹直肌鞘及鞘内腹直肌→腹横筋膜→腹膜下筋膜。皮肤由第八、九、十肋间神经的前皮支分布。腹直肌鞘前、后层在腹直肌内侧缘愈合，向内移行腹白线。穴位深部，腹腔内相对应器官有大网膜、小肠，胃充盈时，可达此穴深面（图 9-53，图 9-54）。

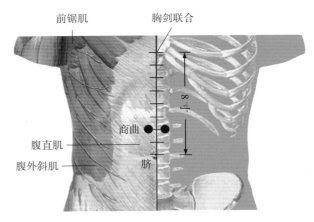

图 9-53

【刺灸法】 刺法：直刺 0.5~0.8 寸，局部酸胀，可扩散至上腹部（图 9-54）。

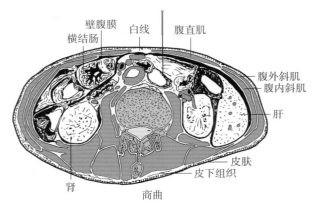

图 9-54

灸法：艾炷灸或温针灸 3~5 壮，艾条灸 5~10 分钟。

【功用】 理气调肠，和中化湿。

【主治】 腹痛绕脐，腹胀，呕吐，泄泻，痢疾，便秘。

石关（Shíguān）（KI18）

【穴名释义】 石，石头，有坚实之意；关，重要。为治腹部坚实病症的要穴。

【特异性】 交会穴之一，冲脉、足少阴之会。

【标准定位】 在上腹部，脐中上 3 寸，前正中线旁开 0.5 寸（图 9-55）。

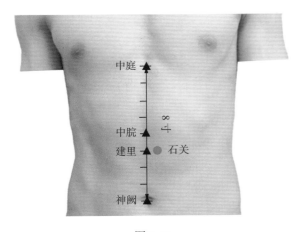

图 9-55

【穴位解剖】 皮肤→皮下组织→腹直肌鞘及鞘内腹直肌→腹横筋膜→腹膜下筋膜。皮肤由第七、八、九肋间神经的前皮支重叠分布。穴位深部，

215

腹腔内相对应器官有胃、横结肠及胰体（图9-56，图9-57）。

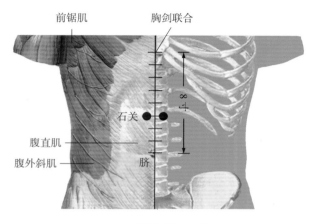

图 9-56

前锯肌　胸剑联合　石关　腹直肌　腹外斜肌　脐　8寸

【刺灸法】 刺法：直刺0.5~0.8寸，局部酸胀（图9-57）。

灸法：艾炷灸5壮，艾条灸5~10分钟。

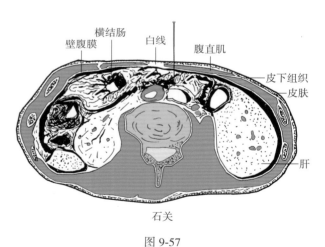

壁腹膜　横结肠　白线　腹直肌　皮下组织　皮肤　肝

石关

图 9-57

【功用】 滋阴清热，和中化滞。

【主治】 经闭，带下，妇人产后恶露不止，阴门瘙痒。

阴都（Yīndū）（KI19）

【穴名释义】 阴，阴阳之阴，腹为阴；都，会

聚。穴在腹部，为水谷聚集之处。

【特异性】 交会穴之一，冲脉、足少阴之会。

【标准定位】 在上腹部，脐中上4寸，前正中线旁开0.5寸（图9-58）。

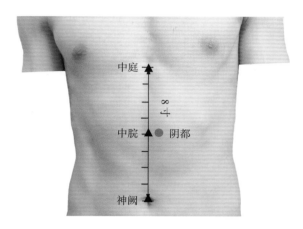

中庭　中脘　阴都　神阙　8寸

图 9-58

【穴位解剖】 皮肤→皮下组织→腹直肌鞘及鞘内腹直肌→腹横筋膜→腹膜下筋膜。皮肤由第七、八、九肋间神经的前皮支重叠分布（图9-59，图9-60）。

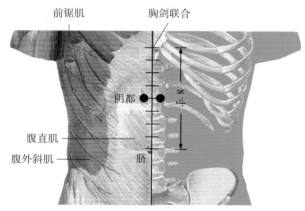

前锯肌　胸剑联合　阴都　腹直肌　腹外斜肌　脐　8寸

图 9-59

【刺灸法】 刺法：直刺0.5~0.8寸，局部酸胀，可扩散到胃脘部。不可深刺，以防刺伤胃腑（图9-60）。

灸法：艾炷灸3~5壮，艾条灸5~10分钟。

【功用】 调肠胃，理气血。

【主治】 腹胀，肠鸣，腹痛，便秘，妇人不孕。

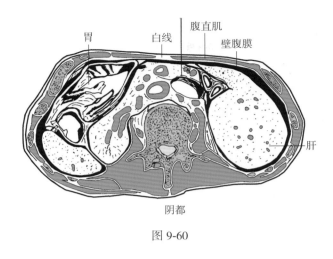

图 9-60

门与幽门（胃的入、出口）是固定不变的。若刺破胃壁，胃内容物则沿针路外溢，易形成腹膜的炎症（图 9-62，图 9-63）。

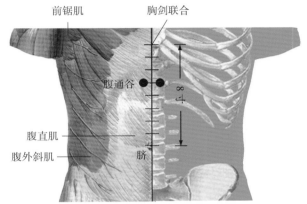

图 9-62

腹通谷（Fùtōnggǔ）（KI20）

【穴名释义】 腹，腹部；通，通过；谷，水谷。穴在腹部，为通过水谷之处。

【特异性】 交会穴之一，冲脉、足少阴之会。

【标准定位】 在上腹部，脐中上 5 寸，前正中线旁开 0.5 寸（图 9-61）。

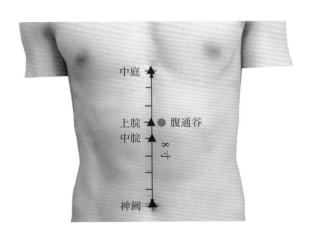

图 9-61

【穴位解剖】 皮肤→皮下组织→腹直肌鞘及鞘内腹直肌→腹横筋膜→腹膜下筋膜。皮肤由第六、七、八肋间神经的前皮支重叠分布。皮下筋膜内除皮神经外，腹前外侧壁的浅静脉脉网已渐汇集成胸腹壁静脉，向上注入腋静脉。腹腔内相应器官有肝（右侧）、胃（左侧）等。胃的四分之三（包括胃底、贲门部、胃体的大部分）位于左季肋区，四分之一（胃体的小部分、幽门部）位于腹上区。在活体，由于体位的改变，胃体的部位稍变化，但贲

【刺灸法】 刺法：直刺或斜刺 0.5~0.8 寸，局部酸胀，扩散至上腹部。不可深刺，以防刺伤肝脏及胃（图 9-63）。

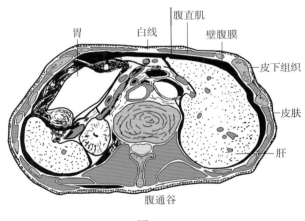

图 9-63

灸法：艾炷灸 3~5 壮，艾条灸 5~10 分钟。

【功用】 清心益肾，降逆止呕。

【主治】 腹痛，腹胀，呕吐，胸痛，心痛，心悸。

幽门（Yōumén）（KI21）

【穴名释义】 幽，隐藏；门，门户。胃之下口称幽门。穴的深部，邻近幽门。

【特异性】 交会穴之一，冲脉、足少阴之会。

217

【标准定位】 在上腹部,脐中上 6 寸,前正中线旁开 0.5 寸(图 9-64)。

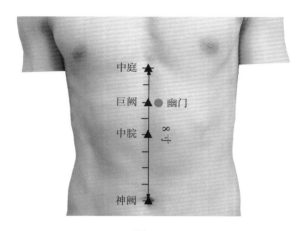

图 9-64

【穴位解剖】 皮肤→皮下组织→腹直肌鞘及鞘内的腹直肌→腹横筋膜→腹膜下筋膜。皮肤由第六、七、八肋间神经的前皮支重叠分布。腹腔内相对应器官有肝(右侧)、胃(左侧)。肝在胸腹前壁的体表投影以三点作标志:第一点在右锁骨中线与第五肋相交处;第二点在右腹中线与第十肋间相交处下方 1.5cm;第三点在左第六肋软骨距前正中线左侧约 5cm 处。第一点和第二点连成弧线,和胸腹右侧壁一致,该线为肝的右缘;第二点和第三点的连线相当于肝的下缘。该下缘可以分成三份,右侧份相当于右肋弓,中份相当于右第九肋与左第八肋前端的连线,该连线以上至胸廓下口为肝脏左叶,紧贴腹前壁的内侧面。因此,针刺该穴时,不能超过上列层次解剖的结构,若已盲目深刺,经腹膜腔入肝脏,千万不能提插,针由原路退出,并要严密观察病人情况,以防内出血的可能(图 9-65,图 9-66)。

【刺灸法】 刺法:直刺 0.5~0.8 寸,局部酸沉,可扩散至胃脘部。不可深刺,以防伤及肝脏(图 9-66)。

灸法:艾炷灸 3~5 壮,艾条灸 5~10 分钟。

【功用】 调理肠胃,通乳消痛。

【主治】 腹痛,呕吐,消化不良,泄泻,痢疾。

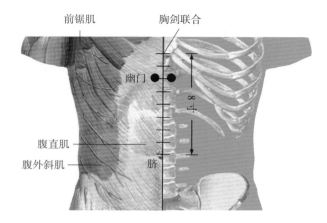

图 9-65

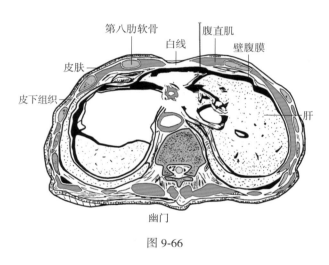

图 9-66

步廊(Bùláng)(KI22)

【穴名释义】 步,步行;廊,走廊。穴当中庭旁,经气至此,如步行于庭堂两侧的走廊。

【标准定位】 在胸部,第五肋间隙,前正中线旁开 2 寸(图 9-67)。

【取法】 仰卧位,于胸骨中线与锁骨中线之间的中点,当第 5 肋间隙中取穴(图 9-16,图 9-17)。

【穴位解剖】 皮肤→皮下组织→胸大肌→肋间外肌→肋间内肌→胸横肌→胸内筋膜。皮肤由第四、五、六肋间神经的前皮支重叠分布。穴位下胸腔内相应器官有:右侧第五肋间隙深面的胸内筋膜相邻于肺前缘及其表面的胸膜,其深面是心脏右侧缘。左侧第五肋间隙深面的胸内筋膜除相邻肺与胸膜外,由于肺前缘有心切迹,以及其外面包裹的心包膜直接贴于胸前壁,心尖最远在第一

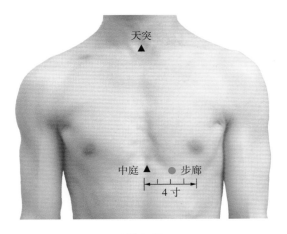

图 9-67

肋间隙的投影可距胸前正中线约 7~9cm。该穴不能深刺(图 9-68,图 9-69)。

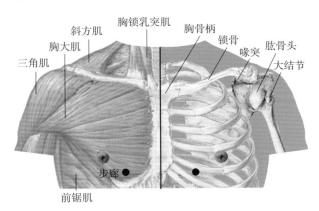

图 9-68

【刺灸法】　刺法:斜刺或平刺 0.5~0.8 寸,局部酸沉。不宜深刺,以防气胸。左侧步廊针刺不当,容易刺伤心脏;右侧步廊向内斜刺过深,也可能穿过胸膜和肺脏,易刺伤心脏(图 9-69)。

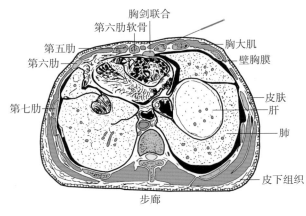

图 9-69

灸法:艾炷灸 3~5 壮,艾条灸 5~10 分钟。

【功用】　止咳平喘,补肾纳气。

【主治】　咳嗽,哮喘,腹痛,呕吐,消化不良,泄泻,痢疾,乳汁缺乏,胸痛,乳痈,妊娠呕吐。

神封(Shénfēng)(KI23)

【穴名释义】　神,神灵;封,领属。穴之所在为心神所属之处。

【标准定位】　在胸部,第四肋间隙,前正中线旁开 2 寸(图 9-70)。

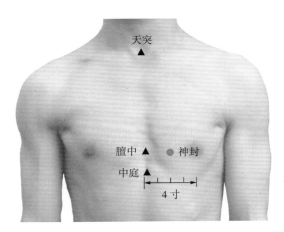

图 9-70

【穴位解剖】　皮肤→皮下组织→胸大肌→肋间外肌→肋间内肌→胸横肌→胸内筋膜。皮肤由第三、四、五肋间神经前皮支重叠分布。穴位下,胸腔内相应器官有:右侧与肺胸膜相对应;左侧在第四肋间隙与胸内筋膜的深面是心脏及其表面包裹的心包膜。心的左侧界在该穴下,距胸前正中线约 5~6cm,其前面有不同程度的壁胸膜及肺覆盖,不宜深刺(图 9-71,图 9-72)。

【刺灸法】　刺法:斜刺或平刺 0.5~0.8 寸,局部酸胀。不宜深刺,免伤心、肺(图 9-72)。

灸法:艾炷灸 3~5 壮,艾条灸 5~10 分钟。

【功用】　通乳消痈,利气降逆,止咳平喘。

【主治】　咳嗽,哮喘,呕吐,胸痛,乳痈。

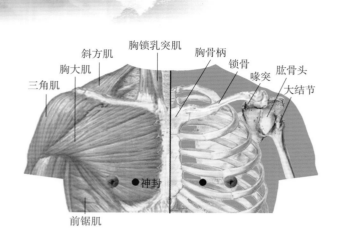

图 9-71

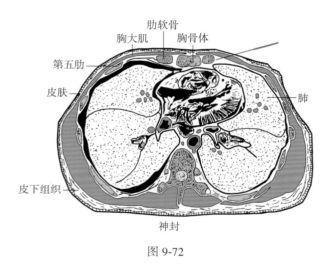

图 9-72

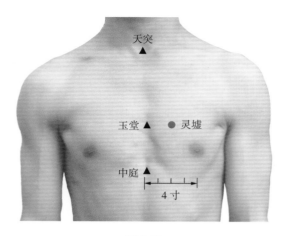

图 9-73

缘约 1~2cm 处下行,并有同名静脉伴行。沿途分支至肋间隙,和胸主动脉的肋间后动脉相互吻合。膈神经位于动脉的后方下降,经肺根前面下降至膈肌、胸膜壁层、心包及膈下腹膜(图 9-74,图 9-75)。

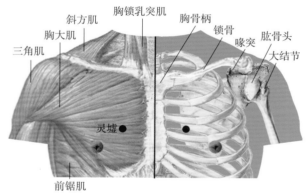

图 9-74

【刺灸法】 刺法:斜刺或平刺 0.5~0.8 寸,局部酸胀(图 9-75)。

灵墟(Língxū)(KI24)

【穴名释义】 灵,神灵;墟,土堆。此穴内应心脏,外当肌肉隆起处,其形如土堆。

【标准定位】 在胸部,第三肋间隙,前正中线旁开 2 寸(图 9-73)。

【穴位解剖】 皮肤→皮下组织→胸大肌→肋间内肌→胸横肌→胸内筋膜。皮肤由第二、三、四肋间神经前皮支重叠分布。在第三肋间隙深面,胸内筋膜后面有胸膜、肺、心脏及其外面的心包膜。心脏在该左侧间隙距胸前正中线为 3~4cm。胸廓内动脉起于锁骨下动脉,在肋软骨及其之间的肋间结构的后方,和胸内筋膜、胸横肌前方下降,距胸骨两侧

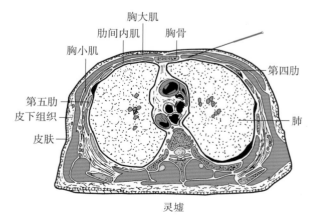

图 9-75

灸法：艾炷灸3~5壮，艾条灸5~10分钟。

【功用】　宽胸理气，清热降逆。

【主治】　咳嗽，哮喘，胸痛，乳痈。

神藏（Shéncáng）（KI25）

【穴名释义】　神，心所藏之灵气；藏，蔽藏。穴当心神蔽藏之处。

【标准定位】　在胸部，第二肋间隙，前正中线旁开2寸（图9-76）。

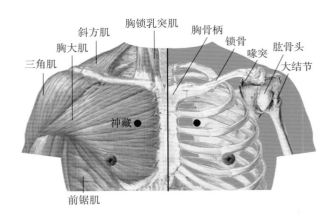

图 9-77

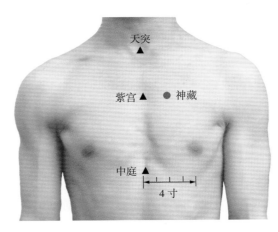

图 9-76

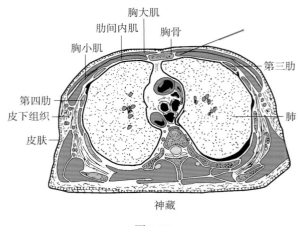

图 9-78

【穴位解剖】　皮肤→皮下组织→胸大肌→肋间外肌→肋间内肌→胸内筋膜。皮肤由第一、二、三肋间神经的前皮支重叠分布。第二肋间结构的动脉供应来自甲状颈干的最上肋间动脉的第二肋间动脉。心脏左侧界在该间隙的深面距前正中线约2~3cm；右侧界仅在胸骨体右缘的深面。左右侧的前面，都有胸膜及肺前缘覆盖。心脏右侧缘上部由上腔静脉形成（图9-77，图9-78）。

【刺灸法】　刺法：斜刺0.5~0.8寸，局部酸胀，可扩散至胸部。不可深刺，以防气胸（图9-78）。

灸法：艾炷灸3~5壮，艾条灸5~10分钟。

【功用】　止咳平喘，宽胸理气。

【主治】　咳嗽，哮喘，呕吐，胸痛，心烦，妊娠呕吐。

彧中（Yùzhōng）（KI26）

【穴名释义】　彧，通"郁"。茂盛之意；中，中间。穴当肾之经气行于胸中大盛之处。

【标准定位】　在胸部，第一肋间隙，前正中线旁开2寸（图9-79）。

【穴位解剖】　皮肤→皮下组织→胸大肌→肋间外肌→肋间内肌→胸内筋膜。皮肤由第一、二胸神经前支的前皮支和锁骨上神经的前支重叠分布。第一肋间结构的动脉供应来自甲状颈干最上肋间颈脉的分支，第一肋间动脉。上腔静脉位于右侧第一、二肋间结构前部的后方。左、右侧的肋间结构后方，都有胸膜及肺前缘，不宜深刺（图9-80，图9-81）。

【刺灸法】　刺法：斜刺或平刺0.5~0.8寸，局部酸胀。不宜深刺，免伤肺脏（图9-81）。

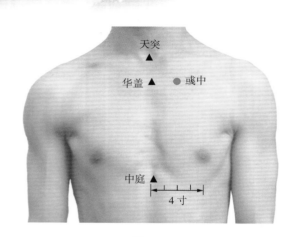

图 9-79

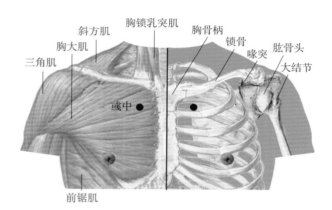

图 9-80

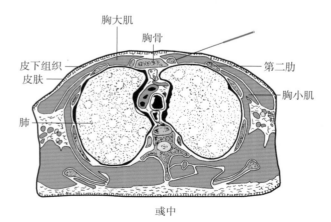

图 9-81

灸法:艾炷灸 3~5 壮,艾条灸 5~10 分钟。

【功用】 止咳平喘,降逆止呕。

【主治】 咳嗽,胸闷,哮喘,呕吐,胸胁胀满,不嗜食。

俞府(Shūfǔ)(KI27)

【穴名释义】 俞,输注;府,通"腑"。肾之经气出此输入内腑。

【标准定位】 在胸部,锁骨下缘,前正中线旁开 2 寸(图 9-82)。

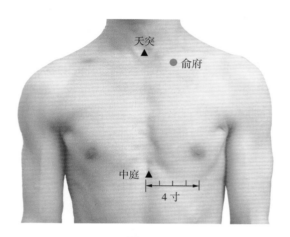

图 9-82

【穴位解剖】 皮肤→皮下组织→胸大肌→锁骨下肌。皮肤由锁骨上神经的前皮支分布。锁骨下肌起于第一肋,向上外方而止于锁骨的肩峰端,由臂丛的锁骨下神经支配。膈神经由颈丛发出以后,在颈根部走行于胸膜顶的前内侧、锁骨下动静脉之间、迷走神经的外侧进入胸腔,在胸廓内动脉的后方下降,经肺根前面下至膈肌。除支配膈肌外,其感觉纤维还分布到胸膜、心包膜及膈下腹膜等(图 9-83,图 9-84)。

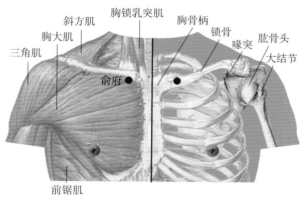

图 9-83

【刺灸法】 刺法:斜刺或平刺 0.5~0.8 寸,局部酸胀(图 9-84)。

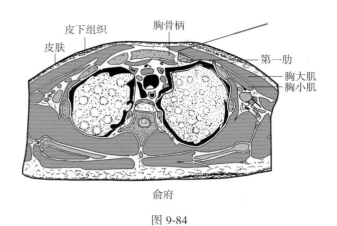

皮肤
皮下组织
胸骨柄
第一肋
胸大肌
胸小肌

俞府

图 9-84

灸法:艾炷灸 3~5 壮,艾条灸 5~10 分钟。

【功用】　止咳平喘,理气降逆。

【主治】　咳嗽,哮喘,呕吐,胸胁胀满,不嗜食。

【注意事项】　针刺俞府穴依然应避免刺伤胸膜和肺。为此,针刺仍要循肋骨的长轴方向,勿与其垂直刺入,不可刺及壁胸膜。

KI

第十章

手厥阴心包经

第十章

手厥阴心包经

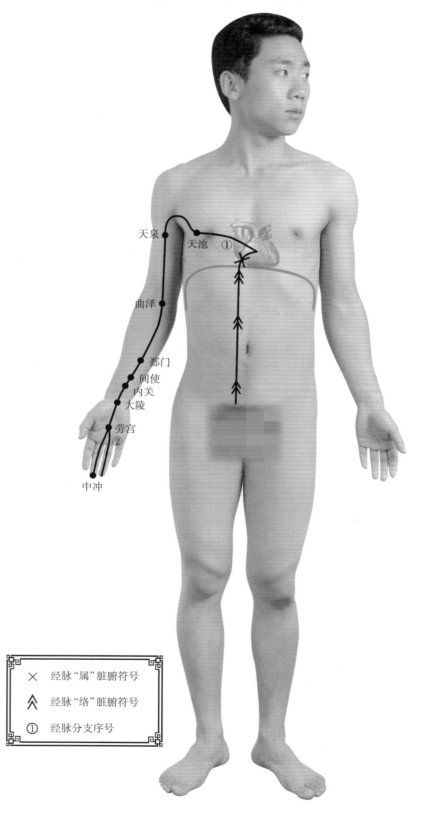

✕	经脉"属"脏腑符号
⋀	经脉"络"脏腑符号
①	经脉分支序号

经脉循行

心主手厥阴心包络之脉,起于胸中,出属心包络,下膈,历络三焦。

其支者,循胸出胁,下腋三寸,上抵腋下,循臑内,行太阴、少阴之间,入肘中,下臂,行两筋之间,入掌中,循中指,出其端。

其支者,别掌中,循小指次指,出其端。

(《灵枢·经脉》)

经脉循行白话解

手厥阴心包经,从胸中起始,属于心包,通过膈肌,依次络于三焦。

它的支脉,沿胸内出胁部,当腋下三寸处(天池)向上到腋下,沿上臂内侧(天泉),循行于手太阴肺经、手少阴心经之间,进入肘中(曲泽),向下经过前臂,行走于两筋(桡侧腕屈肌腱与掌长肌腱)之间(郄门、间使、内关、大陵),进入掌中(劳宫),沿中指出于末端(中冲)。

它的支脉,从掌中分出,沿无名指出于末端,接手少阳三焦经。

PC

本经一侧 9 个穴（左右两侧共 18 个穴），8 个穴分布在上肢内侧中间，1 个穴分布在前胸部。首穴天池，末穴中冲。本经腧穴主治心、胸、胃、神志病以及经脉循行所经过部位的病症。如心痛，胸闷，心悸，心烦，癫狂，腋肿，肘臂挛急，掌心发热等症（图 10-1）。

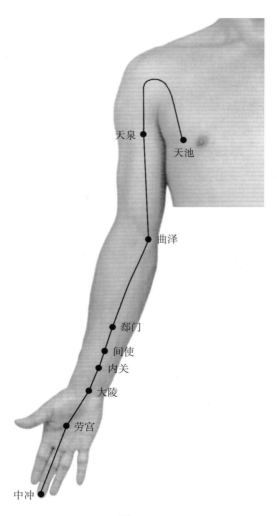

图 10-1

天池（Tiānchí）（PC1）

【穴名释义】 天,天空;池,池塘。穴在乳旁,乳房之泌乳,犹如水自天池而出。

【特异性】 交会穴之一,手厥阴、足少阴之会。

【标准定位】 在胸部,第4肋间隙,前正中线旁开5寸。

【取法】 仰卧位,先定第4肋间隙,然后于乳头中点外开1寸处取穴。妇女应于第4肋间隙,锁骨中线向外1寸处取穴(图10-2)。

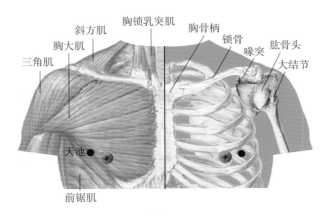

图 10-3

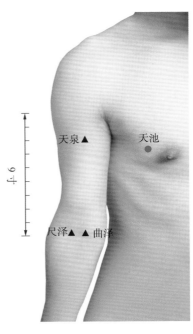

图 10-2

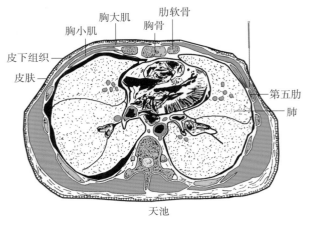

图 10-4

【穴位解剖】 皮肤→皮下组织→胸大肌→前锯肌→肋间外肌→肋间内肌→胸内筋膜。皮肤由第三、四、五肋间神经的外侧支重叠分布。皮下组织内含丰富脂肪,并含有乳腺的外侧部、胸腹部浅静脉及淋巴管。淋巴管把乳腺外侧部分的淋巴导向腋淋巴结群。针由皮肤,在胸腹壁浅静脉的内侧,穿皮下筋膜和胸肌筋膜,入胸大肌及前锯肌,前肌由胸前神经支配,后肌由胸长神经支配。第四肋间结构的深面为胸膜腔和肺,因此不能盲目深刺(图10-3,图10-4)。

【刺灸法】 刺法:针尖向外侧斜刺或平刺0.3~0.8寸,局部酸胀。不可深刺,以防气胸(图10-4)。

灸法:艾炷灸3~5壮;艾条温灸5~10分钟。

【功用】 活血化瘀,止咳平喘,化痰散结。

【主治】 咳嗽,哮喘,呕吐,胸痛,胸闷。

【注意事项】 针刺天池穴,也应避免刺伤胸膜和肺脏。为此,针刺宜循肋骨长轴的方向,勿与其垂直刺入,不可刺透肋间内肌伤及壁胸膜。在女性孕期或哺乳期,为保护乳房,此穴亦应慎用。

天泉（Tiānquán）（PC2）

【穴名释义】 天,天空;泉,泉水。源于天池的经气由此向下,如同泉水从天而降。

【标准定位】 在臂前区,腋前纹头下2寸,肱二头肌的长、短头之间。

【取法】 伸臂仰掌,于腋前皱襞上端与肘横纹上的曲泽连成直线,在肘横纹上7寸处取穴(图10-5)。

PC

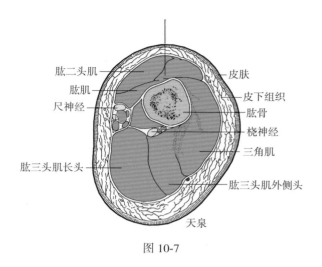

图 10-7

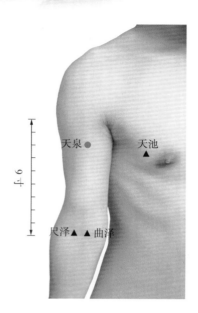

图 10-5

【穴位解剖】 皮肤→皮下组织→肱二头肌→喙肱肌(腱)。皮肤由臂内侧皮神经分面。皮下筋膜疏松,富有脂肪组织。针由皮肤、皮下筋膜穿臂筋膜,入肱二头肌,在肌皮神经的外侧深进喙肱肌(腱),以上两肌由肌皮神经支配(图 10-6,图 10-7)。

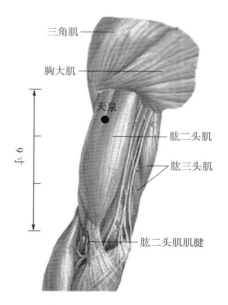

图 10-6

【刺灸法】 刺法:直刺 0.5~0.8 寸,局部酸胀,可扩散至肩部(图 10-7)。

灸法:艾炷灸或温针灸 3~5 壮;艾条灸 5~10 分钟。

【功用】 活血通脉,理气心痛。

【主治】 上臂内侧痛,胸胁胀满,胸背痛。

曲泽(Qūzé)(PC3)

【穴名释义】 曲,弯曲;泽,沼泽。经气流注至此入曲肘浅凹处,犹如水进沼泽。

【特异性】 五输穴之一,本经合穴。

【标准定位】 在肘前区,肘横纹上,肱二头肌腱的尺侧缘凹陷中。

【取法】 仰掌,微屈肘,在肘横纹中,肱二头肌腱的尺侧,避开血管取穴(图 10-8)。

【穴位解剖】 皮肤→皮下组织→正中神经→肱肌。皮肤由臂内侧皮神经分布,皮纹较深,皮下组织内除上述皮神经外,贵要静脉由手背静脉网的尺侧部起始,在前臂尺侧后上方上升,在肘窝下方转前面,于此接受肘正中静脉,再向上经肱二头肌内缘,至臂中点穿筋膜入肱静脉。针由皮肤、皮下筋膜,在贵要静脉和肘正中静脉之间穿肘前筋膜,于肱动脉内侧直刺正中神经干及其深面的肱肌。该肌由肌皮神经支配(图 10-9,图 10-10)。

【刺灸法】 刺法:①直刺 0.5~1.0 寸,局部沉胀,可向中指放射(图 10-10)。②用三棱针点刺放血,用于中暑高热,热毒郁于血分以及急性胃肠炎等病。

灸法:艾炷或温针灸 3~5 壮,艾条灸 5~10

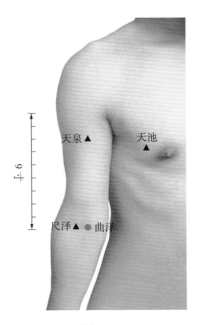

图 10-8

分钟。

【功用】　清暑泻热,补益心气,通经活络,清热解毒。

【主治】　心脑疾患:心痛善惊,心悸,心烦。

脾胃疾患:口干,呕吐,呕血,霍乱。

本经脉所过部位的疾患:肘臂挛痛不伸。

其他:痧症,风疹,身热烦渴,伤寒。

郄门(Xìmén)(PC4)

【穴名释义】　郄,孔隙;门,门户。乃心包经经气出入的门户。

【特异性】　本经郄穴。

【标准定位】　在前臂前区,腕掌侧远端横纹上5寸,掌长肌腱与桡侧腕屈肌腱之间。

【取法】　仰掌微屈腕,先取腕横纹中点之大陵,其上5寸处掌长肌腱与桡侧腕屈肌腱之间取穴(图10-11)。

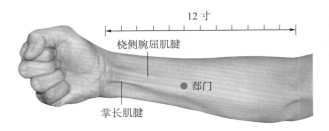

图 10-11

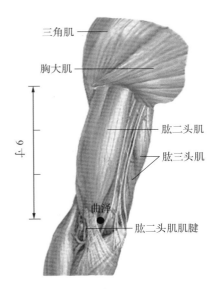

图 10-9

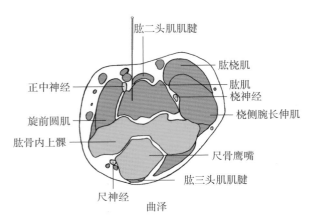

图 10-10

【穴位解剖】　皮肤→皮下组织→桡侧腕屈肌→指浅屈肌→正中神经→指深屈肌→前臂肌间膜。皮肤由前臂内、外侧皮神经双重分布。在皮下组织内除上述皮神经外,前臂正中静脉上行,注入肘正中静脉。针由皮肤、皮下筋膜穿前臂深筋膜后,依序入肌层,直抵其深面的骨间膜。所经诸肌,除指深屈肌尺侧半由尺神经支配外,其他由正中神经支配。该神经的体表投影在:上肢外展90°,掌心向上时,从锁骨中点,经肱骨内上髁与肱二头肌腱连线中点,和腕前横纹中点的连线,该线由大圆肌下缘至腕前横纹中点的一段为该神经的体表投影(图10-12,图10-13)。

【刺灸法】　刺法:直刺0.5~0.8寸,局部酸胀

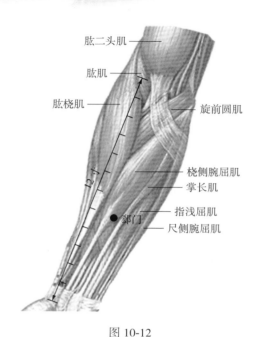

肱二头肌

肱肌

肱桡肌

旋前圆肌

桡侧腕屈肌

掌长肌

指浅屈肌

尺侧腕屈肌

郄门

图 10-12

或有麻胀感向指端放散(图 10-13)。

灸法:艾炷灸或温针灸 3~5 壮,艾条灸 10~20 分钟。

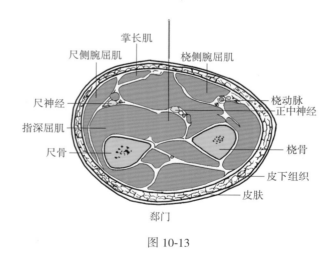

掌长肌

尺侧腕屈肌

桡侧腕屈肌

尺神经

桡动脉
正中神经

指深屈肌

尺骨

桡骨

皮下组织

皮肤

郄门

图 10-13

【功用】 理气止痛,宁心安神,清营止血。

【主治】 心神疾患:心痛,心悸,胸痛,癫狂。

血证:咳血、呕血、衄血。

本经脉所过部位的疾患:肘臂痛,腋肿。

其他:疔疮,胃痛。

间使(Jiānshǐ)(PC5)

【穴名释义】 间,间隙;使,臣使。位于两筋之间隙,心包为"臣使之官",故名。

【特异性】 五输穴之一,本经经穴。

【标准定位】 在前臂前区,腕掌侧远端横纹上 3 寸,掌长肌腱与桡侧腕屈肌腱之间。

【取法】 伸臂仰掌,手掌后第一横纹正中(大陵)直上 3 寸,当掌长肌腱与桡侧腕屈肌腱之间处取穴(图 10-14)。

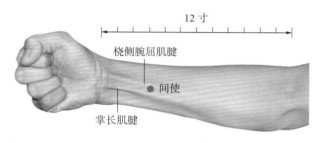

12 寸

桡侧腕屈肌腱

间使

掌长肌腱

图 10-14

【穴位解剖】 皮肤→皮下组织→指浅屈肌→指深屈肌→旋前方肌→前臂骨间隙。皮肤由前臂内、外侧皮神经双重分布。前臂浅筋膜内除上述神经外,还有前臂正中静脉行经。针由皮肤、皮下筋膜穿前臂筋膜,在掌长肌和桡侧腕屈肌之间,入指浅屈肌,穿正中神经,或经该神经的两侧,深进指深屈肌,经前臂屈肌后间隙入旋前方肌。除指深屈肌的尺侧畔由尺神经支配外,其他均由正中神经分支支配(参看郄门穴)(图 10-15,图 10-16)。

【刺灸法】 刺法:直刺 0.5~1.5 寸,深刺可透支沟穴,局部酸胀或有麻电感向指端放散(图 10-16)。

灸法:艾炷灸或温针灸 3~7 壮,艾条灸 5~10 分钟。

【功用】 截疟,安神,宽胸。

【主治】 心胸疾患:心痛,心悸,胸胁痛,伤寒结胸。

神志疾患:癫狂,痫证。

脾胃疾患:胃痛,呕吐。

妇科疾患:月经不调,血结成块。

本经脉所过部位的疾患:肘挛腋肿。

其他:疟疾,暗不能言,咽中如哽。

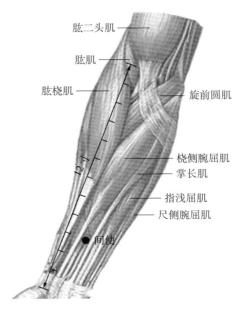

图 10-15

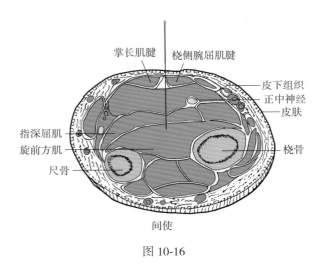

图 10-16

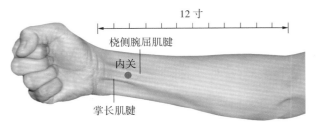

图 10-17

取穴。

【穴位解剖】 皮肤→皮下组织→指浅层肌→指深屈肌→旋前方肌→前臂骨间膜。皮肤由前臂内、外侧皮神经双重分布。针由皮肤、皮下筋膜穿前臂深筋膜,在桡侧腕屈肌和掌长肌之间入指浅屈肌,在正中神经的尺侧(或穿神经干)进入指深屈肌,经前臂屈肌后间隙入旋前方肌,直抵前臂骨间膜。以上诸肌除指深屈肌尺侧畔由尺神经支配外,其他肌肉均由正中神经的肌支支配(图10-18,图 10-19)。

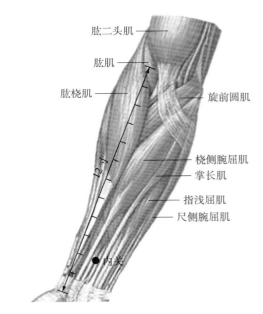

图 10-18

内关(Nèiguān)(PC6)

【穴名释义】 内,内外之内;关,关隘。穴在前臂内侧要处,犹如关隘。

【特异性】 本经络穴。八脉交会穴之一,交阴维。

【标准定位】 在前臂前区,腕掌侧远端横纹上 2 寸,掌长肌腱与桡侧腕屈肌腱之间(图10-17)。

【取法】 伸臂仰掌,于掌后第一横纹正中(大陵)直上 2 寸,当掌长肌腱与桡侧腕屈肌腱之间处

【刺灸法】 刺法:①直刺 0.5~1.5 寸,深刺可透外关,局部酸胀,有麻电感向指端放射(图10-19)。②向上斜刺 1.0~2.0 寸,局部酸胀,可扩散至肘、腋、胸等处,用以治疗躯干疾病。

灸法:艾炷灸或温针灸 5~7 壮,艾条灸 10~20分钟。

【功用】 宁心安神,和胃降逆,宽胸理气,镇静止痛。

PC

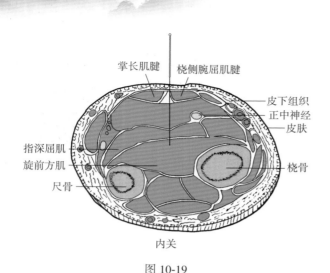

图 10-19

【主治】 心神血脉疾患：心痛，心悸，善惊，烦心，失眠，脏躁，癫痫，狂妄。

脾胃疾患：胸胁支满，胃脘疼痛，呕吐，呃逆，黄疸，妊娠恶阻。

胸部疾患：胸胁支满，哮喘，乳癖，乳汁缺乏。

本经脉所过部位的疾患：肘臂挛痛。

其他：产后血晕，痛经，月经不调，热病汗不出，头项强，目昏，面赤肌热，脱肛。

大陵（Dàlíng）（PC7）

【穴名释义】 大，大小之大；陵，丘陵。掌根高突如同丘陵，穴在其腕侧陷中。

【特异性】 五输穴之一，本经输穴，心包经之原穴。

【标准定位】 在腕前区，腕掌侧远端横纹中，掌长肌腱与桡侧腕屈肌腱之间。（图 10-20）。

【取法】 伸臂仰掌，于掌后第一腕横纹，掌长肌腱与桡侧腕屈肌腱之间取穴。

【穴位解剖】 皮肤→皮下组织→正中神经干→腕骨间关节囊。皮肤由前臂内、外侧皮神经双重分布。腕前区的皮肤及皮下筋膜均较薄弱，筋膜内有前臂正中静脉的属支，尺神经和正中神经的掌皮支经过。前臂深筋膜在腕骨的前方增厚，形成腕横韧带。该韧带与腕骨共同构成腕管，管

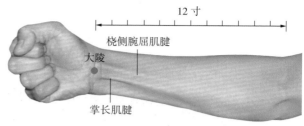

图 10-20

的后壁为腕关节前面的筋膜。在腕管内，有正中神经、指浅深屈肌腱和拇长屈肌腱等，腱周围有疏松的结缔组织形成腱旁系膜（或腱旁组织），以保证肌腱的血液供应和滑动功能。通过腕横韧带前面是掌长肌腱，其深面正对腕管内的正中神经（图 10-21，图 10-22）。

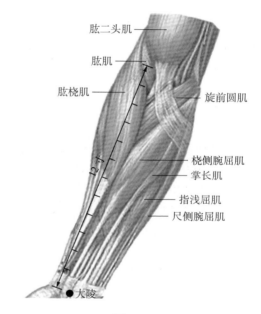

图 10-21

【刺灸法】 刺法：①直刺：0.3~0.5 寸，局部酸胀，或有麻电感向指端放散（图 10-22）。②斜刺时针刺入腕管内（用以治腕管综合征），可有局部胀痛，有时有麻电感向指端放散。手法用平补平泻法或提插、捻转补泻法。③用三棱针点刺出血。

灸法：艾炷灸或温针灸 3~5 壮，艾条灸 10~20 分钟。

【功用】 清热宁心，宽胸和胃，通经活血。

【主治】 心肺疾患：心痛，心悸，心悬若饥，胸中热痛，短气，喘咳。

神志疾患：心烦，悲泣惊恐，喜笑不休，狂言不乐，脏躁。

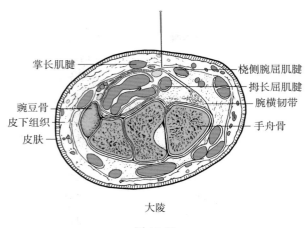

大陵

图 10-22

脾胃疾患:胃痛,呕吐,呕血。

五官疾患:头痛,目黄,目赤肿痛,喉痹,咽干,口疮,口臭。

本经脉所过部位的疾患:手腕臂痛,腕下垂,腕关节及周围组织疾患。

劳宫(Láogōng)(PC8)

【穴名释义】 劳,劳动;宫,中央。手司劳动,穴在手的掌部中央。

【特异性】 五输穴之一,本经荥穴。

【标准定位】 在掌区,横平第 3 掌指关节近端,第 2、3 掌骨之间偏于第 3 掌骨(图 10-23)。

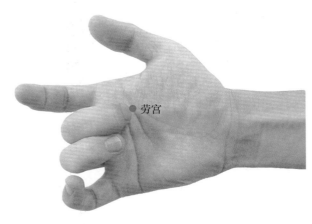

图 10-23

【取法】 屈指握拳,以中指、无名指尖切压在掌心横纹,当二、三掌骨之间,紧靠第三掌骨桡侧

缘处是穴。

【穴位解剖】 皮肤→皮下组织→第二蚓状肌→拇收肌(横头)→骨间肌。掌部皮肤厚而坚韧,无汗毛及皮脂腺,但汗腺丰富。穴位皮肤由正中神经的掌皮支分布。皮纹处的皮肤直接与深筋膜连而不易滑动。皮下筋膜在掌心处非常致密,由纤维隔将皮肤和掌腱膜紧密相连,将皮下筋膜分成许多小隔样结构,其间穿行有浅血管、淋巴管和皮神经。当手掌的浅静脉和淋巴管受压时,除掌正中一小部血液与淋巴流向前臂外,大部分流向手背,并经指蹼间隙与深层的静脉与淋巴管相通。针由皮肤、皮下筋膜穿掌腱膜后,经桡侧两条指浅、深屈肌腱之间的第二蚓状肌,入拇收肌的横头,直抵第二、三掌骨之间的骨间肌。第二蚓状肌由正中神经支配;拇收肌、骨间肌由尺神经支配(图 10-24,图 10-25)。

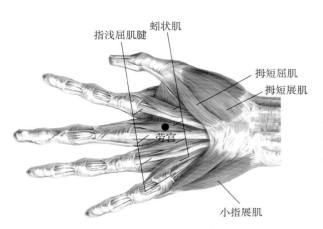

图 10-24

【刺灸法】 刺法:直刺 0.3~0.5 寸,局部胀痛,扩散至整个手掌(图 10-25)。

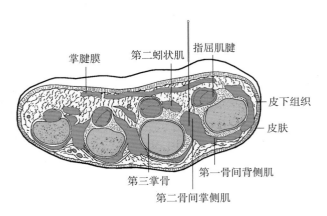

劳宫

图 10-25

PC

灸法:艾炷灸或温针灸 3~5 分钟。

【功用】 解表除烦,清心泻热,醒神开窍。

【主治】 心胸疾患:心痛,心悸,胸胁支满,胁痛,气逆。

神志疾患:心烦善怒,喜笑不休,癫狂,小儿惊厥。

热病:溺赤,大便下血。

本经脉所过部位的疾患:掌中热,鹅掌风,手指麻木。

其他:目黄,口中糜烂。

中冲(Zhōngchōng)(PC9)

【穴名释义】 中,中间;冲,冲动。穴在中指端,心包经之井穴,经气由此涌出,沿经脉上行。

【特异性】 五输穴之一,本经井穴。

【标准定位】 在手指,中指末端最高点。

【取法】 仰掌,手中指尖的中点,距指甲游离缘约 0.1 寸处取穴(图 10-26)。

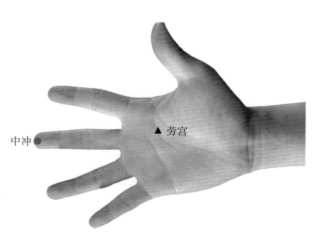

图 10-26

【穴位解剖】 皮肤→皮下组织→指腱鞘及鞘内指深屈肌腱→末节指骨粗隆(骨膜)。皮厚,富有汗腺,但没有汗毛和皮脂腺。穴位皮肤由正中

神经指掌侧固有神经的指背支分布。该部位神经末梢非常丰富,触角特别灵敏,可辨别物体的质地和形态。指掌侧的皮下脂肪积聚成球,有纤维隔介于其间,将皮肤连于指骨骨膜及腱鞘,指掌侧固有神经伴行的同名动脉分布指掌支,在指端形成丰富的血管网(丛),营养指骨、关节、腱膜及皮肤(图 10-27,图 10-28)。

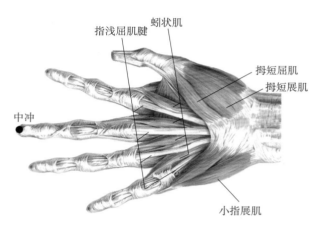

图 10-27

【刺灸法】 刺法:①浅刺 0.1~0.2 寸,局部胀痛。手法用平补平泻法(图 10-28)。②用三棱针点刺出血。

灸法:艾炷灸 1~3 壮,艾条灸 5~10 分钟。

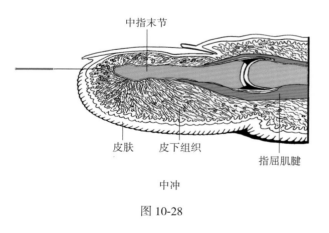

图 10-28

【功用】 回阳救逆,醒神通络。

【主治】 心神疾患:心痛,心烦,中风,晕厥,中暑。

热病:热病汗不出。

其他:目赤,舌本痛,小儿夜啼。

手三阴经腧穴比较

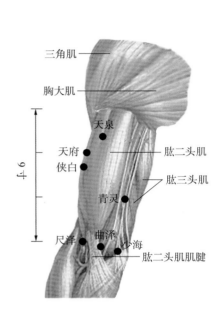

图 10-29　手三阴上臂图

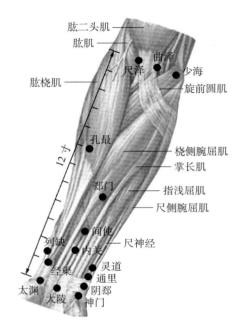

图 10-30　手三阴前臂图

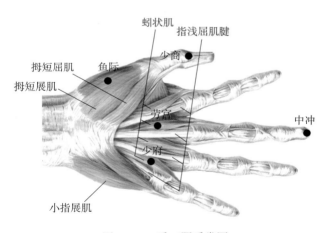

图 10-31　手三阴手掌图

第十一章
手少阳三焦经

手少阳三焦经

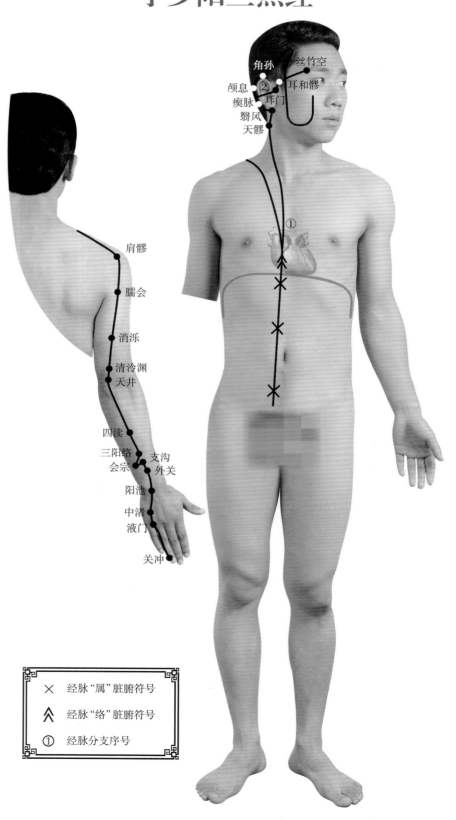

角孙　丝竹空
颅息　耳和髎
瘈脉　②　耳门
翳风
天髎

肩髎
臑会
消泺
清泠渊
天井
四渎
三阳络　支沟
会宗　外关
阳池
中渚
液门
关冲

✕	经脉"属"脏腑符号
⋀	经脉"络"脏腑符号
①	经脉分支序号

经脉循行

三焦手少阳之脉,起于小指次指之端,上出两指之间,循手表腕,出臂外两骨之间,上贯肘,循臑外上肩,而交出足少阳之后,入缺盆,布膻中,散络心包,下膈,遍属三焦。

其支者,从膻中上出缺盆,上项,系耳后,直上出耳上角,以屈下颊至𬱟。

其支者,从耳后入耳中,出走耳前,过客主人,前交颊,至目锐眦。

(《灵枢·经脉》)

经脉循行白话解

手少阳三焦经,起始于无名指末端(关冲),向上行于小指与无名指之间(液门),沿着手背、腕部(中渚、阳池),出于前臂外侧尺骨和桡骨之间(外关、支沟、会宗、三阳络、四渎),向上通过肘尖(天井),沿上臂外侧(清泠渊、消泺),向上通过肩部(臑会、肩髎),交叉循行至足少阳胆经的后方(天髎),进入锁骨上窝,散布于膻中,散络于心包,然后向下通过膈肌,属于上、中、下三焦。

它的支脉,从膻中上行,出锁骨上窝,向上经过项部,连系耳后(天牖、翳风、颅息),直上出耳上方(角孙),折转向下过面颊,至眼下(颧髎)。

它的支脉,从耳后进入耳中,出来后沿耳前(耳和髎、耳门),经过上关前,交面颊,到外眼角(丝竹空),接足少阳胆经。

TE

本经一侧 23 个穴(左右两侧共 46 个穴),13 个穴分布在上肢背面,10 个穴分布在颈、侧头部。首穴关冲,末穴丝竹空。本经腧穴主治侧头、耳、目、胸胁、咽喉病,热病以及经脉循行所经过部位的病症。如腹胀,水肿,遗尿,小便不利,耳聋,耳鸣,咽喉肿痛,目赤肿痛,颊肿,耳后、肩臂肘后外侧疼痛等症(图 11-1,图 11-2)。

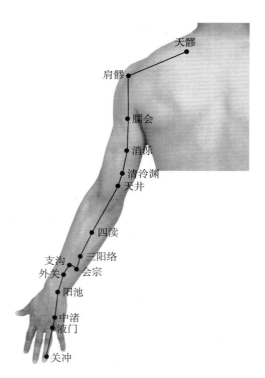

图 11-1

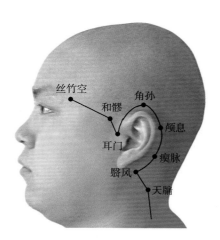

图 11-2

关冲（Guānchōng）（TE1）

【穴名释义】　关，关隘；冲，冲要。穴为三焦经井穴，经气由此涌出，沿经脉上行。

【特异性】　五输穴之一，本经井穴。

【标准定位】　在手指，第4指末节尺侧，指甲根角侧上方0.1寸（指寸）（图11-3）。

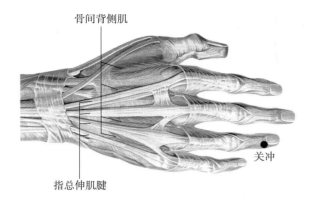

图 11-4

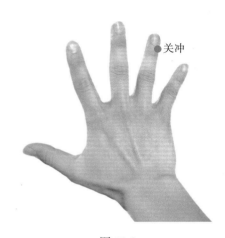

图 11-3

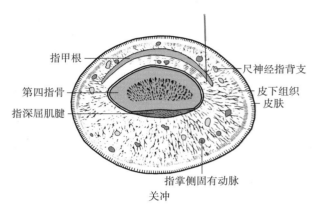

图 11-5

【取法】　俯掌，沿无名指尺侧缘和基底部各作一平线，相交处取穴。

【穴位解剖】　皮肤→皮下组织→指甲根。皮肤薄，由尺神经指掌侧固有神经的指背支分布。皮下组织疏松，有纤维束于皮肤和骨膜相连。手指的静脉多位于背侧。浅淋巴管与指腱鞘、指骨骨膜的淋巴管相通。手的动脉、每指均有4条，即两条指掌侧固有动脉和两支指背动脉分别与同名神经伴行。均位于指掌、背面与侧面的交界线上。因指背血管和神经较细短，所以指的掌侧及末二节指背侧皮肤和深层结构，均分布有掌侧的血管和神经（图11-4，图11-5）。

【刺灸法】　刺法：①浅刺0.1~0.3寸，局部胀痛（图11-5）。②用三棱针点刺挤压出血。

灸法：艾炷灸3~5壮，艾条灸5~10分钟。

【功用】　清热解毒，醒神通窍，活血通络。

【主治】　外感疾患：寒热头痛，热痛汗不出。

头面五官疾患：头眩目赤，颔痛，目生翳膜，视物不清，耳聋，耳鸣，舌卷口干，喉痹。

本经脉所过部位的疾患：臂、肘疼痛。

其他：心烦、胸中气噎，不嗜食。

液门（Yèmén）（TE2）

【穴名释义】　液，水液；门，门户，此为本经荥穴。属水，有通调水道之功，犹如水气出入之门户。

【特异性】　五输穴之一，本经荥穴。

【标准定位】　在手背，当第4、5指间，指蹼缘后方赤白肉际处。

【取法】　微握拳，掌心向下，于第四、五指间缝纹端，趾蹼缘上方赤白肉际凹陷中（图11-6）。

【穴位解剖】　皮肤→皮下组织→骨间背侧肌。手背皮薄，有汗毛及皮脂腺，富有弹性。该穴皮肤由尺神经的指背神经分布。在皮下组织内，手背浅静脉非常丰富，互相吻合成网状。手的血液回流，以手背静脉为主。手背的浅淋巴管与浅静脉伴行，手掌远侧的浅淋巴管网，经指蹼处也汇入手背的浅淋巴管。在手背，伸指肌腱联合更为明显。针由皮肤、皮下组织、经伸指肌腱第三与第四

TE

肘部。

灸法：艾炷灸或温针灸 3~5 壮，艾条灸 5~10 分钟。

【功用】 解表清热，通络止痛。

【主治】 外感疾患：热病汗不出，寒热头痛，疟疾。

头面五官疾患：目赤泪出，耳聋，耳鸣，咽肿，齿龋痛。

本经脉所过部位的疾患：手背红肿，手肌痉挛。

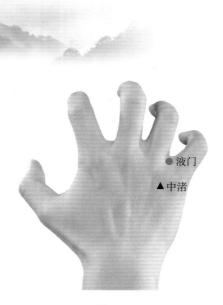

图 11-6

根肌腱之间的腱联合，达深层尺神经支配的骨间肌（图 11-7，图 11-8）。

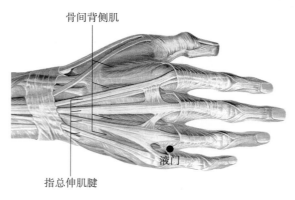

图 11-7

【刺灸法】 刺法：①直刺 0.3~0.5 寸，局部胀痛，可扩散至手背（图 11-8）。②针尖略向上（手腕部），不断运针，针感可沿着三焦经脉循行向上到

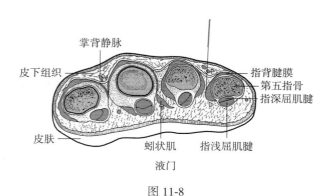

图 11-8

中渚（Zhōngzhǔ）（TE3）

【穴名释义】 中，中间；渚，水中之小块陆地。穴在五腧穴流注之间，经气如水循渚而行。

【特异性】 五输穴之一，本经输穴。

【标准定位】 在手背，第 4、5 掌骨间，掌指关节近端凹陷中。

【取法】 俯掌，液门穴直上 1 寸，当第四、五掌指关节后方凹陷中取穴（图 11-9）。

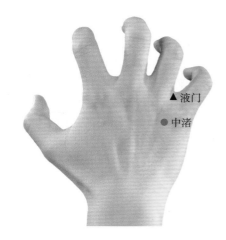

图 11-9

【穴位解剖】 皮肤→皮下组织→第四骨间背侧肌。皮肤由尺神经的指背神经分布。皮下组织内的静脉网接受由手指、手掌浅层和深部的静脉。手背深筋膜可分为浅、深两层。浅层较厚，与伸指肌腱汇合，共同形成手背腱膜；深层覆盖于第二至第五掌骨和第二至第四骨间背侧肌的背面。浅、深两层之间则形成皮下间隙（位于皮

下筋膜和手前腱膜之间)和腱膜下间隙(位于手背腱膜和深筋膜的深层之间)。针由皮肤,皮下筋膜,穿皮下间隙,经腱膜下隙内的第三、四伸肌腱之间,深层第四掌骨间隙的骨间肌(图11-10,图11-11)。

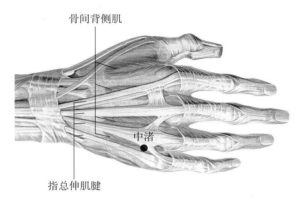

骨间背侧肌

中渚

指总伸肌腱

图 11-10

【刺灸法】　刺法:①直刺0.3~0.5寸,局部酸胀,有麻电感向指端放散(图11-11)。②向上斜刺0.5~1.0寸,局部酸胀,可向腕部扩散。

灸法:艾炷灸或温针灸3~5壮,艾条灸5~10分钟。

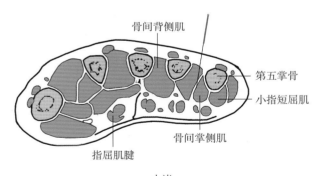

骨间背侧肌

第五掌骨

小指短屈肌

骨间掌侧肌

指屈肌腱

中渚

图 11-11

【功用】　清热通络,明目益聪。

【主治】　外感疾患:热病汗不出,寒热。

头面五官疾患:头痛目赤,目眩,目痛,目生翳膜,耳聋,耳鸣,喉痹。

本经脉所过部位的疾患:肘臂痛,手臂红肿,五指不得屈伸。

其他:消渴,疟疾,肋间神经痛。

阳池(Yángchí)(TE4)

【穴名释义】　阳,阴阳之阳;池,池塘。穴在腕背陷中,经气至此如水入池塘。

【特异性】　三焦经之原穴。

【标准定位】　在腕后区,腕背侧远端横纹上,指伸肌腱的尺侧缘凹陷中。

【取法】　俯掌,于第三、四指掌骨间直上与腕横纹交点处的凹陷中取穴;或于尺腕关节部,指总伸肌腱和小指固有伸肌腱之间处取穴(图11-12)。

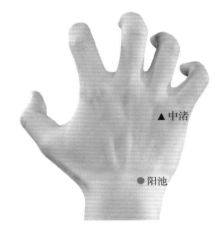

▲中渚

●阳池

图 11-12

【穴位解剖】　皮肤→皮下组织→腕背侧韧带→三角骨(膜)。皮肤由前臂后皮神经和尺神经的手背支双重分布。皮下筋膜致密,手背静脉尺侧部和小指的指背静脉渐汇成贵要静脉的起始部。深筋膜增厚而形成韧带。针由皮肤、皮下筋膜穿深筋膜,在小指伸肌和指伸肌腱之间,直抵三角骨面。以上二肌(腱)均包裹有腱鞘,由桡神经支配(图11-13,图11-14)。

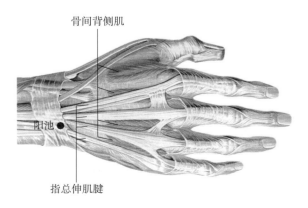

骨间背侧肌

阳池

指总伸肌腱

图 11-13

【刺灸法】 刺法:①直刺 0.3~0.5 寸深刺可透大陵,局部酸胀,可扩散至中指(图 11-14)。②平刺 0.5~1.0 寸,向左、右平刺,局部酸胀,可扩散至整个腕关节,以治腕关节疾病。

灸法:艾炷灸或温针灸 3~5 壮,艾条灸 3~5 分钟。不宜瘢痕灸,以免影响腕关节的活动。

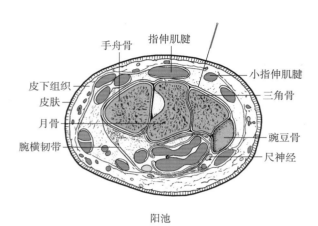

阳池

图 11-14

【功用】 和解表里,益阴增液。

【主治】 头部疾患:头痛,头晕,耳鸣,耳聋,目痛,咽喉肿痛,项痛。

本经脉所过部位的疾患:肩臂痛不得举,腕痛无力,腕关节红肿不得屈伸。

其他:消渴,烦闷,口干。

外关(Wàiguān)(TE5)

【穴名释义】 外,内外之外;关,关隘。穴在前臂外侧要处,犹如关隘。

【特异性】 本经络穴。八脉交会穴之一,交阳维脉。

【标准定位】 在前臂后区,腕背侧远端横纹上 2 寸,尺骨与桡骨间隙中点(图 11-15)。

【取法】 伸臂俯掌,于腕背横纹中点直上 2 寸,尺、桡骨之间,与内关穴相对处取穴。

【穴位解剖】 皮肤→皮下组织→小指伸肌→指伸肌→示指伸肌。皮肤由桡神经发出的前臂

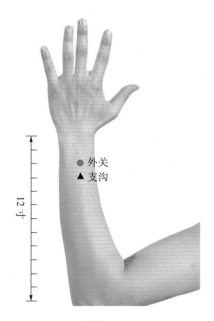

图 11-15

后皮神经分布。该处皮肤皮下筋膜掌侧厚而松弛,桡神经的浅支与头静脉起始部伴行,尺神经的手背支和贵要静脉起始部伴行。针由皮肤、皮下筋膜穿前臂深筋膜,经小指伸肌的桡侧入小指伸肌,深进在拇长伸肌的尺侧入示指伸肌,以上诸肌(腱)均由桡神经肌支支配(图 11-16,图 11-17)。

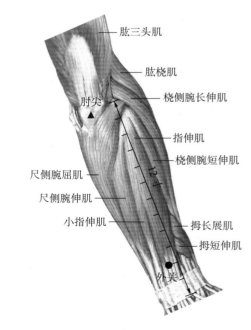

图 11-16

【刺灸法】 刺法:①直刺 0.5~1.0 寸,或透内关穴,局部酸胀,有时可扩散至指端(图 11-17)。

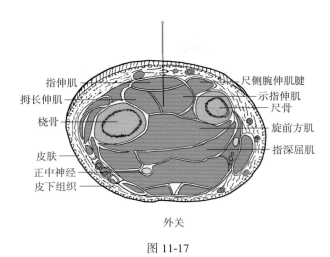

图 11-17

②向上斜刺 1.5~2.0 寸,局部酸胀,向上扩散至肘、肩及躯干疾病。③向阳池方向斜刺运针,以治疗手腕疾患。

　　灸法:艾炷灸或温针 3~5 壮,艾条灸 10~20 分钟或药物天灸。

　　本穴为保健按摩常用穴,经常点按、推摩本穴,可预防耳鸣耳聋等病。

　　【功用】　解表清热,通经活络。

　　【主治】　外感疾患:热病,咳嗽,疟腮,感冒。

　　头面耳目疾患:头痛,耳鸣,颊痛,鼻衄,牙痛,目赤肿痛。

　　精神神经系统疾病:急惊风。

　　胃肠疾病:腹痛,便秘,肠痈,霍乱。

　　本经脉所过部位的疾患:胸胁痛,五指尽痛,不能握物,肘臂屈伸不利,上肢筋骨疼痛,手颤,肩痛。

支沟 (Zhīgōu) (TE6)

　　【穴名释义】　支,通"肢";沟,沟渠。在此指上肢,穴在上肢尺桡骨间沟中。

　　【特异性】　五输穴之一,本经经穴。

　　【标准定位】　在前臂后区,腕背侧远端横纹上 3 寸,尺骨与桡骨间隙中点。

　　【取法】　伸臂俯掌,于腕背横纹中点直上 3 寸,尺、桡两骨之间,与间使穴相对处取穴(图 11-18)。

　　【穴位解剖】　皮肤→皮下组织→小指伸肌→拇长伸肌→前臂骨内膜。皮肤由前臂后神经分布。

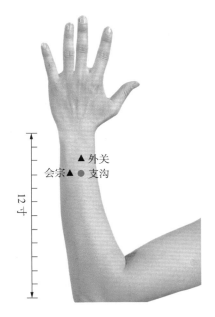

图 11-18

皮下组织内有贵要静脉和头静脉的属支。针由皮肤、皮下筋膜穿前臂深筋膜,入小指伸肌,深抵其下面的拇长伸肌。前臂后区的血管神经束由桡神经深支(骨间背侧神经)和骨间背侧动脉及两条静脉组成,该血管神经束行于前臂后区深、浅层肌之间。桡神经深支发出肌支支配前臂后区的伸肌。在前臂后区的下段,在拇长伸肌的深面,在骨间掌侧动脉的穿支,穿过骨间膜的下缘,进入前臂前区(图 11-19,图 11-20)。

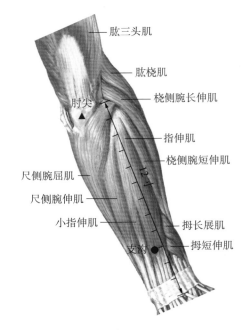

图 11-19

【刺灸法】 刺法：直刺 0.5~1.0 寸，局部酸胀，针感可向上扩散至肘部，有时有麻电感向指端放散（图 11-20）。

灸法：艾炷灸或温针灸 3~5 壮，艾条灸 10~20 分钟。

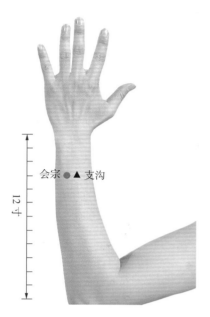

图 11-21

脉、头静脉等血管。其深层有前臂间后动、静脉的分支，以及前臂骨间后神经的分支（图 11-22，图 11-23）。

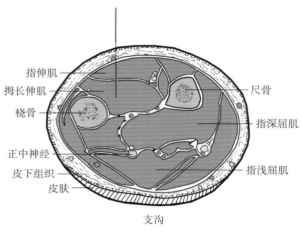

支沟

图 11-20

【功用】 解表清热，通经活络。

【主治】 外感疾患：热病汗不出。

头面五官疾患：耳聋，耳鸣，面赤，目赤肿痛，暴喑不能言，口噤。

心胸疾患：胸胁痛，咳嗽，逆气，心痛。

本经脉所过部位的疾患：肩臂酸痛不举。

其他：产后血晕，大便不通。

会宗（Huìzōng）（TE7）

【穴名释义】 会，会合；宗，集聚。此为本经郄穴，是经气会聚之处。

【特异性】 手少阳之郄穴。

【标准定位】 在前臂后区，腕背侧远端横纹上 3 寸，尺骨的桡侧缘（图 11-21）。

【穴位解剖】 皮肤→皮下组织→尺侧腕伸肌→示指伸肌→前臂肌间膜。皮肤由桡神经发出的前臂后支神经分布。皮下组织内有贵要静

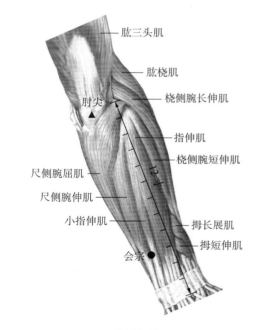

图 11-22

【刺灸法】 刺法：直刺 0.5~1.0 寸，局部酸胀。该穴多用泻法（图 11-23）。

灸法：艾炷灸或温针灸 3~5 壮，艾条灸 5~10 分钟。

【功用】 清热安神，聪耳通络。

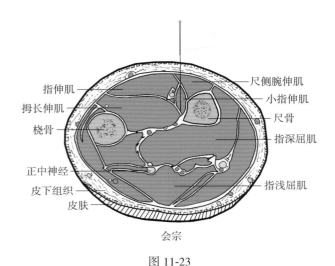

图 11-23

【主治】 头耳疾患:偏头痛,耳聋,耳鸣。
　　本经脉所过部位的疾患:肌肤疼痛,咳喘胸满,臂痛。

三阳络(Sānyángluò)(TE8)

【穴名释义】 三阳,指手三阳经;络,联络。此穴联络于手之三阳经。

【标准定位】 在前臂后区,腕背侧远端横纹上 4 寸,尺骨与桡骨间隙中点。

【取法】 伸臂俯掌取穴,在前臂背侧,腕背横纹上 4 寸,尺骨与桡骨之间(图 11-24)。

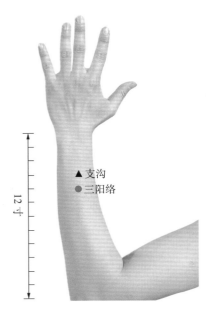

图 11-24

【穴位解剖】 皮肤→皮下组织→指伸肌→拇长展肌→拇短伸肌。皮肤由桡神经发出的前臂后皮神经的属支支配。针由皮肤、皮下组织穿前臂的深筋膜,入指伸肌腱,深进经拇长展肌和深面的拇短伸肌,直达前臂骨间膜,以上诸肌由桡神经深支发出的肌支支配(图 11-25,图 11-26)。

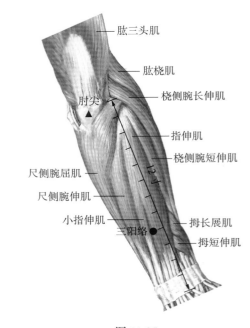

图 11-25

【刺灸法】 刺法:①直刺 0.5~1.0 寸,局部酸胀,可扩散至肘部(图 11-26)。②斜刺 2.0~3.0 寸,透郄门穴,前臂感觉麻胀,并向指端传导。
　　灸法:艾炷灸或温针灸 3~5 壮,艾条灸 5~10 分钟。

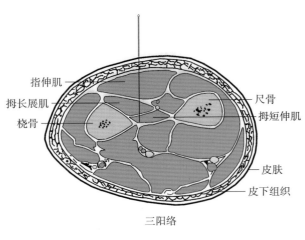

三阳络

图 11-26

【功用】 舒筋活络,开音聪耳。

【主治】 臂痛,脑血管病后遗症,暴喑,耳聋,下牙痛,眼疾。

四渎(Sìdú)(TE9)

【穴名释义】 四,基数词;渎,河流。古称长江、黄河、淮河、济水为四渎。经气至此,渗灌更广喻称四渎。

【标准定位】 在前臂后区,肘尖(EX-UE1)下5寸,尺骨与桡骨间隙中点。

【取法】 半屈肘俯掌,于手背腕横纹上7寸,尺、桡两骨之间处取穴(图11-27)。

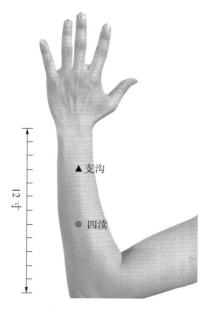

图 11-27

【穴位解剖】 皮肤→皮下组织→尺侧腕伸肌→骨间后血管神经束→拇长伸肌。皮肤由桡神经发出的前臂后皮神经分布。皮下组织内有头静脉和贵要静脉的属支。针由皮肤、皮下组织穿前臂后面深筋膜,经尺侧腕伸肌和小指伸肌交界部深进,穿经骨间后血管神经束,直抵深面拇长伸肌和前臂骨间膜的背面。血管神经束由桡神经深支

(又称骨间背侧神经)和骨间背侧动脉以及两条伴行静脉,被前臂筋膜包裹而形成。行于前臂后区内浅层与深层肌之间,血管神经的分布营养并支配前臂后区的所有结构(图11-28,图11-29)。

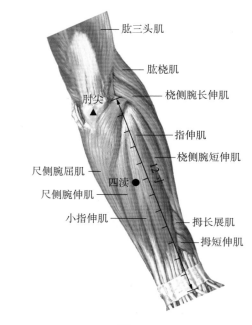

图 11-28

【刺灸法】 刺法:直刺0.5~1.0寸,局部酸胀,可向肘部和手背放散(图11-29)。

灸法:艾炷灸或温针3~5壮,艾条灸5~10分钟。

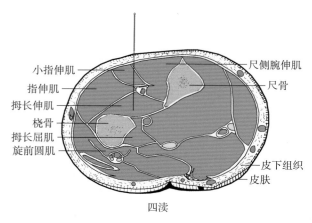

四渎

图 11-29

【功用】 聪耳,止痛,利咽。

【主治】 暴喑,耳聋,下牙痛,眼疾。

天井(Tiānjǐng)(TE10)

【穴名释义】　天,天空;井,水井。上为天。穴在上肢鹰嘴窝内,其凹陷如井。

【特异性】　五输穴之一,本经合穴。

【标准定位】　在肘后区,肘尖(EX-UE1)上 1寸凹陷中。

【取法】　以手叉腰,于肘尖(尺骨鹰嘴)后上方 1 寸之凹陷处取穴(图 11-30)。

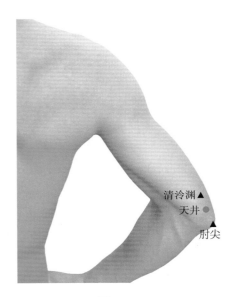

图 11-30

【穴位解剖】　皮肤→皮下组织→肱三头肌。皮肤由桡神经发出的臂后皮神经分布。肘后皮肤较厚,移动性很大。在皮肤深面,相当于鹰嘴窝的高度,有一黏液囊,称鹰嘴皮下囊,该囊与关节腔不相通。深筋膜与骨膜紧密相通。肱三头肌腱抵止于鹰嘴,腱下有鹰嘴腱下囊。鹰嘴外侧有起始于外中髁的伸肌,内侧在内上髁与鹰嘴之间有尺神经经过。在肘部可摸到肱骨内、外上髁和鹰嘴。当肘关节伸直时,这三个骨性标志位于一条横线上;如屈肘至 90° 时,三者则成为尖朝下的等腰三角形。针由皮肤、皮下筋膜(鹰嘴皮下囊)穿肘后深筋膜,入肱三头肌的肌腱,直抵肱骨后面下端的骨膜。肱三头肌由桡神经支配(图 11-31,图 11-32)。

【刺灸法】　刺法:直刺 0.5~1.0 寸,局部酸胀(图 11-32)。

灸法:艾炷灸或温针灸 3~5 壮,艾条灸 10~20

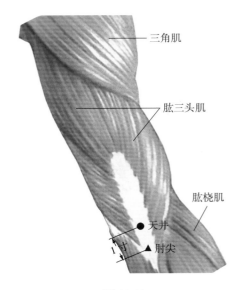

图 11-31

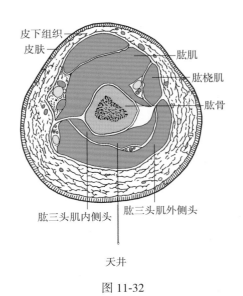

图 11-32

分钟。此处不宜瘢痕灸。

【功用】　行气散结,安神通络。

【主治】　瘰疬,臂痛,癫痫,暴喑,耳聋,下牙痛,眼疾。

清泠渊(Qīnglíngyuān)(TE11)

【穴名释义】　清,清凉,泠,通"灵";渊,深水。此穴具有清三焦之热的作用,如入清凉之深水。

251

【标准定位】 在臂后区,肘尖(EX-UE1)与肩峰角连线上,肘尖(EX-UE1)上 2 寸。

【取法】 在臂外侧,屈肘,天井上 1 寸(图11-33)。

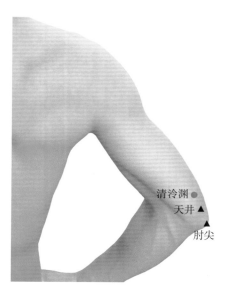

图 11-33

【穴位解剖】 皮肤→皮下组织→肱三头肌。皮肤由桡神经发出的臂后皮神经分布。深层有中副动、静脉,桡神经肌支等(图 11-34,图 11-35)。

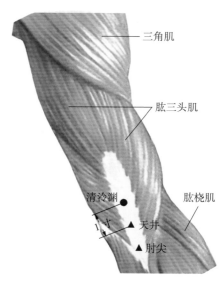

图 11-34

【刺灸法】 刺法:直刺 0.5~1.0 寸,局部酸胀(图 11-35)。

灸法:艾炷灸或温针灸 3~5 壮,艾条灸 5~10 分钟。

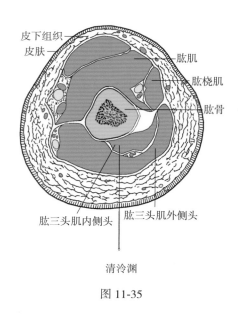

图 11-35

【功用】 清热散风,通经活络。
【主治】 臂痛,头项痛,眼疾。

消泺(Xiāoluò)(TE12)

【穴名释义】 消,消除;泺,小水,沼泽。本穴属三焦经,具有通调水道的作用。

【标准定位】 在臂后区,肘尖(EX-UE1)与肩峰角连线上,肘尖(EX-UE1)上 5 寸。

【取法】 正坐垂肩,前臂旋前,先取三角肌后下缘与肱骨交点处的臑会穴,当臑会与清泠渊之间的中点处取穴(图 11-36)。

【穴位解剖】 皮肤→皮下组织→肱三头肌内侧头。皮肤由桡神经发出的臂后皮神经分布。皮较厚,移动性相当大。在皮下组织内除臂后皮神经外,还有臂外侧皮神经(腋神经的分支)。臂后区只有一块强大的肱三头肌,其长头和外侧头在表面,内侧头大部分隐藏在外侧头的深面(图 11-37,图 11-38)。

【刺灸法】 刺法:直刺:0.8~1.2 寸,局部酸胀(图 11-38)。

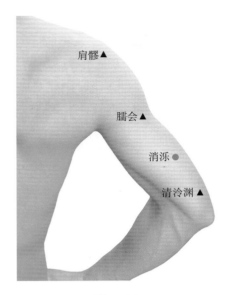

图 11-36

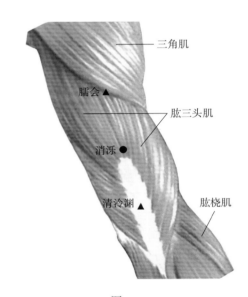

图 11-37

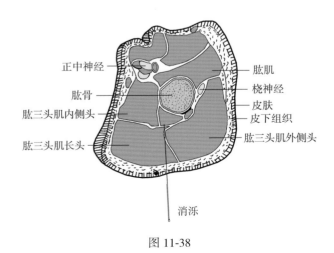

图 11-38

灸法:艾炷灸或温针灸 3~5 壮,艾条灸 5~10 分钟。

【功用】 清热醒神,通经止痛。

【主治】 头项强痛,臂痛,头痛,齿痛。

臑会(Nàohuì)(TE13)

【穴名释义】 臑,上臂肌肉隆起处,会,交会。穴在上臂肌肉隆起处,为本经和阳维脉之交会处。

【特异性】 手阳明、少阳、阳维之会。手阳明之络。

【标准定位】 在臂后区,肩峰角下 3 寸,三角肌的后下缘。

【取法】 前臂旋前,于肩头后侧肩髎穴直下 3 寸,下与天井相直处取穴(图 11-39)。

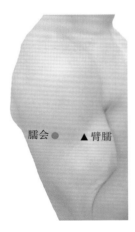

图 11-39

【穴位解剖】 皮肤→皮下组织→肱三头肌。皮肤由桡神经的臂后皮神经分布。深层有桡神经,肱深动、静脉(图 11-40,图 11-41)。

【刺灸法】 刺法:直刺 1.0~1.5 寸,局部酸胀,可扩散至肩部,或有麻电感向肩部放散(图 11-41)。

灸法:艾炷灸或温针灸 3~5 壮,艾条灸 10~20 分钟。

【功用】 化痰散结,通络止痛。

【主治】 肩胛肿痛,肩臂痛,瘿气,瘰疬。

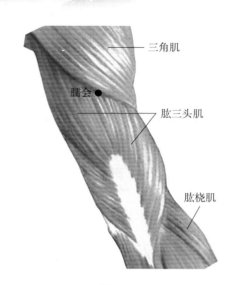

图 11-40

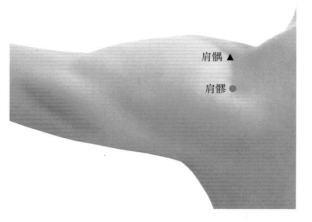

图 11-42

【穴位解剖】 皮肤→皮下组织→三角肌(后部)→小圆肌→大圆肌→背阔肌。皮肤由腋神经发出的臂外侧皮神经分布。三角肌深面的血管神经束有旋肱前、后血管和腋神经(图 11-43,图 11-44)。

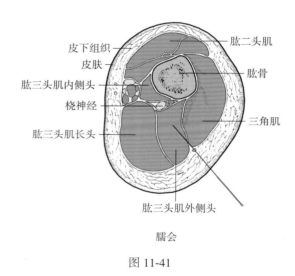

臑会

图 11-41

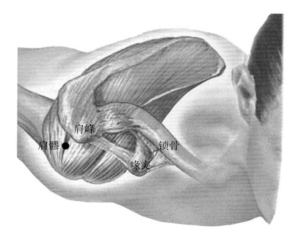

图 11-43

肩髎（Jiānliáo）（TE14）

【穴名释义】 肩,肩部;髎,骨隙。穴在肩部骨隙中。

【标准定位】 在三角肌区,肩峰角与肱骨大结节两骨间凹陷中。

【取法】 上臂外展平举,肩关节部即可呈现出两个凹陷窝,前者为肩髃,后者为肩髎;或上臂垂直,于锁骨肩峰端后缘直下约 2 寸,当肩峰与肱骨大结节之间处定穴(图 11-42)。

【刺灸法】 刺法:①直刺 1.5~2.0 寸,臂外展沿肩峰与肱骨大结节之间进针,深刺可透极泉,酸胀可扩散至整个关节腔,可有麻电感向下扩散(图 11-44)。②向下斜刺 2.0~3.0 寸,退针至浅层,再依次向两旁斜刺,即"合谷刺",酸胀感可扩散至肩部,或麻电感放散至指。

灸法:艾炷灸或温针灸 3~7 壮,艾条灸 5~15 分钟。

【功用】 祛风湿,通经络。

【主治】 肩胛肿痛,肩臂痛,瘿气,瘰疬。

上、下肌的血管神经束包括肩胛上血管和肩胛上神经（图 11-46，图 11-47）。

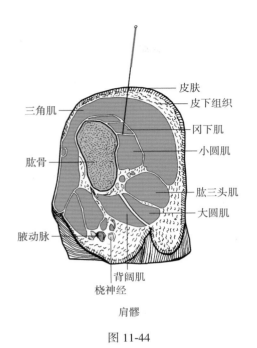

图 11-44

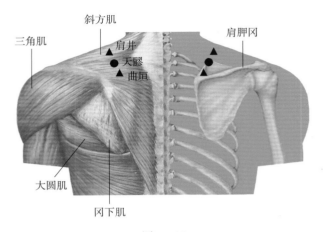

图 11-46

【刺灸法】　刺法：直刺 0.5~0.8 寸，局部酸胀，可扩散至肩胛部（图 11-48）。

灸法：艾炷灸 3~5 壮，艾条灸 5~10 分钟。

天髎（Tiānliáo）（TE15）

【穴名释义】　天，天空；髎，骨隙。上为天，穴在肩胛冈上方之骨隙中。

【标准定位】　在肩胛区，肩胛骨上角骨际凹陷中。

【取法】　正坐或俯卧位，于肩胛骨的内上角端取穴（图 11-45）。

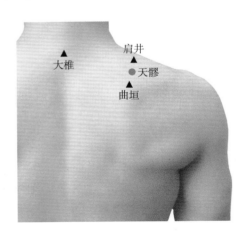

图 11-45

【穴位解剖】　皮肤→皮下组织→斜方肌→冈上肌。皮肤由颈丛锁骨上神经的外侧支分布。皮肤较厚，与致密的皮下筋膜紧密相连。分布于冈

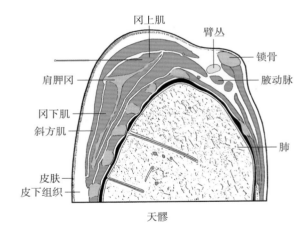

图 11-47

【功用】　通经止痛。

【主治】　肩臂痛，颈项强痛，胸中烦满。

天牖（Tiānyǒu）（TE16）

【穴名释义】　天，天空；牖，窗户。穴在侧颈部上方，能开上窍，故喻为天牖。

【标准定位】　在肩胛区，横平下颌角，胸锁乳突肌的后缘凹陷中。

255

【取法】 正坐或俯卧位取穴,在乳突后下部,胸锁乳突肌后缘,在天容穴与天柱穴的平行线上(图11-48)。

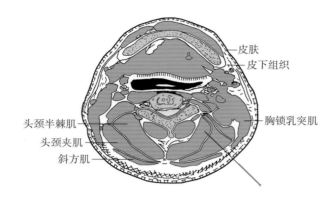

天牖

图 11-50

【功用】 清头明目,消痰截疟。

【主治】 头痛,头晕,面肿,目昏,暴聋,项强,瘰疬,疟疾。

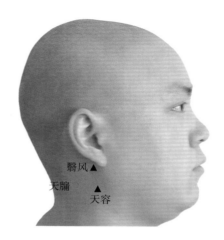

图 11-48

【穴位解剖】 皮肤→皮下组织→头夹肌→头半棘肌。皮肤由耳大神经和枕上神经双重分布。皮肤厚而致密。皮下筋膜由脂肪组织和致密的结缔组织形成。其结缔组织的纤维形成纤维束,连于皮肤与深筋膜(项筋膜)。针由皮肤、皮下筋膜穿致密的项筋膜,在斜方肌和胸锁乳突肌之间,针入深层的头夹肌,在颈深动、静脉升支的后方,入头半棘肌。头夹肌和头半棘肌均由颈神经后支支配(图11-49,图11-50)。

翳风(Yìfēng)(TE17)

【穴名释义】 翳,遮蔽;风,风邪。穴当耳垂后方,为遮蔽风邪之处。

【特异性】 交会穴之一,手足少阳之会。

【标准定位】 在颈部,耳垂后方,乳突下端前方凹陷中。

【取法】 正坐或侧伏,耳垂微向内折,于乳突前方凹陷处取穴(图11-51)。

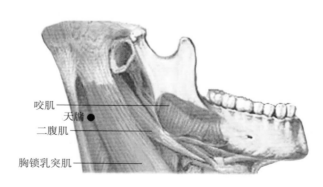

图 11-49

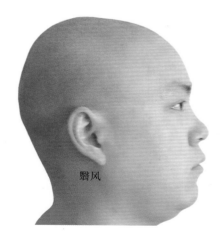

图 11-51

【刺灸法】 刺法:直刺0.5~1.0寸,局部酸胀,针感可传递到耳根部(图11-50)。

灸法:艾炷灸3~5壮,艾条灸5~10分钟。

【穴位解剖】 皮肤→皮下组织→腮腺。皮肤由耳大神经分布。皮下组织疏松,耳后静脉和面后静脉汇合成颈外(浅)静脉,在胸锁乳突肌浅面向下后斜行,至该肌后缘,锁骨上约 2.5cm 处,穿深筋膜汇入锁骨下静脉。沿颈外静脉排列的淋巴结称为颈淋巴结,针由皮肤、皮下筋膜穿腮腺咬肌筋膜,在乳突与胸锁乳突肌前缘,继进达腮腺的下颌后突部,可深抵起于横突的肌肉(图 11-52,图 11-53)。

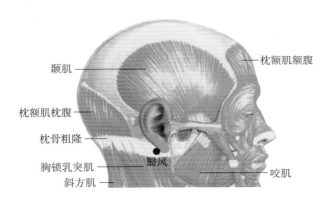

图 11-52

【刺灸法】　刺法:①直刺 0.8~1.2 寸,耳后酸胀,可扩散至舌前部及半侧面部,以治面瘫、腮腺炎等(图 11-53)。②向内前下方斜刺 1.5~2.0 寸,局部酸胀,可向咽部扩散,咽部有发紧发热感,以治聋哑。

灸法:艾炷灸或温针灸 3~5 壮,艾条灸 5~10 分钟。

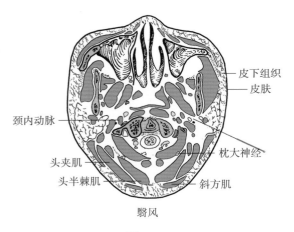

图 11-53

【功用】　通窍聪耳,祛风泄热。

【主治】　耳部疾患:耳鸣,耳聋,中耳炎。

面颊部疾患:口眼歪斜,牙关紧闭,齿痛,颊肿。

【注意事项】　本穴不宜针刺过深,避免刺中迷走神经,引起呼吸心跳的停止或下肢异常。

瘛脉(Chìmài)(TE18)

【穴名释义】　瘛,瘛疭;脉,指络脉。穴在耳后,布有络脉,有治瘛疭作用

【标准定位】　在头部,乳突中央,角孙(TE20)至翳风(TE17)沿耳轮弧形连线的上 2/3 下 1/3 交点处。

【取法】　正坐或侧伏,于耳后发际与外耳道口平齐处取穴(图 11-54)。

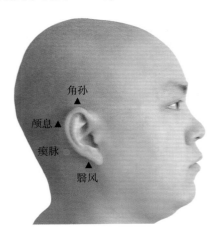

图 11-54

【穴位解剖】　皮肤→皮下组织→耳后肌。皮肤由耳大神经的耳后支分布。皮下组织后,除颈丛的耳大神经的分布外,还有耳后动、静脉经过。针由皮肤穿皮下筋膜,该处无深筋膜,所以直入耳后肌,该肌由面神经的耳后支支配(图 11-55,图 11-56)。

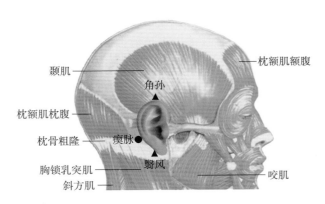

图 11-55

【刺灸法】　刺法:平刺 0.3~0.5 寸,局部酸胀;或用三棱针点刺出血(图 11-56)。

灸法:艾炷灸 3~5 壮,艾条灸 5~10 分钟或用

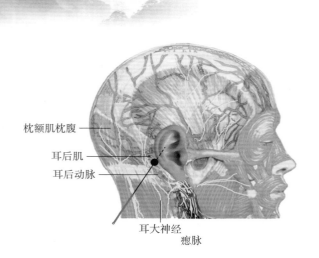

图 11-56

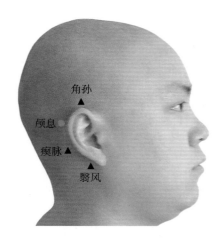

图 11-57

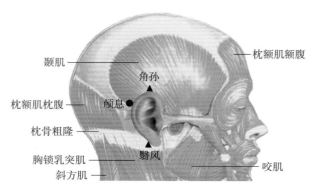

图 11-58

灯草灸。

【功用】 熄风止痉，活络通窍。

【主治】 耳鸣，头痛，耳聋，小儿惊厥，呕吐，泄泻。

颅息（Lúxī）（TE19）

【穴名释义】 颅，头颅；息，安宁。穴在头颅部，可安脑宁神。

【标准定位】 在头部，角孙（TE20）至翳风（TE17）沿耳轮弧形连线的上 1/3 下 2/3 交点处。

【取法】 下坐或侧伏位，于耳后发际，当瘈脉与角孙沿耳轮连线的中点处取穴（图 11-57）。

【穴位解剖】 皮肤→皮下组织→枕额肌。皮肤由耳大神经分布。皮内含有大量的毛囊、汗腺和皮脂腺。皮肤筋膜由致密的结缔组织和脂肪组织构成，其内除上述皮神经外，还有耳后动、静脉经过，针由皮肤、皮下筋膜刺入枕额肌的肌腹，该肌腹由面神经的耳后支支配（图 11-58，图 11-59）。

【刺灸法】 刺法：平刺 0.3~0.5 寸，局部酸胀（图 11-59）。

灸法：艾炷灸 3~5 壮，艾条灸 5~10 分钟。

【功用】 通窍止痛，镇惊熄风。

【主治】 耳鸣，头痛，耳聋，小儿惊厥，呕吐，泄泻。

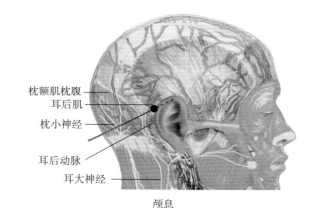

颅息

图 11-59

角孙（Jiǎosūn）（TE20）

【穴名释义】 角，角隅；孙，孙络。穴在颞颥部，相当于耳上角稍上处，布有孙络。

【特异性】 交会穴之一，手足少阳、手阳明、手太阳之会。

【标准定位】　在头部,耳尖正对发际处。

【取法】　正坐或侧伏位,折耳在耳尖近端,颞颥部入发际处取穴(图11-60)。

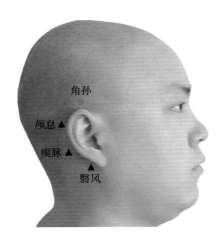

图 11-60

【穴位解剖】　皮肤→皮下组织→耳上肌→颞筋膜→颞肌。皮肤由下颌神经的耳颞神经分布,皮下筋膜内除上述神经外,还有颞浅动、静脉,无深筋膜。针由皮肤、皮下筋膜穿由颞神经支支配的耳上肌(皮肤),继经颞筋膜入颞肌,直抵骨膜。颞肌属于咀嚼肌,由颞深前、后神经支配(图11-61,图11-62)。

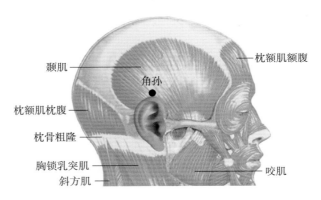

图 11-61

【刺灸法】　刺法:平刺 0.3~0.5 寸,局部酸胀,可扩散到耳周(图11-62)。

灸法:艾炷灸 3~5 壮,艾条灸 5~10 分钟或用灯草灸。

【功用】　清热散风,消肿止痛。

【主治】　耳部肿痛,目赤肿痛,齿痛,头痛,项强。

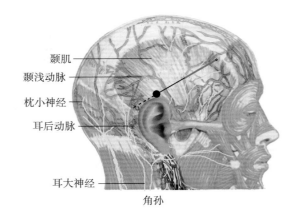

图 11-62

耳门(Ěrmén)(TE21)

【穴名释义】　耳,耳窍;门,门户。穴在耳前,犹如耳之门户。

【标准定位】　在耳区,耳屏上切迹与下颌骨髁突之间的凹陷中。

【取法】　正坐或侧伏,微开口,当听宫穴直上 0.5 寸之凹陷处取穴(图11-63)。

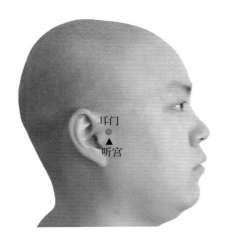

图 11-63

【穴位解剖】　皮肤→皮下组织→腮腺。皮肤由三叉神经的上颌神经的分支耳颞神经分布。皮下筋膜内除含有上述皮神经外,还有颞浅动静脉经过,针由皮肤,皮下筋膜穿腮腺上端的筋膜入该腺,直抵外耳道软骨上方的骨膜(图11-64,图11-65)。

【刺灸法】　刺法:①治耳聋时,斜向内前下方深刺 1.5~2.0 寸,局部酸胀感(图11-65)。②治口

TE

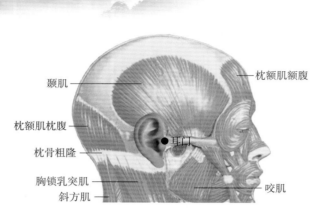

颞肌
枕额肌额腹
枕额肌枕腹
枕骨粗隆
耳门
胸锁乳突肌
咬肌
斜方肌

图 11-64

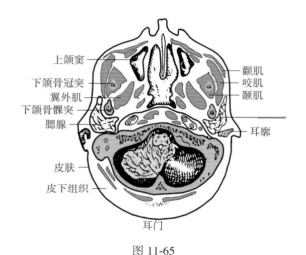

上颌窦
下颌骨冠突
翼外肌
下颌骨髁突
腮腺
皮肤
皮下组织
颞肌
咬肌
颞肌
耳廓
耳门

图 11-65

眼㖞斜时,可向对侧眼球方向刺入 0.5~1.0 寸,耳底胀痛,有时酸胀感可扩散至舌前部。

灸法:温针灸 3~5 壮,艾条灸 10~20 分钟。

【功用】 开窍益聪,祛风通络。

【主治】 耳鸣,耳聋,聤耳,齿痛,颈颌肿,唇吻强等。

耳和髎(Ěrhéliáo)(TE22)

【穴名释义】 耳,耳窍;和,调和;髎,骨隙。穴当耳前的浅表陷隙中,可调耳和声。

【特异性】 交会穴之一,手足少阳、手少阳之会。手足少阳之会。

【标准定位】 在头部,鬓发后缘,耳廓根的前方,颞浅动脉的后缘。

【取法】 正坐或侧伏,在头侧部,当鬓发后缘,平耳廓根之前方,颞浅动脉的后缘取穴(图11-66)。

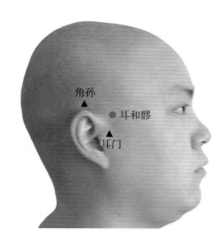

角孙
耳和髎
耳门

图 11-66

【穴位解剖】 皮肤→皮下组织→耳前肌→颞筋膜→颞肌。皮肤由下颌神经的分支、耳颞神经、面神经分布。皮下筋膜,内有耳颞神经、面神经的颞支及颞浅动静脉经过,耳前肌为皮肌,受面神经的颞支支配。针由皮肤、皮下筋膜直刺耳前肌,经包裹颞肌的颞筋膜而入该肌。颞肌属于咀嚼肌,由颞深前后神经支配(图 11-67,图 11-68)。

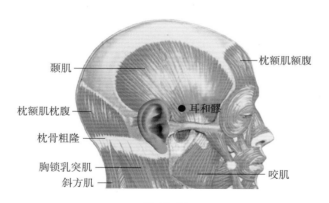

颞肌
枕额肌额腹
枕额肌枕腹
耳和髎
枕骨粗隆
胸锁乳突肌
咬肌
斜方肌

图 11-67

【刺灸法】 刺法:避开动脉,斜刺 0.3~0.5 寸,局部酸胀(图 11-68)。

灸法:温针灸 3~5 壮,艾条灸 5~10 分钟。

【功用】 祛风通络,消肿止痛。

【主治】 牙关拘急,口眼㖞斜,头重痛,耳鸣,颌肿,鼻准肿痛等。

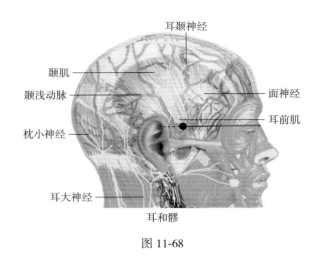

图 11-68

颧面神经分布。皮薄,移动性较大,皮下组织内除皮肤、皮下组织外,还有颞浅动、静脉的额支经过。针由皮下组织直入眼轮匝肌,抵达额骨骨膜。眼轮匝肌受面神经的颞支支配(图 11-70,图 11-71)。

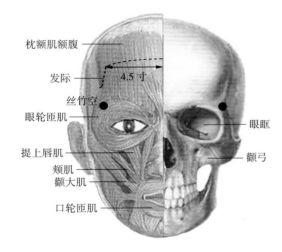

图 11-70

丝竹空(Sīzhúkōng)(TE23)

【穴名释义】 丝竹,即细竹;空,空隙。眉毛状如细竹,穴在眉梢之陷隙处。

【特异性】 足少阳脉气所发。

【标准定位】 在面部,眉梢凹陷中。

【取法】 正坐或侧伏位,于额骨颧突外缘,眉梢外侧凹陷处取穴(图 11-69)。

【刺灸法】 刺法:①平刺 0.5~1.0 寸(图 11-71)。②向攒竹方向透刺。或用三棱针点刺出血。

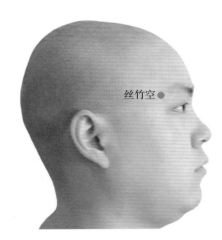

图 11-69

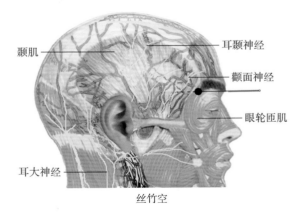

图 11-71

【功用】 清头明目,散风止痛。

【主治】 头部疾患:头痛,齿痛,癫痫。
眼目疾患:目眩,目赤肿痛,眼睑瞤动。

【穴位解剖】 皮肤→皮下组织→眼轮匝肌。皮肤由三叉神经眼支的眶上神经和上颌神经的

261

TE

手三阳经腧穴比较

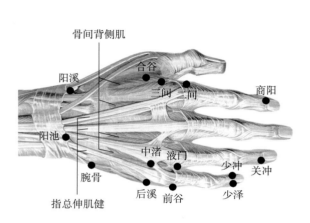

图 11-72　手三阳手背图

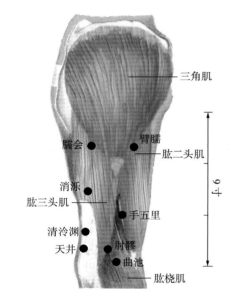

图 11-73　手三阳上臂图

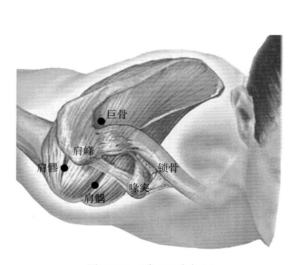

图 11-74　手三阳肩部图

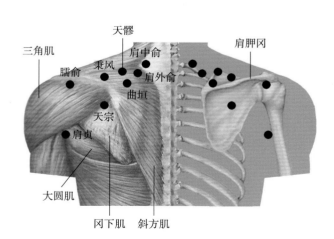

图 11-75　手三阳背部图

第十二章
足少阳胆经

第十二章

足少阳胆经

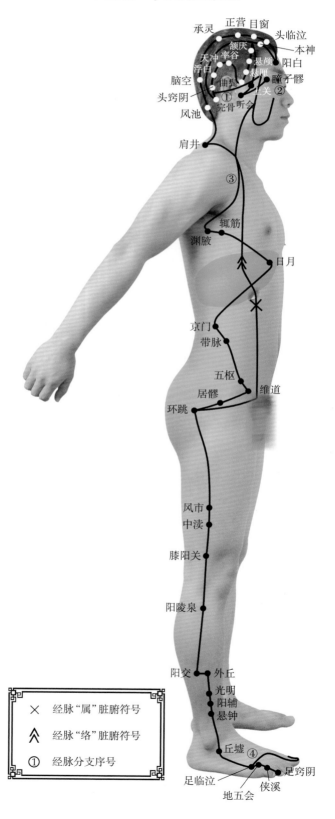

承灵 正营 目窗
头临泣
颔厌 本神
天冲 率谷 悬颅 阳白
浮白 颔厌 瞳子髎
脑空 曲鬓 上关
头窍阴 ① ②
完骨 听会
风池

肩井

③

辄筋
渊腋

日月

京门
带脉

五枢
居髎 维道

环跳

风市
中渎

膝阳关

阳陵泉

阳交 外丘
光明
阳辅
悬钟

丘墟 ④
足临泣 足窍阴
地五会 侠溪

✕	经脉"属"脏腑符号
⋀	经脉"络"脏腑符号
①	经脉分支序号

经脉循行

胆足少阳之脉，起于目锐眦，上抵头角，下耳后，循颈，行手少阳之前，至肩上，却交出手少阳之后，入缺盆。

其支者，从耳后入耳中，出走耳前，至目锐眦后。

其支者，别锐眦，下大迎，合于手少阳，抵于䪼，下加颊车，下颈，合缺盆，以下胸中，贯膈，络肝，属胆，循胁里，出气街，绕毛际，横入髀厌中。

其直者，从缺盆下腋，循胸过季胁，下合髀厌中，以下循髀阳，出膝外廉，下外辅骨之前，直下抵绝骨之端，下出外踝之前，循足跗上，入小指次指之间。

其支者，别跗上，入大指之间，循大指歧骨内，出其端，还贯爪甲，出三毛。

（《灵枢·经脉》）

经脉循行白话解

足少阳胆经，从外眼角起始（瞳子髎），上行到额角（颔厌、悬颅、悬厘、曲鬓），下耳后（率谷、天冲、浮白、头窍阴、完骨、本神、阳白、头临泣、目窗、正营、承灵、脑空、风池），沿颈旁，行手少阳三焦经之前，至肩上以后，交叉至手少阳三焦经之后（肩井），进入锁骨上窝。

它的支脉，从耳后进入耳中，走耳前（听会、上关），至外眼角后。

它的支脉，从外眼角分出，向下经过大迎，与手少阳三焦经会合，至眼下，下边经过颊车（下颌角），下行颈部，会合于锁骨上窝，由此向下进入胸中，通过膈肌，络于肝，属于胆，沿胁里，出于腹股沟动脉处，环绕阴部毛际，横向进入髋关节部。

它的直行主干，从锁骨上窝向下进入腋下（渊液、辄筋），沿胸外侧，经过季胁部（日月、京门），向下会合于髋关节部（带脉、五枢、维道、居髎、环跳），由此向下沿大腿外侧（风市、中渎），出膝外侧（膝阳关），向下经过腓骨小头的前方（阳陵泉），直下到腓骨下段（阳交、外丘、光明、阳辅、悬钟），向下循行于外踝之前（丘墟），沿足背进入第四趾外侧（足临泣、地五会、侠溪、足窍阴）。

它的支脉，从足背分出，进入大趾趾缝间，沿第一、二跖骨间，出趾端，折转回来通过爪甲，出于趾背毫毛部，接足厥阴肝经。

本经一侧 44 个穴（左右两侧共 88 个穴），20 个穴分布头面部，3 个穴在胸胁部，6 个穴在背侧腰部，15 个穴分布在下肢外侧面，29 个穴分布在臀、侧胸、侧头部。首穴瞳子髎，末穴足窍阴。本经腧穴主治头、耳、目、咽喉、神志、热病和经脉循行所经过部位的疾病，如头痛，头晕，耳鸣，耳聋，目眩，目外眦痛，咽干，口苦，咽喉肿痛，惊悸，怔忡，寒热往来，疟疾，黄疸，缺盆中痛，腋下肿，胸胁痛，下肢外侧痛等（图 12-1，图 12-2，图 12-3）。

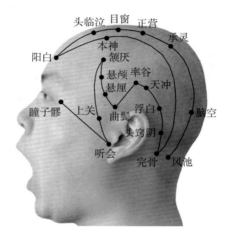

图 12-1

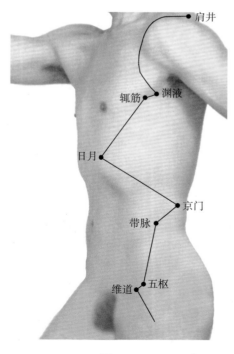

图 12-2

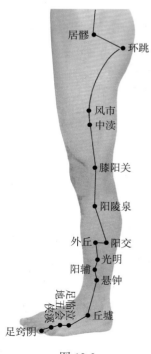

图 12-3

瞳子髎（Tóngzǐliáo）（GB1）

【穴名释义】　瞳子，瞳仁；髎，骨隙。穴在目锐眦外侧入骨隙处，横对瞳孔。

【特异性】　交会穴之一，手太阳、手足少阳之会。

【标准定位】　在面部，目外眦外侧0.5寸凹陷中（图12-4）。

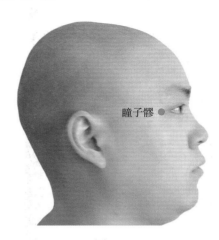

图 12-4

【取法】　正坐仰靠，令患者闭目，当眼角纹之处取穴。

【穴位解剖】　皮肤→皮下组织→眼轮匝肌→睑外侧韧带→眶脂体。皮肤由眼神经的泪腺神经分布。眼轮匝肌的睑部肌纤维为横纹肌，肌纤维收缩时，可使眼睑闭合。该肌受面神经分支支配。睑外侧韧带由致密结缔组织形成，连接睑外侧联合与颧骨眶面的骨膜和眶结节之间，与睑内侧韧带配合，使眼睑和眼球紧密相贴。针刺不宜过深（图12-5，图12-6）。

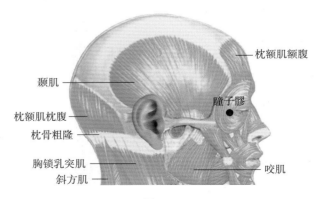

图 12-5

【刺灸法】　刺法：①向后斜刺0.5~0.8寸，局部酸胀，可放射至外耳道（图12-6）。②向太阳透刺，局部酸胀，可放射至外耳道。③用三棱针点刺出血。

灸法：艾条灸5~10分钟。美容除皱，则温灸至皮肤温热舒适，每日1次，每月20次。

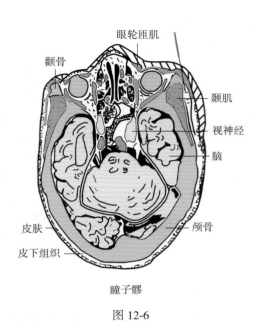

图 12-6

【功用】　疏散风热，明目退翳。

【主治】　头面疾患：头痛眩晕，口眼㖞斜。

眼目疾患：目痛，目翳，迎风流泪，目多眵，目生翳膜。

听会（Tīnghuì）（GB2）

【穴名释义】　听，听觉；会，聚会。穴在耳前，司听闻，为耳部经脉之气会聚之处。

【标准定位】　在面部，耳屏间切迹与下颌骨髁突之间的凹陷中（图12-7）。

【取法】　正坐仰靠，让患者张口，当耳屏间切迹的前方，下颌骨髁突的后缘，有凹陷处取穴。

【穴位解剖】　皮肤→皮下组织→腮腺囊→腮腺。皮肤由上颌神经的耳颞神经分布。腮腺内部的血管主要有颈外动脉、颞浅动静脉、上颌动静脉、面横动静脉、面后静脉，神经有耳颞神经和面神经丛（图12-8，图12-9）。

GB

【功用】 开窍聪耳,活络安神。
【主治】 头面疾患:头痛眩晕,口眼㖞斜。
耳目疾患:耳鸣,耳聋。

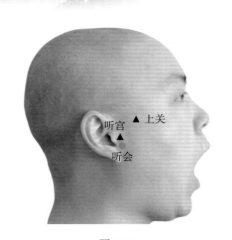

图 12-7

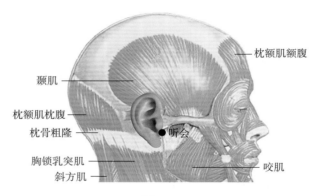

图 12-8

【刺灸法】 刺法:直刺 0.5~1.0 寸,局部酸胀(图 12-9)。

灸法:温针灸 3~5 壮,艾条灸 10~20 分钟。

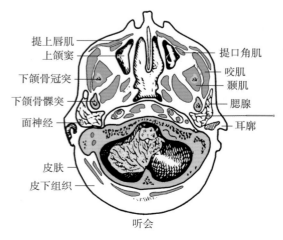

图 12-9

上关(Shàngguān)(GB3)

【穴名释义】 上,上方;关,关界,指颧骨弓。穴当其上缘。

【特异性】 交会穴之一,手足少阳、足阳明之会。

【标准定位】 在面部,颧弓上缘中央凹陷中。

【取法】 正坐仰靠或侧伏位,取耳前颧弓上侧,张口时有孔处取穴(图 12-10)。

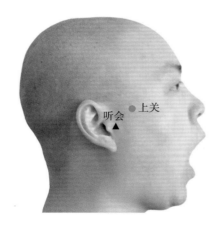

图 12-10

【穴位解剖】 皮肤→皮下组织→颞筋膜→颞肌。皮肤由下颌神经的耳颞神经分布。该神经伴颞浅动脉上行,布于颞区皮肤。皮下组织内,还有面神经的颞支和颞浅动静脉(图 12-11,图 12-12)。

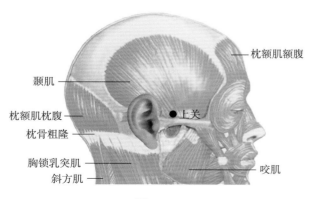

图 12-11

【刺灸法】　刺法:直刺 0.5~0.8 寸,局部酸胀(图 12-12)。

灸法:艾炷灸 3~5 壮,艾条温灸 10~15 分钟或药物天灸。

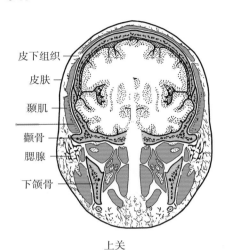

上关

图 12-12

【功用】　聪耳开窍,散风活络。

【主治】　头面疾患:头痛眩晕,口眼歪斜,惊痫,瘈疭。

耳目疾患:耳鸣,耳聋,聤耳,目痛,目翳,迎风流泪,目多眵,目生翳膜。

颔厌(Hànyàn)(GB4)

【穴名释义】　颔,下颌;厌,顺从。穴在颞颥部,随咀嚼顺从下颌运动。

【特异性】　交会穴之一,手足少阳、足阳明之会。

【标准定位】　在头部,从头维(ST8)至曲鬓(GB7)的弧形连线(其弧度与鬓发弧度相应)的上 1/4 与下 3/4 的交点处。

【取法】　正坐仰靠或侧伏,先定头维和曲鬓,从头维向曲鬓凸向前作一弧线,于弧线之中点定悬颅,再在头维与悬颅之间取颔厌。试作咀嚼食物状,其处随咀嚼而微动(图 12-13)。

【穴位解剖】　皮肤→皮下组织→颞筋膜→颞肌。皮肤由下颌神经的耳颞神经分布。该神经伴颞浅动脉上行,布于颞区皮肤。皮下组织内,还有面神经的颞支和颞浅动静脉(图 12-14,图 12-15)。

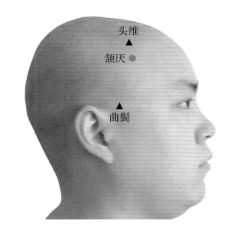

图 12-13

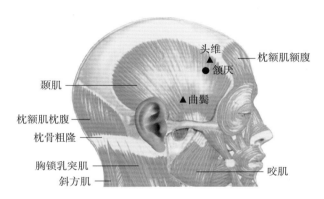

图 12-14

【刺灸法】　刺法:平刺 0.3~0.5 寸,局部酸胀(图 12-15)。

灸法:间接灸 3~5 壮,艾条灸 5~10 分钟。

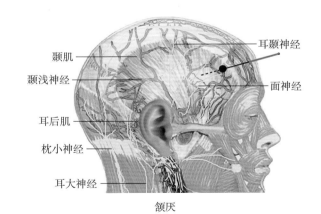

颔厌

图 12-15

【功用】　聪耳开窍,散风活络

【主治】　头面疾患:头痛眩晕,口眼歪斜,惊痫,瘈疭。

耳目疾患：耳鸣,耳聋,聤耳,目痛,目翳,迎风流泪,目外眦痛,齿痛。

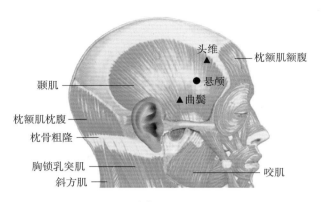

图 12-17

悬颅（Xuánlú）（GB5）

【穴名释义】 悬,悬挂;颅,头颅。穴在颞颥部,如悬挂在头颅之两侧。

【特异性】 交会穴之一,手足少阳、阳明之会。

【标准定位】 在头部,从头维(ST8)至曲鬓(GB7)的弧形连线(其弧度与鬓发弧度相应)的中点处(图12-16)。

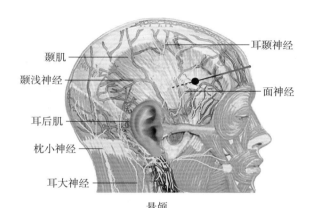

悬颅

图 12-18

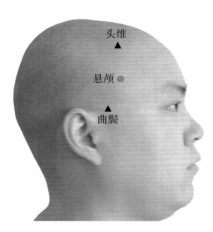

图 12-16

【取法】 正坐仰靠或侧伏,先定头维和曲鬓,如从头维向曲鬓凸向前作一弧线,于弧线之中点定悬颅。

【穴位解剖】 同颔厌穴(图12-17,图12-18)。

【刺灸法】 刺法:平刺0.5~0.8寸,局部酸胀(图12-18)。

灸法:间接灸3~5壮,艾条灸5~10分钟。

【功用】 疏通经络,清热散风。

【主治】 头目疾患:偏头痛,面肿,目外眦痛。

口鼻疾患:鼻流清涕,衄衄,齿痛。

悬厘（Xuánlí）（GB6）

【穴名释义】 悬,悬垂;厘,同"犛",指头发。穴在颞颥部,位于悬垂的鬓发之中。

【特异性】 交会穴之一,手足少阳、阳明之会。

【标准定位】 在头部,从头维(ST8)至曲鬓(GB7)的弧形连线(其弧度与鬓发弧度相应)的上3/4与下1/4的交点处。

【取法】 在鬓角之上际,当悬颅穴与曲鬓穴之中点。正坐仰靠或侧伏取穴(图12-19)。

【穴位解剖】 同颔厌穴(图12-20,图12-21)。

【刺灸法】 刺法:平刺0.5~0.8寸,局部酸胀(图12-21)。

灸法:间接灸3~5壮,艾条灸5~10分钟。

【功用】 疏经通络,清热散风。

【主治】 头面疾患:头痛眩晕,口眼歪斜。

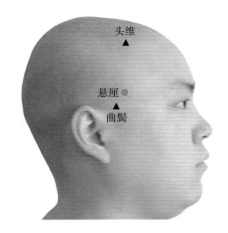

图 12-19

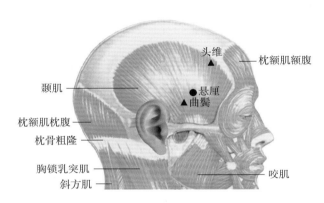

图 12-20

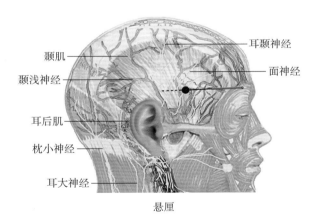

图 12-21

耳目疾患:耳鸣,耳聋,聍耳,目痛,目翳,迎风流泪,目外眦痛,齿痛。

曲鬓（Qūbìn）（GB7）

【穴名释义】 曲,弯曲;鬓,鬓发。穴在耳上

鬓发边际的弯曲处。

【特异性】 交会穴之一,足太阳、少阳之会。

【标准定位】 在头部,耳前鬓角发际后缘与耳尖水平线的交点处。

【取法】 在头部,当耳前鬓角发际后缘的垂线与耳尖水平线交点处,正坐仰靠或侧伏取穴(图12-22)。

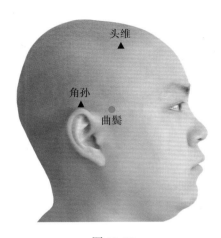

图 12-22

【穴位解剖】 同颔厌穴(图 12-23,图 12-24)。

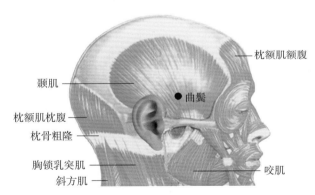

图 12-23

【刺灸法】 刺法:平刺 0.5~0.8 寸,局部酸胀(图 12-24)。

灸法:间接灸 3~5 壮,艾条灸 5~10 分钟。

【功用】 清热散风,活络通窍。

【主治】 头面疾患:头痛眩晕,口眼㖞斜。

耳目疾患:耳鸣,耳聋,聍耳,目痛,目翳,迎风流泪,目外眦痛,齿痛。

GB

配。在皮下组织内,有颞浅动、静脉和耳颞神经(图12-26,图12-27)。

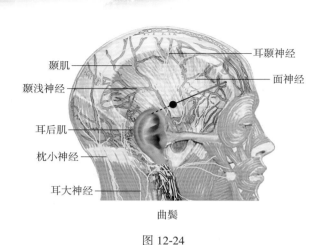

曲鬓

图 12-24

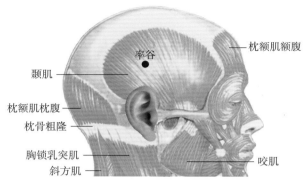

图 12-26

【刺灸法】 刺法:平刺0.5~0.8寸,局部酸胀,可扩散至颞侧头部(图12-27)。

率谷(Shuàigǔ)(GB8)

【穴名释义】 率,统率;谷,山谷。穴在耳上,为以"谷"命名的诸穴最高者,如诸谷之统率。

【特异性】 交会穴之一,足太阳、少阳之会。

【标准定位】 在头部,耳尖直上入发际1.5寸。

【取法】 正坐或侧伏,将耳部向前折曲,于耳翼尖直上入发际1.5寸处取穴(图12-25)。

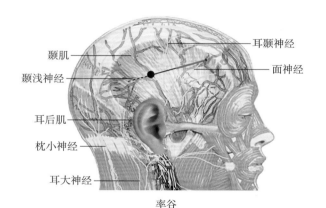

率谷

图 12-27

灸法:间接灸3~5壮,艾条灸5~10分钟。

【功用】 清热熄风,通经活络。

【主治】 头痛,眩晕,小儿惊风。

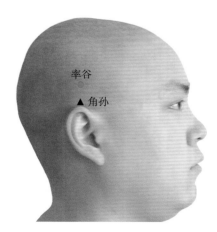

图 12-25

【穴位解剖】 皮肤→皮下组织→耳上肌(提耳肌)→颞筋膜→颞肌。皮肤由下颌神经的耳颞神经分布。耳上肌是皮肌,起自帽状腱膜而止于耳廓软骨,其作用可上提耳廓,受面神经分支支

天冲(Tiānchōng)(GB9)

【穴名释义】 天,天空,指头部;冲,冲出。本经气血在该穴冲向巅顶。

【特异性】 交会穴之一,足太阳、少阳二脉之会。

【标准定位】 在头部,耳根后缘直上,入发际2寸。

【取法】 正坐或侧伏,在头部,当耳根后缘直上入发际2寸,先找率谷,率谷后0.5寸处取穴(图12-28)。

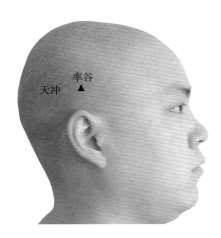

图 12-28

【穴位解剖】 皮肤→皮下组织→耳上肌→颞筋膜→颞肌。皮肤由下颌神经的耳神经分布(图12-29,图12-30)。

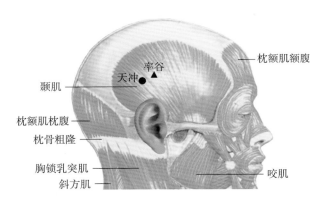

图 12-29

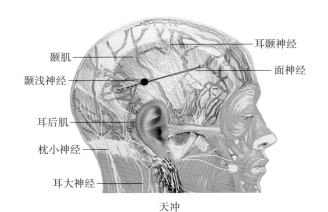

天冲

图 12-30

【刺灸法】 刺法:平刺0.5~1.0寸,局部酸胀(图12-30)。

灸法:间接灸3~5壮,艾条灸5~10分钟。

【功用】 祛风定惊,清热散结。

【主治】 头面疾患:头痛眩晕,癫痫,口眼歪斜。

耳目疾患:耳鸣,耳聋,目痛,齿痛。

浮白(Fúbái)(GB10)

【穴名释义】 浮,浮浅;白,明白。穴位于体表浮浅部位,有清头明目之功。

【特异性】 交会穴之一,足太阳、少阳二脉之会。

【标准定位】 在头部,耳后乳突的后上方,从天冲(GB9)与完骨(GB12)弧形连线(其弧度与鬓发弧度相应)的上1/3与下2/3交点处。

【取法】 正坐或侧伏,先取天冲、完骨,于两穴间与耳廓平行之弧形连线的上、中1/3折点处取穴(图12-31)。

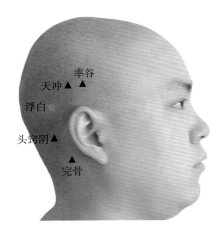

图 12-31

【穴位解剖】 皮肤→皮下组织→耳上肌→颞筋膜→颞肌。在胸锁乳突肌的乳突止点肌腱的外侧,与耳廓背面基底部之间,有耳后动、静脉与其伴行的耳大神经经过(图12-32,图12-33)。

【刺灸法】 刺法:平刺0.5~0.8寸,局部酸胀(图12-33)。

灸法:间接灸3~5壮,艾条灸5~10分钟。

【功用】 清头散风,理气散结。

正坐或侧伏,先取天冲、完骨,于两穴间与耳廓平行之弧形连线的下、中 1/3 折中处取穴(图 12-34)。

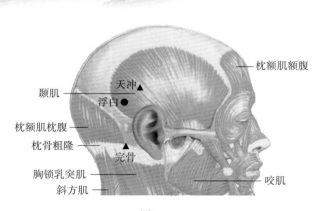

图 12-32

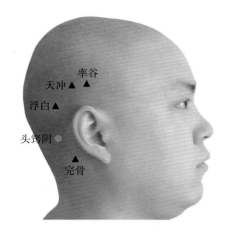

图 12-34

【穴位解剖】 皮肤→皮下组织→耳后肌→枕额肌(枕腹)。皮肤由枕小神经和耳大神经双重分布。耳后肌属皮肤,起于乳突的外面,止于耳廓软骨的后面。该肌和枕额肌的枕腹由面神经的分支支配(图 12-35,图 12-36)。

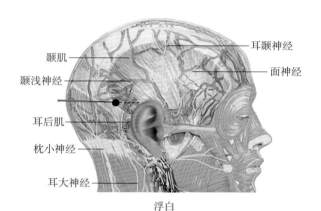

浮白

图 12-33

【主治】 头痛,颈项强痛,寒热,咳逆,齿痛,耳鸣,头痛,颈项强痛,寒热,咳逆,齿痛,耳鸣。

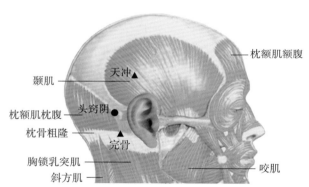

图 12-35

头窍阴(Tóuqiàoyīn)(GB11)

【穴名释义】 头,头部;窍,孔窍;阴,阴阳之阴。肾和肝均属阴脏,开窍于耳目。穴在耳后,能治耳目诸病。

【特异性】 交会穴之一,手足太阳、少阳之会。

【标准定位】 在头部,耳后乳突的后上方,当天冲(GB9)与完骨(GB12)的弧形连线(其弧度与耳郭弧度相应)的上 2/3 与下 1/3 交点处。

【取法】 当浮白穴与完骨穴连线的中点处。

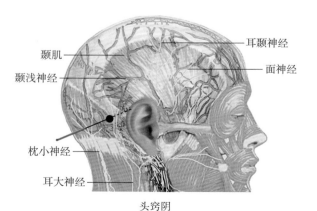

头窍阴

图 12-36

【刺灸法】　刺法:平刺0.5~0.8寸,局部酸胀,可扩散至头后侧部(图12-36)。

灸法:间接灸3~5壮,艾条灸5~10分钟。

【功用】　理气镇痛,开窍聪耳。

【主治】　头面疾患:头痛眩晕,癫痫,口眼㖞斜。

耳目疾患:耳鸣,耳聋,目痛,齿痛。

其他:胸胁痛、口苦。

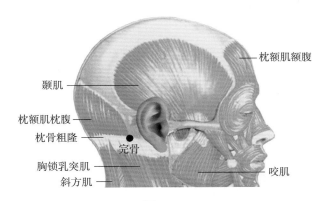

图12-38

完骨(Wángǔ)(GB12)

【穴名释义】　古称颞骨乳突为完骨,穴在其后下方,故名。

【特异性】　交会穴之一,足太阳、少阳之会。

【标准定位】　在头部,耳后乳突的后下方凹陷中。

【取法】　正坐或侧伏,在头部,当耳后乳突的后下方凹陷处取穴(图12-37)。

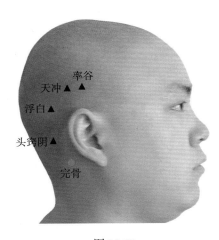

图12-37

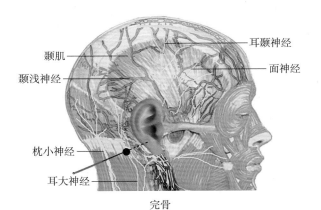

图12-39

【功用】　通经活络,祛风清热。

【主治】　头面疾患:头痛眩晕,癫痫,口眼歪斜。

耳目疾患:耳鸣,耳聋,目痛,齿痛。

其他:胸胁痛,口苦。

【穴位解剖】　皮肤→皮下组织→枕额肌(止点)。皮肤由颈丛的耳大神经分布。在皮下组织内,耳大神经与耳后动、静脉伴行。枕额肌起于枕骨上项线外侧和乳突的上部,止于帽状腱膜的后缘,拉牵帽状腱膜。由面神经的耳后支支配(图12-38,图12-39)。

【刺灸法】　刺法:斜刺0.5~0.8寸,局部酸胀,可扩散至头顶部(图12-39)。

灸法:间接灸或温针灸3~5壮,艾条灸5~10分钟。

本神(Běnshén)(GB13)

【穴名释义】　本,根本;神,神志。穴在前发际神庭旁,内为脑之所在,脑为元神之府,主神志为人之根本。

【特异性】　交会穴之一,足少阳、阳维之会。

【标准定位】　在头部,前发际上0.5寸,头正中线旁开3寸(图12-40)。

【取法】　正坐或卧位取穴。在头部,前发际内0.5寸,先取神庭穴(督脉),再旁开3寸,神庭与头维连线的内2/3与外1/3的交点处。

【穴位解剖】　皮肤→皮下组织→枕额肌→帽

GB

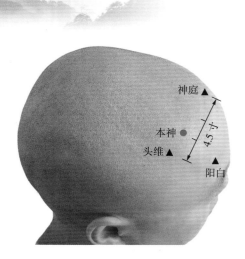

图 12-40

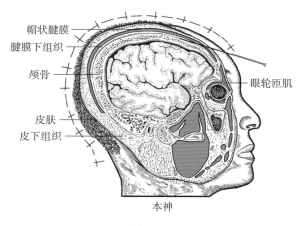

图 12-42

头项疾患：头痛，眩晕，颈项强急。

状腱膜下结缔组织→骨膜（额骨）。皮肤由额神经的眶上神经分布。在此下组织内除分布神经外，还有额动、静脉及其分支。额腹是枕额肌的前部，起自帽状腱膜（该膜分两层，包绕额腹的止部）肌纤维向前下方，止于眉部皮肤，并和眼轮匝肌纤维相互交错。其深面的筋膜，则止于眶上缘的上部。该肌由面神经的颞支支配（图 12-41，图 12-42）。

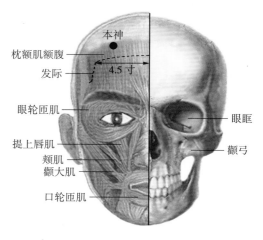

图 12-41

【刺灸法】 刺法：平刺 0.5~0.8 寸，局部酸胀（图 12-42）。

灸法：艾炷间接灸 3~5 壮，艾条灸 5~10 分钟。

【功用】 祛风定惊，清热止痛。

【主治】 神志疾患：中风不省人事，癫疾，小儿惊厥。

阳白（Yángbái）（GB14）

【穴名释义】 阳，阴阳之阳；白，光明。头在上为阳，穴在面部眉上方，有明目之功。

【特异性】 交会穴之一，手足阳明、少阳、阳维五脉之会。

【标准定位】 在头部，眉上一寸，瞳孔直上。

【取法】 正坐或卧位取穴。在头部，瞳孔直上，眉上一寸（图 12-43）。

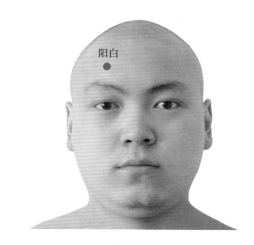

图 12-43

【穴位解剖】 皮肤→皮下组织→枕额肌→帽状腱下结缔组织→骨膜（额骨）。皮肤由额神经的眶上神经和滑车上神经双重分布（图 12-44，图 12-45）。

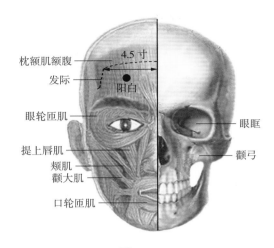

图 12-44

【刺灸法】　刺法：平刺 0.5~0.8 寸，局部酸胀（图 12-45）。

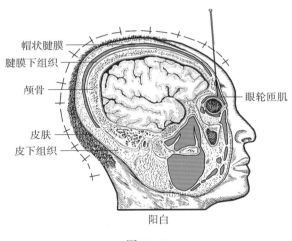

图 12-45

灸法：间接灸 3~5 壮，艾条灸 5~10 分钟。

【功用】　清头明月，祛风泄热。

【主治】　神志疾患：中风不省人事，癫疾，小儿惊厥。

头项疾患：头痛，眩晕，颈项强急。

头临泣（Tóulínqì）（GB15）

【穴名释义】　头，头部；临，调治；泣，流泪。穴在头部，可调治流泪等眼病。

【特异性】　交会穴之一，足太阳、少阳、阳维之会。

【标准定位】　在头部，前发际上 0.5 寸，瞳孔直上。

【取法】　神庭穴与头维穴连线的中点处。正坐仰靠或仰卧位取穴（图 12-46）。

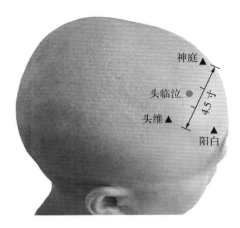

图 12-46

【穴位解剖】　皮肤→皮下组织→枕额肌→腱膜下结缔组织→骨膜（额骨）。分布有眶上神经和眶上动、静脉（图 12-47，图 12-48）。

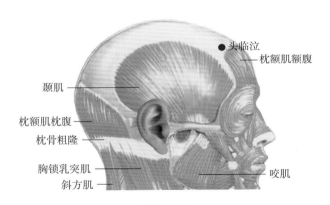

图 12-47

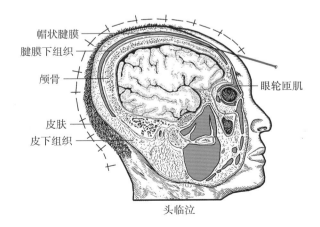

图 12-48

277

【刺灸法】 刺法:平刺 0.5~0.8 寸,局部酸胀(图 12-48)。

灸法:艾炷间接灸 3~5 壮,艾条灸 5~10 分钟。

【功用】 清头明目,安神定志。

【主治】 头面五官疾患:头痛目眩,目赤肿痛,内障雀目,翳膜遮睛,多眵冷泪,耳鸣耳聋,鼻塞,鼻渊。

神志疾患:小儿惊痫,复视,卒中不省人事。

目窗(Mùchuāng)(GB16)

【穴名释义】 目,眼睛;窗,窗户。穴在头部眼的上方,能治眼疾,犹如眼目之窗。

【特异性】 交会穴之一,足少阳、阳维之会。

【标准定位】 在头部,前发际上 1.5 寸,瞳孔直上(图 12-49)。

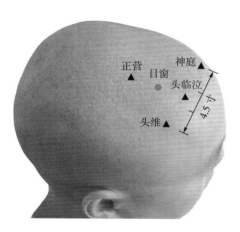

图 12-49

【取法】 正坐仰靠,于目中线直上,临泣上 1 寸处取穴。

【穴位解剖】 皮肤→皮下组织→帽状腱膜→腱膜下结缔组织→骨膜(顶骨)。皮肤由额神经的眶上神经分布。皮肤、皮下筋膜与帽状腱膜,通过纤维束紧密结合,三者合称头皮(谓之外科头皮),易从腱膜下结缔组织层分离。头部的行针多在此三层下疏松结缔组织内进行(图 12-50,图 12-51)。

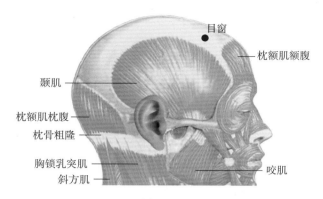

图 12-50

【刺灸法】 刺法:平刺 0.5~0.8 寸,局部酸胀(图 12-51)。

灸法:艾炷间接灸 3~5 壮,艾条灸 5~10 分钟。

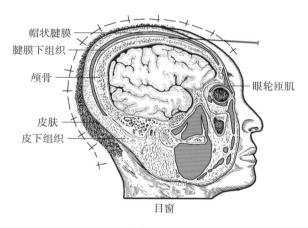

图 12-51

【功用】 清头明目,发散风热。

【主治】 头面疾患:头痛头晕,面目浮肿,目赤肿痛,青盲内障,目翳遮睛,鼻塞,唇吻强,上齿龋肿。

神志疾患:小儿惊痫。

正营(Zhèngyíng)(GB17)

【穴名释义】 正,正当;营,同荣。本穴有主治惶恐不安等神志病的作用。

【特异性】 交会穴之一,足少阳、阳维之会。

【标准定位】 在头部,前发际上 2.5 寸,瞳孔直上(图 12-52)。

【取法】 在头部,神庭与头维连线的中点交

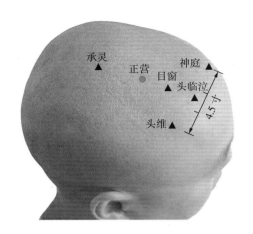

图 12-52

点处,当前发际上 2.5 寸。

【穴位解剖】 皮肤→皮下组织→帽状腱膜→腱膜下结缔组织→骨膜(顶骨)。皮肤由额神经的眶上神经分布。针由皮肤、皮下筋膜,穿帽状腱膜下结缔组织(图 12-53,图 12-54)。

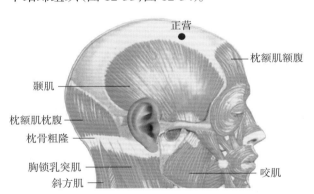

图 12-53

【刺灸法】 刺法:平刺 0.5~0.8 寸,局部酸胀(图 12-54)。

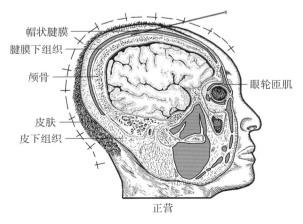

图 12-54

灸法:间接灸 3~5 壮,艾条灸 5~10 分钟。

【功用】 清头明目,疏风止痛。

【主治】 头痛头晕,面目浮肿,目赤肿痛,鼻塞,唇吻强,上齿龋肿。

承灵(Chénglíng)(GB18)

【穴名释义】 承,承受;灵,神灵。脑主神灵,故脑上顶骨又称天灵骨,穴就在其外下方。

【特异性】 交会穴之一,足少阳、阳维之会。

【标准定位】 在头部,前发际上 4 寸,瞳孔直上。

【取法】 正坐仰靠,于头临泣与风池二穴的连线上,入前发际 4 寸,与通天相平(图 12-55)。

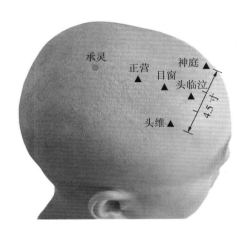

图 12-55

【穴位解剖】 皮肤→皮下组织→帽状腱膜→腱膜下结缔组织→骨膜(顶骨)。皮肤由颈神经后支枕大神经分布,该神经与枕动脉、枕静脉并行,枕动脉与颞浅动脉的顶支吻合(图 12-56,图 12-57)。

【刺灸法】 刺法:平刺 0.5~0.8 寸,局部酸胀(图 12-57)。

灸法:间接灸 3~5 壮,艾条灸 5~10 分钟。

【功用】 清头目,散风热。

【主治】 头痛,鼻塞,多涕,鼻渊,鼻衄,眩晕,目痛等。

GB

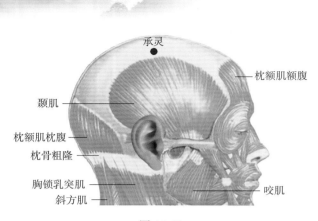

图 12-56

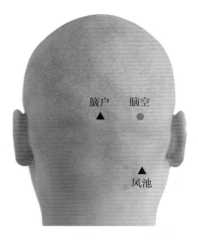

图 12-58

外侧畔和乳突的上面,止于帽状腱膜的后缘,由面神经的耳后支支配(图 12-59,图 12-60)。

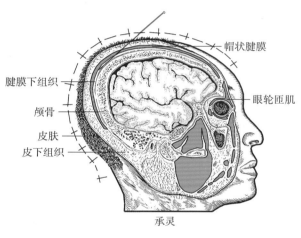

图 12-57

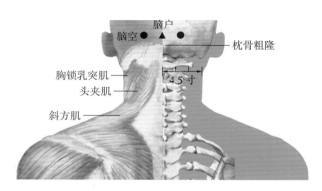

图 12-59

【刺灸法】 刺法:平刺 0.5~0.8 寸,局部酸胀,可扩散至后头部(图 12-60)。

灸法:间接灸 3~5 壮,艾条灸 5~10 分钟。

脑空(Nǎokōng)(GB19)

【穴名释义】 脑,脑髓;空,空窍。穴在枕骨外侧,内通脑,主治脑病。

【特异性】 交会穴之一,足少阳、阳维之会。

【标准定位】 在头部,横平枕外隆凸的上缘,风池(GB20)直上。

【取法】 正坐或俯卧,于风池直上,头正中线旁开 2.25 寸,以枕外隆凸上缘脑户穴平齐处(图 12-58)。

【穴位解剖】 皮肤→皮下组织→枕额肌(枕腹)→骨膜(枕骨)。皮肤由颈神经后支枕大神经分布。枕额肌的后部有枕肌。该肌起于上项线的

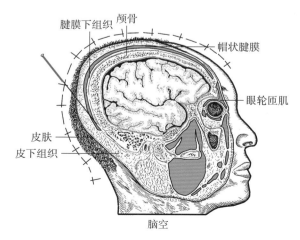

图 12-60

【功用】　醒脑通窍,活络散风。

【主治】　头痛,癫痫,惊悸,目眩,目赤肿痛,鼻痛,耳聋,颈项强痛。

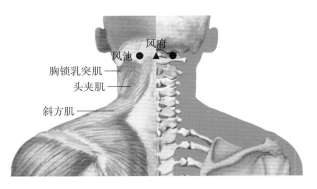

图 12-62

风池(Fēngchí)(GB20)

【穴名释义】　风,风邪;池,池塘。穴在枕骨下,局部凹陷如池,常为祛风之要穴。

【特异性】　交会穴之一,足少阳、阳维之会。

【标准定位】　在颈后区,枕骨之下,胸锁乳突肌上端与斜方肌上端之间的凹陷中(图 12-61)。

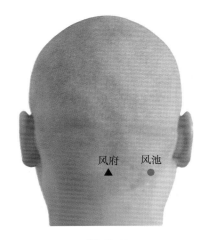

图 12-61

【取法】　正坐或俯卧,于项后枕骨下两侧凹陷处,当斜方肌上部与胸锁乳突肌上端之间取穴。

【穴位解剖】　皮肤→皮下组织→项筋膜→头夹肌→头半棘肌→头后大直肌与头上斜骨之间。皮肤由颈丛的枕小神经分布。项筋膜包绕项部浅、深层肌。针由皮肤、皮下组织穿项筋膜浅层,在胸锁乳突肌和斜方肌之间入浅层的头夹肌,继进深层骶棘肌中的头最长肌和头半棘肌。项肌均由项神经后支支配。第二项神经后支可分为内外侧支。外侧支参与支配项肌,内侧支为皮支,称枕大神经。该神经由枕动、静脉伴行,在项筋膜的深面上行,约于上项线水平处,穿斜方肌附着点及项筋膜浅层,分支至颅后部的皮肤(图 12-62,图 12-63)。

【刺灸法】　刺法:①向对侧或同侧口角方向斜刺 0.5~1.5 寸,局部酸胀,并向头顶、颞部、前额和眼扩散(图 12-63)。②平刺 2.0~3.0 寸,透对侧风池穴,局部酸胀,扩散至头顶部。③向鼻尖平耳垂水平略向下刺,1.0~1.5 寸,主治头痛头晕,此深度无不良后果。如超过,同时针尖略偏向内侧时,可能损伤椎动脉、延髓。④向对侧眼眶内下缘方向进针,0.6~1.2 寸,主治颈椎增生。⑤如向对侧眼外眦方向进针,且刺入过深时,可能损伤椎动脉,甚至可穿过寰枕后膜、硬脊膜和枕骨大孔进入颅腔伤及延髓。损伤椎动脉可引起出血,而伤及延髓有生命危险。

灸法:温针灸 5~7 壮,艾条灸 10~20 分钟。

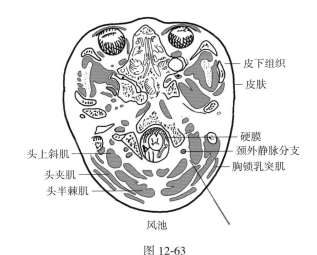

图 12-63

【功用】　清头明目,祛风解毒,通利官窍。

【主治】　外感疾患:头痛发热,洒淅振寒,热病汗不出,颈项强痛。

头目疾患:头痛头晕,目赤肿痛,迎风流泪,翳膜遮睛,目视不明,雀目,青盲,面肿,口㖞。

耳鼻疾患:鼻渊,鼻衄,耳鸣耳聋。

神志疾患:失眠,癫痫,中风昏迷,气厥。

GB

【注意事项】

向鼻尖平耳垂水平略向下刺 1.0~1.5 寸,此深度无不良后果。如超过,同时针尖略偏向内侧时,可能损伤椎动脉、延髓。

肩井(Jiānjǐng)(GB21)

【穴名释义】 肩,肩部;井,水井。穴在肩上,局部凹陷如井。

【特异性】 交会穴之一,手足少阳、阳维之会。

【标准定位】 在肩胛区,第 7 颈椎棘突与肩峰最外侧点连线的中点(图 12-64)。

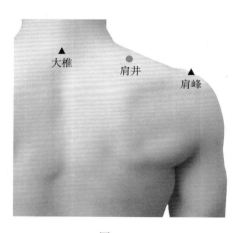

图 12-64

【取法】 正坐,于第七颈椎棘突高点至锁骨肩峰端连线的中点处取穴,向下直对乳头;医生以手掌后第一横纹按在病人肩胛冈下缘,拇指按在第七颈椎下,其余四指并拢按在肩上,食指靠于颈部,中指屈曲,中指尖处是穴。

【穴位解剖】 皮肤→皮下组织→斜方肌筋膜→斜方肌→肩胛提肌→上方锯肌。皮肤由第四、五、六颈神经后支重叠分布。肩胛提肌,位于颈椎横突和肩胛骨内侧角与脊柱缘上部之间,由肩胛脊神经支配。上后锯肌在前肌的深面稍下方,在第六、七颈椎和第一、二胸椎棘突、第二至五肋角

的外面,该肌由第一至第四胸神经后支支配。针由皮肤、皮下筋膜穿斜方肌筋膜及其下方斜方肌,在颈横动脉的内侧,深进肩胛提肌,上后锯肌(图 12-65,图 12-66)。

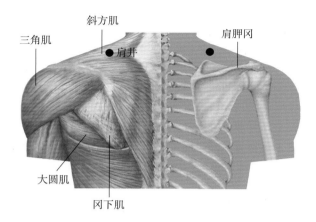

图 12-65

【刺灸法】 刺法:直刺或斜刺 0.5~0.8 寸,局部酸胀,扩散至肩部。深部正当肺尖,不可深刺,以防刺伤肺尖导致气胸发生(图 12-66)。

灸法:艾炷灸 3~5 壮,艾条灸 10~20 分钟。

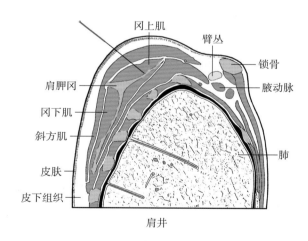

图 12-66

【功用】 降逆理气,散结补虚,通经活络。

【主治】 肩臂疼痛,乳腺炎。

【注意事项】 针刺肩井穴,切忌刺向前内下方,因此方向可刺中胸膜顶和肺尖。可向后下方刺入冈上窝,属安全。

注意严格掌握进针方向和深度,不可向内斜刺和直刺过深,否则能刺伤肺脏,引起气胸。

渊腋（Yuānyè）（GB22）

【穴名释义】　渊，深潭；腋，腋部。腋深如渊，穴在腋下。

【标准定位】　在胸外侧区，第4肋间隙中，在腋中线上（图12-67）。

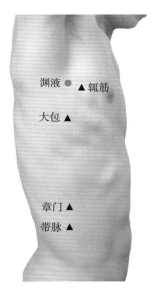

图 12-67

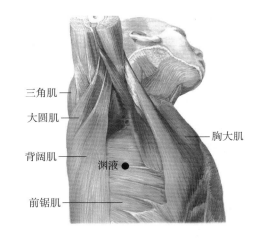

图 12-68

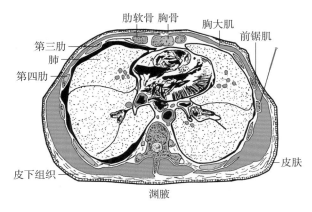

图 12-69

【取法】　正坐或侧卧，于腋窝中点与第11肋端连线（作12寸）的上1/4与下3/4交点处取穴。

【穴位解剖】　皮肤→皮下组织→胸深筋膜→前锯肌→第四肋间结构→胸内筋膜。皮肤由第三、四、五肋间神经外侧支重叠分布。针由皮肤、皮下筋膜在胸腹壁静脉的外侧，穿胸部深筋膜，入前锯肌，该肌由胸长神经支配。再深进肋间外肌和肋间内肌，注意其间的血管神经关系达胸腔壁内面的胸内筋膜。胸腔内相对应的器官是肺和胸膜，不宜深刺（图12-68，图12-69）。

【刺灸法】　刺法：斜刺0.5~0.8寸，局部酸胀，可扩散到胸胁部（图12-69）。

灸法：艾炷灸3~5壮，艾条灸5~10分钟。

【功用】　理气活血，通经止痛。

【主治】　胸满，胁痛，腋下肿，臂痛不举等症。

【注意事项】　针刺渊腋穴，主要应防止刺入胸腔内损伤壁胸膜和肺脏。为此，针刺应循第4肋骨长轴方向，不宜与其长轴垂直刺入，勿刺过肋间内肌。

辄筋（Zhéjīn）（GB23）

【穴名释义】　辄，车耳，即马车的护轮板；筋，筋肉。两侧胁肋筋肉隆起，形如车耳，穴在其处。

【特异性】　交会穴之一，足太阳、少阳之会。

【标准定位】　在胸外侧区，第4肋间隙中，腋中线前1寸（图12-70）。

【取法】　正坐或侧卧，开腋，于渊腋前1寸，男子约与乳头平齐，当渊腋与天溪（脾经）之间的凹陷处。

【穴位解剖】　皮肤→皮下组织→胸部深筋膜→前锯肌→第四肋间结构→胸内筋膜。皮肤由第三、四、五肋间神经的外侧皮支分布。前锯肌贴于胸廓的后外侧面，以肌齿起始于八至九肋骨的外面，在肩胛骨前外侧，止于该骨的内侧缘（脊柱缘）。前锯肌由胸长神经支配。该神经由腋动脉

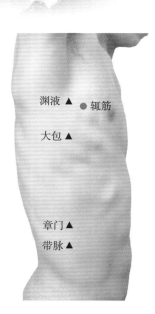

图 12-70

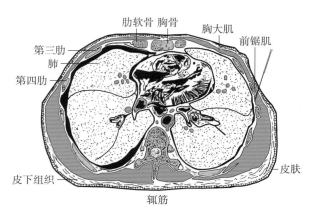

图 12-72

的第一段的后方入腋窝,沿前锯肌表面下降,最后分成小支,布于该肌各个肌齿。该神经与胸外侧动脉、静脉伴行。胸腔内相对应的器官为胸膜及肺(图 12-71,图 12-72)。

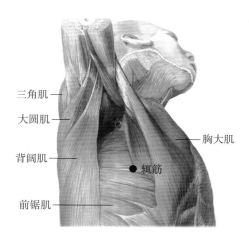

图 12-71

【刺灸法】 刺法:斜刺 0.5~0.8 寸,局部酸胀,可扩散至胸胁部(图 12-72)。

灸法:艾炷灸 3~5 壮,艾条灸 5~10 分钟。

【功用】 降逆平喘,理气活血。

【主治】 胸胁痛,腋肿,咳嗽,气喘,呕吐,吞酸。

【注意事项】 针刺辄筋穴,如同针刺渊腋穴

一样,主要也应避免刺入胸腔伤及壁胸膜和肺。为此,针刺也应循肋骨长轴方向,勿与其长轴呈垂直刺入,不可刺穿肋间内肌。

日月（Rìyuè）（GB24）

【穴名释义】 日,太阳;月,月亮。日为阳,指胆;月为阴,指肝。此为治肝胆疾病的要穴。

【特异性】 胆之募穴;交会穴之一,足太阴、少阳之会。

【标准定位】 在胸部,第 7 肋间隙,前正中线旁开 4 寸。

【取法】 正坐或仰卧,于锁骨中线之第七肋间取穴(图 12-73)。

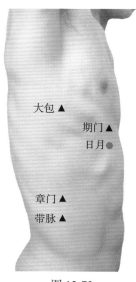

图 12-73

【穴位解剖】　皮肤→皮下组织→胸部深筋膜→腹外斜肌（腱膜）→腹直肌→肋间外韧带→肋间内肌→腹横肌→胸内筋膜。皮肤由第六、七、八肋间神经的前皮支重叠分布。胸膜薄而透明，是非常坚韧的浆膜。它可以分为内、外两层。内层包绕肺的表面，称脏胸膜（肺胸膜）；外层贴附于胸腔各壁的内面称壁胸膜。由于贴附部位不同，壁胸膜又分为：衬于肋间筋膜内面的是肋胸膜；覆盖于膈肌上面，并与其紧密相贴为膈胸膜；从两侧覆盖纵隔器官的浆膜是纵隔胸膜。此外，胸膜壁层，突出于胸廓上口，第一肋上方的部分称胸膜顶，其突出的程度，与胸廓的形状有关。胸膜壁的脏与壁层相互移动，形成潜在性间隙叫胸膜腔。胸膜各部的相互移行处，肺的边缘不能伸入其内，这些空隙称为胸膜窦。肋胸膜和膈胸膜的返折处是胸膜窦中最大的，而位置最低的，其最低点可相当于第十二肋处称肋膈窦。因此，针刺该穴时，若盲目进针，除穿经上列胸壁结构以外，可经肋膈窦、肺、膈达肝（右侧）、胃（左侧）；其后果是有危险的（图12-74，图12-75）。

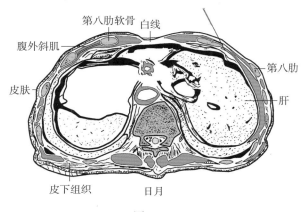

图 12-75

肝、胆。

针刺日月穴，依然应避免伤及壁胸膜及肺脏。为此，针刺时宜循肋骨长轴方向，勿与其长轴呈垂直刺入，不可刺透肋间内肌。

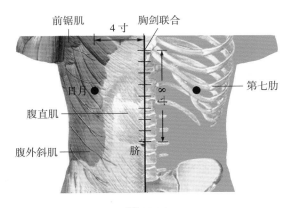

图 12-74

【刺灸法】　刺法：斜刺0.5~0.8寸，局部酸胀，可扩散至胸胁部（图12-75）。

灸法：艾炷灸3~5壮，艾条灸10~20分钟。

【功用】　降逆利胆，调理肠胃。

【主治】　胆胃疾患：呃逆，翻胃吞酸，口苦多唾，黄疸，胸闷。

胁肋疾患：胁肋疼痛。

【注意事项】　日月穴所处位置胸壁较薄，深部又涉及肺、肝、胃等脏器，所以不宜直刺或斜刺过深，以平刺为安全，以防止造成气胸或损伤

京门（Jīngmén）（GB25）

【穴名释义】　京，同"原"字；门，门户。此为肾之募穴。穴主一身之原气，穴为肾气出入之门户。

【特异性】　肾之募穴。

【标准定位】　在上腹部，第12肋骨游离端下际（图12-76）。

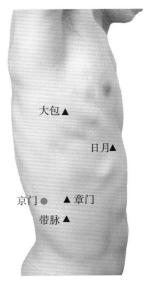

图 12-76

GB

285

【穴位解剖】 皮肤→皮下组织→腹部筋膜→腹外斜肌→腹内斜肌→腹横筋膜→腹膜下筋膜。皮肤由第十一、十二胸神经和第一腰神经的侧支的前支重叠分布。腹肌是腹壁的重要组成部分。腹外斜肌位于腹前外侧最浅层,肌束由后上方向前下方斜行;深层的腹肌由后下方向前上方斜行;腹横肌则由后向前横行。因此,腹肌能保持腹腔内一定的压力(腹压),以维持腹腔内器官的正常位置。本穴腹腔内对应器官,有升(右)降(左)结肠、小肠、乙状结肠等(图12-77,图12-78)。

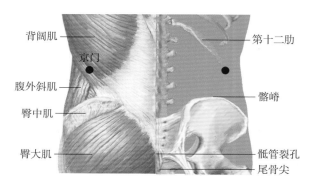

图 12-77

【刺灸法】 刺法:斜刺 0.5~1.0 寸,局部酸胀,可扩散至腰背部(图12-78)。

灸法:艾炷灸 5~9 壮,艾条灸 10~20 分钟。

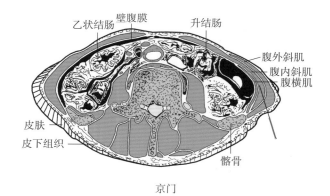

京门

图 12-78

【功用】 利尿通淋,补肾温阳。

【主治】 胸胁背腰疾患:胁肋痛,腹胀,腰脊痛,项背寒,肩胛内廉痛。

肾脏疾患:小便不利,溺黄,小腹痛,洞泄下痢。

带脉(Dàimài)(GB26)

【穴名释义】 带,腰带;脉,经脉。穴属胆经,与奇经八脉中的带脉交会处。

【特异性】 交会穴之一,足少阳、带脉二经之会。

【标准定位】 在侧腹部,第 11 肋骨游离端垂线与脐水平线的交点上。

【取法】 侧卧,于腋中线与平脐横线之交点处取穴(图12-79)。

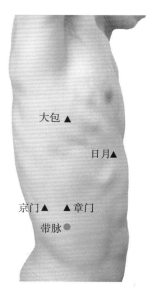

图 12-79

【穴位解剖】 皮肤→皮下组织→腹横筋膜→腹膜下筋膜。皮肤由第十一、十二胸神经和第一腰神经支的外侧皮支分布。腹横筋膜是腹内筋膜的一部分,它是由疏松结缔组织形成(图12-80,图12-81)。

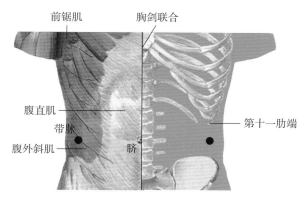

图 12-80

【刺灸法】　刺法：斜刺 0.5~1.0 寸，局部酸胀，可扩散至侧腰部（图 12-81）。

灸法：艾条灸 10~20 分钟。

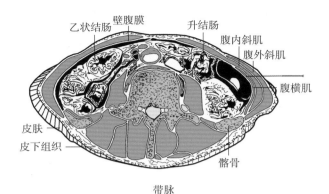

带脉

图 12-81

【功用】　清热利湿，调经止带。

【主治】　经带疾患：妇人少腹痛，月经不调，赤白带下，经闭，痛经，不孕。

腰胁疾患：七疝偏坠，腰痛，胁痛连背。

五枢（Wǔshū）（GB27）

【穴名释义】　五，5 个；枢，枢纽。5 为中数，少阳主枢，穴在人身中部的枢要之处。

【特异性】　交会穴之一，足少阳、带脉二经之会（《素问·气府论》王注）。

【标准定位】　在下腹部，横平脐下 3 寸，髂前上棘内侧。

【取法】　侧卧，于髂前上棘内侧凹陷处，约与脐下 3 寸关元穴相平处取穴（图 12-82）。

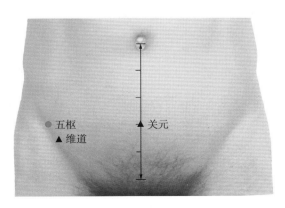

图 12-82

【穴位解剖】　皮肤→皮下组织→腹部深筋膜→腹外斜肌→腹内斜肌→腹横筋膜→腹膜下筋膜。皮肤由肋下神经和髂腹下神经的外侧皮支分布。皮下组织内有腹壁浅动脉静脉、浅淋巴管和皮神经以及旋髂浅动脉、旋髂深动脉，动脉向外上方斜行，分布于髂前上棘内上方深层肌。腹腔内相对应器官，右侧有盲肠、升结肠、阑尾；左侧有降结肠、乙状结肠等（图 12-83，图 12-84）。

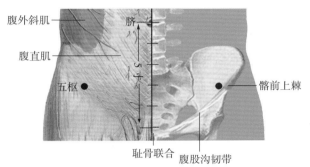

图 12-83

【刺灸法】　刺法：①直刺 1.0~1.5 寸，局部酸胀，可扩散至腹股沟部（图 12-84）。②向外阴部斜刺 1.0~1.5 寸，酸胀扩散至耻骨联合及外阴部。

灸法：艾炷灸或温针灸 3~5 壮，艾条灸 10~20 分钟。

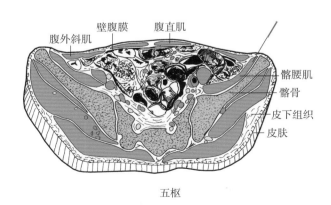

五枢

图 12-84

【功用】　调经带，理下焦，通腑气。

【主治】　经带疾患：妇人少腹痛，月经不调，赤白带下，经闭，痛经，不孕。

腰胁疾患：七疝偏坠，腰痛，胁痛连背。

维道（Wéidào）（GB28）

【穴名释义】　维,维系;道,通道。穴属胆经,交会于带脉,带脉维系诸经。

【特异性】　交会穴之一,足少阳、带脉之会。

【标准定位】　在下腹部,髂前上棘内下 0.5寸(图 12-85)。

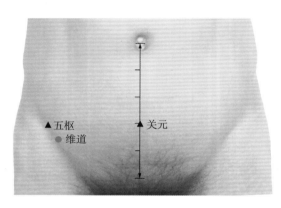

图 12-85

【穴位解剖】　皮肤→皮下组织→腹部深筋膜→腹外斜肌→腹内斜肌→腹横筋膜→腹膜下筋膜。皮肤由肋下神经和髂腹下神经的外侧皮支分布。皮下组织内旋髂浅动脉有同名静脉伴行,该静脉汇入大隐静脉(图 12-86,图 12-87)。

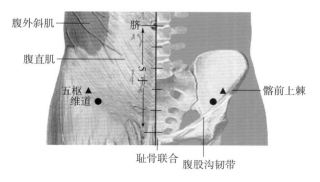

图 12-86

【刺灸法】　刺法:向下方斜刺 1.0~2.5 寸;深刺可及子宫圆韧带治疗子宫下垂,局部酸胀可扩散至小腹和外阴部(图 12-87)。

灸法:艾炷灸或温针灸 3~5 壮,艾条灸 10~20

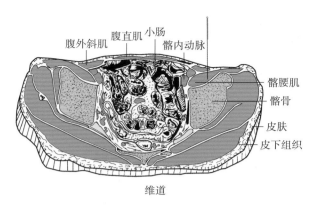

图 12-87

分钟。

【功用】　调冲任,理下焦。

【主治】　经带疾患:妇人少腹痛,月经不调,赤白带下,经闭,痛经,不孕。

腰胁疾患:七疝偏坠,腰痛,胁痛连背。

居髎（Jūliáo）（GB29）

【穴名释义】　居,居处;髎,骨隙。穴居髋骨之上凹陷处。

【特异性】　交会穴之一,阳跷、足少阳、阳维之会。

【标准定位】　在臀区,髂前上棘与股骨大转子最凸点连线的中点处(图 12-88)。

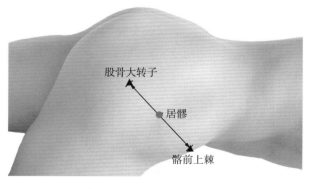

图 12-88

【穴位解剖】　皮肤→皮下组织→阔筋膜张肌→臀中肌。皮肤由肌外侧皮神经分布。阔筋膜张肌以短腱起于髂前上棘,约在股骨中上三分之一处移行于髂胫束,束的下端止于胫骨外髁,该骨被阔筋膜包裹。阔筋膜张肌和臀中肌均由臀上神经和相应血管支配与供应(图12-89,图12-90)。

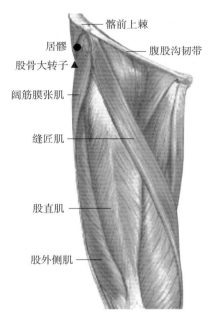

图 12-89

【刺灸法】　刺法:①直刺或斜刺 1.5~3.0 寸,局部酸胀可扩散至髋关节、臀部和腹外侧(图12-90)。②髋关节病可用"齐刺"、"扬刺"、"合谷刺"、"恢刺"、"报刺"、"短刺"等。

灸法:艾炷灸或温针灸 5~7 壮,艾条灸 10~20 分钟。

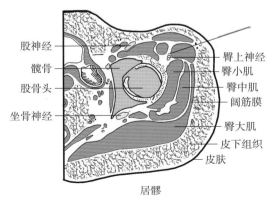

图 12-90

【功用】　舒筋活络,强健腰腿。
【主治】　腰腿痹痛,瘫痪,足痿,疝气。

环跳(Huántiào)(GB30)

【穴名释义】　环,环曲;跳,跳跃。穴在髀枢中,髀枢为环曲跳跃之枢纽。

【特异性】　交会穴之一,足少阳、太阳二脉之会。

【标准定位】　在臀区,股骨大转子最凸点与骶管裂孔连线上的外 1/3 与 2/3 交点处。

【取法】　侧卧,伸下腿,屈上腿(呈 90° 角)以小指关节横纹按在大转子上,拇指指脊柱,当拇指尖止处是穴;侧卧,于大转子后方凹陷处,约当股骨大转子与骶管裂孔连线的外中 1/3 交点处取穴(图 12-22,图 12-91)。

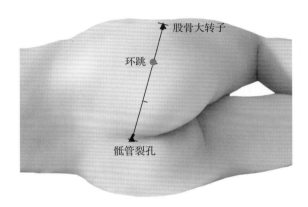

图 12-91

【穴位解剖】　皮肤→皮下组织→臀肌筋膜→臀大肌→坐骨神经→闭孔内肌(腱)与上下肌。皮肤有髂腹下神经的外侧支和臀上皮神经的双重分布。皮下筋膜发达,富有纤维和脂肪组织,臀部的后下部由肥厚而致密脂肪形成脂肪垫。在臀大肌深面,坐骨神经从骨盆由闭孔内肌上方的梨状肌下孔而出。该点的体表定位在髂后上棘与坐骨结节连线的中点;向下则投影在坐骨结节与股骨大转子连线中点稍内侧。坐骨神经的内侧有股后皮神经、臀下神经,血管及阴部神经、血管等。神经下方的闭孔内肌腱及其上下方的上下肌肉均由骶丛的肌支支配(图12-92,图12-93)。

【刺灸法】　刺法:①针尖略向下方刺 2.0~3.0,局部酸胀,有放电感向下肢放散,治疗坐骨神经痛及下肢疾患(图12-93)。②针尖斜向生殖器及少腹方向刺 2.0~3.0 寸,麻胀感可达外生殖器,治疗外生殖器及少腹疾患。③针尖向

GB

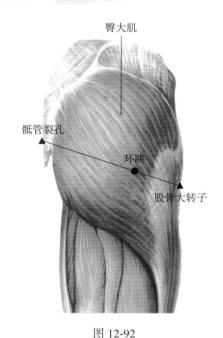

图 12-92

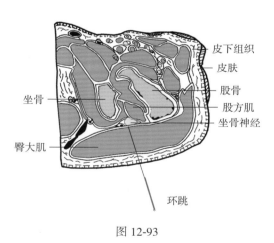

图 12-93

髋关节直刺 2.0~2.5 寸,局部酸胀感,治疗髋关节疾患,可采用"齐刺""扬刺""合谷刺""恢刺""短刺"。

灸法:艾炷灸或温针灸 5~7 壮,艾条灸 10~20 分钟。

【功用】 祛风湿,利腰腿。

【主治】 腰腿疼痛:腰胯疼痛,挫闪腰痛,下肢痿痹,膝踝肿痛。

其他:遍身风疹,半身不遂,盆腔炎。

风市(Fēngshì)(GB31)

【穴名释义】 风,风邪;市,集市。此穴有疏散风邪之作用,为治风邪之要穴。

【标准定位】 在股部,直立垂手,掌心贴于大腿时,中指尖所指凹陷中,髂胫束后缘。

【取法】 直立,两手自然下垂,当中指尖止处取穴;或侧卧,于股外侧中线,距腘横纹上 9 寸处取穴。穴处腹外侧肌与股二头肌之间(图 12-94)。

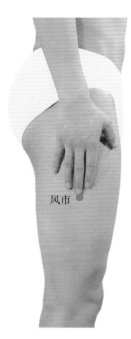

风市

图 12-94

【穴位解剖】 皮肤→皮下组织→阔筋膜→髂胫束→股外侧肌→股中间肌。皮肤由股外侧皮神经分布。股外侧肌和股中间肌参与股四头肌的形成。该肌由股神经支配。旋股外侧动脉起自肌深动脉的外侧壁,在股直肌深面分为上下支,下支营养股前外侧肌(图 12-95,图 12-96)。

【刺灸法】 刺法:①直刺 1.5~2.5 寸,局部酸胀,可向下放散(图 12-96)。②治股外侧软组织广泛性疾病,可采用"扬刺"、"傍针刺"、"齐刺"、"合谷刺"等。

灸法:艾炷灸或温针灸 3~5 壮,艾条灸 10~20 分钟。

【功用】 祛风湿,调气血,通经络。

【主治】 中风半身不遂,下肢痿痹,遍身瘙痒。

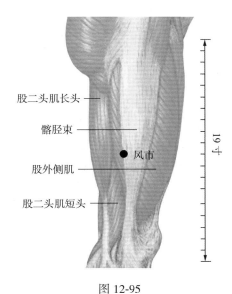

图 12-95

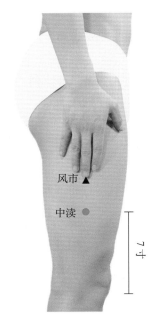

图 12-97

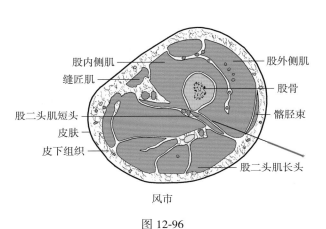

风市

图 12-96

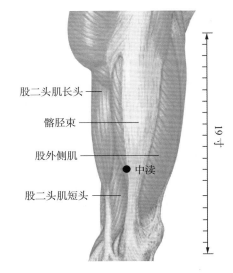

图 12-98

中渎（Zhōngdú）（GB32）

【穴名释义】　中，中间；渎，小的沟渠。穴在股外侧两筋之间，如在沟渎之中。

【标准定位】　在股部，腘横纹上 7 寸，髂胫束后缘。

【取法】　侧卧，于股外侧中线，距腘横纹上 7 寸处取穴（图 12-97）。

【穴位解剖】　皮肤→皮下组织→髂胫束→股外侧肌→股中间肌。皮肤由股外侧皮神经分布。针由皮肤、皮下筋膜穿阔筋，在肌二头肌外侧入股外侧肌，直抵股骨表面的骨膜。前肌由坐骨神经支配，后肌由股神经支配（图 12-98，图 12-99）。

【刺灸法】　刺法：直刺 1.0~2.0 寸，局部酸胀，

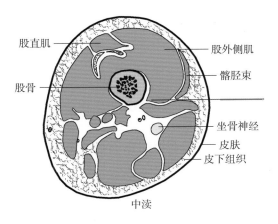

中渎

图 12-99

GB

可向下扩散;局部可采用"傍针刺"、"齐刺"、"扬刺"等(图12-99)。

灸法:艾炷灸或温针灸3~5壮,艾条灸10~20分钟。

【功用】 通经活络,祛风散寒。

【主治】 下肢痿痹,麻木,半身不遂等。

膝阳关（Xīyángguān）（GB33）

【穴名释义】 膝,膝部;阳,阴阳之阳;关,机关。外为阳,穴在膝关节外侧。

【标准定位】 在膝部,股骨外上髁后上缘,股二头肌腱与髂胫束之间的凹陷中(图12-100)。

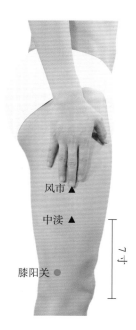

图 12-100

【穴位解剖】 皮肤→皮下组织→阔筋膜→髂胫束→股二头肌短头→腓肠肌。皮肤由股外侧皮神经分布。皮下组织内有膝上外侧动、静脉(图12-101,图12-102)。

【刺灸法】 刺法:直刺1.0~2.0寸,局部酸胀,可扩散至膝部和大腿外侧(图12-102)。

灸法:艾炷灸或温针灸3~5壮,艾条灸10~20

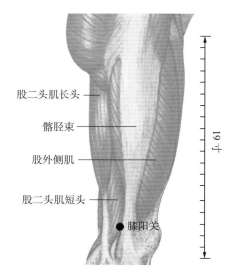

图 12-101

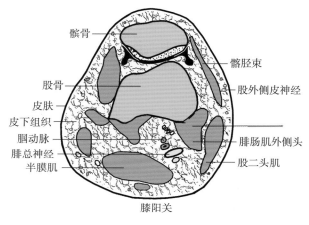

图 12-102

分钟。

【功用】 疏筋脉,利关节,祛风湿。

【主治】 膝髌肿痛,腘筋挛急,小腿麻木等。

阳陵泉（Yánglíngquán）（GB34）

【穴名释义】 阳,阴阳之阳;陵,丘陵;泉,水泉。外为阳,膝外侧腓骨小头隆起如陵,穴在其下陷中,犹如水泉。

【特异性】 五输穴之一,本经合穴。八会穴之一,筋会。

【标准定位】 在小腿外侧,腓骨头前下方凹陷中(图12-103)。

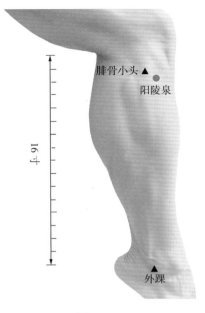

图 12-103

【穴位解剖】　皮肤→皮下组织→小腿深筋膜→腓骨长肌→腓骨短肌。皮肤由腓肠外侧皮神经分布。腓总神经在腘窝上角从坐骨神经分离以后，沿着腘窝外侧到腓骨小头的后下方穿腓骨长肌，分为腓浅、深神经。腓浅神经的肌支支配腓骨长、短肌（图 12-104，图 12-105）。

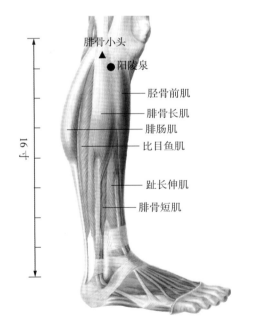

图 12-104

【刺灸法】　刺法：①直刺 1.0~3.0 寸，深刺可透阴陵泉，局部酸胀，有麻电感向下发散（图

12-105）。②向上斜刺 0.5~0.8 寸，局部酸胀。
　　灸法：艾炷灸或温针灸 3~5 壮，艾条灸 5~10 分钟。

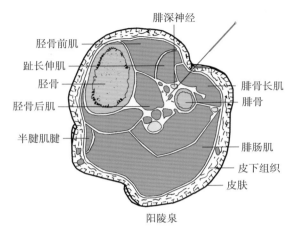

图 12-105

【功用】　清热熄风，消肿止痛。
【主治】　头面疾患：头痛，耳鸣，耳聋，目痛，颊肿。
　　胸部疾患：胸胁痛，乳肿痛，气喘，咳逆。
　　胆肝疾患：胸胁支满，胁肋疼痛，呕吐胆汁，寒热往来，黄疸。
　　本经脉所过部位的疾患：膝肿痛，下肢痿痹、麻木，脚胫酸痛，筋挛，筋软，筋缩，筋紧，脚气，半身不遂。
　　其他：虚劳失精，小便不禁，遗尿。

阳交（Yángjiāo）（GB35）

【穴名释义】　阳，阴阳之阳；交，交会。外为阳，穴在小腿外侧，与膀胱经交会。
【特异性】　阳维脉之郄穴。
【标准定位】　在小腿外侧，外踝尖上 7 寸，腓骨后缘（图 12-106）。
【穴位解剖】　皮肤→皮下组织→小腿深筋膜→腓骨长肌（腱）→腓骨短肌→小腿三头肌→踇长屈肌。皮肤由腓肠外侧皮神经分布。腓骨长、短肌由腓浅神经支配。小腿三头肌、踇长屈肌由胫神经支配（图 12-107，图 12-108）。
【刺灸法】　刺法：直刺 1.0~1.5 寸，局部酸胀或向足部放散（图 12-108）。

293

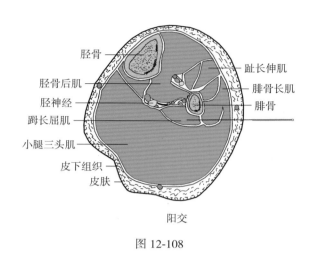

图 12-108

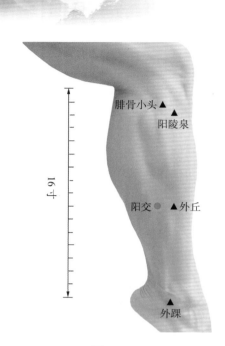

图 12-106

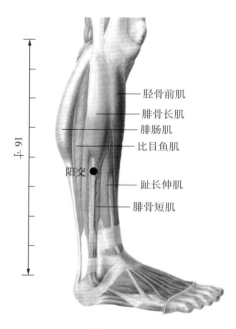

图 12-107

灸法：艾炷灸或温针灸 3~5 壮，艾条灸 5~10 分钟。

【功用】 舒筋活络，安神定志。

【主治】 神志疾患：癫疾惊狂。

本经脉所过部位的疾患：面肿，喉痹，颈项强痛，胸胁胀满，髀枢痛，膝痛，足胫痿痹，霍乱转筋。

外丘（Wàiqiū）（GB36）

【穴名释义】 外，内外之外；丘，丘陵。穴在外踝上方，局部肌肉隆起如丘。

【特异性】 足少阳之郄穴。

【标准定位】 在小腿外侧，外踝尖上 7 寸，腓骨前缘（图 12-109）。

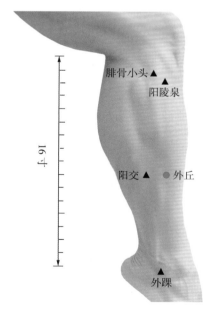

图 12-109

【穴位解剖】 皮肤→皮下组织→小腿深筋膜→腓骨长、短肌→趾长伸肌→踇长伸肌。皮肤由腓肠外侧皮神经分布。胫前动脉是腘动脉的终支之一，在腘窝下角，比目鱼肌腱弓下方分出以后,穿小腿骨间膜上端的孔至小腿前面,行于胫骨前肌和跛长伸肌之间,下降至足背,移行于足背动脉。体表投影在胫骨粗隆和腓骨小头之间的中点与两踝之间连线的中点的连线即是。该动脉除同静脉伴行外,还有腓深神经同行。腓深神经支配跛长、趾长伸肌。腓骨长、短肌由腓浅神经支配(图 12-110,图 12-111)。

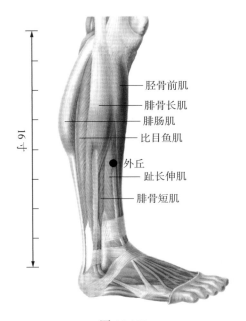

图 12-110

【刺灸法】　刺法:直刺 0.5~0.8 寸,局部酸胀,有时可放散至足(图 12-111)。

灸法:艾炷灸或温针灸 3~5 壮,艾条灸 5~10分钟。

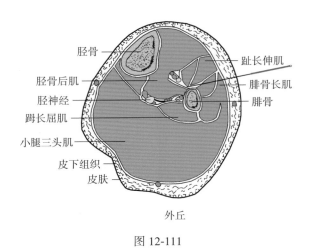

图 12-111

【功用】　舒肝理气,通经活络。
【主治】　本经脉所过部位的疾患:头项强痛,

胸胁支满,肢痛痿痹,寒湿脚气。
其他:癫疾呕沫。

光明(Guāngmíng)(GB37)

【穴名释义】　光明,即明亮的意思。穴属胆经,主治眼病,使之重见光明。
【特异性】　本经络穴。
【标准定位】　在小腿外侧,外踝尖上 5 寸,腓骨前缘(图 12-112)。

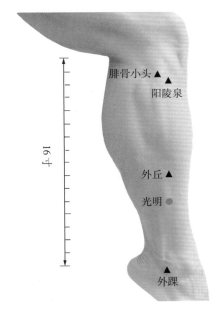

图 12-112

【穴位解剖】　皮肤→皮下组织→小腿筋膜→腓骨长、短肌→趾长伸肌→跛长伸肌。皮肤由腓浅神经分布。腓浅神经由腓总神经发出,进腓骨长、短骨之间,下降至腓骨肌和趾长伸肌之间,在小腿中下 1/3 交界处,穿小腿深筋膜至皮下筋膜内下降,分布于小腿下部的外侧及足背皮肤(图 12-113,图 12-114)。
【刺灸法】　刺法:直刺 1.0~1.2 寸,局部酸胀,可向膝关节及足背外侧放散(图 12-114)。

灸法:艾炷灸或温针灸 3~5 壮,艾条灸 10~20分钟。

【功用】　疏肝明目,通经活络。
【主治】　眼目疾患:目赤肿痛,视物不明,青盲雀目。

GB

【特异性】 五输穴之一,本经经穴。

【标准定位】 在小腿外侧,外踝尖上4寸,腓骨前缘(图12-115)。

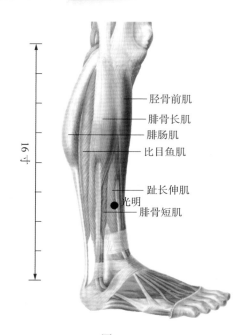

图 12-113

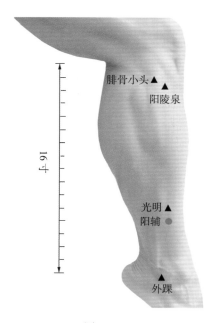

图 12-115

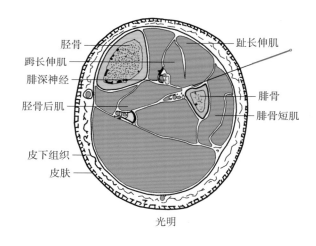

图 12-114

【穴位解剖】 皮肤→皮下组织→小腿深筋膜→腓骨长、短肌腱→趾长伸肌→踇长伸肌。皮肤由腓总神经的分支浅神经分布(图12-116,图12-117)。

本经脉所过部位的疾患:颊肿,乳胀痛,腿膝酸痛,下肢痿痹,手足发凉。

阳辅(Yángfǔ)(GB38)

【穴名释义】 阳,阴阳之阳,外为阳;辅,辅助,指辅骨,即腓骨。穴在小腿外侧腓骨前。

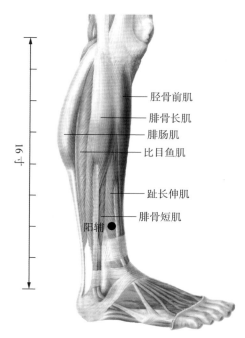

图 12-116

【刺灸法】　刺法:直刺 1.0~1.5 寸,局部酸胀可向下放散(图 12-117)。

灸法:艾炷灸或温针灸 3~5 壮,艾条灸 10~20 分钟。

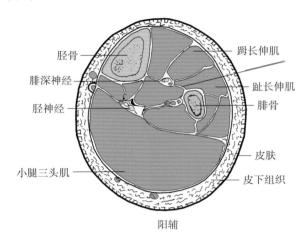

图 12-117

【功用】　清热散风,舒筋活络。

【主治】　头面部疾患:偏头痛,目外眦痛。

本经脉所过部位的疾患:胸胁痛,腋下肿,下肢外侧痛。

其他:瘰疬。

悬钟(Xuánzhōng)(GB39)

【穴名释义】　悬,悬挂;钟,钟铃。穴当外踝上,正是古时小儿悬挂脚铃处。

【特异性】　八会穴之一,髓会绝骨。足三阳络。

【标准定位】　在小腿外侧,外踝尖上 3 寸,腓骨前缘。

【取法】　正坐垂足或卧位,从外踝尖向腓骨上摸,当腓骨后缘与腓骨长、短肌腱之间凹陷处取穴(图 12-118)。

【穴位解剖】　皮肤→皮下组织→小腿深筋膜→腓骨长、短肌腱→趾长伸肌→踇长伸肌。皮肤由腓总神经的分支腓浅神经分布。腓骨长、短肌由腓浅神经的肌支支配,踇长屈肌和趾长屈肌由胫神经支配(图 12-119,图 12-120)。

【刺灸法】　刺法:直刺 1.0~2.0 寸,深刺可透三阴交,局部酸胀,可向足底放散(图 12-120)。

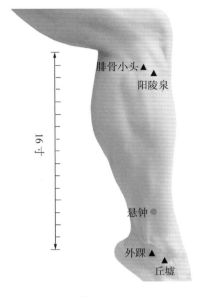

图 12-118

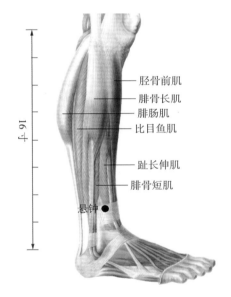

图 12-119

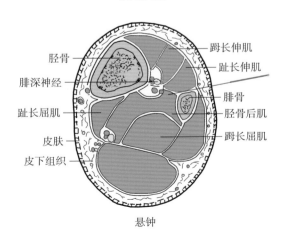

图 12-120

GB

灸法:艾炷灸或温针灸 3~5 壮,艾条灸 10~20 分钟。强身保健,采用瘢痕灸,每年 1 次,或温灸至皮肤温热舒适,每日 1 次,每月 20 次,可预防中风。

【功用】 益髓生血,舒筋活络。

【主治】 筋骨病:颈项强,四肢关节酸痛,半身不遂,筋骨挛痛,脚气,蹩足,跟骨痛,附骨疽。

胸胁疾患:瘰疬,腋肿,心腹胀满,胸胁疼痛。

其他:头晕,失眠,记忆减退,耳鸣耳聋,高血压。

丘墟(Qiūxū)(GB40)

【穴名释义】 丘,小土堆,墟,大土堆。此穴在外踝(如墟)与跟骨滑车突(如丘)之间。

【特异性】 胆经之原穴。

【标准定位】 在踝区,外踝的前下方,趾长伸肌腱的外侧凹陷中(图 12-121)。

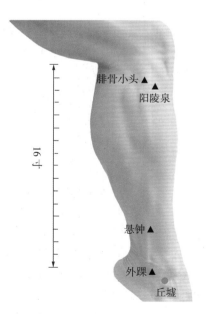

图 12-121

【取法】 正坐垂足着地或侧卧,于外踝前下方,趾长伸肌腱外侧,距跟关节凹陷处取穴。

【穴位解剖】 皮肤→皮下组织→足背筋膜→

趾短伸肌。皮肤由腓神经的足背外侧皮神经分布。足背深筋膜较薄弱,两筋膜之间有丰富的足背静脉网,分别汇入小隐静脉。针由皮肤、皮下筋膜穿足深膜,在趾长伸肌腱外侧,深进骰骨表面的趾短伸肌。外踝前动脉在踝关节附近发自胫前动脉,该血管向外在趾长伸肌腱的下方至外踝,与跗外动脉和腓动脉的穿支吻合(图 12-122,图 12-123)。

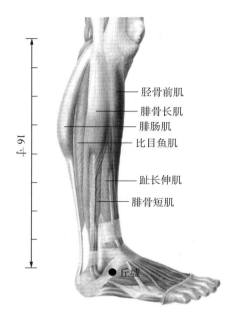

图 12-122

【刺灸法】 刺法:①直刺 0.5~1.0 寸,针感为沉、麻、胀,可向下传导至足部(图 12-123)。②向外斜刺 0.8~1.2 寸,透申脉,局部酸胀,可放散至足踝部。

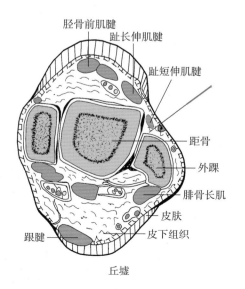

图 12-123

灸法:艾炷灸或温针灸5~7壮,艾条灸10~20分钟。

【功用】 清暑泄热,凉血解毒,醒脑安神,疏筋活络。

【主治】 头项疾患:偏头痛,目疾,齿痛,耳聋,咽肿,颈项痛。

肝胆疾患:寒热往来,乳肿,月水不来,疟疾,疝气。

本经脉所过部位的疾患:胸胁痛。

足临泣(Zúlínqì)(GB41)

【穴名释义】 足,足部;临,调治;泣,流泪。穴在足部,可调治流泪等眼病。

【特异性】 五输穴之一,本经输穴。八脉交会穴之一,通带脉。

【标准定位】 在足背,第4、5跖骨底结合部的前方,第5趾长伸肌腱外侧凹陷中(图12-124)。

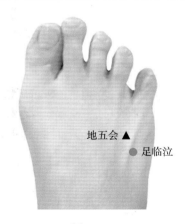

图 12-124

【穴位解剖】 皮肤→皮下组织→足背筋膜→趾短伸肌→骨间背侧肌。皮肤由足背外侧皮神经和足中间皮神经双重分布。足背皮薄,活动度大。皮下组织结构疏松,皮下筋膜中走行有足背静脉网及大、小隐静脉的起始部。针由皮肤、皮下筋膜穿足背深筋膜,在趾长伸肌腱至第4、5趾的肌腱之间,经趾短伸肌腱外侧,入第四骨间背侧肌(图12-125,图12-126)。

【刺灸法】 刺法:①直刺0.5~0.8寸,局部酸胀,可向足趾端放散(图12-126)。②消肿利水可用子午捣臼法。③用三棱针点刺出血。

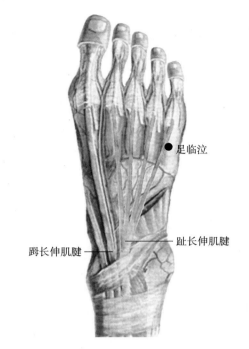

图 12-125

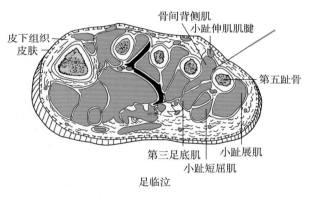

图 12-126

【功用】 舒肝解郁,熄风泻火。

【主治】 头面五官疾患:头痛目眩,目赤肿痛,颌痛,齿痛,咽肿,耳聋。

胸胁疾患:乳痛,呼吸困难,腋下肿,胁肋痛。

本经脉所过部位的疾患:足跗肿痛,髀枢痛,膝踝关节痛,足背红肿。

地五会(Dìwǔhuì)(GB42)

【穴名释义】 地,土地,指足部;五,基数词;会,会合。布于足部胆经穴有5个,此穴居其中,为上下脉气会合之处。

【标准定位】 在足背,第 4、5 跖骨间,第 4 跖趾关节近端凹陷中(图 12-127)。

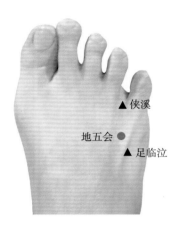

图 12-127

【穴位解剖】 皮肤→皮下组织→足背筋膜→骨间背侧肌。皮肤由足背外侧皮神经和足背中间皮神经分布。跗外侧动脉发自足背动脉(在距骨颈处),向前外行于足背,发交通支连于弓形动脉(图 12-128,图 12-129)。

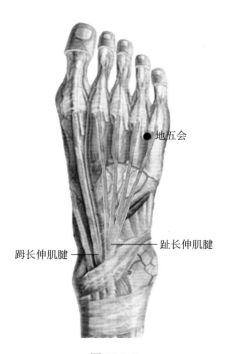

图 12-128

【刺灸法】 刺法:直刺或向上刺 0.5~0.8 寸,局部酸胀(图 12-129)。

灸法:艾炷灸或温针灸 3~5 壮,艾条灸 5~10 分钟。

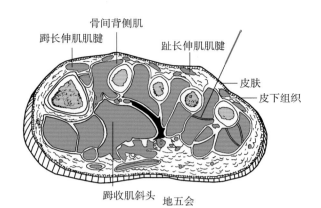

骨间背侧肌
蹞长伸肌肌腱
趾长伸肌肌腱
皮肤
皮下组织
蹞收肌斜头 地五会

图 12-129

【功用】 舒肝利胆,通经活络。

【主治】 头痛目眩,目赤肿痛,咽肿,耳聋。

侠溪(Xiáxī)(GB43)

【穴名释义】 侠,通"夹";溪,沟溪。穴在第 4、5 趾的夹缝间,局部犹如沟溪。

【特异性】 五输穴之一,本经荥穴。

【标准定位】 在足背,第 4、5 趾间,趾蹼缘后方赤白肉际处(图 12-130)。

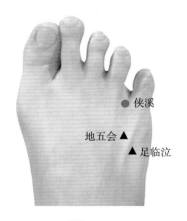

图 12-130

【取法】 正坐垂足着地,于足背第 4、5 趾趾缝端取穴。

【穴位解剖】 皮肤→皮下组织→足背筋膜→

趾短伸肌→骨间背侧肌。皮肤由足背外侧皮神经和足中间皮神经双重分布。足背皮薄,活动度大。皮下组织结构疏松,皮下筋膜中走行有足背静脉网及大、小隐静脉的起始部。针由皮肤、皮下筋膜穿足背深筋膜,在趾长伸肌腱至第4、5趾的肌腱之间,经趾短伸肌腱外侧,入第四骨间背侧肌(图12-131,图12-132)。

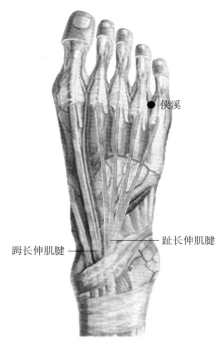

图 12-131

【刺灸法】　刺法:①直刺 0.5~0.8 寸,局部酸胀(图 12-132)。②向上斜刺 0.5~0.8 寸,局部酸胀。

灸法:艾炷灸或温针灸 3~5 壮,艾条灸 5~10 分钟。

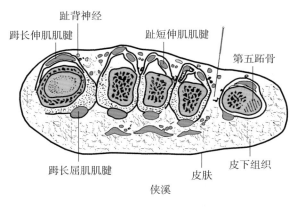

图 12-132

【功用】　清热熄风,消肿止痛。

【主治】　头面疾患:头痛,耳鸣,耳聋,目痛,颊肿。

胸部疾患:胸胁痛,乳肿痛,气喘,咳逆。

本经脉所过部位的疾患:膝股痛,足跗肿痛。

足窍阴(Zúqiàoyīn)(GB44)

【穴名释义】　足,足部;窍,孔窍;阴,阴阳之阴。肾和肝均属阴脏,开窍均属耳目,穴在足部,治疗耳目诸病。

【特异性】　五输穴之一,本经井穴。

【标准定位】　在足趾,第4趾末节外侧,趾甲根角侧后方 0.1 寸(指寸)(图 12-133)。

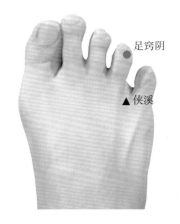

图 12-133

【取法】　正坐垂足或仰卧位,行第四趾爪甲外侧缘与基底部各作一线,两线交点处取穴。

【穴位解剖】　皮肤→皮下组织→趾背腱膜→趾骨骨膜。皮肤由足背中间皮神经的外侧支和腓肠外侧皮神经分布。趾背动脉在趾蹼处分出二支趾背动脉,分布于各趾的相对缘。趾底总动脉也发生趾底固有动脉到各趾,因此各趾均有四条动脉,即二条趾背动脉,二条趾底固有动脉,各动脉均与同名静脉和神经伴行,走行于各趾的跖背面与侧面的交界线上,在趾端形成各自的网,营养并支配趾关节、腱膜和皮肤(图 12-134,图 12-135)。

【刺灸法】　刺法:①浅刺 0.1~0.2 寸,局部酸胀(图 12-135)。②用三棱针点刺放血。

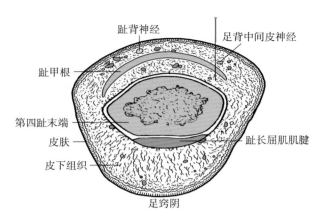

图 12-135

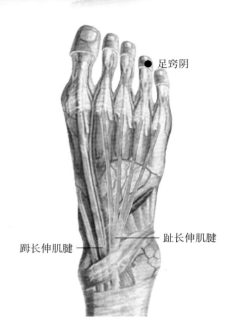

图 12-134

灸法:艾炷灸 3~5 壮,艾条灸 5~10 分钟。

【功用】 清热解郁,通经活络。

【主治】 头面五官疾患:偏头痛,目赤肿痛,耳鸣,耳聋,喉痹。

胸胁疾患:胸胁痛。

本经脉所过部位的疾患:足跗肿痛。

其他:多梦,热病。

足三阳经腧穴比较

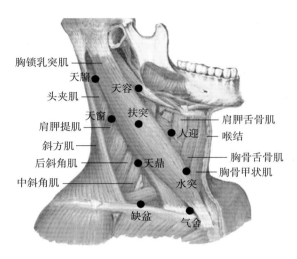

图 12-136 足三阳颈侧图

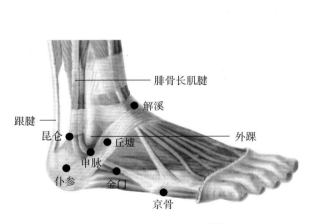

图 12-137 足三阳足外侧图

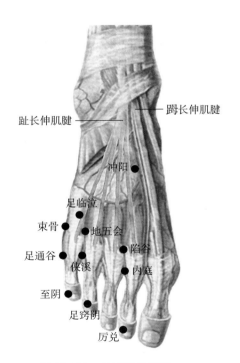

图 12-138 足三阳足背图

GB

第十三章

足厥阴肝经

第十三章

足厥阴肝经

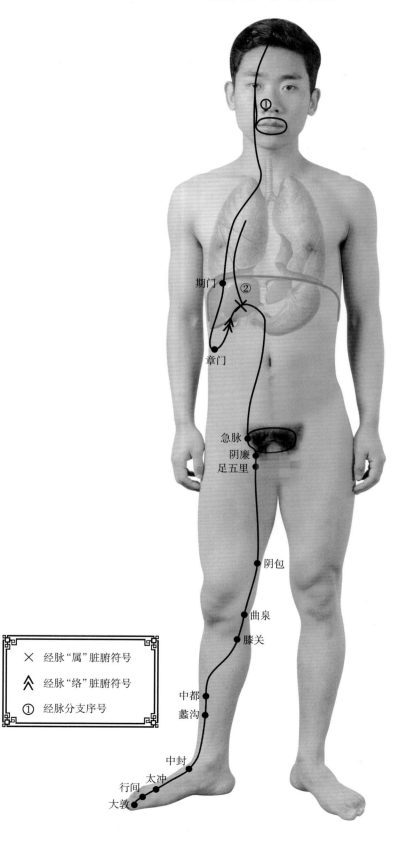

期门	②
章门	
急脉	
阴廉	
足五里	
阴包	
曲泉	
膝关	
中都	
蠡沟	
中封	
太冲	
行间	
大敦	

✕　经脉"属"脏腑符号

⋀　经脉"络"脏腑符号

①　经脉分支序号

经脉循行

肝足厥阴之脉，起于大指丛毛之际，上循足跗上廉，去内踝一寸，上踝八寸，交出太阴之后，上腘内廉，循股阴，入毛中，环阴器，抵小腹，挟胃，属肝，络胆，上贯膈，布胁肋，循喉咙之后，上入颃颡。

其支者，从目系下颊里，环唇内。

其支者，复从肝别，贯膈，上注肺。

(《灵枢·经脉》)

经脉循行白话解

足厥阴肝经，从大趾背毫毛部起始(大敦)，向上沿着足背上方(行间、太冲)，离内踝一寸(中封)，上行小腿内侧(蠡沟、中都、膝关)，离内踝八寸处交叉至足太阴脾经之后，向上经过膝内侧(曲泉)，沿大腿内侧(阴包、足五里、阴廉)，进入阴毛中，环绕阴部，至小腹(急脉)，夹胃旁，属于肝，络于胆(章门、期门)，向上通过膈肌，分布胁肋部，沿气管之后，向上进入喉头部，连接目系(眼球后的脉络联系)。

它的支脉，从目系向下经过面颊内，环绕唇内。

它的支脉，从肝分出，通过膈肌，向上流注于肺，接手太阴肺经。

LR

本经一侧 14 个穴(左右两侧共 28 个穴),2 个穴在胸胁部,12 个穴分布在下肢内侧面中间。首穴大敦,末穴期门。本经腧穴主治肝病,妇科病,前阴病,头、耳、目、咽喉、神志、热病及经脉循行所经过部位的病症。如腰痛,胸满,呃逆,遗尿,小便不利,疝气,少腹疼痛等症(图 13-1,图 13-2,图 13-3)。

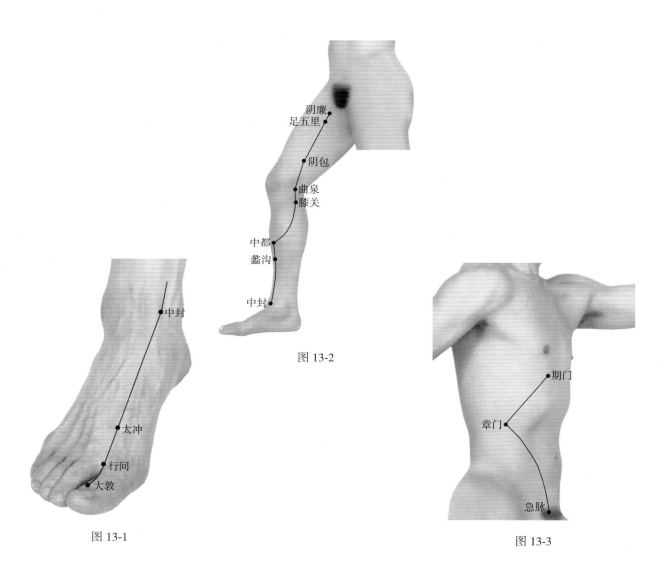

图 13-2

图 13-1

图 13-3

大敦 (Dàdūn) (LR1)

【穴名释义】 大,大小之大,指大趾;敦,敦厚。穴在大趾内侧,局部肌肉敦厚。

【特异性】 五输穴之一,本经井穴。

【标准定位】 在足趾,大趾末节外侧,趾甲根角侧后方 0.1 寸(指寸)。

【取法】 正坐伸足或仰卧位,从跗趾爪甲外侧缘与基底部各作一线,于交点处取穴(图 13-4)。

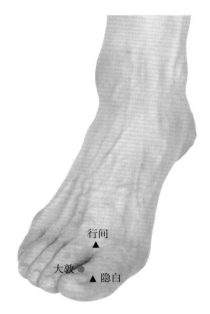

图 13-4

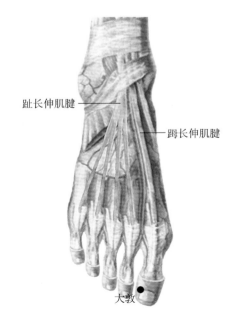

图 13-5

【穴位解剖】 皮肤→皮下组织→趾骨骨膜。皮肤由腓深神经终末支的侧支分出两条趾背支,分布至第一、二趾相对缘的皮肤(图 13-5,图13-6)。

【刺灸法】 刺法:①斜刺 0.1~0.2 寸,局部胀痛(图 13-6)。②用三棱针点刺放血。

灸法:艾炷灸 3~5 壮,艾炷灸 5~10 分钟。

【功用】 回阳救逆,调经止淋。

【主治】 妇人疾患:经闭,崩漏,阴挺。
前阴疾患:疝气,遗尿,癃闭。

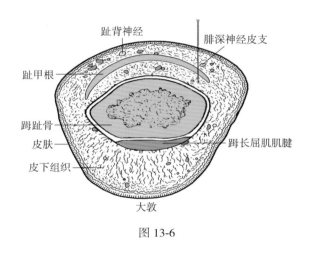

图 13-6

行间 (Xíngjiān) (LR2)

【穴名释义】 行,运行;间,中间。穴在第 1、2 跖趾关节间,经气行于其间。

【特异性】 五输穴之一,本经荥穴。

【标准定位】 在足背,第 1、2 趾间,趾蹼缘后方赤白肉际处(图 13-7)。

【取法】 正坐或仰卧位,于足背第一、二趾趾缝端凹陷处取穴。

【穴位解剖】 皮肤→皮下组织→骨间背侧肌。皮肤由腓深神经终末支的内侧支分布。趾蹼处足背与足底的皮肤和皮下筋膜互相移行。针由皮肤、皮下筋膜穿足背深筋膜,在跗长、短伸肌腱的外侧、穿经腓深神经的末支(或经其间、外侧;第一跖骨动脉行于该神经的外侧,跖背、趾背动脉均有穿支和跖底、趾底动脉吻合),继入第一骨间背侧肌。该肌由足底外侧神经的深支支配(图 13-8,

LR

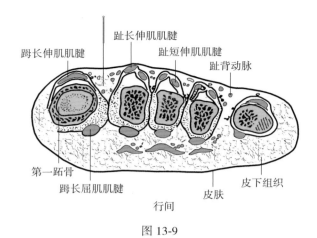

图 13-9

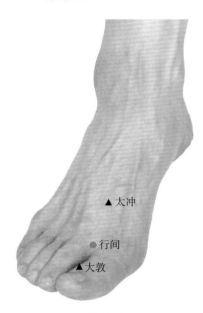

图 13-7

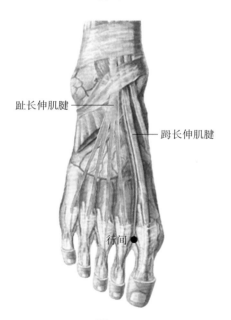

图 13-8

图 13-9)。

【刺灸法】 刺法：①直刺 0.5~0.8 寸，局部酸胀，可放散至足背（图 13-9）。②斜刺 0.5~0.8 寸，局部酸胀，可放散至足背。

灸法：直接灸 3~5 壮，艾条灸 5~10 分钟。

【功用】 平肝潜阳，泻热安神，凉血止血。

【主治】 头面五官疾患：头痛、眩晕、目赤痛，青盲，口歪，耳鸣耳聋。

心胸肺胁疾患：胸胁胀痛，咳嗽气喘，心烦，失眠。

风证：中风，癫痫，瘛疭。

血证：咳血，吐血，鼻衄。

前阴疾患：阴中痛，淋疾，遗精，阳痿，外阴瘙痒。

妇人疾患：痛经，崩漏，月经过多，闭经，带下。

太冲（Tàichōng）（LR3）

【穴名释义】 太，同"大"字；冲，重要部位。穴居足背，局部脉气盛大，为本经要穴。

【特异性】 五输穴之一，本经输穴。肝经之原穴。

【标准定位】 在足背，当第 1、2 跖骨间，跖骨底结合部前方凹陷中，或触及动脉搏动。

【取法】 正坐垂足或仰卧位，于足背第一、二跖骨之间，跖骨底结合部前方凹陷处，当踇长伸肌腱外缘处取穴（图 13-10）。

【穴位解剖】 皮肤→皮下组织→第一骨间背侧肌→指浅、深层肌腱的背侧。皮肤由桡神经的指背神经与正中神经的指掌侧固有神经双重支配。针经皮下筋膜，手深筋膜达第一骨间背侧肌，在第一蚓状肌与第二掌骨间通过，直至指浅、深屈肌腱到食指的肌腱背面与第二掌骨间通过，直至指浅、深屈肌腱到食指的肌腱背面与第二掌骨之间（图 13-11，图 13-12）。

【刺灸法】 刺法：①向上斜刺 0.5~1.0 寸，局部酸胀或麻向足底放射（图 13-12）。②向外下斜刺

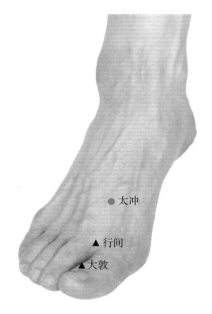

图 13-10

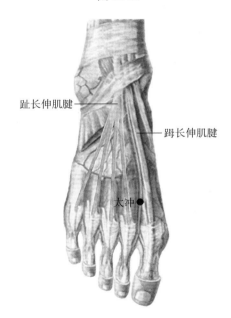

图 13-11

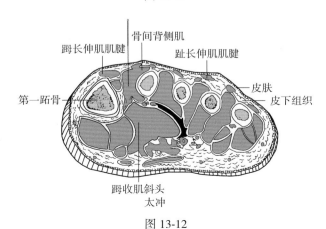

图 13-12

1.0~1.5寸,透涌泉穴,有时出现麻电感向足底放散。

灸法:艾炷灸或温针灸3~5壮,艾条灸10~20分钟。

【功用】 平肝熄风,舒肝养血。

【主治】 肝肾疾患:阴痛,精液不足,狐疝,遗尿,癃闭,小便赤,淋病,呕吐,胸胁支满,绕脐腹痛,飧泄。

妇人疾患:月经不调,痛经,经闭,崩漏,带下,难产,乳痛。

本经脉所过部位的疾患:筋挛,腿软无力,脚气红肿,五趾拘急,喉痛嗌干,口中烂,口喎,头昏目痛,头痛。

神志疾患:小儿惊风,癫痫,心烦,失眠。

其他:腰脊疼痛,瘰疬。

中封(Zhōngfēng)(LR4)

【穴名释义】 中,中间;封,聚土成堆。穴在内外踝之间,如在土堆之中间。

【特异性】 五输穴之一,本经经穴。

【标准定位】 在踝区,胫骨前肌腱与拇长伸肌腱之间,足舟骨与内侧楔骨之间的凹陷中。

【取法】 足背屈时,于内踝前下方,当胫骨前肌腱与拇长伸肌腱之间内侧凹陷处取穴(图13-13)。

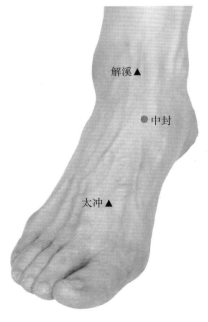

图 13-13

LR

【穴位解剖】 皮肤→皮下组织→胫骨前肌腱与蹬趾伸肌腱之间内侧→第二楔骨。皮肤由腓浅神经分布。皮下有足背静脉网,外侧引出小隐静脉,内侧有大隐静脉的起始。足背深筋膜浅层薄而坚韧。针由皮肤、皮下组织,避开足背动脉,在蹬短伸肌的上方深进,可达第二楔骨表面的骨膜。以上诸肌均受腓深神经支配(图13-14,图13-15)。

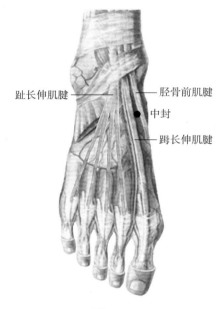

图 13-14

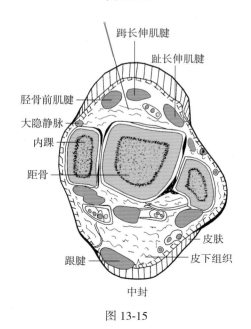

图 13-15

【刺灸法】 刺法:直刺 0.5~0.8 寸,局部酸胀,可向足背放散(图 13-15)。

灸法:艾炷灸或温针灸 3~5 壮,艾条灸 5~10 分钟。

【功用】 清肝胆热,通利下焦,疏筋活络。

【主治】 前阴疾患:疝气,阴茎痛,遗精。

肾系疾患:腰痛,小便不利。

肝胆疾患:胸腹胀满,黄疸。

本经脉所过部位的疾患:内踝肿痛,足冷,少腹痛,嗌干。

蠡沟(Lígōu)(LR5)

【穴名释义】 蠡,贝壳;沟,水沟。腓肠肌外形酷似贝壳,穴在其内侧沟中。

【特异性】 本经络穴。

【标准定位】 在小腿内侧,内踝尖上 5 寸,胫骨内侧面的中央(图 13-16)。

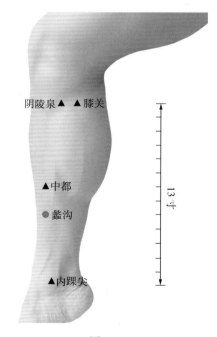

图 13-16

【穴位解剖】 皮肤→皮下组织→小腿三头肌(比目鱼肌)。皮肤由隐神经分布。皮下组织疏松,内行有浅静脉、皮神经和浅淋巴管。大隐静脉与隐神经伴行,并起自足背静脉网内侧部,经内踝的前方向上至小腿内侧面上行。下肢的浅淋巴管起自足趾、于足背、足底汇成淋巴管网。大部分浅淋巴管沿大隐静脉及属支汇入腹股沟浅淋巴结。仅小部分浅淋巴管,沿小隐静脉汇入腘淋巴结。当针刺由皮肤、皮下筋膜穿小腿深筋膜后,可直抵无肌肉保护的胫骨骨膜。或经胫骨内侧,直抵骨后小腿三头肌中的比目鱼肌。该肌由胫神经支配(图13-17,图13-18)。

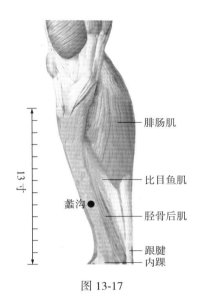

图 13-17

【刺灸法】　刺法:①平刺 0.5~0.8 寸,局部酸胀(图13-18)。②可沿胫骨后缘向上斜刺 1.0~1.5 寸,酸胀感可放散至膝。

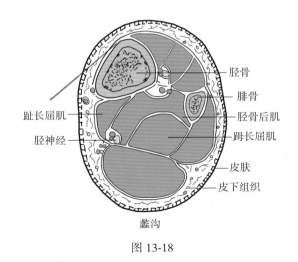

图 13-18

灸法:艾炷灸 3~5 壮,艾条灸 5~10 分钟。
【功用】　舒肝理气,调经止带。
【主治】　肝肾疾患:疝气,遗尿,癃闭,阴痛阴痒,强阳不倒,少腹痛,腰痛。

妇人疾患:月经不调,赤白带下,阴挺,崩漏。
本经脉所过部位的疾患:足寒胫酸。

中都（Zhōngdū）（LR6）

【穴名释义】　中,中间;都,会聚。穴在小腿内侧中间,为肝经之气深聚之处。
【特异性】　肝经之郄穴。
【标准定位】　在小腿内侧,内踝尖上 7 寸,胫骨内侧面的中央。
【取法】　正坐或仰卧位,先在内踝尖上 7 寸的胫骨内侧面上作一水平线,当胫骨内侧面的后中 1/3 交点处取穴(图13-19)。

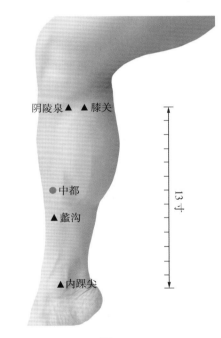

图 13-19

【穴位解剖】　皮肤→皮下组织→长收肌→短收肌。皮肤由髂腹股沟神经和生殖股神经的股支分布。大腿深筋膜又称阔筋膜,是全身最厚而坚韧的筋膜,但在大腿的前内侧比较薄弱,形成隐静脉裂孔或称卵圆窝。该部深筋膜有大隐静脉穿过。在窝的外侧缘和下缘形成镰状缘。覆盖该窝的深筋膜,由于血管神经的穿过呈筛状,称为筛状筋膜,其深面由内向外排列有股静脉、股动脉和股神经(图13-20,图13-21)。

LR

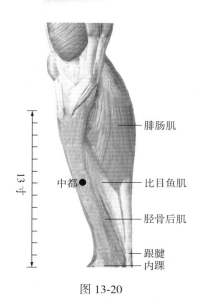

图 13-20

【刺灸法】 刺法:平刺 0.5~0.8 寸,局部酸胀,可放散至膝部(图 13-21)。

灸法:艾炷灸 3~5 壮,艾条灸 5~10 分钟。

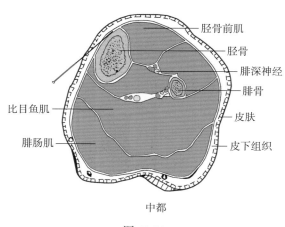

中都

图 13-21

【功用】 舒肝理气,调经止血。

【主治】 肝肾疾患:腹胀,疝气,遗精。

妇人疾患:崩漏,恶露不尽。

本经脉所过部位的疾患:胫寒痹痛,小腹痛,胁痛。

膝关(Xīguān)(LR7)

【穴名释义】 膝,膝部;关,关节。穴在膝关节内侧。

【标准定位】 在膝部,胫骨内侧髁的下方,阴陵泉(SP9)后 1 寸。

【取法】 在小腿内侧,当胫骨内上髁的后下方,阴陵泉后 1 寸(图 13-22)。

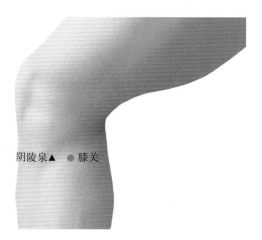

图 13-22

【穴位解剖】 皮肤 → 皮下组织 → 缝匠肌(腱)→ 半膜肌和半腱肌(腱)。皮肤由隐神经分布。缝匠肌起于髂前上棘,半腱肌、半膜肌起于坐骨结节,三肌分别止于胫骨粗隆的内侧。前肌受股神经支配,后二肌受坐骨神经支配。针由皮肤、皮下筋膜,在大隐静脉的后方,穿小腿深筋膜,直抵上述各肌的止点腱及胫骨骨膜。发自腘动脉的膝下内动脉由腘窝向内下方,参加膝关节网(图 13-23,图 13-24)。

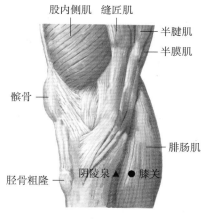

图 13-23

【刺灸法】　刺法:直刺 0.8~1.0 寸,局部酸胀,有麻电感向足底放散(图 13-24)。

灸法:艾炷灸或温针灸 3~5 壮,艾条灸 10~20 分钟。

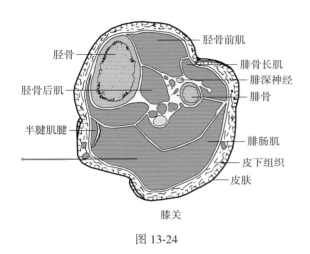

图 13-24

【功用】　祛风除湿,疏利关节。

【主治】　膝髌肿痛,历节风痛,下肢痿痹等。

曲泉(Qūquán)(LR8)

【穴名释义】　曲,弯曲;泉,水泉。穴在腘窝横纹内侧端,屈膝时局部凹陷如泉。

【特异性】　五输穴之一,本经合穴。

【标准定位】　在膝部,腘横纹内侧端,半腱肌肌腱内缘凹陷中(图 13-25)。

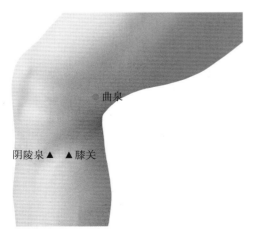

图 13-25

【取法】　屈膝正坐或卧位,于膝内侧横纹端凹陷处取穴。

【穴位解剖】　皮肤→皮下组织→股内侧肌。皮肤由股内侧皮神经分布。皮下组织疏松,内含脂肪组织较多。大隐静脉由小腿内侧上升,经股骨内侧髁的后方,至大腿内侧,大腿阔筋膜隐静脉裂孔汇入股静脉。深筋膜的深面有发自腘动脉的膝上内侧动脉,参与膝关节网。针由皮肤、皮筋膜穿大腿深筋膜,入股内侧肌。该肌由股神经支配(图 13-26,图 13-27)。

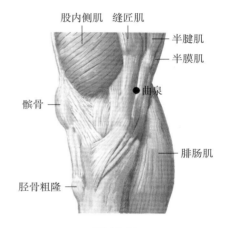

图 13-26

【刺灸法】　刺法:直刺 1.0~1.5 寸,可透膝阳关,局部酸胀,可扩散至膝关节,并有麻电感向下传导(图 13-27)。

灸法:艾炷灸或温针灸 3~5 壮,艾条灸 5~10 分钟。

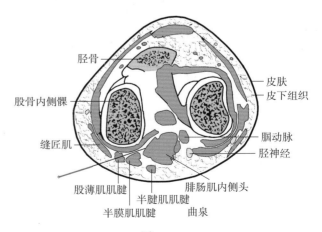

图 13-27

【功用】　疏肝理气,调经止痛。

【主治】　妇人疾患:月经不调,痛经,白带,阴挺。

前阴疾患:疝气,阳痿,遗精。
肾脏疾患:小便不利。
肝脏疾患:头痛,目眩,癫狂。
本经脉所过部位的疾患:膝髌肿痛,下肢痿痹。

阴包(Yīnbāo)(LR9)

【穴名释义】 阴,阴阳之阴,内为阴;包,通"胞"字,在此指子宫。穴在大腿内侧,主治子宫疾病。

【标准定位】 在股前区,髌底上4寸,股内侧肌与缝匠肌之间(图13-28)。

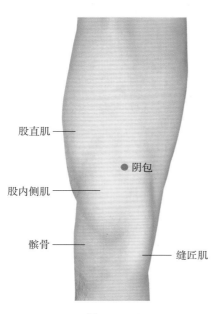

图 13-28

【穴位解剖】 皮肤→皮下组织→大收肌。皮肤由股内侧皮神经分布。皮薄、皮下组织结构疏松。大隐静脉由股骨内侧髁的后方渐行于大腿前内侧。针内皮肤、皮下筋膜于大隐静脉外侧,穿深筋膜,于缝匠肌内侧入大收肌。在缝匠肌的深面,有股动脉、股静脉与隐神经从股腘管下口入腘窝。缝匠肌由股神经支配,大收肌由闭孔神经支配(图13-29,图13-30)。

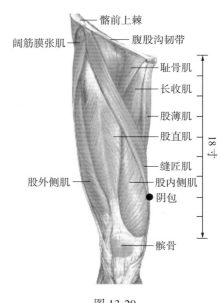

图 13-29

【刺灸法】 刺法:直刺 0.8~1.0 寸,局部酸胀(图13-30)。

灸法:艾炷灸 3~5 壮,艾条灸 10~20 分钟。

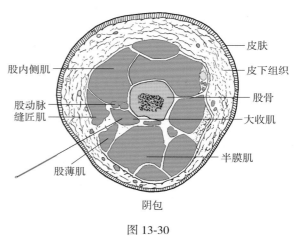

图 13-30

【功用】 利尿通淋,调经止痛。
【主治】 月经不调,腰骶痛引小腹等。

足五里(Zúwǔlǐ)(LR10)

【穴名释义】 足,下肢;五,基数词;里,古代有以里为寸之说。穴在下肢,约当箕门上5寸。

【标准定位】 在股前区,气冲(ST30)直下3寸,动脉搏动处(图13-31)。

脉(图 13-33)。

灸法:艾炷灸或温针灸 3~5 壮,艾条灸 5~10 分钟。

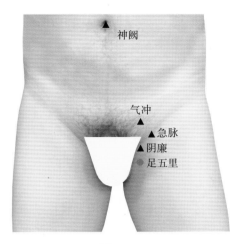

图 13-31

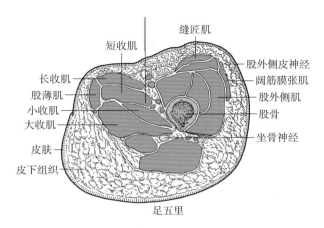

图 13-33

【取法】　仰卧伸足,先取曲骨穴旁开 2 寸处的气冲穴,再于其直下 3 寸处取穴。

【穴位解剖】　皮肤→皮下组织→长收肌→短收肌。皮肤由髂腹股沟神经和生殖股神经的股支分布。大腿深筋膜又称阔筋膜,是全身最厚而坚韧的筋膜,但在大腿的前内侧比较薄弱,形成隐静脉裂孔或称卵圆窝。该部深筋膜有大隐静脉穿过。在窝的外侧缘和下缘形成镰刀形的镰状缘。覆盖该窝的深筋膜,由于血管神经的穿过呈筛状,称为筛状筋膜,其深面由内向外排列有股静脉、股动脉和股神经(图 13-32,图 13-33)。

【功用】　疏肝理气,清热利湿。

【主治】　小便不通,小腹胀痛,睾丸肿痛,嗜卧,四肢倦怠,阴挺等。

阴廉(Yīnlián)(LR11)

【穴名释义】　阴,阴阳之阴,内为阴;廉,边缘。穴在大腿内侧阴器的边缘。

【标准定位】　在股前区,气冲(ST30)直下 2 寸。

【取法】　仰卧伸足,先取曲骨穴旁开 2 寸的气冲,再于其下 2 寸处取穴(图 13-34)。

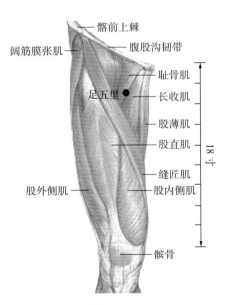

图 13-32

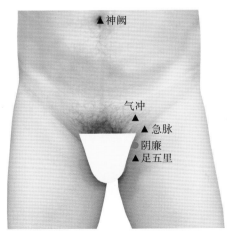

图 13-34

【刺灸法】　刺法:直刺 0.5~0.8 寸,局部酸胀,可扩散至大腿前侧面。注意针刺时避开股动、静

【穴位解剖】 皮肤→皮下组织→长收肌→短收肌。皮肤由髂腹股沟神经和生殖股神经的股支分布。皮下组织疏松,脂肪组织增多。大隐静脉起自足背静脉网的内侧支,经内踝的前方,沿小腿内侧上行,绕膝部内后方,至大腿内侧逐渐向前,最后在耻骨结节下方约 3cm 处,穿大腿阔筋膜的隐静脉裂孔,汇入股静脉之前,还收纳腹壁浅静脉、阴部外静脉、旋髂浅静脉、股内外侧静脉。腹股沟浅淋巴结沿大隐静脉的根部和腹股沟韧带内侧部排列。长收肌与短收肌由闭孔神经支配(图 13-35,图 13-36)。

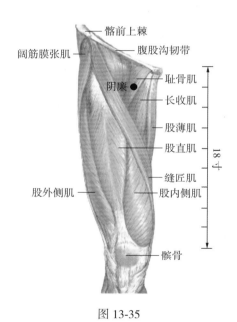

图 13-35

图 13-36

【刺灸法】 刺法:直刺 0.8~1.0 寸,局部酸胀,可扩散至大腿内侧及膝关节部(图 13-36)。

灸法:艾炷灸或温针灸 3~5 壮,艾条灸 5~10 分钟。

【功用】 调经止带,通经活络。

【主治】 月经不调,赤白带下,少腹疼痛。

急脉(Jímài)(LR12)

【穴名释义】 急,急促;脉,动脉。穴在大腿根部内侧,局部动脉(股动脉)急促应手处。

【标准定位】 在腹股沟区,横平耻骨联合上缘,前正中线旁开 2.5 寸处。

【取法】 仰卧伸足,先取曲骨穴旁开 2 寸的气冲,在气冲外下方腹股沟动脉搏动处,前正中线旁开 2.5 寸(图 13-37)。

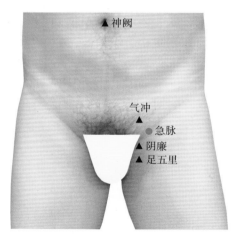

图 13-37

【穴位解剖】 皮肤→皮下组织→耻骨肌→短收肌。皮肤由生殖股神经的股支分布。股三角位于大腿前内侧,由缝匠肌、长收肌和腹股沟韧带围成,其三角的前壁为阔筋膜覆盖,后壁由髂腰肌、耻骨肌及长收肌收成。三角内由外向内排列有股神经、股静脉、股动脉及股管,还有血管神经的分支、淋巴结和结缔组织。股动脉的体表投影标志是:当屈髋并稍外展外旋大腿时,由髂前上棘至耻骨联合连线的中点,至股骨内收肌结节,作一连线,该线的上三分之二即是。股深动脉在腹股沟韧带下方起于股动脉后壁(图 13-38,图 13-39)。

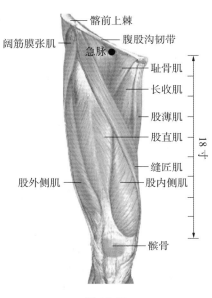

图 13-38

【刺灸法】　刺法：直刺 0.8~1.0 寸，局部酸胀，可扩散至外阴部。针刺须避开股动、静脉（图 13-39）。

　　灸法：艾炷灸或温针灸 3~5 壮，艾条灸 5~10 分钟。

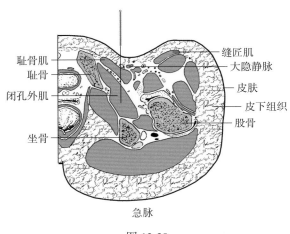

图 13-39

【功用】　疏肝胆，理下焦。

【主治】　少腹痛，疝气，阴茎痛等。

章门 (Zhāngmén) (LR13)

【穴名释义】　章，同"障"字；门，门户。穴在季肋下，如同屏障内脏之门户。

【特异性】　脾之募穴。交会穴之一，足厥阴、少阳之会。八会穴之一，脏会穴。

【标准定位】　在侧腹部，第 11 肋游离端的下际。

【取法】　仰卧或侧卧位，在腋中线上，合腋屈肘时，当肘尖止处是穴（图 13-40）。

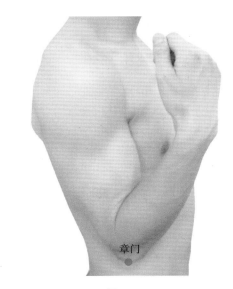

图 13-40

【穴位解剖】　皮肤→皮下组织→腹外斜肌→腹内斜肌→腹横肌→腹横筋膜→腹膜下筋膜。皮肤由第十一、第十二胸神经前支的外侧皮支分布。以上诸肌由第五至十二对胸神经前支和髂腹下神经、髂腹股沟神经支配。穴位下腹腔内相对应器官为升结肠、小肠（右）、降结肠（左）（参看京门穴）（图 13-41，图 13-42）。

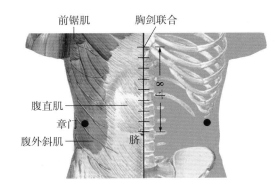

图 13-41

【刺灸法】　刺法：斜刺 0.5~0.8 寸，侧腹部有酸胀感，并可向腹后壁传导。因该穴所处部位深层为肝脾所在，故肝脾肿大患者，不可深刺，以防刺伤肝脾（图 13-42）。

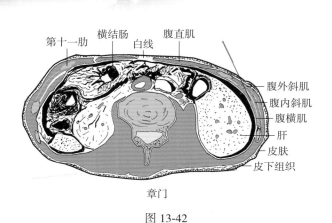

图 13-42

灸法:艾炷灸 5~9 壮,艾条温和灸 10~20 分钟。

【功用】 疏肝健脾,降逆平喘。

【主治】 脾胃疾患:口干,食噎,呕吐宿汁,饮食不化,脘腹胀满,肠鸣泄泻,久痢不止,大便秘结,四肢懈惰。

肝胆疾患:癖块积聚,腹肿如鼓,疝气,胸胁支满。

肺脏疾患:咳嗽,喘息。

肾脏疾患:血尿,白浊,腰痛,奔豚。

心神疾患:惊恐,善怒,癫,狂,痫,心烦,惊风。

期门(Qīmén)(LR14)

【穴名释义】 期,周期;门,门户。两侧胁肋如敞开之门户。穴在胁肋部,经气运行至此为一周期,故称期门。

【特异性】 肝之募穴。交会穴之一,足太阳、厥阴、阴维之会。

【标准定位】 在胸部,第 6 肋间隙,前正中线旁开 4 寸。

【取法】 仰卧位,先定第四肋间隙的乳中穴。并于其直下二肋(第六肋间)处取穴。如妇女则应以锁骨中线的第六肋间隙处定取(图 13-43)。

【穴位解剖】 皮肤→皮下组织→腹外斜肌→肋间外肌→肋间内肌→胸横肌→胸内筋膜。皮肤由第五、六、七肋间神经重叠分布。肋胸膜和膈胸膜于肺下缘处互相移行,形成肋膈窦(为胸膜腔的

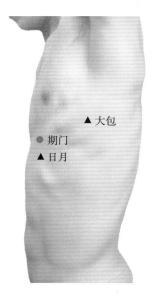

图 13-43

一部分),其深面是膈肌,右侧可至肝,左侧抵胃体。因此该穴不可盲目深进针(图 13-44,图 13-45)。

【刺灸法】 刺法:①斜刺 0.5~0.8 寸,局部酸胀,可向腹后壁放散(图 13-45)。②沿肋间方向平刺 0.5~1.0 寸,局部酸胀,可向腹后壁放散。针刺应控制好方向、角度和深度,以防刺伤肝肺。

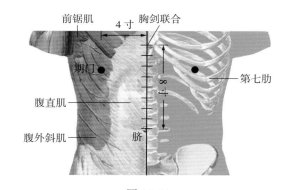

图 13-44

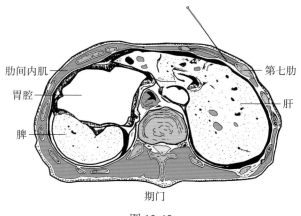

期门

图 13-45

灸法：艾炷灸 5~9 壮,艾条灸 10~20 分钟或药物天灸。

【功用】　平肝潜阳,疏肝健脾。

【主治】　胸胁疾患:蛔心痛,胸胁支满,胸中热,咳嗽气喘,短气。

脾胃疾患:心下切痛,饮食不下,呕吐呃逆,伤食腹坚,霍乱泄注,下利脓血,奔豚上下。

肝肾疾患:妇人热入血室,难产,乳少,乳癖。

其他:卧不安,谵语不止,目眩,面赤,项强,喑不能言,时寒热,伤寒过经不解。

足三阴经腧穴比较

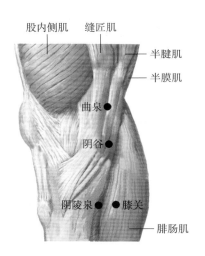

图 13-46　足三阴膝内侧图

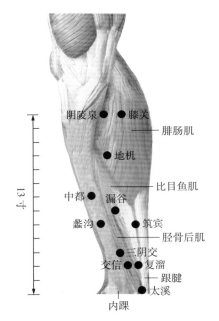

图 13-47　足三阴小腿图

LR

第十四章

督　脉

第十四章

督　脉

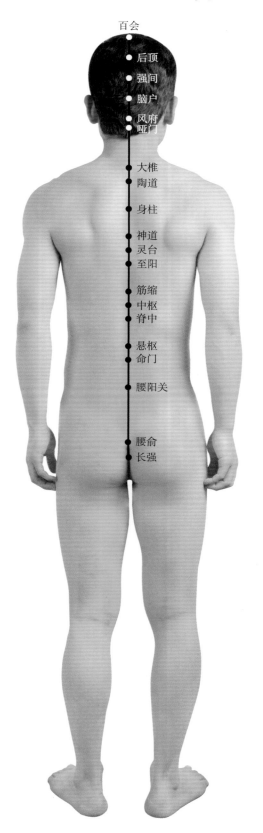

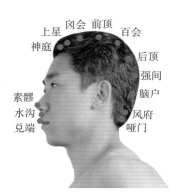

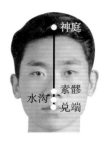

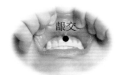

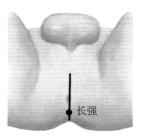

经脉循行

督乃阳脉之海,其脉起于肾下胞中,至于少腹,乃下行于腰横骨围之中央,系溺孔之端。男子循茎下至篡,女子络阴器,合篡间,俱绕篡后屏翳穴,别绕臀,至少阴与太阳中络者合少阴,上股内廉,由会阳贯脊,会于长强穴。在骶骨端与少阴会,并脊里上行,历腰俞、阳关、命门、悬枢、脊中、中枢、筋缩、至阳、灵台、冲道、身柱、陶道、大椎,与手足三阳会合,上哑门,会阳维,入系舌本,上至风府,会足太阳、阳维,同入脑中,循脑户、强间、后顶上巅,历百会、前顶、囟会、上星,至神庭,为足太阳、督脉之会,循额中,至鼻柱,经素髎、水沟,会手足阳明,至兑端,入龈交,与任脉、足阳明交会而终。

(《奇经八脉考》)

经脉循行白话解

督脉为阳脉之海,其经脉起始于肾下的胞中,到达少腹部,向下经过腰部中央,到达尿道口。男子循阴茎向下到达肛门部,女子络阴部,会合于肛门,均绕到肛门后的会阴,又经过臀部,在足少阴肾经和足太阳膀胱经交会处合于足少阴肾经,再向上经过大腿内侧,从会阳贯穿脊柱,交会于长强穴。在骶骨末端与足少阴肾经交会,并脊柱内上行,经过腰俞、腰阳关、命门、悬枢、脊中、中枢、筋缩、至阳、灵台、神道、身柱、陶道、大椎,与手足三阳经会合,向上经过哑门,与阳维脉交会,向内络系舌本,向上到达风府穴,与足太阳膀胱经和阳维脉交会,共同进入脑中,经过脑户、强间、后顶,上达巅顶部,经过百会、前顶、囟会、上星,到达神庭,与足太阳膀胱经和督脉交会,沿前额正中到达鼻柱,经素髎、水沟,与手足阳明经交会,到达兑端穴,经过龈交穴,与任脉、足阳明胃经交会而到达终点。

GV

　　本经共28个穴,分布在头、面、项、背、腰、骶部后正中线上。首穴长强,末穴龈交。本经腧穴主治神志病,热病,腰骶、背、头项病症及相应的内脏病症。如头痛,头晕,癫狂痫,痴呆,失眠,多梦,恶寒,发热,黄疸,脊柱强痛,角弓反张等(图14-1,图14-2,图14-3,图14-4,图14-5)。

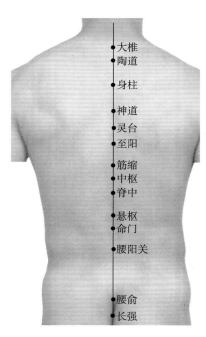

图 14-1

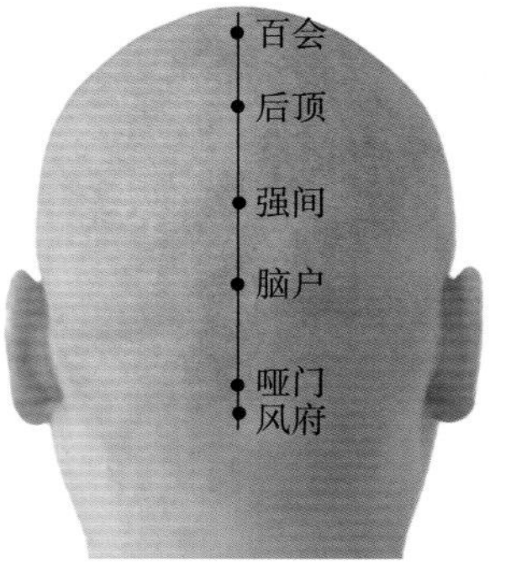

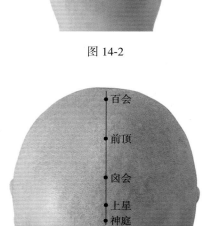

图 14-2

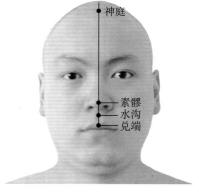

图 14-4

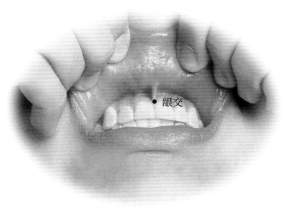

图 14-5

图 14-3

长强(Chángqiáng)(GV1)

【穴名释义】　长,长短之长;强,强弱之强。脊柱长而强韧,穴在其下端。

【特异性】　足少阴、少阳所结会;督脉络穴。

【标准定位】　在会阴区,尾骨下方,尾骨端与肛门连线的中点处(图14-6)。

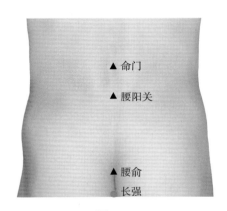

图 14-6

【取法】　俯卧位或膝胸卧位,按取尾骨下端与肛门之间的凹陷处取穴。

【穴位解剖】　皮肤→皮下组织→肛尾韧带→尾骨肌→肛提肌。皮肤由尾丛神经的分支肛尾神经分布。皮肤由于肛门括约肌的影响而形成放射状皱襞。皮下组织,尤以穴位外侧的坐骨直肠窝内富有脂肪组织。肛尾韧带为肛门和尾骨之间的结缔组织纤维束。肛门外括约肌的浅部借筋膜起于尾骨下部的后面和肛尾韧带(图14-7,图14-8)。

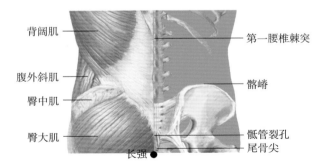

图 14-7

【刺灸法】　刺法:①向上斜刺0.5~1.0寸,贴近尾骨前缘,沿尾骨和直肠之间缓慢刺入,局部酸胀,可扩散至肛门或尾骨部。有时针感可沿督脉向上传至腰部命门穴处;少数病人,其针感可向上

走至百会处。针刺时不得刺穿直肠,以防感染(图14-8)。②本穴亦有三棱针点刺出血。

灸法:本穴一般不灸。

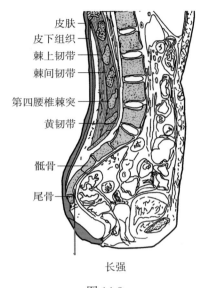

图 14-8

【功用】　育阴潜阳,益气固脱。

【主治】　泄泻,便秘,便血,痔疾,脱肛。

腰俞(Yāoshū)(GV2)

【穴名释义】　腰,腰部;俞,输注。穴在腰部,是经气输注之处。

【标准定位】　在骶区,正对骶管裂孔,后正中线上。

【取法】　俯卧位,先按取尾骨上方左右的骶角,与两骶角下缘平齐的后正中线上取穴(图14-9)。

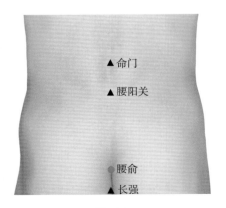

图 14-9

GV

【穴位解剖】 皮肤→皮下组织→骶尾背侧韧带→骶管。皮肤由臀中皮神经分布。骶外动脉发自髂内动脉,可分为上、下二支。上支由第一骶前孔入骶管,分支营养管结构,末支又由骶后孔离开骶管,营养其背面的皮肤、筋膜和肌肉。下支由第二至四骶前孔入骶管,其分支与分布与上支相同(图 14-10,图 14-11)。

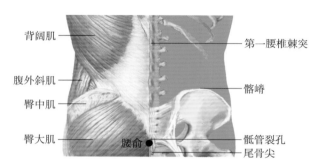

图 14-10

【刺灸法】 刺法:斜刺 0.5~1.0 寸,局部酸胀,针感可扩散至腰骶部(图 14-11)。

灸法:艾炷灸 3~5 壮,艾条灸 5~10 分钟。

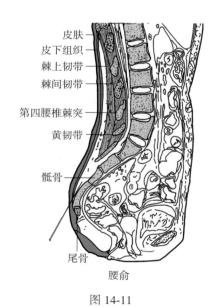

腰俞

图 14-11

【功用】 补肾调经,强健筋骨。

【主治】 泄泻,便秘,便血,痔疾,尾骶痛。

腰阳关(Yāoyángguān)(GV3)

【穴名释义】 腰,腰部;阳,阴阳之阳;关,机关。督脉为阳,穴属督脉,位于腰部转动处,如腰之机关。

【标准定位】 在脊柱区,第 4 腰椎棘突下凹陷中,后正中线上。

【取法】 俯卧位,先按取两髂嵴,髂嵴平线与正中线交点处相当于第 4 腰椎棘突,棘突下方凹陷处即是本穴(图 14-12)。

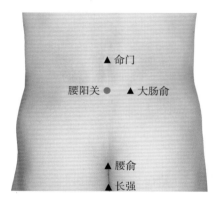

图 14-12

【穴位解剖】 皮肤→皮下组织→棘上韧带→弓间韧带(黄韧带)→硬膜外腔。皮肤由臀上皮神经分布。棘上韧带由第七颈椎棘突向下,沿各椎骨棘突尖而止于骶中棘。在韧带上端,则移行于项韧带。棘间韧带位于棘上韧带的深面,相邻的两棘突呈矢状位的板状,水平向后伸出,致使棘突间距增加,所以针易进入硬膜外腔。该腔内有丰富的静脉丛,因此,不能提插,以防出血(图 14-13,图 14-14)。

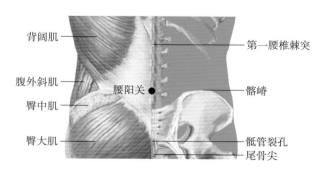

图 14-13

【刺灸法】 刺法:直刺或斜刺 0.5~1.0 寸,局部酸胀,深刺时下肢有麻电感向下肢放散(图 14-14)。

灸法:艾炷灸或温针灸 3~7 壮,艾条温灸 10~20 分钟。

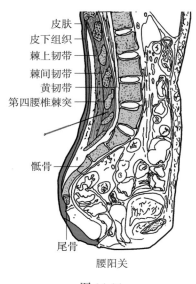

图 14-14

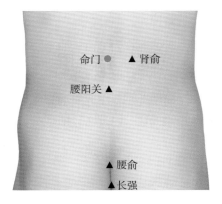

图 14-15

【功用】 补益下元,强壮腰肾。

【主治】 腰骶痛,下肢痿痹,遗精,阳痿,月经不调。

命门(Mìngmén)(GV4)

【穴名释义】 命,生命;门,门户。"肾为生命之本"。穴在肾俞之间,相当于肾气出入之门户。

【标准定位】 在脊柱区,第 2 腰椎棘突下凹陷中,后正中线上。

【取法】 俯卧位,先取后正中线约与髂嵴平齐的腰阳关,在腰阳关向上两个棘突其上方的凹陷处是穴。一说本穴在与脐相对的棘突下缘(图 14-15)。

【穴位解剖】 皮肤→皮下组织→棘上韧带→棘间韧带→弓间韧带→椎管。皮肤由第一、二、三腰神经后支的内侧支重叠分布。弓间韧带呈膜状,由弹力纤维组成,所以使脊椎具有很强的弹性,以抵抗外力对脑的震动。椎管上通颅腔,下连骶管。其前壁由椎弓韧带组成,两侧有椎弓根和椎间孔。管内容纳脊髓及其三层被膜(图 14-16,图 14-17)。

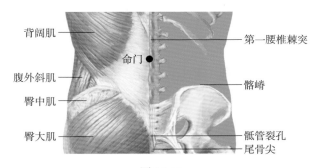

图 14-16

【刺灸法】 刺法:①直刺 0.5 寸,局部酸胀(图 14-17)。②斜刺 0.5~1.0 寸,局部酸胀,深刺时可有麻电感向臀及下肢放散。注意针尖不可向下斜刺过深,以防刺中脊髓。

灸法:艾炷灸或温针灸 5~7 壮,艾条灸 10~20 分钟,或药物天灸。强身保健,可采用瘢痕灸,每年 1 次,或隔附子饼灸 3~5 壮,或温灸至皮肤稍见

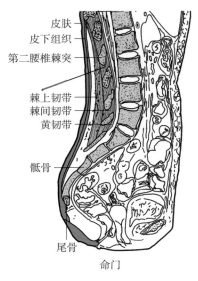

图 14-17

红晕为度,每日 1 次,每月 20 次。

【功用】 固精壮阳,培元补肾。

【主治】 生殖疾患:遗精,阳痿,不孕,白浊,赤白带下。

二便疾患:遗尿,小便不利,泄泻。

腰骶、下肢疾患:腰脊强痛,虚损腰痛,下肢痿痹。

其他:汗不出,寒热疟疾,小儿发痫。

悬枢(Xuánshū)(GV5)

【穴名释义】 悬,悬挂;枢,枢纽。穴在腰部,仰卧时局部悬起,为腰部活动的枢纽。

【标准定位】 在脊柱区,第 1 腰椎棘突下凹陷中,后正中线上。

【取法】 俯卧位或正坐位,先取腰阳关,从腰阳关向上 3 个棘突,其上方凹陷中是穴(图 14-18)。

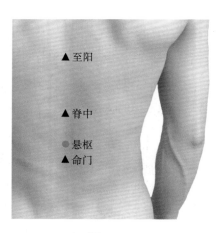

图 14-18

【穴位解剖】 皮肤→皮下组织→棘上韧带→棘间韧带→弓间韧带→椎管。皮肤由肋下神经和第一、二腰神经后支的内侧支重叠分布。椎管内、脊髓呈扁圆柱状,其下端成人终于第一腰椎体下缘(儿童可低 1~2 个椎体)。在第一腰椎以下的椎管内,仅有与脊髓相连的脊神经根和固定脊髓的终丝等组织。因此,针刺该穴时,不要伤及脊髓下端(图 14-19,图 14-20)。

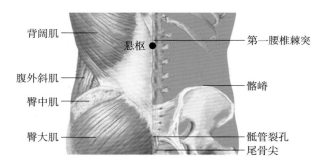

图 14-19

【刺灸法】 刺法:直刺或斜刺 0.5~1.0 寸,以捻转为主,针感为局部酸胀。不宜深刺,以防刺中脊髓(图 14-20)。

灸法:艾炷灸或温针灸 3~7 壮,艾条温灸 5~15 分钟。

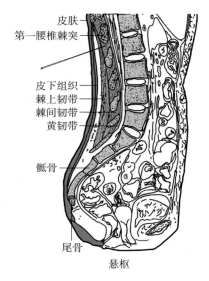

图 14-20

【功用】 强腰益肾,涩肠固脱。

【主治】 腹痛,腹胀,完谷不化,泄泻,腰脊强痛。

【注意事项】 脊髓下端在成人平齐第 1 腰椎下缘或第 2 腰椎上部。刺针如进入蛛网膜下腔,有可能损伤脊髓之下端。

脊中(Jǐzhōng)(GV6)

【穴名释义】 脊,脊柱;中,中间。脊柱古作 21 椎;穴在第 11 椎下,正当脊柱上下的中点。

【标准定位】　在脊柱区,第 11 胸椎棘突下凹陷中,后正中线上(图 14-21)。

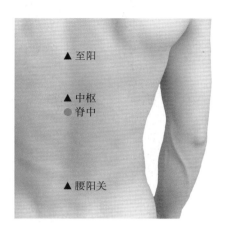

图 14-21

【取法】　俯卧位,先取约与两肩胛骨下角平齐的第 7 胸椎棘突下的至阳穴,从至阳穴向下 4 个棘突的下方凹陷中是穴。

【穴位解剖】　皮肤→皮下组织→棘上韧带→棘间韧带→弓间韧带→椎管。皮肤由第十、十一、十二胸神经后支的内侧支重叠分布。深层有棘突间的椎外(后)静脉丛(图 14-22,图 14-23)。

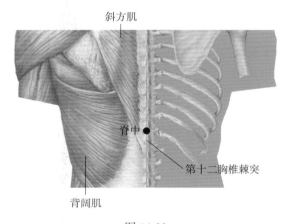

图 14-22

【刺灸法】　刺法:斜刺 0.5~1.0 寸,以捻转手法为主,局部酸胀,深刺可有放电感向两下肢放散。不宜针刺过深,以防刺伤脊髓(图 14-23)。

灸法:艾炷灸或温针灸 3~7 壮,艾条温灸 5~15 分钟。

【功用】　调理肠胃,益肾宁神。

【主治】　腹泻,黄疸,痢疾,痔疮,脱肛,便血,腰脊痛,癫痫。

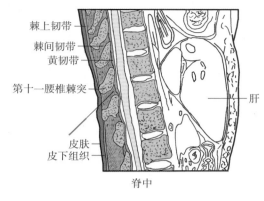

图 14-23

中枢(Zhōngshū)(GV7)

【穴名释义】　中,中间;枢,枢纽。穴在第 10 椎下,相当于脊柱中部之枢纽。

【标准定位】　在脊柱区,第 10 胸椎棘突下凹陷中,后正中线上。

【取法】　俯卧位,先取约与两肩胛骨下角平齐的第 7 胸椎棘突下的至阳穴,从至阳穴向下 3 个棘突的下方凹陷中是穴(图 14-24)。

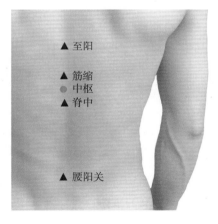

图 14-24

【穴位解剖】　皮肤→皮下组织→棘上韧带→棘间韧带→弓间韧带→椎管。皮肤由第九、十、十一胸神经后支的内侧支重叠分布。其深层有棘突间的椎外静脉丛以及肋间后动、静脉的分支来营养(图 14-25,图 14-26)。

【刺灸法】　刺法:斜刺 0.5~1.0,局部酸胀,深刺可有麻电感向下肢放散。不宜针刺过深,以防刺伤脊髓(图 14-26)。

GV

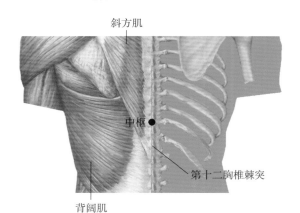

图 14-25

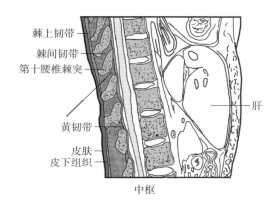

中枢

图 14-26

【功用】 强腰补肾,和胃止痛。

【主治】 呕吐,腹满,胃痛,食欲不振,腰背痛。

筋缩(Jīnsuō)(GV8)

【穴名释义】 筋,筋肉;缩,挛缩。本穴通肝气,能治筋肉挛缩诸病。

【标准定位】 在脊柱区,第 9 胸椎棘突下凹陷中,后正中线上(图 14-27)。

【穴位解剖】 皮肤→皮下组织→棘上韧带→棘间韧带→弓间韧带→椎管。皮肤由第八、九十胸神经后支的内侧支重叠分布。胸椎的棘突较长,向后下方延伸,因此相邻两个胸椎的棘突间有不同程度的重叠(图 14-28,图 14-29)。

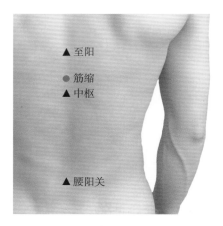

图 14-27

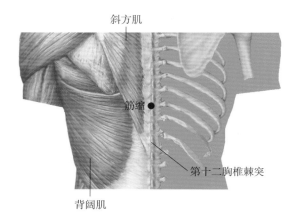

图 14-28

【刺灸法】 刺法:斜刺 0.5~1.0 寸,局部酸胀(图 14-29)。

灸法:直接灸 5~7 壮,温和灸 10~15 分钟。

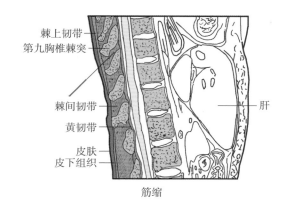

筋缩

图 14-29

【功用】 舒筋壮阳,醒脑安神。

【主治】 抽搐,脊强,四肢不收,筋挛拘急,癫痫,惊痫等。

至阳（Zhìyáng）（GV9）

【穴名释义】　至,到达;阳,阴阳之阳。本穴与横膈平。经脉至此已从膈下之阳中之阴到达膈上之阳中之阳。

【标准定位】　在脊柱区,第7胸椎棘突下凹陷中,后正中线上。

【取法】　俯卧位,双臂紧贴身体两侧,与两肩胛骨下角相平的第7胸椎棘突下方是穴(图14-30)。

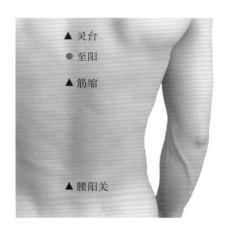

图 14-30

【穴位解剖】　皮肤→皮下组织→棘上韧带→棘间韧带→弓间韧带→椎管。皮肤由第六、七、八胸神经后支的内侧支重叠分布。其血管来自于神经伴行的动、静脉。注意严防刺伤脊髓(图14-31,图14-32)。

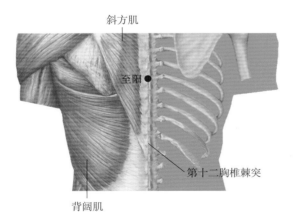

斜方肌

至阳

第十二胸椎棘突

背阔肌

图 14-31

【刺灸法】　刺法:斜刺0.5~1.0寸,局部酸胀,可向下背或前胸放散(图14-32)。

不宜针刺过深,以免刺伤脊髓。

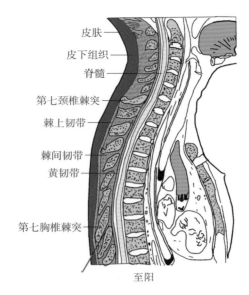

皮肤

皮下组织

脊髓

第七颈椎棘突

棘上韧带

棘间韧带

黄韧带

第七胸椎棘突

至阳

图 14-32

灸法:艾炷灸或温针灸3~7壮,艾条温灸10~20分钟。

【功用】　利湿退黄,健脾和胃,止咳平喘。

【主治】　胸胁胀痛,黄疸,腰痛,脊强,胃痛。

【注意事项】　灵台穴处分布有肋间后动、静脉后支及胸神经后支的分支。针刺方向也应顺着胸椎棘突向前上方刺入。如刺抵蛛网膜下腔,也极易损伤脊髓,故针刺不宜通过硬脊膜。此穴宜刺入0.5~1寸。

灵台（Língtái）（GV10）

【穴名释义】　灵。神灵;台,亭台。穴在神道和心俞两穴之下,故喻为心灵之台。

【标准定位】　在脊柱区,第6胸椎棘突下凹陷中,后正中线上(图14-33)。

【穴位解剖】　皮肤→皮下组织→棘上韧带→棘间韧带→弓间韧带→椎管。皮肤由第五、六、七胸神经后支的内侧支重叠分布。严防刺伤脊髓(图14-34,图14-35)。

【刺灸法】　刺法:斜刺0.5~1.0寸,局部酸胀,针感可向下背或前胸放散。不宜深刺,以防损伤脊髓(图14-35)。

灸法:艾炷灸或温针灸3~7壮,艾条温灸10~20分钟。

GV

【功用】 清热解毒,宣肺定喘,舒筋活络。
【主治】 疔疮,咳嗽,气喘,项强,背痛。

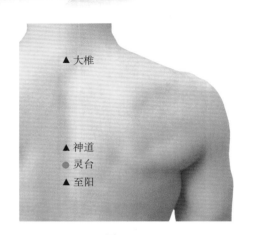

图 14-33

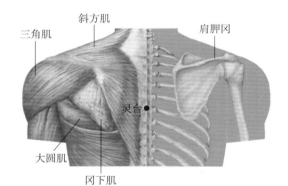

图 14-34

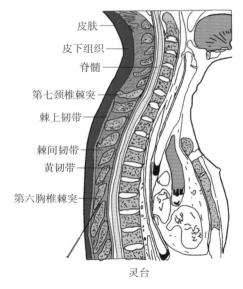

图 14-35

神道(Shéndào)(GV11)

【穴名释义】 神,心神;道,通道。心藏神,心在心俞旁,如同心神之通道,

【标准定位】 在脊柱区,第 5 胸椎棘突下凹陷中,后正中线上(图 14-36)。

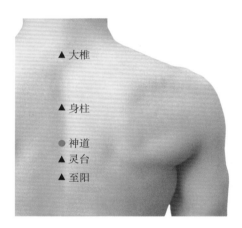

图 14-36

【穴位解剖】 皮肤→皮下组织→棘上韧带→棘间韧带→弓间韧带→椎管。皮肤由第四、五、六胸神经后支的内侧支重叠分布。深层血管有棘突间的椎外静脉丛,第五肋间后动、静脉背侧支的分支。严防刺伤脊髓(图 14-37,图 14-38)。

【刺灸法】 刺法:斜刺 0.5~1.0 寸,局部酸胀,有时可扩散至下背或前胸部。不宜深刺,以防损

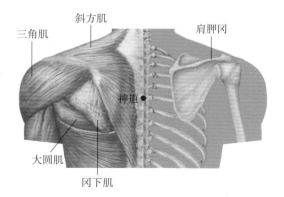

图 14-37

伤脊髓(图 14-38)。

灸法:艾炷灸或温针灸 3~7 壮,艾条温灸 5~15 分钟。

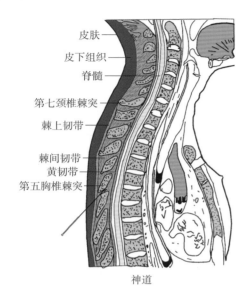

图 14-38

【功用】 镇惊安神,理气宽胸。

【主治】 惊悸,心痛,怔忡,失眠,健忘,癫痫,中风不语,咳嗽,气喘,腰脊强,肩背痛。

身柱(Shēnzhù)(GV12)

【穴名释义】 身,身体;柱,支柱。穴在第 3 胸椎下,上连头项,下通背腰,如一身之支柱。

【标准定位】 在脊柱区,第 3 胸椎棘突下凹陷中,后正中线上(图 14-39)。

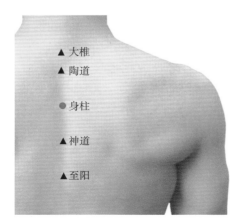

图 14-39

【穴位解剖】 皮肤→皮下组织→棘上韧带→棘间韧带→弓间韧带→椎管。皮肤由第二、三、四胸神经后支的内侧支重叠分布。严防刺伤脊髓(图 14-40,图 14-41)。

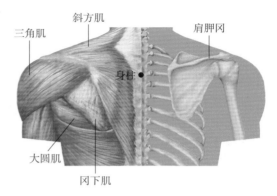

图 14-40

【刺灸法】 刺法:斜刺 0.5~1.0 寸,局部酸胀,如有酸胀或沉重感沿督脉扩散至骶部或全身时应立即出针,不宜再深入,否则会出现肢软、疼痛、麻木等不良后果(图 14-41)。

灸法:艾炷灸或温针灸 3~7 壮,艾条温灸 10~20 分钟。

强身保健则温灸至皮肤稍见红晕为度,每日 1 次,每月可灸 20 次。

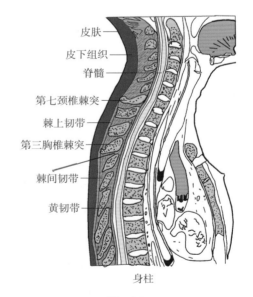

图 14-41

【功用】 清热宣肺,醒神定痉,活血通络。

【主治】 咳嗽,气喘,惊厥,癫狂,痫证,身热头痛,疔疮发背。

GV

针感可向下或向两肩、两上肢扩散,甚至全身发战。注意,若深刺本穴出现全身麻电感,应立即出针,不宜再刺,否则可出现全身麻木、酸软无力等不良后果(图14-44)。

灸法:艾炷灸3~7壮,艾条温灸10~20分钟。

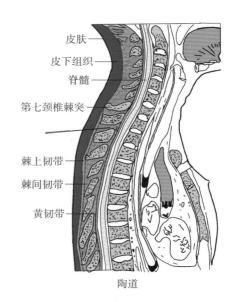

图14-44

【功用】 清热解表,安神截疟,疏筋通络。

【主治】 头痛项强,恶寒发热,咳嗽,气喘,癫狂,角弓反张,胸痛,脊背酸痛。

陶道(Táodào)(GV13)

【穴名释义】 陶,陶冶;道,道路。比喻脏腑之气汇集于督脉,由此路上升。

【特异性】 交会穴之一,督脉、足太阳之会。

【标准定位】 在脊柱区,第1胸椎棘突下凹陷中,后正中线上。

【取法】 俯卧位,先取大椎穴,从大椎向下1个椎体的棘突下方是穴(图14-42)。

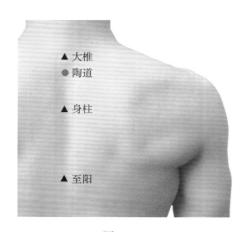

图14-42

【穴位解剖】 皮肤→皮下组织→棘上韧带→棘间韧带→弓间韧带→椎管。皮肤由第一、二胸神经后支的内侧皮神经重叠分布。该处的硬膜外腔非常狭窄,脊髓在该部出现颈膨大,针刺上述结构深进时,严防刺伤脊髓(图14-43,图14-44)。

【刺灸法】 刺法:斜刺0.5~1.0寸,局部酸胀,

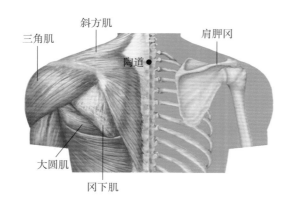

图14-43

大椎(Dàzhuī)(GV14)

【穴名释义】 大,巨大;椎,椎骨。古称第7颈椎棘突为大椎,穴适在其下方,故称大椎。

【特异性】 交会穴之一,手足三阳、督脉之会。

【标准定位】 在脊柱区,第7颈椎棘突下凹陷中,后正中线上(图14-45)。

【取法】 俯卧或正坐低头位,于颈后隆起最高且能屈伸转动者为第七颈椎,于其下间处取穴。

【穴位解剖】 皮肤→皮下组织→棘上韧带→棘间韧带→弓间韧带→椎管。皮肤由第七、八颈神经和第一胸神经支的内侧支重叠分布。该部皮下组织内含有丰富的毛囊和皮脂腺。皮下组织内还有许多纤维隔,连于皮肤和胸背深筋膜。严防刺伤脊髓(图14-46,图14-47)。

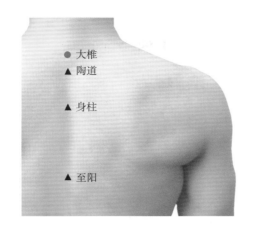

图 14-45

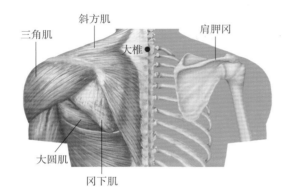

图 14-46

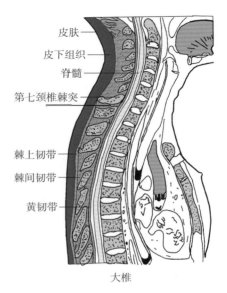

图 14-47

【刺灸法】　刺法：①患者俯卧，直刺椎间隙0.8~1.2寸，进针宜缓，勿刺太深，避免大幅度提插，其酸胀或麻电感可向脊柱下方或上方颈部传导。针刺中若针下阻力突然消失而有脱空感时，说明针尖已进入椎管内之膜外腔，则不可继续进针；若患者在针刺术中，忽然出现身体抖动，应立即出针，以免损伤脊髓（图 14-47）。②如前法，将针提至皮下，然后将针沿皮呈25°~40°角向左右肩峰或肩胛内缘斜刺0.8~1.2寸，使针感向肩关节、上臂方向传导。③如上法，可将针尖提至皮下，将针垂直上下沿皮刺，使针感有上下传导。④用三棱针点刺放血。

灸法：艾炷灸或温针灸5~9壮，艾条灸10~20分钟，或药物天灸。强身保健，用瘢痕灸，每年1次。或温灸至皮肤稍见红晕，每日1次，每月20次。亦可采用累计灸法。

【功用】　解表散寒，镇静安神，肃肺调气，清热解毒。

【主治】　外感疾患：发热恶寒，头项强痛，肩背痛，风疹。

胸肺疾患：肺胀胁满，咳嗽喘急。

心神疾患：癫狂，小儿惊风。

本经脉循行所过部位的疾患：颈项强直，角弓反张，肩颈疼痛。

【注意事项】　穿过黄韧带刺入椎管内，再向内为硬脊髓、蛛网膜。如果刺针通过蛛网膜有可能刺中脊髓。因此，从解剖学角度，针刺时不宜刺破硬脊膜，以免损伤脊髓。《新针灸学》提出针4分深。进针方向需循棘突之方向。

哑门（Yǎmén）（GV15）

【穴名释义】　哑，音哑；门，门户。此穴深刺可以致哑，也可治哑，故比喻音哑的门户。

【特异性】　交会穴之一，督脉、阳维之会。

【标准定位】　在颈后区，第2颈椎棘突上际凹陷中，后正中线上。

【取法】　头稍前倾，于后正中线入发际0.5寸处取穴（图 14-48）。

【穴位解剖】　皮肤→皮下组织→左、右斜方肌之间→项韧带→棘间韧带→弓间韧带→椎管。皮肤由第二、三颈神经后支的内侧支，即枕大神经和第三枕神经分布。皮肤较厚，富含毛囊和皮脂腺，皮下组织内有致密的结缔组织和脂肪组织。项韧带为棘上韧带的延伸，其两侧为项肌附着。

GV

337

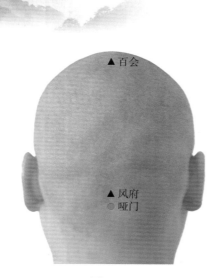

图 14-48

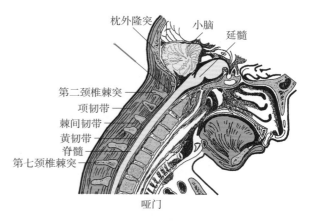

图 14-50

针刺经上述结构,由第二颈椎棘突和环椎后弓之间的弓间韧带(黄韧带)可以入椎管内的硬膜外腔。不宜再深刺,否则易伤骨髓,甚至延髓,影响心跳、呼吸中枢,引起严重后果(图 14-49,图 14-50)。

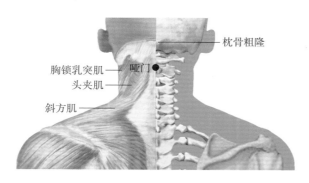

图 14-49

【刺灸法】 刺法:①直刺 0.5~0.8 寸(图 14-50)。②针尖向下斜刺 0.5~0.8 寸,本穴部位险要,故不宜过深刺入,亦不宜向上斜刺,最深不能超过 1.5 寸。

灸法:禁艾炷灸,艾条温和灸 3~5 分钟。

【功用】 开喑通窍,清心宁志。

【主治】 口舌疾患:喑哑,舌缓不语,重舌,失语。

头项疾患:头风头痛,项强不得回顾,脊强反折。

神志疾患:癫疾。

【注意事项】 如果针刺稍偏离正中,即可刺

中旁侧的项肌,从浅入深有斜方肌、头夹肌和头半棘肌等。如果针在中线上或偏离不大再向前深入,可刺入寰枢后膜,继续深入为硬脊膜。如仍深进,可刺空硬脊膜及蛛网膜,并有刺中脊髓的危险。故针刺至硬脊膜处应停进。从皮肤到硬脊膜,一般成人约有 1 寸(据严振国统计)。《新针灸学》说针入 3 分。

进针勿向鼻的方向,最深不能超过 1.5 寸。因其深部正对延髓,为生命中枢之所在,如病人有触电感时,应立即退针,切勿提插和捻转。亦不宜向上斜刺。禁艾炷灸。

风府(Fēngfǔ)(GV16)

【穴名释义】 风,风邪;府,处所。可治风邪为病之穴,也是易为风邪侵袭的部位。

【特异性】 交会穴之一,足太阳、督脉、阳维之会。

【标准定位】 在颈后区,枕外隆突直下,两侧斜方肌之间凹陷中(图 14-51)。

【取法】 正坐,头稍前倾位取穴。

【穴位解剖】 皮肤→皮下组织→左、右斜方肌腱之间→项韧带→寰枕后膜→硬膜外腔。皮肤由第一颈神经后支枕下神经的分支和第二颈神经后支的内侧支枕大神经分布(图 14-52,图 14-53)。

【刺灸法】 刺法:伏案正坐位,头微前倾,使颈部肌肉放松,针尖向下颌方向缓慢刺入 0.5~1.0 寸。深度应根据患者颈围的粗细掌握,一旦出现

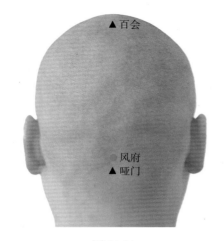

图 14-51

【功用】　清热熄风,醒脑开窍。

【主治】　外感疾患:太阳中风,头痛,振寒汗出。

头项五官疾患:颈项强痛,目眩,鼻塞,鼻衄,咽喉肿痛,中风舌强难言。

神志疾患:狂走,狂言,妄见。

【注意事项】　如果针刺风府穴针尖是向前上方深入,则针可穿破寰枕后膜、硬脊膜和蛛网膜进入枕骨大孔以及小脑延髓池,此时很易刺中延髓,导致生命危险。因此,针刺风府穴不宜向前上方深刺,不可穿破硬脊膜。针尖不可向上,以免刺入枕骨大孔,误伤延髓。严禁行大幅度捻转、提插等过重手法。禁艾炷灸。

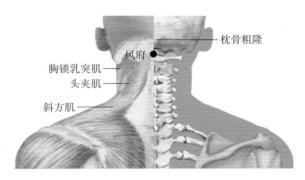

图 14-52

肢体麻电感应立即退针,不可再行提插刺激。深刺本穴时,一般有两个阻力感,第一为项韧带,然后是落空感;第二个阻力感是硬脊膜。因此,针以向口与鼻尖方向较为安全,切勿向上刺入枕骨大孔特别要注意针尖不要穿过硬脊膜,以防刺伤延髓(图 14-53)。

灸法:艾条温和灸 3~5 分钟。

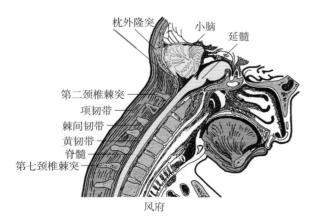

图 14-53

脑户(Nǎohù)(GV17)

【穴名释义】　脑,脑髓;户,门户。督脉循脊上行入脑。穴在枕部,相当于脉气入脑的门户。

【特异性】　交会穴之一,督脉、足太阳之会。

【标准定位】　在头部,枕外隆凸的上缘凹陷中(图 14-54)。

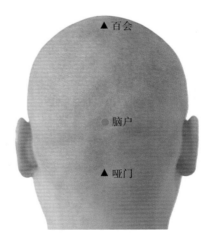

图 14-54

GV

【取法】　在后头部,寻找枕外粗隆,枕外粗隆上缘凹陷处取穴。

【穴位解剖】　皮肤→皮下组织→枕额肌→腱膜下结缔组织→骨膜。皮肤由第二颈神经后支的内侧支枕大神经分布。枕额肌由面神经的耳后支支配(图 14-55,图 14-56)。

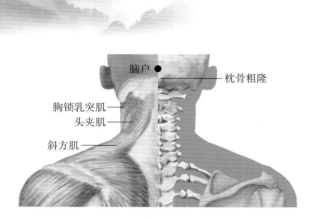

图 14-55

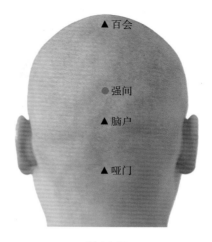

图 14-57

【刺灸法】 刺法：平刺 0.5~0.8 寸，局部胀痛（图 14-56）。

灸法：艾条温灸 5~10 分钟。

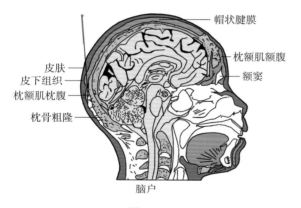

图 14-56

【功用】 清头明目，镇痉安神。

【主治】 癫狂，痫证，眩晕，头重，头痛，项强等。

腱膜下结缔组织→骨膜。皮肤由第二颈神经后支的内侧支枕大神经分布。针经皮肤、皮下组织，穿过帽状腱膜，到达其下层，有左、右枕动、静脉吻合网（图 14-58，图 14-59）。

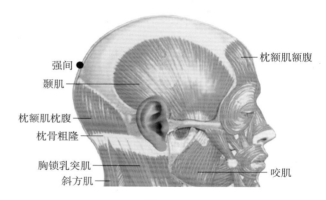

图 14-58

【刺灸法】 刺法：平刺 0.5~0.8 寸，局部胀痛（图 14-59）。

灸法：艾条温灸 5~10 分钟。

强间（Qiángjiān）（GV18）

【穴名释义】 强，强硬；间，中间。穴当顶骨与枕骨结合之中间，能治项部强痛。

【标准定位】 在头部，后发际正中直上 4 寸（图 14-57）。

【取法】 在后头部，寻找枕外粗隆，枕外粗隆上缘凹陷处上 1.5 寸取穴。

【穴位解剖】 皮肤→皮下组织→帽状腱膜→

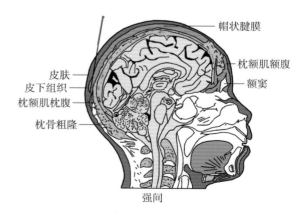

图 14-59

【功用】　宁心安神，通络止痛。

【主治】　头痛，目眩，口㖞，痫证等。

【刺灸法】　刺法：平刺 0.5~0.8 寸，局部胀痛（图 14-62）。

灸法：艾条温灸 5~10 分钟。

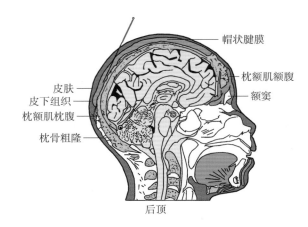

图 14-62

【功用】　清热止痛，宁心安神。

【主治】　项强，头痛，眩晕，心烦，失眠等。

后顶（Hòudǐng）（GV19）

【穴名释义】　后，后方；顶，头顶。穴在头顶百会穴之后方。

【标准定位】　在头部，后发际正中直上 5.5 寸（图 14-60）。

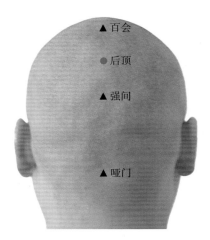

图 14-60

【取法】　正坐或仰卧位，在后正中线上，当前、后发际连线中点向后 0.5 寸处取穴。

【穴位解剖】　皮肤→皮下组织→帽状腱膜→腱膜下结缔组织→骨膜。皮肤由第二颈神经后支的内侧支枕大神经和枕动、静脉分布（图 14-61，图 14-62）。

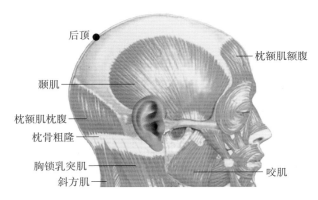

图 14-61

百会（Bǎihuì）（GV20）

【穴名释义】　百，多的意思；会，交会。穴在巅顶部，是足三阳经、肝经和督脉等多经之交会部位。

【特异性】　交会穴之一，手足三阳、督脉、足厥阴俱会于此。

【标准定位】　在头部，前发际正中直上 5 寸（图 14-63）。

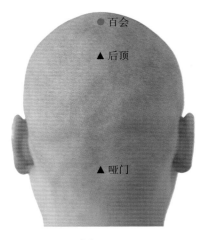

图 14-63

GV

【取法】 正坐位,于前、后发际连线中点向前1寸处是穴。

【穴位解剖】 皮肤→皮下组织→帽状腱膜→腱膜下结缔组织→骨膜。皮肤由枕大神经和额神经的滑车上神经重叠分布。血管有左、右侧颞浅动、静脉及枕动、静脉吻合网(图14-64,图14-65)。

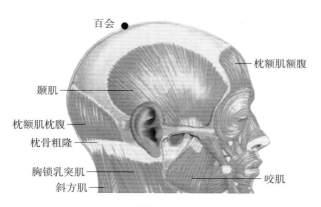

图 14-64

【刺灸法】 刺法:平刺0.5~0.8寸,局部胀痛,也可向四神聪透刺,针感可扩散至头顶部(图14-65)。

灸法:艾炷灸7~15壮,艾条灸10~20分钟。强身保健可采用隔姜灸3~5壮,或艾条温灸至局部有温热舒适感为度。每日1次,每月20次。

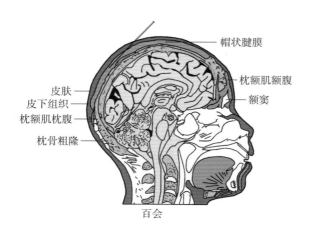

图 14-65

【功用】 升阳固脱,开窍宁神。

【主治】 神志疾患:尸厥,惊悸,中风不语,瘈疭,癫痫,癔病,耳鸣,眩晕。

脾气不升:脱肛,痔疾,阴挺。

前顶（Qiándǐng）（GV21）

【穴名释义】 前,前方;顶,头顶。穴在头顶百会穴之前方。

【标准定位】 在头部,前发际正中直上3.5寸(图14-66)。

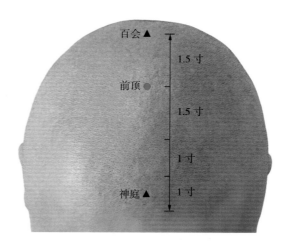

图 14-66

【取法】 正坐或仰卧位,于前、后发际连线的前1/5与后4/5交点处向后0.5寸处是穴。

【穴位解剖】 皮肤→皮下组织→帽状腱膜→腱膜下结缔组织→骨膜。皮肤由眼神经的额神经分布(图14-67,图14-68)。

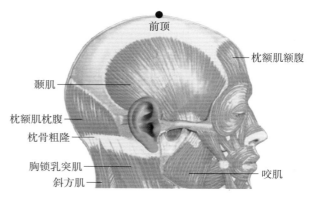

图 14-67

【刺灸法】 刺法:平刺0.3~0.5寸,局部沉胀。小儿囟门未闭者禁刺灸(图14-68)。

灸法:艾炷灸3~5壮,艾条温灸5~10分钟。

【功用】 清热通窍,健脑安神。

【主治】 癫痫,小儿惊风,头痛,头晕。

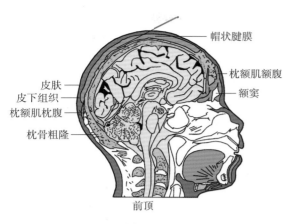

图 14-68

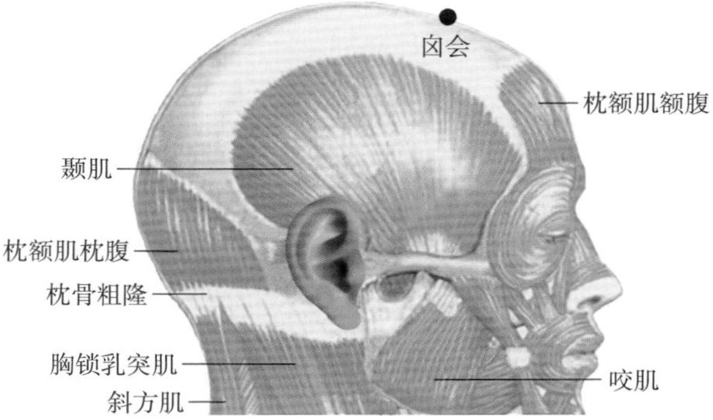

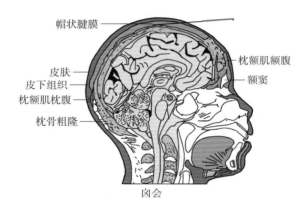

图 14-70

囟会（Xìnhuì）（GV22）

【穴名释义】　囟，囟门；会，会合。穴当大囟门的闭合处。

【标准定位】　在头部，前发际正中直上 2 寸（图 14-69）。

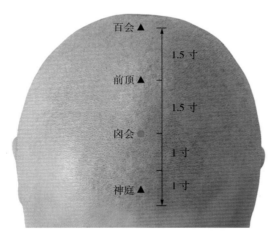

图 14-71

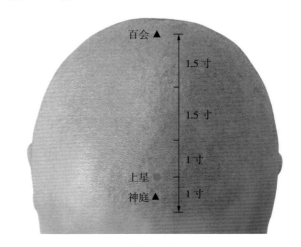

图 14-69

【穴位解剖】　皮肤→皮下组织→帽状腱膜→腱膜下结缔组织→骨膜。皮肤由额神经的滑车上神经分布（图 14-70，图 14-71）。

【刺灸法】　刺法：平刺 0.3~0.5 寸，局部胀痛。小儿囟门未闭或闭合不久者，禁止针灸（图 14-71）。

灸法：艾条灸 5~10 分钟。

【功用】　醒脑开窍，清头散风。

【主治】　头痛，目眩，面红目赤，鼻渊，鼻衄等。

上星（Shàngxīng）（GV23）

【穴名释义】　上，上方；星，天上之星。人头形圆象天，穴居头上，如星在天。

【标准定位】　在头部，前发际正中直上 1 寸（图 14-72）。

GV

图 14-72

针灸穴位图解

【穴位解剖】 皮肤→皮下组织→帽状腱膜→腱膜下结缔组织→骨膜。皮肤由额神经的滑车上神经分布（图14-73，图14-74）。

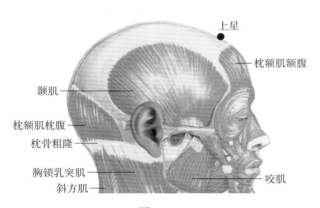

图 14-73

【刺灸法】 刺法：平刺 0.3~0.5 寸，局部胀痛。小儿囟门未闭者禁针灸（图14-74）。

灸法：艾条温灸 5~10 分钟。

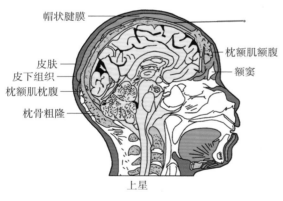

图 14-74

【功用】 散风清热，宁心通窍。

【主治】 头痛，眩晕，目赤肿痛，鼻衄，鼻塞。

神庭（Shéntíng）（GV24）

【穴名释义】 神，神明；庭，前庭。"脑为元神之府"，神在此指脑。穴在前额部，如脑之前庭。

【特异性】 交会穴之一，督脉、足太阳、阳明之会。

【标准定位】 在头部，前发际正中直上 0.5 寸（图14-75）。

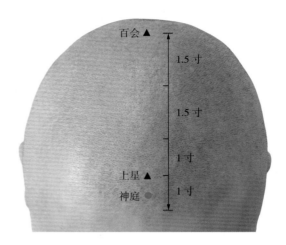

图 14-75

【穴位解剖】 皮肤→皮下组织→枕额肌→腱膜下结缔组织→骨膜。皮肤由额神经的滑车上神经分布（图14-76，图14-77）。

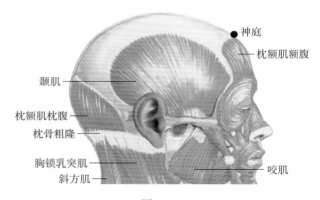

图 14-76

【刺灸法】 刺法：平刺 0.3~0.5 寸，局部胀痛（图14-77）。

灸法：艾条温灸 5~10 分钟。

【功用】 潜阳安神，醒脑熄风。

【主治】 神志疾患：角弓反张，癫狂，痫证，惊悸，失眠。

头面五官疾患：头晕，目眩，鼻渊，鼻衄，鼻塞，流泪，目赤肿痛，目翳，雀目，吐舌。

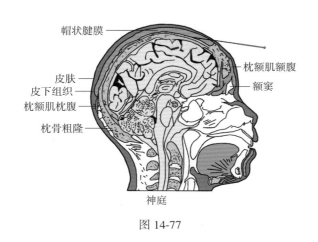

图 14-77

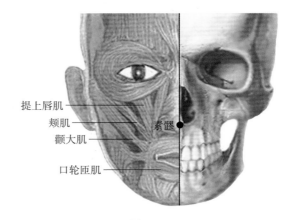

图 14-79

【刺灸法】 刺法:向上斜刺 0.3~0.5 寸,局部胀痛,可向鼻根部扩散;用三棱针点刺挤压出血(图 14-80)。

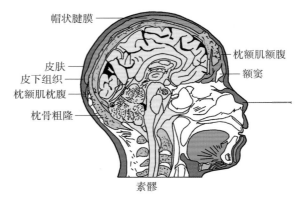

图 14-80

【功用】 通利鼻窍,开窍醒神。

【主治】 惊厥,昏迷,新生儿窒息,鼻塞,鼽衄,鼻流清涕,鼻中瘜肉等。

素髎(Sùliáo)(GV25)

【穴名释义】 素,鼻茎;髎,骨隙。穴在鼻茎下端的骨隙处。

【标准定位】 在面部,鼻尖的正中央(图14-78)。

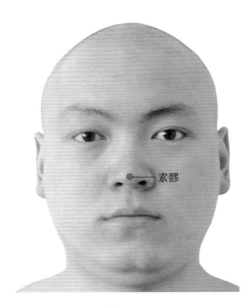

图 14-78

【穴位解剖】 皮肤→皮下组织→软骨膜→鼻隔板。皮肤由上颌神经颜面的终末支鼻内支分布。鼻翼由隔背软骨的中间部的鼻隔板和两侧大翼软骨形成。外鼻的血液供应丰富,主要来自上唇动脉的鼻翼支和鼻外侧支(图14-79,图14-80)。

水沟(Shuǐgōu)(GV26)

【穴名释义】 水,水液;沟,沟渠。穴在人中沟,人中沟形似水沟。

【特异性】 交会穴之一,督脉、手足阳明之会。

【标准定位】 在面部,人中沟的上 1/3 与中 1/3 交点处(图 14-81)。

【穴位解剖】 皮肤→皮下组织→口轮匝肌→黏膜。皮肤由上颌神经颜面终支之一上唇支左、右交织分布。 口轮匝肌由面神经的颊支支配,黏膜内有许多黏液腺(图 14-82,图 14-83)。

GV

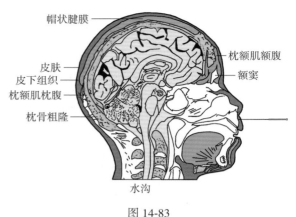

图 14-83

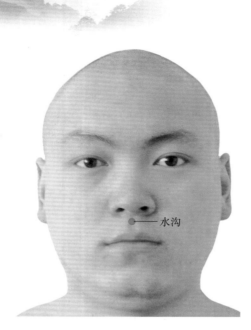

图 14-81

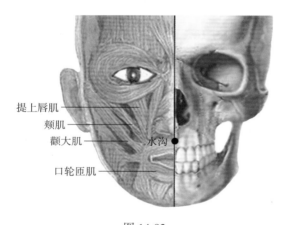

图 14-82

【刺灸法】 刺法:①向上斜刺 0.2~0.3 寸,局部以痛感为主,捻转时可有酸胀感,用于醒脑开窍(图 14-83)。②针尖向鼻中隔斜刺 0.2~0.3 寸,将针退至皮下再向左右鼻翼方向斜刺,局部酸胀。③用三棱针点刺放血。

灸法:艾炷灸 3~5 壮,艾条温灸 5~10 分钟。

【功用】 醒脑开窍,通经活络。

【主治】 神志疾患:昏迷,晕厥,中暑,癫痫,急慢惊风,牙关紧闭,瘟疫,黄疸,霍乱。

五官科系统疾病:齿痛,喝癖,风水面肿,鼻塞,鼻衄等。

其他:脊膂强痛,挫闪腰痛等。

兑端(Duìduān)(GV27)

【穴名释义】 兑,指口;端,尖端。穴在口的上唇尖端。

【标准定位】 在面部,上唇结节的中点(图 14-84)。

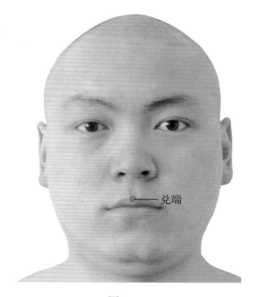

图 14-84

【穴位解剖】 皮肤→皮下组织→口轮匝肌→黏膜。皮肤由上颌神经颜面终支之一上唇支左、右交织分布(图 14-85,图 14-86)。

【刺灸法】 刺法:斜刺 0.2~0.3 寸,局部胀痛(图 14-86)。

灸法:艾炷灸 1~3 壮,艾条灸 3~5 分钟。

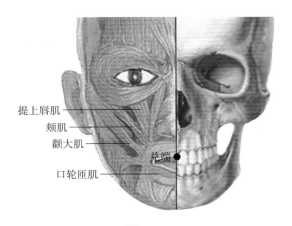

图 14-85

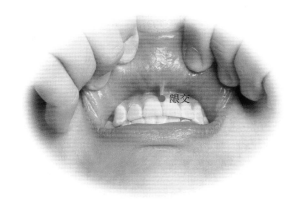

图 14-87

提上唇肌
颊肌
颧大肌
口轮匝肌
兑端

龈交

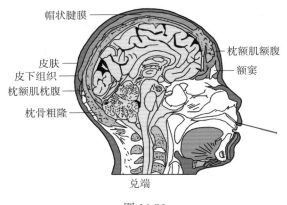

图 14-86

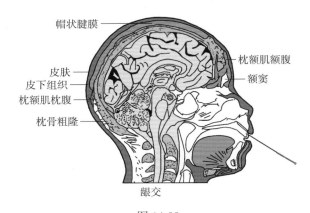

图 14-88

帽状腱膜
皮肤
皮下组织
枕额肌枕腹
枕骨粗隆
兑端
枕额肌额腹
额窦

帽状腱膜
皮肤
皮下组织
枕额肌枕腹
枕骨粗隆
龈交
枕额肌额腹
额窦

【功用】　开窍醒神,散风泻热。

【主治】　昏迷,晕厥,癫痫,瘛病,口疮臭秽,齿痛,口㖞唇动,口噤,鼻塞等症。

龈交(Yínjiāo)(GV28)

【穴名释义】　龈,齿龈;交,交会。穴在上唇系带的根部。上唇系带与上齿龈之交界处。

【特异性】　交会穴之一,任脉、督脉、足阳明之会。

【标准定位】　在上唇内,上唇系带与上牙龈的交点(图 14-87)。

【穴位解剖】　黏膜→黏膜下层→骨膜。黏膜的神经由上颌神经的上唇支重叠分布。在中线处,牙龈和唇之间的黏膜形成皱壁,称唇系带。血管来自左、右侧唇动脉的分支(图 14-88)。

【刺灸法】　刺法:①向上斜刺 0.2~0.3 寸。局

部胀痛(图 14-88)。②用三棱针点刺放血。

【功用】　活血清热,安神定志,舒筋止痛。

【主治】　头面五官疾患:头额痛,颊肿,面部疱疹,口臭,牙龈肿痛,牙关不开,齿衄,鼻痔,目泪,多眵赤痛。

神志疾患:癫狂,心烦,瘛病。

颈腰背部疼痛疾患:腰扭伤,颈项强。

印堂(Yìntáng)(GV29)

【穴名释义】　印,印染;堂,居所。印堂指眉间的位置。本穴正位于印堂处,故名。

【标准定位】　在头部,两眉毛内侧端中间的凹陷中(图 14-89)。

【取法】　在前额部,先找眉头,两眉头连线之中间取穴。

【穴位解剖】　皮肤→皮下组织→降眉间肌→

GV

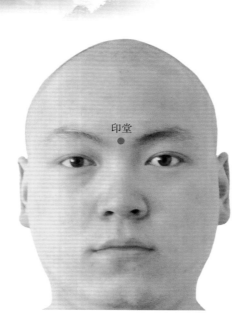

图 14-89

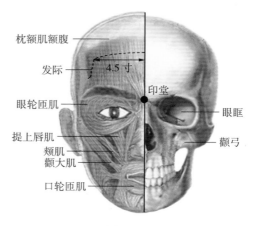

图 14-90

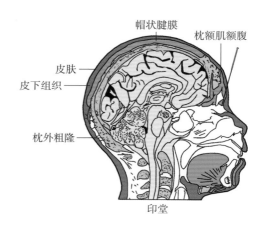

图 14-91

皱眉肌→额骨骨膜。皮肤由额神经的滑车上神经分布。肌肉由面神经的颞支支配,血液供应来自滑车上动脉和眶上动脉的分支及伴行同名静脉(图 14-90,图 14-91)。

【刺灸法】 刺法:①提捏进针,从上向下平刺0.3~0.5 寸,得气时局部胀痛(图 14-91)。②平刺透左、右攒竹,眉棱骨,局部胀痛。③平刺透山根,鼻部酸胀。④用三棱针点刺出血。

灸法:艾炷灸 3~5 壮,艾条灸 5~10 分钟。

【功用】 镇惊安神,活络疏风。

【主治】 失眠,健忘,癫痫,头痛,眩晕等;鼻衄,目赤肿痛,三叉神经痛等。

第十五章
任　脉

任　脉

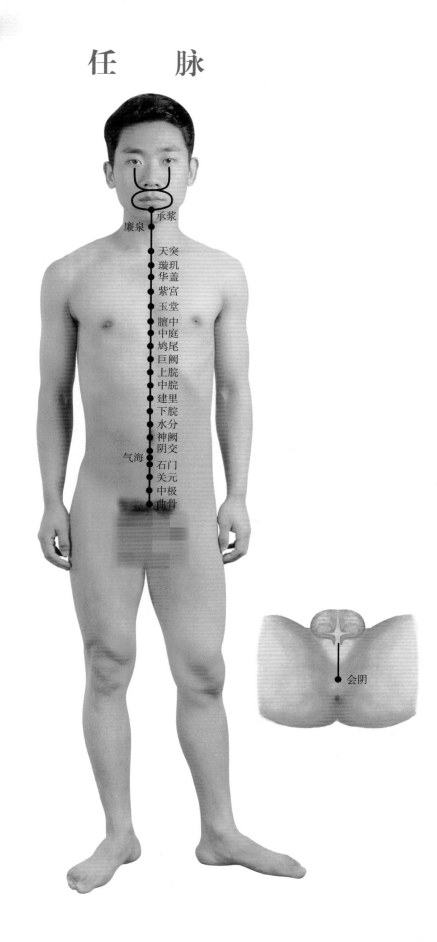

承浆

廉泉

天突
璇玑
华盖
紫宫
玉堂
膻中
中庭
鸠尾
巨阙
上脘
中脘
建里
下脘
水分
神阙
阴交
气海　石门
关元
中极
曲骨

会阴

经脉循行

任为阴脉之海,其脉起于中极之下、少腹之内会阴之分,上行而外出,循曲骨,上毛际,至中极,同足厥阴、太阴、少阴并行腹里,循关元,历石门、气海,会足少阳、冲脉于阴交,循神阙、水分,会足太阴于下脘,历建里,会手太阳、少阳、足阳明于中脘,上上脘、巨阙、鸠尾、中庭、膻中、玉堂、紫宫、华盖、璇玑,上喉咙,会阴维于天突、廉泉,上颐,循承浆,与手足阳明、督脉会,环唇,上至下龈交,复而分行,循面,系两目下之中央,至承泣而终。

(《奇经八脉考》)

经脉循行白话解

任脉为阴脉之海,其经脉起始于中极下、少腹内的会阴部,向上走行并外出,沿曲骨穴,向上经过毛际,到达中极穴,与足厥阴肝经、足太阴脾经、足少阴肾经一同并行腹里,沿关元穴,经过石门穴、气海穴,与足少阳胆经、冲脉交会于阴交穴,沿神阙、水分,与足太阴脾经交会于下脘穴,经过建里穴、与手太阳小肠经、手少阳三焦经、足阳明胃经交会于中脘穴,向上经过上脘、巨阙、鸠尾、中庭、膻中、玉堂、紫宫、华盖、璇玑,再向上经过喉咙,与阴维脉交会于天突、廉泉,向上经过下颌部,经过承浆,与手足阳明经、督脉交会,环绕口唇,到达下龈交穴,然后分为两支,经过面部,络系两目下方的中央,至承泣穴而到达终点。

CV

本经共24个穴,分布在面、颈、胸、腹前正中线上。首穴会阴,末穴承浆。本经腧穴主治腹、胸、颈、头面部的局部病症、神志病,泌尿生殖系统疾病以及虚损性病症,如小便频数,少腹冷痛,泄泻,便秘,癃闭,不孕不育,胃脘痛,胸闷,气喘,咳嗽,咳痰,咽喉肿痛,口歪,癫狂,五劳七伤等(图 15-1,图 15-2)。

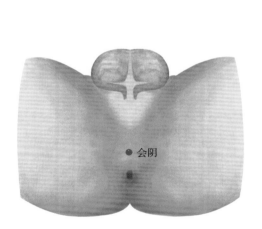

图 15-1

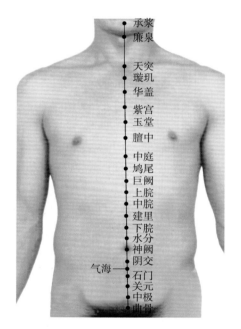

图 15-2

会阴（Huìyīn）（CV1）

【穴名释义】 会，交会；阴，阴阳之阴。穴正位于会阴部两阴窍之间，故名。

【特异性】 交会穴之一，任脉、督脉、冲脉之会。又作任脉别络。

【标准定位】 在会阴区。男性在阴囊根部与肛门连线的中点，女性在大阴唇后联合与肛门连线的中点（图15-3）。

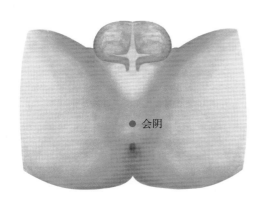

图 15-3

【穴位解剖】 皮肤→皮下组织→会阴中心腱（会阴体）。皮肤由阴部神经的阴囊（阴唇）后神经支配。皮下组织内会阴深膜在会阴深横肌上、下面形成尿生殖隔，男性有尿道穿过，女性为尿道、阴道穿过。尿生殖隔内还有来自阴部神经的分支和阴部内动、静脉的分支或属支（图15-4，图15-5）。

【刺灸法】 刺法：直刺：直刺 0.5~1.0 寸，局部胀痛，可扩散至前、后阴。孕妇禁用（图15-5）。

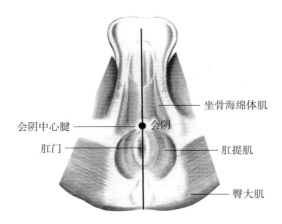

图 15-4

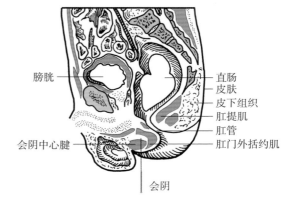

图 15-5

灸法：无瘢痕灸 3~5 壮或温针灸 3~5 壮，艾条灸 5~10 分钟。

【功用】 醒神开窍，通利下焦。

【主治】 阴部疾患：阴痒，阴痛，阴部汗湿，阴门肿痛，小便难，大便秘结，闭经，疝气。

神志疾患：溺水窒息，产后昏迷不醒，癫狂。

曲骨（Qūgǔ）（CV2）

【穴名释义】 曲，弯曲；骨，骨头。曲骨，中医古代解剖学名词，指耻骨。穴正当耻骨联合上缘。

【特异性】 交会穴之一，任脉、足厥阴之会。

【标准定位】 在下腹部，耻骨联合上缘，前正中线上（图15-6）。

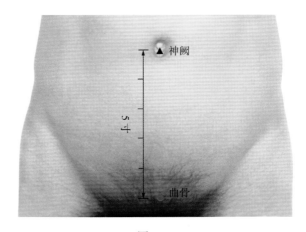

图 15-6

【穴位解剖】 皮肤→皮下组织→腹白线→腹内筋膜→腹膜下筋膜→脐正中襞。皮肤由髂腹下神经的前皮支支配。皮下组织内有浅静脉、皮神

CV

经和淋巴管经过。腹白线呈线处,腹直肌前有锥状肌,包于腹直肌鞘内,止于腹白线。锥状肌由肋下神经支配。脐正中襞为胚胎时脐尿管的遗物。腹腔内相对应的器官为小肠,膀胱空虚时,其顶端在正常情况下不超过耻骨联合上缘(图15-7,图15-8)。

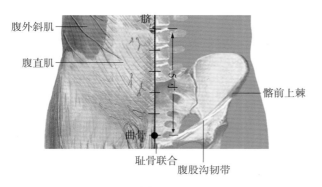

图 15-7

【刺灸法】 刺法:直刺 0.5~1.0 寸,局部酸胀,针感可向下扩散至外阴部。针刺前一定要排空膀胱尿液,以免因刺破膀胱,使尿液流入腹腔(图15-8)。

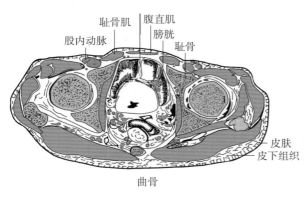

图 15-8

灸法:艾炷灸或温针灸 3~5 壮,艾条温灸 5~15 分钟。

【功用】 涩精举阳,补肾利尿,调经止带。

【主治】 遗精,阳痿,月经不调,痛经,遗尿,带下,少腹胀满。

中极(Zhōngjí)(CV3)

【穴名释义】 中,中间;极,正是。此穴位正在人身上下左右之中间。

【特异性】 交会穴之一,足三阴、任脉之会。膀胱募穴。

【标准定位】 在下腹部,脐中下 4 寸,前正中线上(图15-9)。

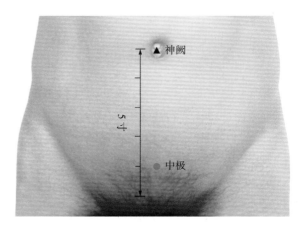

图 15-9

【穴位解剖】 皮肤→皮下组织→腹白线→腹内筋膜→腹膜下筋膜→脐正中襞。皮肤由髂腹下神经的前皮支分布。皮下组织内除皮神经外,还有腹壁浅动、静脉的分支。穴位相对应的盆腔器官,由前向后依次为男性为小肠、膀胱、直肠;女性为小肠、膀胱、子宫、直肠均位于盆腔内,不超过耻骨联合上缘,因此此穴下仅对应小肠襻(图 15-10,图 15-11)。

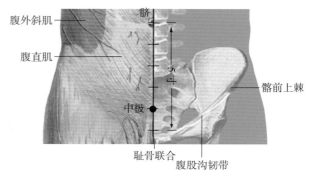

图 15-10

【刺灸法】　刺法:直刺 0.5~1.0 寸,局部酸胀,可放散至外生殖器和外阴部。注意在膀胱充盈时,中极穴不能深刺。孕妇不宜刺灸(图 15-11)。

灸法:艾炷灸或温针灸 5~7 壮,艾条灸 10~20 分钟。

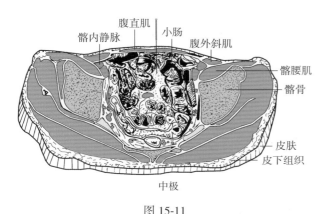

图 15-11

【功用】　清利湿热,益肾调经,通阳化气。

【主治】　小腹疾患:小腹热痛,脐下结块,奔豚抢心。

肝肾疾患:疝气偏坠,遗精,阴痛,阴痒,子门肿痛,带下,产后恶露不止,胞衣不下,产后宫缩痛。

【注意事项】　需排尿后进行针刺,并缓慢下针,以防刺破膀胱及肠管。孕妇不宜刺灸。

关元(Guānyuán)(CV4)

【穴名释义】　关,关藏;元,元气。为关藏人身元气之处。

【特异性】　交会穴之一,足三阴、任脉之会。小肠募穴。

【标准定位】　在下腹部,脐中下 3 寸,前正中线上(图 15-12)。

【穴位解剖】　皮肤→皮下组织→腹白线→腹横筋膜→腹膜外脂肪→脐正中襞。皮肤由第十一、十二胸神经和第一腰神经的前支重叠交织分布。深层主要由第十二胸神经前支分布。该穴相应的腹腔脏器为小肠、乙状结肠等(参看中极、曲骨穴)(图 15-13,图 15-14)。

【刺灸法】　刺法:直刺 0.5~1.0 寸,局部酸胀,可放射至外生殖器和会阴部(图 15-14)。

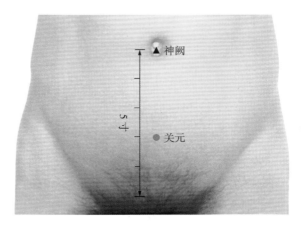

图 15-12

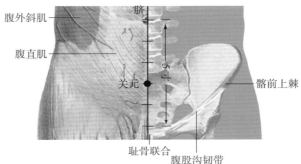

图 15-13

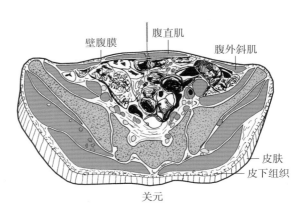

图 15-14

灸法:艾炷灸或温针灸 5~9 壮,艾条灸 10~20 分钟,或药物天灸。强身保健可采用瘢痕灸,每年 1 次,或用间接灸或温灸至局部温热舒适,稍见红晕,每日 1 次,每月 20 次,本穴也可采用累计灸百余壮。

【功用】　培元固脱,温肾壮阳,调经止带。

【主治】　小腹疾患:脐腹绞痛,癥瘕,臌胀。

肝肾疾患:小便赤涩,遗尿,遗精,阳痿。

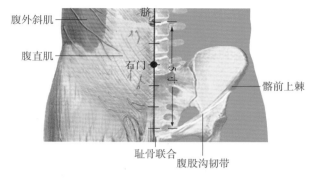

图 15-16

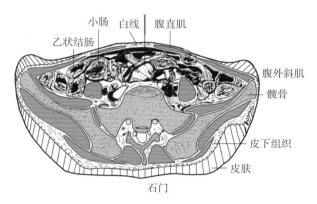

图 15-17

妇人疾患:妇人带下,月经不调,经闭,绝嗣不育,阴门瘙痒,阴挺,胞衣不下,产后恶露不止。

肠胃疾患:腹痛,泄泻,痢疾,脱肛。

虚证:中风脱证,虚劳冷惫,羸瘦无力。

【注意事项】 ①需排尿后进行针刺。②孕妇不宜刺灸。③从壁腹膜再向深层,即进入腹腔。针刺入腹腔可能刺中大网膜和小肠等,引起出血或感染。所以,此穴与曲骨、中极一样,针刺时勿透过壁腹膜。

石门(Shímén)(CV5)

【穴名释义】 石,岩石;门。门户。石有坚实之意,本穴能治下腹硬块之石积病,并有绝孕之说。

【特异性】 三焦募穴。

【标准定位】 在下腹部,当脐中下 2 寸,前正中线上(图 15-15)。

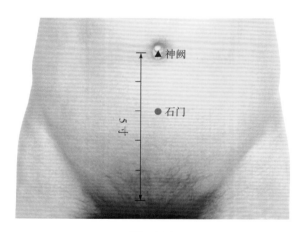

图 15-15

【穴位解剖】 皮肤→皮下组织→腹白线→腹内筋膜→腹膜下筋膜→脐正中襞。皮肤由第十一、十二胸神经和第一腰神经前支重叠交织分布。穴位的深部,腹腔内相应的器官是小肠襻、乙状结肠(图 15-16,图 15-17)。

【刺灸法】 刺法:直刺 0.5~0.1 寸,局部酸胀,可向外阴部放散(图 15-17)。

灸法:艾炷灸或温针灸 5~9 壮,艾条灸 10~20 分钟。强身保健则温灸至局部温热舒适,每日 1 次,每月 20 次。

【功用】 健脾益肾,清利下焦。

【主治】 小腹疾患:腹胀坚痛,小腹绞痛,阴缩入腹。

肝肾疾患:疝气,奔豚,绕脐痛,水肿,小便不利,遗精,阳痿。

妇人疾患:经闭,带下,妇人产后恶露不止,阴门瘙痒。

脾胃疾患:完谷不化,泄痢不禁,脱肛。

其他:中风脱证。

气海(Qìhǎi)(CV6)

【穴名释义】 气,元气;海,海洋。穴在脐下,为人身元气之海。

【特异性】 肓之原。

【标准定位】 在下腹部,脐中下 1.5 寸,前正

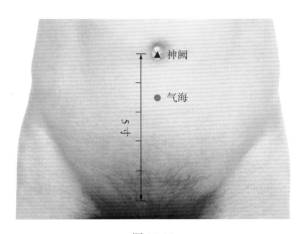

图 15-18

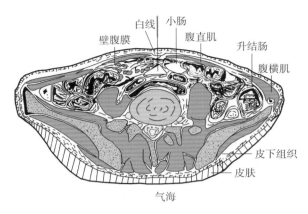

图 15-20

中线上(图 15-18)。

【穴位解剖】 皮肤→皮下组织→腹白线→腹内筋膜→腹膜下筋膜→脐正中襞。皮肤由第十、十一、十二胸神经前支的前皮支重叠交织分布。腹腔内穴位相对应的器官为小肠襻(图 15-19,图 15-20)。

肝肾疾患:遗尿,淋证,癃闭,疝气,奔豚,绕脐痛,水肿,小便不利,遗精,阳痿。

妇人疾患:月经不调,痛经,崩漏,阴挺,恶露不止,胞衣不下,不孕等。

脾胃疾患:绕脐腹痛,水肿鼓胀,腹胀,便秘,水谷不化,泄泻,痢疾等。

其他:中风脱症,脏气虚惫,形体羸瘦,四肢乏力。

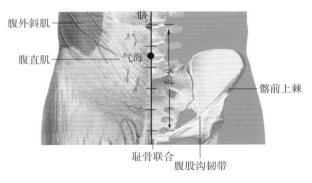

图 15-19

【刺灸法】 刺法:①直刺 0.8~1.2 寸,局部酸胀针感可向外生殖器放散(图 15-20)。②向下斜刺 2.0~3.0 寸,局部酸胀,针感可向外生殖器放散。孕妇不宜针刺。

灸法:艾炷灸或温针灸 5~14 壮,艾条温灸 20~30 分钟,或药物天灸。本穴为全身强壮要穴,强身保健可采用瘢痕灸,每年 1 次,或间接灸 5~14 壮,或温灸至局部温热红晕,每日 1 次,每月 20 次。常灸本穴可以培元固本,起到防病保健之功。

【功用】 补气健脾,调理下焦,培元固本。

【主治】 小腹疾患:腹胀坚痛,小腹绞痛,阴缩入腹。

阴交(Yīnjiāo)(CV7)

【穴名释义】 阴,阴阳之阴;交,交会。穴在脐下 1 寸,为任脉、冲脉和足少阴脉交会处。

【特异性】 交会穴之一,任脉、气冲之会。任脉、冲脉、足少阴之会。

【标准定位】 在下腹部,脐中下 1 寸,前正中线上(图 15-21)。

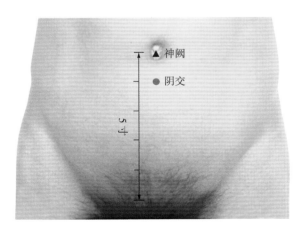

图 15-21

水谷不化,泄泻,痢疾等。

【穴位解剖】 皮肤→皮下组织→腹白线→腹内筋膜→腹膜下筋膜→脐正中襞。皮肤由第十、十一、十二胸神经前支的前皮支重叠交织分布。其穴位深部,腹腔内相应的器官为小肠襻、大网膜和下腔静脉起始(图15-22,图15-23)。

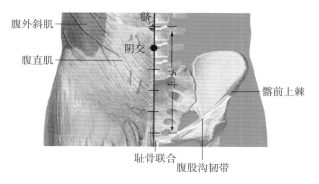

图 15-22

【刺灸法】 刺法:①直刺 0.5~1.0 寸,局部酸胀,针感可扩散到脐部,多用于妇科疾病的治疗(图15-23)。②向下斜刺 2.0~3.0 寸,针感可放散至外生殖器,多用于妇科疾病的治疗。孕妇禁针
　　灸法:艾炷灸或温针灸 3~5 壮,艾条温灸 10~20 分钟。

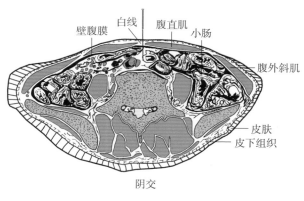

图 15-23

【功用】 利水消肿,调经理血,温补下元。
【主治】 肝肾疾患:遗尿,淋证,癃闭,疝气,奔豚,绕脐痛,水肿,小便不利,遗精,阳痿。
　　妇人疾患:月经不调,痛经,崩漏,阴挺,恶露不止,胞衣不下,不孕等。
　　脾胃疾患:绕脐腹痛,水肿鼓胀,腹胀,便秘,

神阙(Shénquè)(CV8)

【穴名释义】 神,神气;阙,宫门。穴在脐中。脐为胎儿气血运行之要道,如神气出入之宫门。
【标准定位】 在脐区,脐中央(图15-24)。

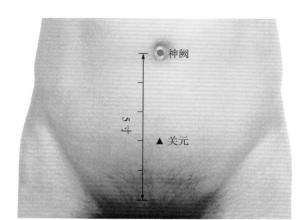

图 15-24

【穴位解剖】 皮肤→皮下组织→脐纤维环→腹内筋膜→腹膜下筋膜。皮肤由第九、十、十一胸神经的前皮支重叠分布。穴位深部,腹腔内对应的器官为大网膜、小肠襻(图15-25,图15-26)。

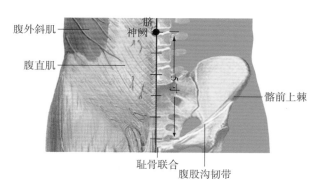

图 15-25

【刺灸法】 刺法:不宜针刺(图15-26)。
　　灸法:艾炷灸(隔姜、盐等物)5~15 壮,艾条温灸20~30 分钟。强身保健则温灸至局部温热舒适,每日 1 次,每月 20 次。
【功用】 温阳救逆,利水消肿。
【主治】 各种脱证,虚寒厥逆,月经不调,崩

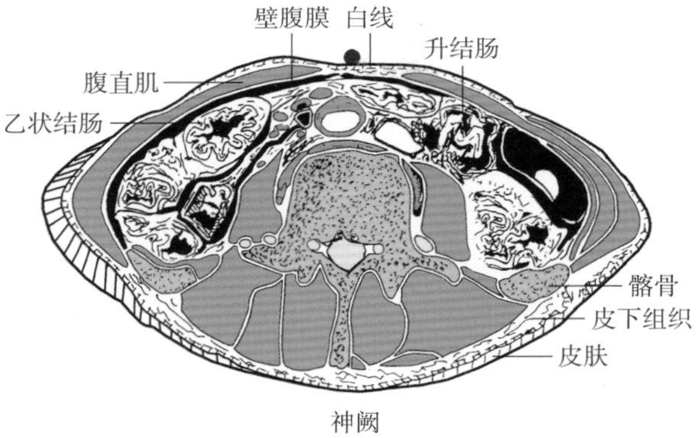

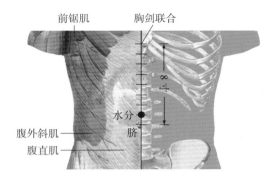

图 15-28

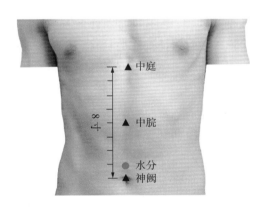

图 15-26

漏,遗精,不孕,小便不禁等。

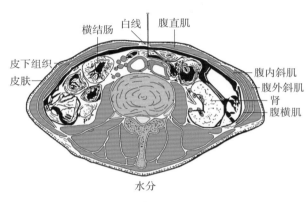

图 15-29

水分(Shuǐfēn)(CV9)

【穴名释义】 水,水谷;分,分别。内应小肠,水谷至此分别清浊。

【标准定位】 在上腹部,脐中上 1 寸,前正中线上(图 15-27)。

【主治】 水肿,泄泻,小儿陷囟,腰脊强急,腹胀,肠鸣,翻胃,腹痛等等。

图 15-27

【穴位解剖】 皮肤→皮下组织→腹白线→腹内筋膜→腹膜下筋膜。皮肤由第八、九、十肋神经前皮支重叠分布。穴位深部,腹腔内穴位相应器官为大网膜、小肠、胃、胰腺及其后方的下腔静脉(右)和腹主动脉(左)(图 15-28,图 15-29)。

【刺灸法】 刺法:直刺 0.5~1.0 寸,局部酸胀(图 15-29)。

灸法:艾炷灸或温针灸 7~9 壮,艾条温灸15~20 分钟。

【功用】 利水消肿,健脾和胃。

下脘(Xiàwǎn)(CV10)

【穴名释义】 下,下方;脘,胃脘。穴当胃脘之下部。

【特异性】 交会穴之一,足太阴、任脉之会。

【标准定位】 在上腹部,脐中上 2 寸,前正中线上(图 15-30)。

【穴位解剖】 皮肤→皮下组织→腹白线→腹内筋膜→腹膜下筋膜。皮肤由第八、九、十肋间神经的前皮支重叠分布。穴位深部,腹腔内相对应的器官有大网膜、横结肠、胃和胰腺,椎体前有下腔静脉(右)与腹主动脉(左)(图 15-31,图15-32)。

【刺灸法】 刺法:直刺 0.5~1.0 寸,局部酸胀。深刺可进入腹腔内,正对小肠,进针宜缓慢,起针宜柔和(图 15-32)。

CV

359

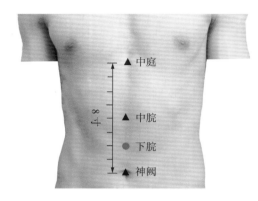

图 15-30

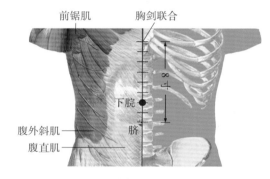

图 15-31

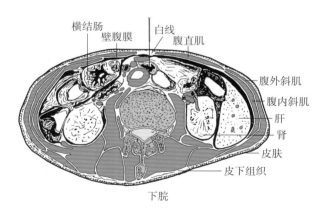

图 15-32

灸法：艾炷灸或温针灸 7~9 壮,艾条温灸 15~20 分钟。

【功用】 和胃健脾,消积化滞。

【主治】 腹痛,腹胀,呕吐,呃逆,食不化,泄泻,虚肿,痞块等。

建里（Jiànlǐ）（CV11）

【穴名释义】 建,建立;里,里部,穴在中、下脘之间,有助于建立中焦里气。

【标准定位】 在上腹部,脐中上 3 寸,前正中线上(图 15-33)。

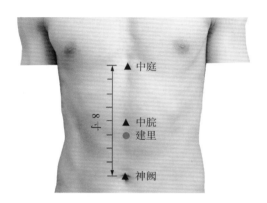

图 15-33

【穴位解剖】 皮肤→皮下组织→腹白线→腹内筋膜→腹膜下筋膜。皮肤由第八、九、十肋间神经的前皮支重叠分布。穴位深部,腹腔内相应器官有肝、胃、胰腺;椎体的前方有下腔静脉(右)和腹主动脉(右)(图 15-34,图 15-35)。

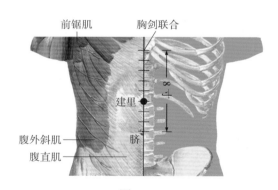

图 15-34

【刺灸法】 刺法:直刺 0.5~1.0 寸,局部酸胀。不宜深刺,以免伤及肝、胃等脏器(图 15-35)。

灸法:艾炷灸或温针灸 3~5 壮,艾条温灸 5~15 分钟。

【功用】 和胃健脾,降逆利水。

【主治】 胃脘痛,呕吐,食欲不振,肠中切痛,腹胀,水肿等。

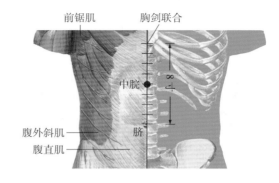

图 15-37

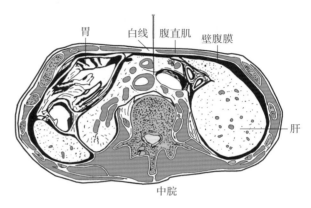

图 15-38

中脘 (Zhōngwǎn)(CV12)

【穴名释义】 中,中间;脘,胃脘。穴当胃脘之中部。

【特异性】 交会穴之一,手太阳、手少阳、足阳明、任脉之会。八会穴之一,腑会。胃募穴。

【标准定位】 在上腹部,脐中上 4 寸,前正中线上(图 15-36)。

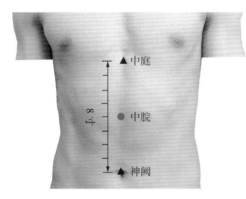

图 15-36

【穴位解剖】 皮肤→皮下组织→腹白线→腹内筋膜→腹膜下筋膜。皮肤由第七、八、九肋间神经的前皮支重叠分布。穴位深部,腹腔内相应的器官有肝、胃,椎体前有下腔静脉(右)和腹主动脉(左)(图 15-37,图 15-38)。

【刺灸法】 刺法:①直刺 0.5~1.0 寸,局部酸胀沉重,胃部有收缩感(图 15-38)。②可向左下、右下斜刺。

灸法:艾炷灸或温针灸 5~9 壮,艾条灸 10~20 分钟,或药物天灸。强身保健则采用瘢痕灸,每年 1 次,或间隔灸 3~5 壮,或温灸至局部皮肤稍见红晕,每日 1 次,每月 20 次,亦可采用累计灸法。

【功用】 和胃健脾,温中化湿。

【主治】 脾胃疾患:腹痛腹胀,胃脘痛,翻胃吞酸,呕吐,呃逆,完谷不化,肠鸣,泄泻,赤白痢疾,霍乱,便秘,肠痈,黄疸,疳积。

神志疾患:中暑,脏躁,癫狂,尸厥,头痛。

其他:喘息不止,月经不调,经闭,妊娠恶阻。

上脘 (Shàngwǎn)(CV13)

【穴名释义】 上,上方;脘,胃脘。穴当胃脘之上部。

【特异性】 交会穴之一,任脉、足阳明、手太阳之会。

【标准定位】 在上腹部,脐中上 5 寸,前正中线上(图 15-39)。

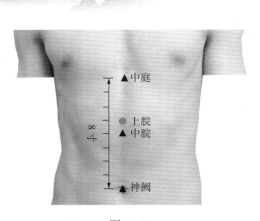

图 15-39

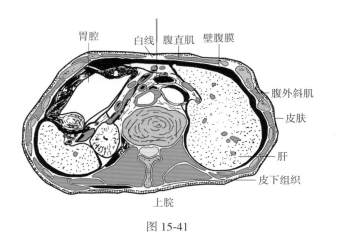

图 15-41

【穴位解剖】 皮肤→皮下组织→腹白线→腹内筋膜→腹膜下筋膜。皮肤由第六、七、八肋间神经的前皮支相重叠分布。腹白线位于腹部前正中线上,由两侧的腹直肌鞘纤维彼此交织而成。脐以上的腹白线宽约 1cm。穴位深部,腹腔内相应的器官为肝、胃、胰腺等(图 15-40,图 15-41)。

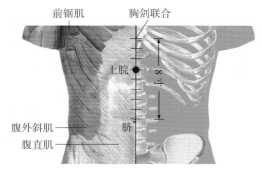

图 15-40

【刺灸法】 刺法:①直刺 0.5~1.0 寸,局部酸胀,可扩散至上腹部(图 15-41)。②治疗上焦疾病可略向上斜刺。③用于降逆止呕则略向下斜刺。

　　肝脾肿大者,其边缘在本穴处或以上者,禁不可刺。其边缘不在本穴处者,不能向左右上方斜刺,以免刺伤肝脾造成不良后果。

　　灸法:艾炷灸或温针灸 5~7 壮,艾条温灸10~20 分钟。

【功用】 和胃降逆,宽胸宁神。

【主治】 胃脘疼痛,呕吐,呃逆,纳呆,痢疾。

巨阙(Jùquè)(CV14)

【穴名释义】 巨,巨大;阙,宫门。此为心之募穴,如心气出入的宫门。

【特异性】 心之募穴。

【标准定位】 在上腹部,脐中上 6 寸,前正中线上(图 15-42)。

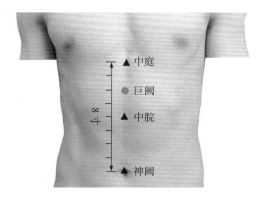

图 15-42

【穴位解剖】 皮肤→皮下组织→腹白线→腹内筋膜→腹膜下筋膜。皮肤由第六、七、八肋间神经的前皮支重叠分布。腹前壁的深层动脉有走行于腹内斜肌和腹横肌之间的下六对肋间动脉和 4对腰动脉。腹上部还有腹壁上动脉;腹下部有腹壁下动脉、旋髂深动脉。在脐的附近,腹壁上、下动脉相互吻合,并与肋间动脉的终末支在腹直肌鞘外侧吻合,穴位深部,腹腔内相对应的器官为肝、小网膜、胃(图 15-43,图 15-44)。

【刺灸法】 刺法:1.直刺 0.5~1.0 寸,局部酸

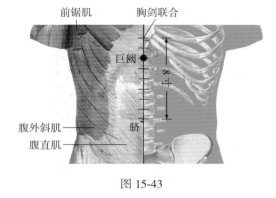

图 15-43

胀,可向上或向下扩散(图 15-44)。

2.用芒针向下平刺 4.0~5.0 寸,透左侧肓俞穴,将针逐渐向上提拉,再捻转进针,反复多次,出现腹胀及下腹上抽感,以治胃下垂。

注意不宜直向深刺,或针尖向上斜刺,以防刺入胸、腹腔,损伤肝、胃及心脏。

灸法:艾炷灸或温针灸 5~7 壮,艾条温灸 10~20 分钟。

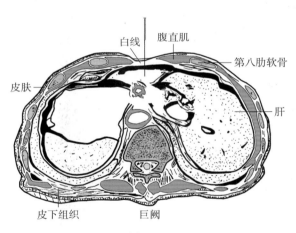

图 15-44

【功用】 化痰宁心,理气和胃。

【主治】 心胸疾病:胸痛,心痛,胸满短气,咳逆上气等。

神志疾病:惊悸,心烦,健忘,尸厥,癫狂,痫证等。

脾胃疾病:腹胀暴痛,呕吐,呃逆,噎膈。

鸠尾(Jiūwěi)(CV15)

【穴名释义】 鸠,鸠鸟;尾,尾巴。胸骨剑突

形如鸠鸟的尾巴,穴在其下,故名。

【特异性】 膏之原,出于鸠尾。本经络穴

【标准定位】 在上腹部,剑胸结合部下 1 寸,前正中线上(图 15-45)。

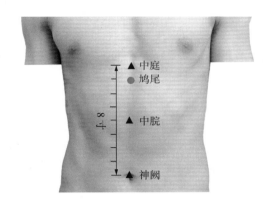

图 15-45

【穴位解剖】 皮肤→皮下组织→腹白线→腹内筋膜→腹膜下筋膜。皮肤由第五、六、七肋间神经的前支重叠分布。穴位深层,腹腔内相应的器官有肝、膈、胸腔、心脏和心包。不可盲目深刺(图 15-46,图 15-47)。

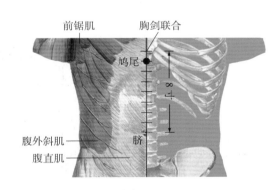

图 15-46

【刺灸法】 刺法:向下斜刺 0.5~1 寸,局部酸胀。鸠尾穴正对腹腔内的肝脏,上方膈肌对胸腔内的心脏,针刺时除不宜深刺,以防刺伤肝脏外,也不可向上斜刺,否则易刺入胸腔,损伤心脏(图 15-47)。

灸法:艾炷灸 3~5 壮,艾条灸 10~20 分钟。

【功用】 宽胸利膈,宁心定志。

【主治】 胸肺疾患:胸满咳逆,咽肿,喉痹,胸中痛不得卧。

心神疾患:心悸,心痛,癫狂,痫证。

脾胃疾患:胃痛,反胃吐食,呕血,食不下。

分布,皮下组织内含有少量脂肪组织、血管、神经和淋巴,皮肤及皮下组织由肋间动脉前穿支和胸廓内动脉的穿支营养。胸骨体下部及左侧3~6肋软骨的后方,为心及心包。它们向前紧贴胸前壁,心脏的后面为食管、胸主动脉和椎体的前方(图 15-49,图 15-50)。

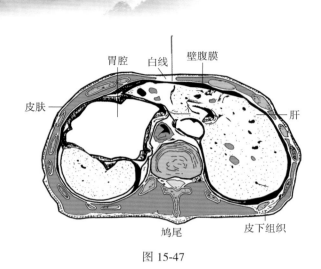

图 15-47

【注意事项】 鸠尾穴正对腹腔内的肝脏,上方经膈肌对胸腔内的心脏,针刺时除不宜深刺,以防刺伤肝脏外,也不可向上斜刺,否则易刺入胸腔,损伤心脏,造成心破裂大出血,堵塞心包而亡。针刺时,最好令患者两臂上举。可灸。

中庭(Zhōngtíng)(CV16)

【穴名释义】 中,中间;庭,庭院。穴在心下,犹如在宫殿前庭院之中。

【标准定位】 在胸部,剑胸结合中点处,前正中线上(图 15-48)。

【穴位解剖】 皮肤→皮下组织→胸骨体骨膜。皮肤由第四、五、六肋间神经的前皮支重叠

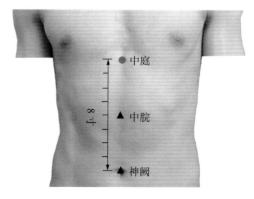

图 15-48

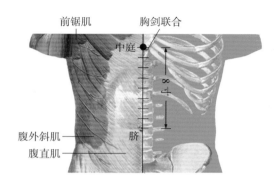

图 15-49

【刺灸法】 刺法:平刺 0.3~0.5 寸,局部酸胀(图 15-50)。

灸法:艾炷灸 3~5 壮,艾条温灸 5~10 分钟。

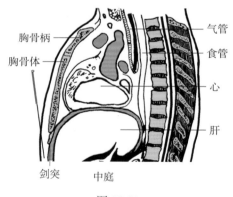

图 15-50

【功用】 宽胸理气,降逆止呕。

【主治】 心痛,胸满,噎膈,呕吐等。

膻中(Tánzhōng)(CV17)

【穴名释义】 膻,袒露;小,中间。胸部袒露的中间部位古称膻中,穴当其处。

【特异性】 八会穴之一,气会膻中。心包募穴。

【标准定位】　在胸部,横平第 4 肋间隙,前正中线上(图 15-51)。

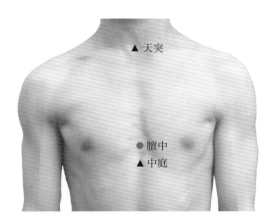

图 15-51

【取法】　仰卧位,男子于胸骨中线与两乳头连线之交点处取穴;女子则于胸骨中线平第 4 肋间隙处取穴。

【穴位解剖】　皮肤→皮下组织→胸骨体骨膜。皮肤由第三、四、五肋间神经的前皮支重叠分布(图 15-52,图 15-53)。

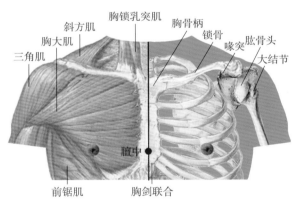

图 15-52

【刺灸法】　刺法:平刺或斜刺 0.3~0.5 寸,针达骨膜后进行提插捻转以加强刺激。局部酸胀,可放散至前胸部(图 15-53)。

灸法:艾炷灸 5~9 壮,艾条灸 10~20 分钟,或药物天灸。强身保健,则温灸至皮肤稍见红晕为度,每日 1 次,每月 20 次,也可采用累计灸法。

【功用】　理气宽胸,平喘止咳。

【主治】　胸肺疾患:胸闷,气短,咳喘,咳唾脓血;

心脏疾患:心悸,心烦,心律不齐,心绞痛。

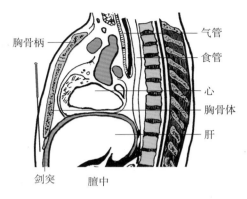

图 15-53

其他:噎膈,产妇乳少,小儿吐乳。

玉堂 (Yùtáng) (CV18)

【穴名释义】　玉,玉石,堂,殿堂。玉有贵重之意,穴位所在相当于心脏部位,因其重要,故比之为玉堂。

【标准定位】　在胸部,横平第 3 肋间隙,前正中线上(图 15-54)。

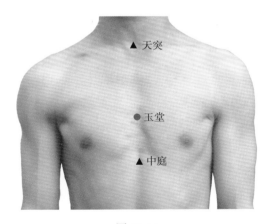

图 15-54

【穴位解剖】　皮肤→皮下组织→胸骨体骨膜。皮肤由第二、三、四肋间神经的前皮支重叠分布。血管为胸廓内动、静脉的穿支(图 15-55,图 15-56)。

【刺灸法】　刺法:平刺 0.3~0.5 寸,局部沉胀(图 15-56)。

止咳平喘降逆应向下平刺,治疗咽喉疾患向上平刺,消痈止痛向乳房方向平刺。

CV

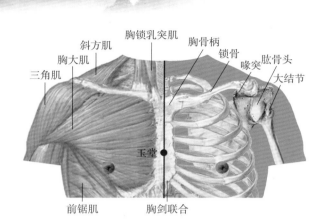

图 15-55

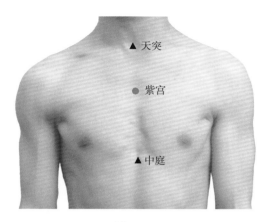

图 15-57

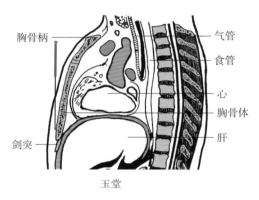

玉堂

图 15-56

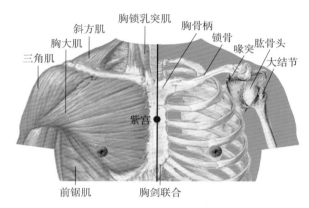

图 15-58

灸法:艾炷灸 3~5 壮,艾条温灸 5~10 分钟。

【功用】 止咳平喘,理气宽胸,活络止痛。

【主治】 咳嗽,气短喘息,呕吐寒痰,膺胸疼痛,两乳肿痛,咽喉肿痛。

紫宫(Zǐgōng)(CV19)

【穴名释义】 紫,紫色;宫,宫殿。紫宫,星名,在此代表帝王所居之所。该穴正对心脏部位,心为君主之宫,故名。

【标准定位】 在胸部,横平第 2 肋间隙,前正中线上(图 15-57)。

【穴位解剖】 皮肤→皮下组织→胸骨体骨膜。皮肤由第二、三、四肋间神经的前皮支重叠分布(图 15-58,图 15-59)。

【刺灸法】 刺法:平刺 0.3~0.5 寸,局部沉胀;治疗咳喘向下平刺;治疗咽痛向上平刺(图 15-59)。

灸法:艾炷灸 3~5 壮,艾条温灸 5~10 分钟。

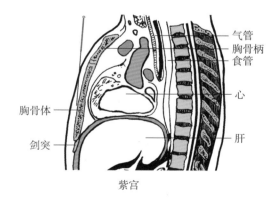

紫宫

图 15-59

【功用】 理气平喘,止咳化痰。

【主治】 咳嗽,气喘,胸胁支满,胸痛等。

华盖（Huágài）（CV20）

【穴名释义】 华盖，星名，在此指帝王所用盖伞。穴位所在相当于肺脏部位；肺在心之上，犹如心之华盖。

【标准定位】 在胸部，横平第1肋间隙，前正中线上（图15-60）。

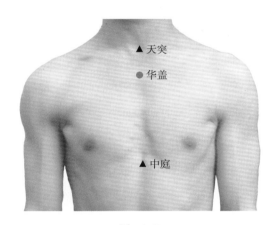

图 15-60

【穴位解剖】 皮肤→皮下组织→胸骨角。皮肤由第一、二、三肋间神经前支的前皮支重叠分布。血管主要有胸廓内动、静脉（图15-61，图15-62）。

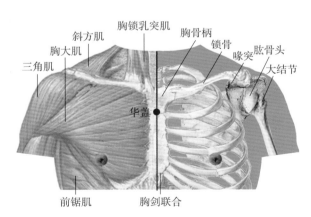

图 15-61

【刺灸法】 刺法：平刺0.3~0.5寸，局部沉胀（图15-62）。

灸法：艾炷灸3~5壮，艾条温灸5~10分钟。

【功用】 止咳平喘，利咽止痛。

【主治】 咳嗽，气喘，胸胁支满，胸痛等。

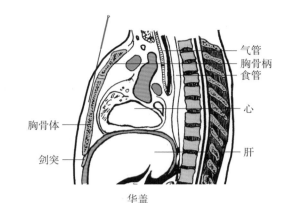

华盖

图 15-62

璇玑（Xuánjī）（CV21）

【穴名释义】 璇，同"旋"字；玑，同"机"字。璇为北斗星的第二星，玑为北斗星的第三星，与紫宫星相对，故名。

【标准定位】 在胸部，胸骨上窝下1寸，前正中线上（图15-63）。

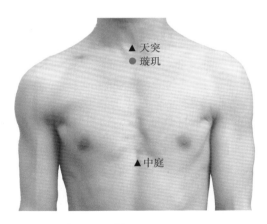

图 15-63

【穴位解剖】 皮肤→皮下组织→胸骨柄骨膜。皮肤由锁骨上内侧神经分布。胸骨柄后上为胸腺所居，新生儿时期可至甲状腺下缘，下端可达心包上部。青春期时胸腺最大，以后随年龄逐渐退化，至成年则萎缩被脂肪组织代替（图15-64，图15-65）。

【刺灸法】 刺法：平刺0.3~0.5寸，局部沉胀（图15-65）。

灸法：艾炷灸3~5壮，艾条温灸5~10分钟。

CV

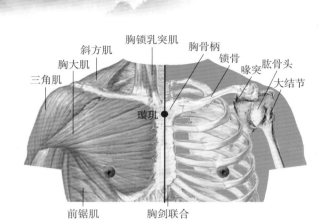

图 15-64

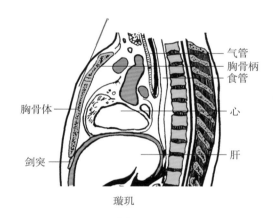

璇玑

图 15-65

【功用】 宽胸理气，止咳平喘。

【主治】 咳嗽，气喘，胸胁支满，胸痛，咽喉肿痛等。

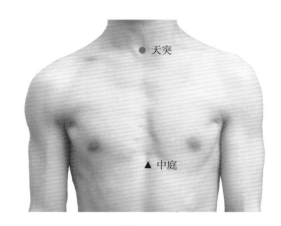

图 15-66

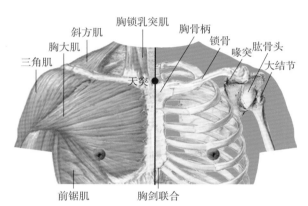

图 15-67

脉弓和头臂静脉等重要结构（图 15-67，图 15-68）。

【刺灸法】 刺法：先直刺进针 0.2~0.3 寸，然后沿胸骨柄后缘、气管前缘缓慢刺入 0.5~1.0 寸，局部酸胀，咽喉发紧似有阻塞感，拔针后即消失。一般不留针。注意针刺方向和角度，不要向左右方向斜刺，以防误伤肺尖，也不要直刺过深，以免刺破气管壁（图 15-68）。

灸法：艾炷灸 3~5 壮，艾条灸 5~15 分钟。

天突（Tiāntū）（CV22）

【穴名释义】 天，天空；突，突出。穴位所在相当于气管上端，喻为肺气上通于天的部位。

【特异性】 交会穴之一，阴维、任脉之会。

【标准定位】 在颈前区，胸骨上窝中央，前正中线上（图 15-66）。

【穴位解剖】 皮肤→皮下组织→胸腺或其残留结构→左、右胸骨甲状肌→气管前间隙。皮肤由锁骨上神经的内侧支分布。皮下组织内有颈阔肌和颈静脉弓。深层有头臂干、左颈总动脉、主动

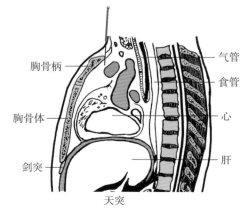

图 15-68

【功用】　宣肺平喘,清音止嗽。

【主治】　胸肺疾患:哮喘,咳嗽,咳痰,咯吐脓血。

颈部疾患:暴喑,咽喉肿痛,瘿气,梅核气。

其他:心与背相控而痛,瘾疹。

【注意事项】　针刺天突穴时要注意3个不可:

1. 不可刺中血管,尤其不可刺中静脉(头臂静脉、甲状腺下静脉、颈静脉弓等)。刺中血管(尤其静脉)可引起出血。为此,刺针要贴胸骨后面缓进且不可过深(《新针灸学》3分),不可提插捻转。

2. 不可刺中胸膜和肺脏,以免引起气胸,为此,刺针要保持在正中线,不可扩展向左侧或右侧。

3. 不可刺中气管,为此,针入肌层后不可再向后直刺。如果刺穿气管壁,可引起咳嗽和血痰。

掌握针刺方向和角度,不要向左右方向斜刺,以防误伤肺尖,也不要直刺太深,以免刺破气管壁,引起剧烈咳嗽、血痰及皮下气肿,也不致伤及心上方动脉。

廉泉(Liánquán)(CV23)

【穴名释义】　廉,清廉;泉,水泉。舌下两脉,古称廉泉。穴在结喉上缘,靠近此脉。

【特异性】　交会穴之一,阴维、任脉之会。

【标准定位】　在颈前区,喉结上方,舌骨上缘凹陷中,前正中线上(图15-69)。

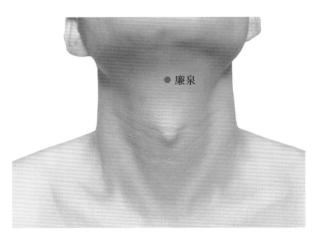

图 15-69

【穴位解剖】　皮肤→皮下组织→甲状腺舌骨正中韧带→会厌。皮肤由颈丛横神经交织支配。深层有舌动、静脉的分支或属支,舌下神经的分支或下颌舌骨肌神经等(图15-70,图15-71)。

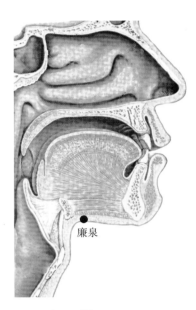

图 15-70

【刺灸法】　刺法:直刺0.5~0.8寸,或将针退至皮下,再向左向右两侧针刺,局部酸胀,舌根及咽喉部发紧。不能久留针,防因吞咽动作而折针(图15-71)。

灸法:温针灸3~5壮,艾条灸10~20分钟。

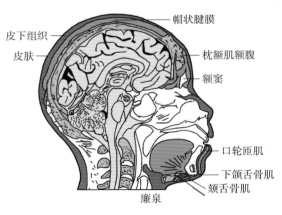

图 15-71

【功用】　通利咽喉,增液通窍。

【主治】　舌喉疾患:舌下肿痛,舌根缩急,舌纵涎下,舌强不语,暴喑,喉痹,聋哑,口舌生疮等。

承浆（Chéngjiāng）（CV24）

【穴名释义】 承，承受；浆，水浆。穴在颏唇沟正中的凹陷处，为承受口中流出的水浆之处。

【特异性】 交会穴之一，手足阳明、督脉、任脉之会。

【标准定位】 在面部，颏唇沟的正中凹陷处（图 15-72）。

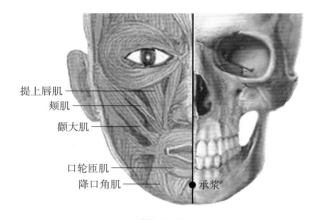

图 15-73

【刺灸法】 刺法：斜刺 0.3~0.5 寸，局部酸胀，可扩散至口唇（图 15-74）。

灸法：艾条温灸 5~10 分钟。

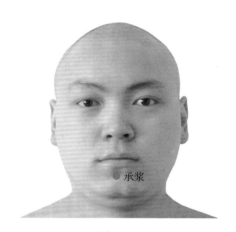

图 15-72

【穴位解剖】 皮肤→皮下组织→口轮匝肌→降下唇肌→颏肌。皮肤由下颌神经的末支颏神经分布。皮下组织内有上、下唇动脉经过。口轮匝肌由面神经的颊支和下颌缘支支配（图 15-73，图 15-74）。

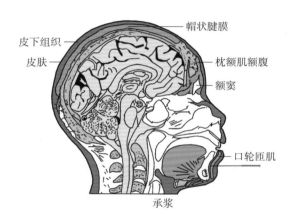

图 15-74

【功用】 祛风通络，镇静消渴。

【主治】 中风昏迷，癫痫，口眼㖞斜，唇紧，面肿，齿痛龈肿，流涎，口舌生疮，暴喑不言等。

第十六章
经 外 奇 穴

第一节 头颈部奇穴

四神聪（Sìshéncōng）（EX-HN1）

【穴位释义】 四，基数词；神，神志；聪，聪明。穴在百会前、后、左、右各1寸处，4穴1名，能主治神志失调、耳目不聪等病症，故名四神聪。

【标准定位】 在头部，百会（GV20）前、后、左、右各旁开1寸，共4穴（图16-1）。

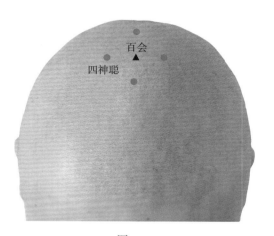

图 16-1

【取法】 正坐或仰卧位，先取头部前、后正中线与耳廓尖连线的交叉点（百会穴），再从此点向前、后、左、右各旁开1寸处取穴。

【穴位解剖】 皮肤→皮下组织→帽状腱膜→腱膜下疏松结缔组织→骨膜（矢状缝）。皮肤由额神经、耳廓神经、耳小神经和枕大神经交织分布。该处血管有枕动、静脉、颞浅动、静脉的额支和顶支，眶上动、静脉的吻合网（图16-2，图16-3）。

【刺灸法】 刺法：平刺，针尖向百会方向；或向四周进针0.5~0.8寸，局部酸胀（图16-3）。

灸法：艾炷灸1~3壮，艾条温灸5~8分钟。

每天揉按四神聪5~10分钟，有预防头痛，失眠、眩晕的作用。

【功用】 镇静安神，清利头目，醒脑开窍。

【主治】 失眠，健忘，癫痫，头痛，眩晕，脑积水，大脑发育不全，中风，惊悸等。

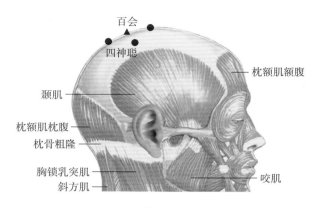

图 16-2

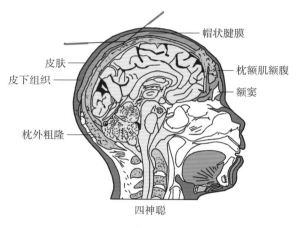

图 16-3

当阳（Dāngyáng）（EX-HN2）

【穴位释义】 当，向着；阳，阴阳之阳。穴在头前部，瞳孔直上入发际1寸处，头前部为阳，故名。

【标准定位】 在头部，瞳孔直上，前发际上1寸（图16-4）。

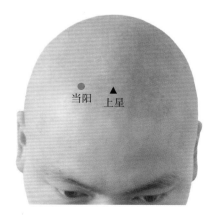

图 16-4

【取法】　在前头部,当瞳孔直上,前发际上1寸取穴。

【穴位解剖】　皮肤→皮下组织→枕额肌额腹或帽状腱膜→腱膜下结缔组织→额骨骨膜。皮肤由眶上神经和滑车上神经双重分布。皮下含有丰富的血管和神经末梢,内有来自额神经的眶上神经和滑车上神经的分支以及眶上动、静脉的分支和属支(图16-5,图16-6)。

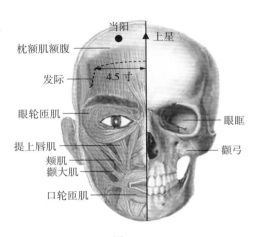

图16-5

【刺灸法】　刺法:平刺,针尖向上或向下,针0.3~0.5寸,局部重胀(图16-6)。

灸法:艾炷灸1~3壮,艾条灸3~5分钟。

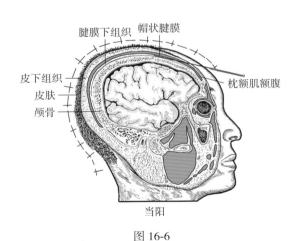

图16-6

【功用】　明目醒神,疏风通络。

【主治】　失眠,健忘,癫痫,头痛,眩晕等。

鱼腰(Yúyāo)(EX-HN4)

【穴名释义】　鱼,指眉弓,其形如鱼;腰,腰部,中部。此穴正位于眉弓中间处,故名。

【标准定位】　在额部,瞳孔直上,眉毛中(图16-7)。

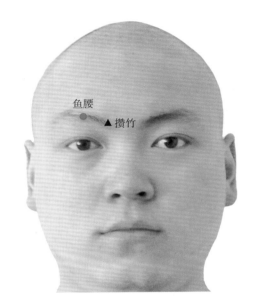

图16-7

【取法】　在额部,瞳孔直上,眉毛正中取穴。

【穴位解剖】　皮肤→皮下组织→眼轮匝肌→枕额肌额腹→骨膜。皮肤由额神经的眶子神经分布。肌肉由面神经的颞支和颧支支配。血管有眶上动、静脉的外侧支(图16-8,图16-9)。

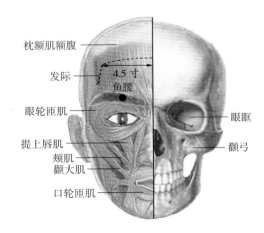

图16-8

【刺灸法】 刺法：①平刺 0.5~1.0 寸,向左右透刺攒竹或丝竹空,局部重胀,可扩散至眼球,使眼球出现肿感(图 16-9)。②向前下方斜刺 0.3~0.5 寸,达眶上孔,有触电感传至眼与前额,以治三叉神经痛。

灸法:禁灸。

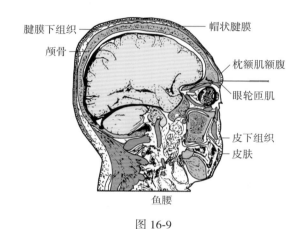

图 16-9

【功用】 清肝明目,通络止痛。

【主治】 眼睑瞤动,口眼㖞斜,眼睑下垂,鼻衄,目赤肿痛,三叉神经痛等。

太阳（Tàiyáng）（EX-HN5）

【穴名释义】 太,大;阳,阴阳之阳。头角处俗称太阳,本穴正位于该处,故名。

【标准定位】 在头部,眉梢与目外眦之间,向后约一横指的凹陷中。

【取法】 在颞部,当眉梢与目外眦之间,向后约一横指的凹陷中取穴(图 16-10)。

【穴位解剖】 皮肤→皮下组织→眼轮匝肌→颞筋膜→颞肌→骨膜。皮肤由耳颞神经和枕小神经双重支配。皮下组织内有颞浅动、静脉、耳颞神经和面神经的颞支走行(图 16-11,图 16-12)

【刺灸法】 刺法:①直刺 0.3~0.5 寸,局部酸胀(图 16-12)②向后平刺 1.0~2.0 寸,透率谷、局部酸胀,可扩散至同侧颞部,以治偏头痛。③向下

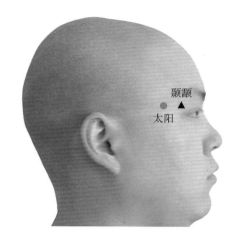

图 16-10

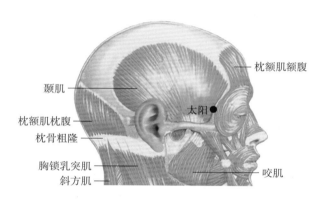

图 16-11

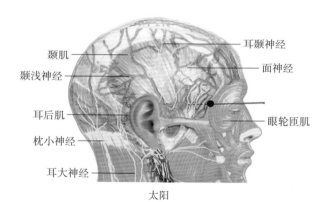

太阳

图 16-12

平刺 1.5~2.5 寸,透下关,局部酸胀,可扩散至面颊部,以治面神经麻痹。④三棱针点刺出血。

灸法:温针灸 3~5 壮,艾条灸 5~10 分钟或药物天灸。

美容除皱则温灸至皮肤温热舒适,每天 1 次,每月 20 次。

【功用】 清热祛风,解痉止痛。

【主治】 失眠,健忘,癫痫,头痛,眩晕,鼻衄,

目赤肿痛,三叉神经痛等。

耳尖(Ěrjiān)(EX-HN6)

【穴名释义】 耳,耳廓;尖,顶端,顶点。耳廓之顶端称耳尖,穴在其上,故名。

【标准定位】 在耳区,在外耳轮的最高点(图16-13)。

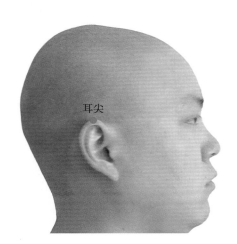

图 16-13

【穴位解剖】 皮肤→皮下组织→耳廓软骨。皮肤由上颌神经的耳颞神经和颈丛的皮支枕小神经分布。皮下组织由耳后动、静脉和颞浅动、静脉的耳前支营养(图16-14)

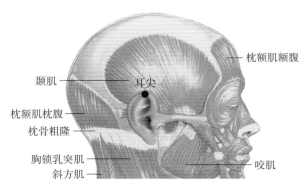

图 16-14

【刺灸法】 刺法:直刺 0.1~0.2 寸,局部疼痛;或用三棱针点刺挤压出血。

灸法:艾炷灸 3~5 壮,艾条灸 5~10 分钟。

【功用】 泻热凉血,明目止痛。

【主治】 五官科系统疾病:急性结膜炎,麦粒肿,沙眼。

其他:头痛,咽喉炎,高热等。

球后(Qiúhòu)(EX-HN7)

【穴名释义】 球,眼球;后,后部。此穴位置较深,在眼球后部,故名。

【标准定位】 在面部,眶下缘外 1/4 与内 3/4 交界处(图 16-15)。

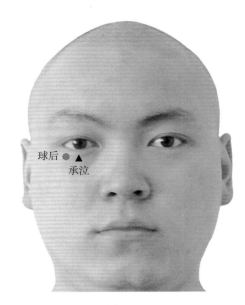

图 16-15

【取法】 正坐平视,由眼内、外角向下各引一垂线,两线之间分成 4 等分,其外 1/4 与内 3/4 交界处,眼眶下缘处是穴。

【穴位解剖】 皮肤→皮下组织→眼轮匝肌→下睑板肌→下斜肌→眶脂体→下直肌。皮肤由上颌神经的眶下神经分布。皮下组织有来自颈外动脉的颞浅动脉支颧眶动脉营养的受面神经支配的眼轮匝肌。下直肌和下斜肌由动眼神经支配(图16-16,图 16-17)

【刺灸法】 刺法:医者左手向上推动眼球固定,右手持针沿眶下缘略向内上方朝视神经方向缓慢刺入 0.5~0.8 寸,整个眼球有酸胀及凸出感(图 16-17)

EX

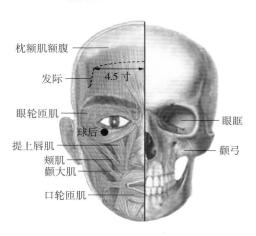

图 16-16

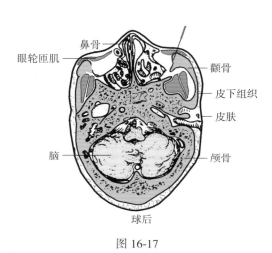

图 16-17

灸法:禁灸。

【功用】 清热明目。

【主治】 五官科系统疾病:视神经炎,青光眼,内斜视,虹膜睫状体炎等。

【注意事项】 在球后穴针刺,应做到以下三不要:

1. 刺针不要进入眼球,为此,在针刺时以手指内上方轻挤眼球,并掌握刺针贴眶下壁进入。

2. 不要刺破眶内的静脉,为此,针刺时要轻、缓前进,绝不可提插、捻转;

3. 不要刺中视神经或刺入颅腔,为此,刺针刺入穴位不要太深。

上迎香(Shàngyíngxiāng)(EX-HN8)

【穴名释义】 上,上下之上;迎,迎接;香,香味,泛指气味。穴在鼻部,大肠经迎香穴之上方,故名。

【标准定位】 在面部,鼻翼软骨与鼻甲的交界处,近鼻唇沟上端处(图 16-18)。

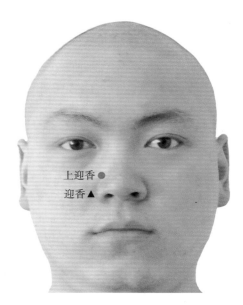

图 16-18

【穴位解剖】 皮肤→皮下组织→提上唇肌。皮肤由上颌神经的眶下神经分布。皮下组织内有面动、静脉。提上唇肌由面神经的颊支支配(图 16-19)

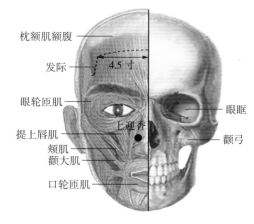

图 16-19

【刺灸法】 刺法:针尖向内上方斜刺 0.5~0.8 寸,局部酸胀,可扩散至鼻额、眼球部。

灸法:艾条灸 5~10 分钟。

【功用】 清热通窍,通络止痛。

【主治】 五官科系统疾病:过敏性鼻炎,鼻窦炎,鼻出血,嗅觉减退等。

内迎香(Nèiyíngxiāng)(EX-HN9)

【穴名释义】 内,内外之内,迎,迎接;香,香味,泛指气味。穴在鼻腔内,与迎香穴隔鼻翼相对,故名。

【标准定位】 在鼻孔内,当鼻翼软骨与鼻甲交界的黏膜处(图 16-20)。

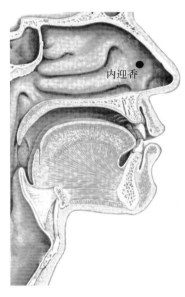

图 16-20

【取法】 正坐仰靠或仰卧位,于鼻孔内与上迎香相对处鼻黏膜上取穴。

【穴位解剖】 鼻黏膜→黏膜下疏松组织。布有面动、静脉的鼻背支之动、静脉网和筛前神经的鼻外支。

【刺灸法】 刺法:①由鼻孔向内直刺 0.1~0.2 寸。②三棱针点刺出血,出血量以 1~2ml 为宜。出血体质的人以及高血压患者忌用。

灸法:禁灸。

【功用】 清热散风,宣通鼻窍。

【主治】 精神神经系统疾病:头痛,眩晕,急惊风。

五官科系统疾病:目赤肿痛,鼻炎,咽喉炎。

其他:中暑。

聚泉(Jùquán)(EX-HN10)

【穴名释义】 聚,聚集,泉,泉水。穴在舌背面中缝之中点处,古人认为口腔内之津液出自此处,如泉水之会聚,故名。

【标准定位】 在口腔内,舌背正中缝的中点处。

【取法】 正坐,张口伸舌,医者用消毒纱布固定舌头牵出取穴(图 16-21)。

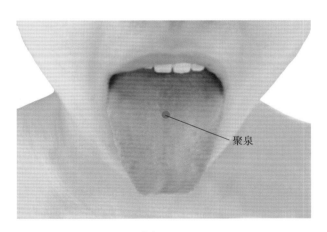

图 16-21

【穴位解剖】 舌背黏膜→黏膜下结缔组织→舌肌。舌黏膜前三分之二的味觉由面神经的鼓索神经分布,一般的温度觉、痛觉等由三叉神经的下颌神经的分支舌神经分布,舌后三分之一的味觉由舌咽神经分布。黏膜下还分布有舌动、静脉的动、静脉网。

【刺灸法】 刺法:直刺 0.1~0.2 寸,局部整个舌体胀痛。或用三棱针点刺出血。

灸法:艾炷隔物灸 3~5 壮。

【功用】 清热散风,祛邪开窍。

【主治】 咳嗽,哮喘,脑血管意外后遗症语言障碍等。

【标准定位】 在口腔内,舌下系带左侧的静脉上(图16-23)。

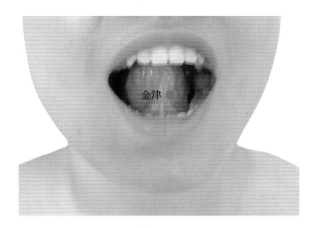

图 16-23

海泉（Hǎiquán）（EX-HN11）

【穴名释义】 海,海洋之海;泉,泉水。穴在口腔内舌系带中点上。古人认为,口腔内之津液由此出来,状如海水、泉水、永不间断。

【标准定位】 在口腔内,舌下系带中点处(图16-22)。

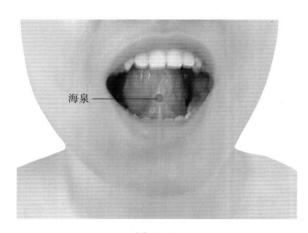

图 16-22

【取法】 正坐张口,舌卷向上方,抵上腭,约当金津、玉液穴之中间稍后取穴。

【穴位解剖】 黏膜→黏膜下组织→舌肌。黏膜由下颌神经的舌神经分布。黏膜下有舌动脉的分支舌深动脉和舌静脉的属支舌深静脉。

【刺灸法】 刺法:直刺0.1~0.2寸,局部或整个舌头痛胀;或用三棱针点刺出血。

灸法:此穴一般不灸。

【功用】 祛邪开窍,生津止渴。

【主治】 口舌生疮,呕吐,腹泻,高热神昏,咽喉炎,脑血管意外后遗症语言障碍,糖尿病等。

金津（Jīnjīn）（EX-HN12）

【穴名释义】 金津:金,在此比喻贵重;津,唾液。穴在口腔舌系带左侧,约对左舌下腺管之开口处,为唾液进入口腔之重要部位,故取名金津。

【取法】 仰靠,张口,舌尖向上翻起,暴露舌下静脉取穴。

【穴位解剖】 黏膜→黏膜下组织→颏舌肌。布有下颌神经的分支、舌下神经及面神经的鼓索神经,舌动脉的分支舌深动脉,舌静脉的属支舌深静脉。

【刺灸法】 三棱针点刺出血。

【功用】 清热解毒,祛邪开窍。

【主治】 五官科系统疾病:口腔炎,咽喉炎,扁桃体炎。

其他:脑血管病后遗症语言障碍,呕吐,腹泻等。

玉液（Yùyè）（EX-HN13）

【穴名释义】 玉液:玉,玉石,在此比喻贵重;液,津液。穴在口腔舌系带右侧,约对右舌下腺管开口处。口腔内唾液是津液之精华,故名玉液。

【标准定位】 在口腔内,舌下系带右侧的静脉上(图16-24)。

【取法】 仰靠,张口,舌尖向上翻起,暴露舌下静脉取穴。

【穴位解剖】 黏膜→黏膜下组织→颏舌肌。布有下颌神经的分支、舌下神经及面神经的鼓索神经,舌动脉的分支舌深动脉,舌静脉的属支舌深静脉。

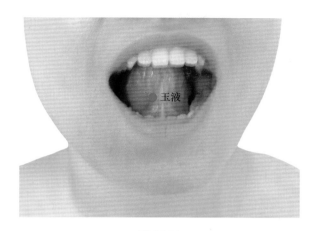

图 16-24

小神经和耳大神经分布。皮下组织内有枕小神经，耳大神经，面神经的耳后支，头皮静脉和颈外侧浅静脉相交通的静脉网（图 16-26，图 16-27）

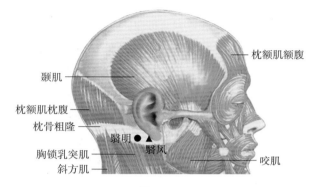

图 16-26

【刺灸法】 三棱针点刺出血。

【功用】 清热解毒，祛邪开窍。

【主治】 五官科系统疾病：口腔炎，咽喉炎，扁桃体炎。

　　其他：脑血管病后遗症语言障碍，呕吐，腹泻等。

【刺灸法】 刺法：直刺 0.5~1.5 寸，局部酸胀，可扩散至半侧头部（图 16-27）

　　灸法：温针灸 3~5 壮，艾条灸 5~10 分钟。

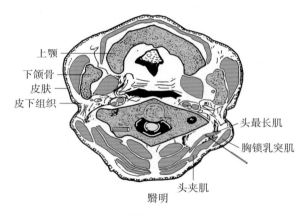

图 16-27

翳明（Yìmíng）（EX-HN14）

【穴名释义】 翳，遮蔽，白翳；明，光明。穴在翳风后 1 寸，能治眼目病症，如拨开云雾见光明，故名。

【标准定位】 在项部，翳风（TE17）后 1 寸（图16-25）。

【穴位解剖】 皮肤→皮下组织→胸锁乳突肌→头夹肌→头最长肌。皮肤由颈丛的皮神经枕

【功用】 明目聪耳，宁心安神。

【主治】 五官科系统疾病：远视，近视，夜盲症，白内障，青光眼，视神经萎缩，耳鸣。

　　精神神经系统疾病：头痛，眩晕，失眠，精神病。

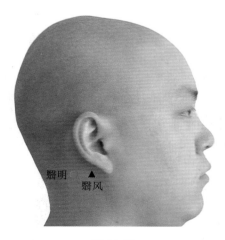

图 16-25

颈百劳（Jǐngbǎiláo）（EX-HN15）

【穴名释义】 颈，颈部；百，基数词；劳，劳伤，瘰疬。大椎穴又名百劳，此穴在颈部大椎穴上 2 寸，旁开 1 寸处，能治疗瘰疬（肺结核）、颈淋巴结核，故名颈百劳。

【标准定位】 在颈部，第 7 颈椎棘突直上 2

EX

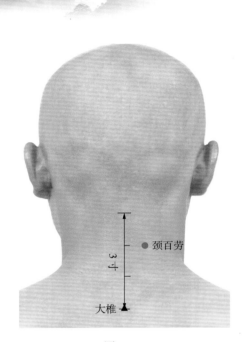

图 16-28

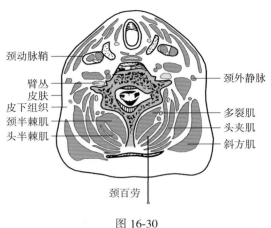

图 16-30

寸,后正中线旁开 1 寸(图 16-28)。

【穴位解剖】 皮肤→皮下组织→斜方肌→上后锯肌→头颈夹肌→头半棘肌。皮肤由第四、五颈神经后支分布。斜方肌由副神经支配,头颈夹肌由颈神经后支的外侧支支配。其血管有枕动、静脉和椎动、静脉(图 16-29,图 16-30)

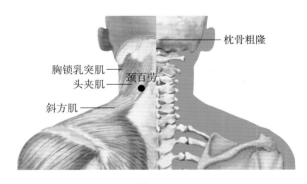

图 16-29

【刺灸法】 刺法:①直刺 0.5~1.0 寸,针感为局部酸胀(图 16-30)②向内斜刺 0.5~1.0 寸,针感为局部酸胀。

灸法:艾炷灸或温针灸 5~9 壮,艾条灸 10~20 分钟或药物天灸;也可要用累计灸百余壮。

【功用】 滋阴补肺,舒筋通络。

【主治】 呼吸系统疾病:支气管炎,支气管哮喘,肺结核。

其他:颈椎病等。

【注意事项】 在此穴区如果向前内侧刺入并较深,有可能刺穿黄韧带进入椎管内而损伤脊髓。因此,在此穴宜直刺。程莘农主编的《中国针灸学》提出直刺 0.3~0.5 寸。

第二节　胸腹部奇穴

子宫(Zǐgōng)(EX-CA1)

【穴名释义】 子,古代指儿女;宫,宫室,有时房屋的通称,子宫是现代解剖学名词。中医学称胞宫,是女子孕育胎儿的器官。因此穴能治子宫疾病,故名。

【标准定位】 在下腹部,脐中下 4 寸,前正中线旁开 3 寸(图 16-31)。

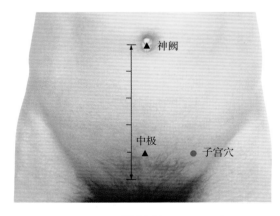

图 16-31

【穴位解剖】　皮肤→皮下组织→腹外斜肌→腹横肌→腹横筋膜→腹膜下筋膜。皮肤由髂腹下神经和髂腹股沟神经的前皮支分布。穴位相对应的腹腔内有小肠、盲肠和阑尾、乙状结肠(图16-32,图16-33)

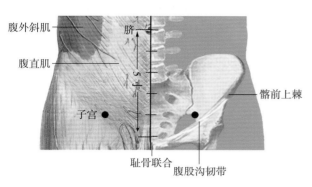

图 16-32

【刺灸法】　刺法:①直刺0.8~1.2寸,局部酸胀,可向外生殖器放散(图16-33)②向耻骨联合方向平刺,进针1.5~2.5寸,局部酸胀,可向外生殖器放散。

灸法:艾炷灸5~7壮,艾条灸10~15分钟。

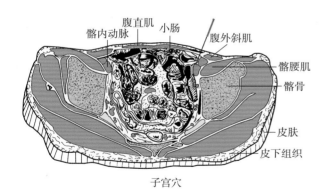

子宫穴

图 16-33

【功用】　调经理血,升提下陷。

【主治】　妇科系统疾病:月经不调,痛经,子宫脱垂,功能性子宫出血,不孕症,子宫内膜炎,盆腔炎。

其他:肾盂肾炎,膀胱炎,阑尾炎等。

第三节　项背腰部奇穴

定喘(Dìngchuǎn)(EX-B1)

【穴名释义】　定,平定;喘,哮喘。本穴有平定哮喘发作的作用,故名。

【标准定位】　在脊柱区,横平第7颈椎棘突下,后正中线旁开0.5寸(图16-34)。

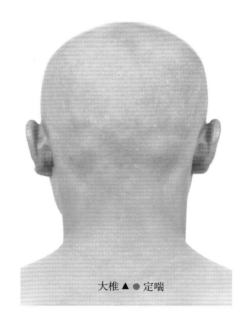

大椎 ▲ ● 定喘

图 16-34

【取法】　正坐低头或俯卧位,先于后正中线上第7颈椎棘突下缘定大椎穴,旁开0.5寸即是本穴。

【穴位解剖】　皮肤→皮下组织→斜方肌→菱形肌→上后锯肌→头夹肌→横突棘肌。皮肤由第七、八颈神经后支分布,深层有颈深动、静脉和颈横动、静脉的分支等血管(图16-35,图16-36)

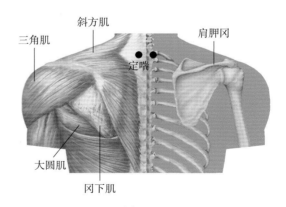

图 16-35

【刺灸法】　刺法:直刺或针尖向内斜刺0.5~1.0,局部酸胀,有时可扩散至肩背部或胸部(图16-36)。

灸法:艾炷灸或温针灸3~5壮,艾条灸5~10

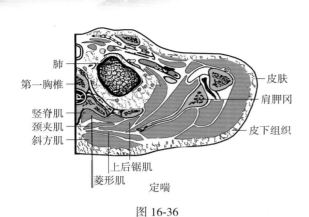

图 16-36

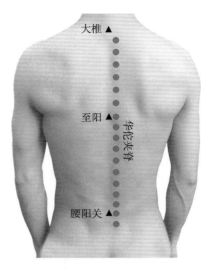

图 16-37

分钟或药物天灸。

【功用】 平喘止咳,通宣理肺。

【主治】 呼吸系统疾病:支气管炎,支气管哮喘,百日咳。

其他:麻疹,肩背软组织疾患,落枕等。

【注意事项】 在此穴区,如果向前内侧深刺,有可能刺破黄韧进入椎管内而损伤脊髓。故在此穴针刺时宜直刺。

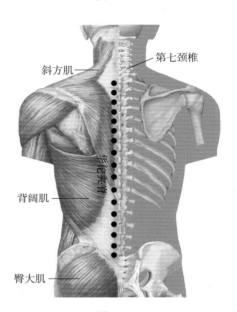

图 16-38

夹脊(Jiājí)(EX-B2)

【穴名释义】 夹,两旁,脊,脊柱。穴在脊柱两旁各 0.5 寸,自第 1 胸椎起至第 5 腰椎止,计一侧 17 穴从两旁将脊柱夹于其中,故名。

【标准定位】 在脊柱区,第 1 胸椎至第 5 腰椎棘突下两侧,后正中线旁开 0.5 寸,一侧 17 穴(图 16-37)。

【穴位解剖】 因各穴位位置不同,所涉及的肌肉、血管、神经也不尽相同。一般的结构为:皮肤→皮下组织→浅层肌:斜方肌,背阔肌,鞭形肌,上后锯肌、下后锯肌→深层肌:骶棘肌、横突间肌,皮肤由脊神经后支的内侧支呈节段性分布。脊神经和椎骨数是相对应的。在肌层的深面,有从椎骨的侧壁上椎间孔出来的脊神经及其分支和交感神经的交通支(图 16-38,图 16-39,图 16-40)。

【刺灸法】 刺法:①直刺 0.3~0.5 寸(图 16-39,图 16-40)。②斜刺,针尖偏向脊柱,针刺 1.5~2.5 寸。

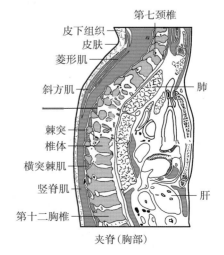

夹脊(胸部)

图 16-39

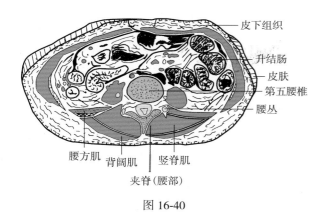

图 16-40

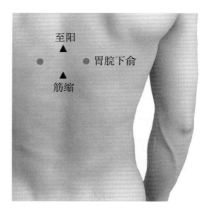

图 16-41

③平刺。或向上向下透穴,进针 2~3 寸,局部酸胀,可向胸膜部扩散。

灸法:艾炷灸 3~7 壮,艾条灸 5~15 分钟。

【功用】 调理脏腑,通利关节。

【主治】 适应范围较大,其中上胸部的穴位治疗心、肺、上肢疾患;下胸部的穴位治疗胃肠疾患;腰部的穴位治疗腰、腹、下肢疾患。

【注意事项】 在此等穴区针刺与在定喘穴针刺时一样,要向前直刺,不要向前内侧斜刺。在后者,如稍深,有可能刺穿黄韧带进入椎管内,损伤脊髓。

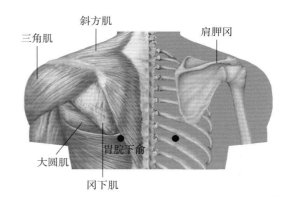

图 16-42

胃脘下俞(Wèiwǎnxiàshū)(EX-B3)

【穴名释义】 胃脘,中医学名词,泛指肋弓以下之腹上部;下,下方;俞,气血转输之处。穴在背部第 8 胸椎下,旁开 1.5 寸处,能治胃脘部疼痛,故名。

【标准定位】 在脊柱区,横平第 8 胸椎棘突下,后正中线旁开 1.5 寸。

【取法】 俯卧位,于两肩胛骨下角连线平齐的第 7 胸椎棘突下取至阳穴,于其下一棘突旁开 1.5 寸处即是本穴(图 16-41)。

【穴位解剖】 皮肤→皮下组织→斜方肌→背阔肌→最长肌→横突棘肌。皮肤由第七、八、九胸神经后的内侧支重叠分布。深层于胸腔内有肺脏和胸膜(图 16-42,图 16-43)。

【刺灸法】 刺法:针向脊柱方向斜刺 0.3~0.5 寸,局部酸胀,可放散至侧胸腹部。不可直刺过深,以防刺伤胸膜和肺脏(图 16-43)。

灸法:艾炷灸 5~7 壮,艾条灸 5~10 分钟。

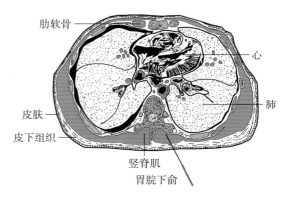

图 16-43

【功用】 和胃化痰,理气止痛。

【主治】 消化系统疾病:胃炎,胰腺炎。

其他:支气管炎,肋间胸膜炎,肋间神经痛等。

痞根(Pǐgēn)(EX-B4)

【穴名释义】 痞,痞块;根,根部。此穴有治疗痞块的作用,犹如能截断痞块根部,因而取名。

【标准定位】 在腰区,横平第 1 腰椎棘突下,后正中线旁开 3.5 寸(图 16-44)。

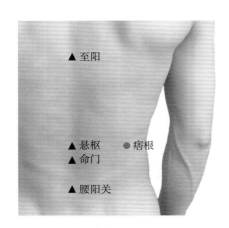

图 16-44

【取法】 俯卧位,于膀胱经之肓门穴旁开 0.5 寸处取穴。

【穴位解剖】 皮肤→皮下组织→背阔肌→骶棘肌→腰方肌。皮肤由第十二胸神经和第一、二腰神经后支的内侧支重叠分布。穴位深处,腹腔内相应的器官为肾和小肠(图 16-45,图 16-46)

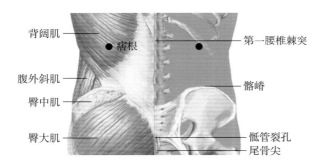

图 16-45

【刺灸法】 刺法:直刺 0.5~1.0 寸,局部酸胀,可放射至腰部(图 16-46)

灸法:艾炷灸或温针灸 5~7 壮,艾条灸 5~10 分钟。

【功用】 调气化瘀,散结消痞,理气止痛。

【主治】 消化系统疾病:胃痉挛,胃炎,胃扩张,肝炎,肝脾肿大。

其他:疝气,肾下垂,腰肌劳损。

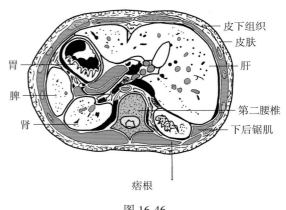

图 16-46

下极俞(Xiàjíshū)(EX-B5)

【穴名释义】 下,下部;极,端;俞,俞穴,气血输注之处。本穴位下部气血输注之处。

【标准定位】 在腰区,第 3 腰椎棘突下(图 16-47)。

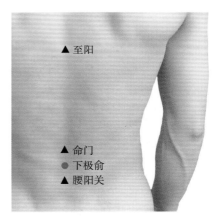

图 16-47

【取法】 俯卧位,先取与髂嵴相平的腰阳关穴,上一个棘突下取穴。

【穴位解剖】 皮肤→皮下组织→棘上韧带→棘间韧带→弓间韧带→椎管。皮肤由第二、三、四腰神经后支的内侧支重叠分布(图 16-48,图 16-49)

【刺灸法】 刺法:直刺 0.5~1.0 寸,局部酸胀,可有麻电感向下肢发散(图 16-49)

灸法:艾炷灸或温针灸 5~7 壮,艾条灸 10~20 分钟。

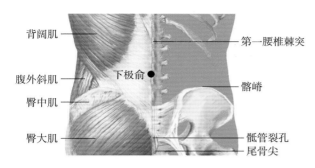

图 16-48

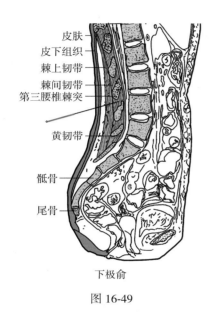

下极俞

图 16-49

【功用】 强腰补肾。

【主治】 泌尿生殖系统疾病:肾炎,遗尿。其他:肠炎,腰肌劳损。

腰宜(Yāoyí)(EX-B6)

【穴名释义】 腰,腰部;宜,舒适。穴在腰部,治腰部病症,使腰部感到舒适而得名。

【标准定位】 在腰区,横平第4腰椎棘突下,后正中线旁开约3寸凹陷中(图16-50)。

【取法】 俯卧位,先取与髂嵴相平的腰阳关穴,在与腰阳关穴相平左右各旁开3寸处是穴。

【穴位解剖】 皮肤→皮下组织→背阔肌→骶棘肌。皮肤由第三、四、五神经后支分布。穴位稍外侧的下方,在背阔肌的下缘,腹外斜肌和髂嵴之间形成三角形间隙,其底层结构是腹内斜肌,腹横

肌和腹横筋膜。该间隙称为腰三角,是腹部外侧部薄弱部位(图16-51,图16-52)。

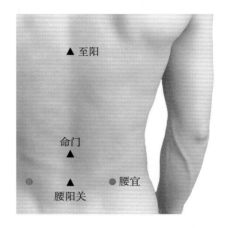

图 16-50

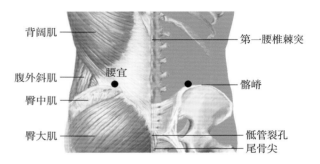

图 16-51

【刺灸法】 刺法:直刺 0.5~1.0 寸,局部酸胀,有时可向臀部放散。

灸法:艾炷灸 5~7 壮,艾条灸 10~20 分钟(图16-52)。

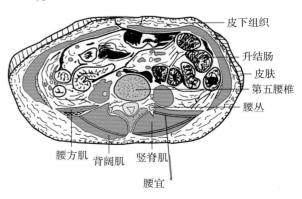

图 16-52

【功用】 强健腰膝。

【主治】 泌尿生殖系统疾病:睾丸炎,遗尿,肾炎。

腰部病症:腰肌劳损,腰椎间盘突出症等。

EX

385

【刺灸法】 刺法:直刺 0.5~1.0 寸,局部酸胀,有时可向臀部放散(图 16-55)。

灸法:艾炷灸 5~7 壮,艾灸条 10~10 分钟。

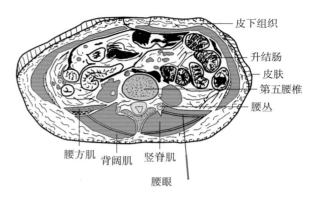

图 16-55

【功用】 强腰补肾。

【主治】 泌尿生殖系统疾病:睾丸炎,遗尿,肾炎。

其他:腰肌劳损。

腰眼（Yāoyǎn）（EX-B7）

【穴名释义】 腰,腰部;眼,眼窝。腰部脊柱与髂后上棘构成之凹陷处,俗称腰眼,穴在其上,故名。

【标准定位】 在腰区,横平第 4 腰椎棘突下,后正中线旁开约 3.5 寸凹陷中(图 16-53)。

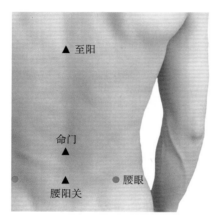

图 16-53

【取法】 俯卧位,先取与髂嵴相平的腰阳关穴,在与腰阳关穴相平左右各旁开 3.5 寸处是穴。

【穴位解剖】 皮肤→皮下组织→背阔肌→骶棘肌。皮肤由第三、四、五神经后支分布。穴位稍外侧的下方,在背阔肌的下缘,腹外斜肌和髂嵴之间形成三角形间隙,其底层结构是腹内斜肌,腹横肌和腹横筋膜。该间隙称为腰三角,是腹部外侧部薄弱部位(图 16-54,图 16-55)。

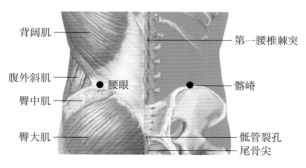

图 16-54

十七椎（Shíqīzhuī）（EX-B8）

【穴名释义】 十七,基数词;椎,椎骨。中医学称第 1 胸椎为 1 椎。穴在第 5 腰椎棘突下,故称十七椎,是以解剖部位命名的。

【标准定位】 在腰区,当后正中线上,第 5 腰椎棘突下凹陷中(图 16-56)。

【取法】 俯卧位,先取与髂嵴相平的腰阳关穴,再向下一腰椎棘突下的凹陷处取穴。

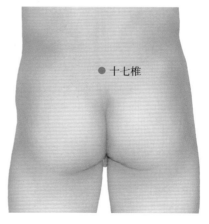

图 16-56

【穴位解剖】 皮肤→皮下组织→棘上韧带→棘间韧带→弓间韧带→椎管。皮肤由第四、五腰神经和第一骶神经后支的内侧支重叠分布。在腰部针刺经以上结构,可以经蛛网膜至蛛网膜下腔,因该腔隙较大而命名为终池。池内有脊神经根和终丝形成的马尾(图16-57,图16-58)。

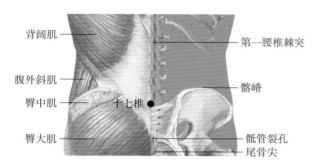

图 16-57

【刺灸法】 刺法:直刺0.5~1.0寸,局部酸胀可向下肢放散(图16-58)。

灸法:艾炷灸或温针灸3~5壮,艾条灸10~20分钟。

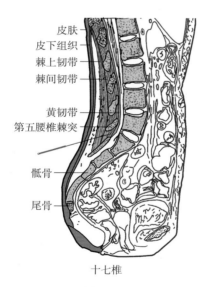

十七椎

图 16-58

【功用】 强腰补肾,主理胞宫。

【主治】 妇科系统疾病:月经不调,痛经,功能性子宫出血。

其他:痔疮,坐骨神经痛,小儿麻痹后遗症,腰骶部疼痛等。

腰奇(Yāoqí)(EX-B9)

【穴名释义】 腰,腰部;奇,奇特。穴在腰之最下部,尾骨尖上2寸处,治疗便秘、头痛、癫痫有明显效果,因而取名。

【标准定位】 在骶区,尾骨端直上2寸,骶角之间凹陷中(图16-59)。

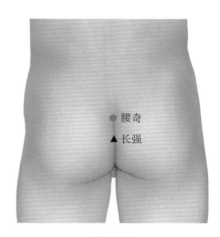

图 16-59

【取法】 俯卧位,于后正中线尾骨尖直上2寸,约当第2、3骶椎棘突之间上方。

【穴位解剖】 皮肤→皮下组织→骶尾后浅韧带→骶尾深韧带→骶管裂孔。皮肤由第一、二、三骶神经后支的外侧支形成的臀中皮神经和肛尾神经分布(图16-60,图16-61)。

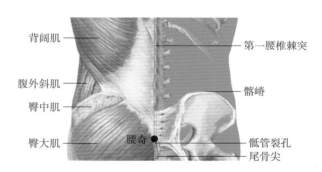

图 16-60

【刺灸法】 刺法:平刺,针尖向上,进针1.0~2.0寸,局部酸胀,针感向上扩散可至头部(图16-61)。

灸法:艾炷灸3~5壮,艾条灸5~10分钟。

【功用】 镇惊安神,熄风止痛。

【主治】 精神神经系统疾病:癫痫,失眠,头痛。

EX

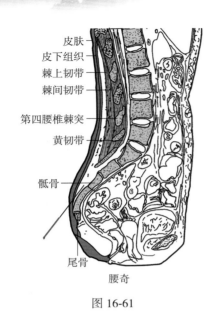

皮肤
皮下组织
棘上韧带
棘间韧带
第四腰椎棘突
黄韧带
骶骨
尾骨
腰奇

图 16-61

其他：便秘。

第四节　上肢部奇穴

肘尖（Zhǒujiān）（EX-UE1）

【穴名释义】　肘，肘部；尖，尖端，顶点。指尺骨鹰嘴之突出部分，穴在其上，故名。

【标准定位】　在肘后区，尺骨鹰嘴的尖端（图16-62）。

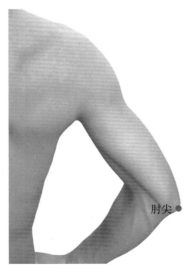

肘尖

图 16-62

【取法】　两手叉腰，屈肘约 90° 角，于尺骨鹰嘴突起之尖端取穴。

【穴位解剖】　皮肤→皮下组织→鹰嘴皮下囊→肱三头肌腱。皮肤由前臂后皮神经分布。肱三头肌由桡神经支配（图 16-63，图 16-64）

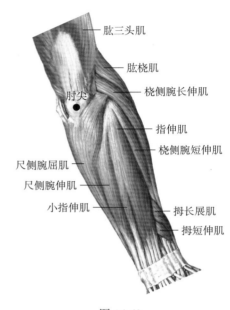

肱三头肌
肱桡肌
桡侧腕长伸肌
肘尖
指伸肌
桡侧腕短伸肌
尺侧腕屈肌
尺侧腕伸肌
拇长展肌
小指伸肌
拇短伸肌

图 16-63

【刺灸法】　刺法：浅刺 0.1~0.3 寸，局部胀痛（图 16-64）

灸法：艾炷灸 3~5 壮，艾条灸 5~10 分钟。

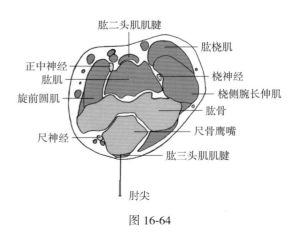

肱二头肌肌腱
肱桡肌
正中神经
桡神经
肱肌
桡侧腕长伸肌
旋前圆肌
肱骨
尺神经
尺骨鹰嘴
肱三头肌肌腱
肘尖

图 16-64

【功用】　散结化痰，清热解毒。

【主治】　颈淋巴结结核，痈疔疮疡。

二白（Èrbái）（EX-UE2）

【穴名释义】 二，基数词；白，白色。穴在前臂掌面腕上4寸处，桡侧腕屈肌腱内外侧各1。在外侧的邻近肺经，肺在色为白，故名二白。

【标准定位】 在前臂前区，腕掌侧远端横纹上4寸，桡侧腕屈肌腱的两侧，一肢2穴。

【取法】 伸臂仰掌，于曲泽穴与大陵穴连线中1/3中与下1/3交界处，桡侧腕屈肌腱左右两侧各1穴，两手共4穴（图16-65）。

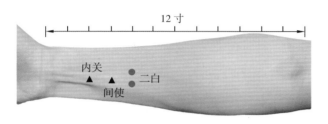

图 16-65

【穴位解剖】 内侧穴：皮肤 → 皮下组织 → 掌长肌腱与桡侧腕屈肌之间 → 指浅屈肌 → 正中神经 → 拇长屈肌 → 前臂骨间膜。皮肤由前臂外侧皮神经分布。其深层布有正中神经、正中动脉。外侧穴：皮肤 → 皮下组织 → 桡侧腕屈肌与肱桡肌腱之间 → 指浅屈肌 → 拇长屈肌。皮肤由前臂外侧皮神经分布（图16-66，图16-67）

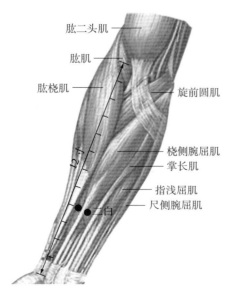

图 16-66

【刺灸法】 刺法：直刺0.5~0.8寸，局部酸胀，可向指端放散（图16-67）

灸法：艾炷灸3~5壮，艾条灸5~10分钟。

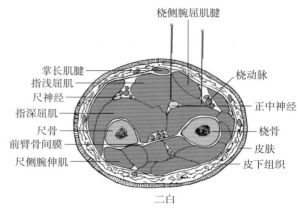

图 16-67

【功用】 调和气血，提肛消痔。

【主治】 脱肛，痔疮。

中泉（Zhōngquán）（EX-UE3）

【穴名释义】 中，中间；泉，泉眼，在此指体表之凹陷处。穴在腕背面中央凹陷处，故名。

【标准定位】 在前臂后区，腕背侧远端横纹上，指总伸肌腱桡侧的凹陷中（图16-68）。

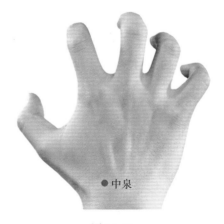

图 16-68

【穴位解剖】 皮肤 → 皮下组织 → 指伸肌腱与桡侧腕短伸肌腱之间。皮肤由前臂后神经和桡神经浅支分布。分布有手背静脉网，桡动脉腕背支（图16-69，图16-70）

EX

389

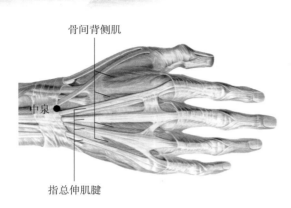

图 16-69

【刺灸法】 刺法:直刺 0.3~0.5 寸,局部酸胀,可有麻电感向指端及肘部放散(图 16-70)。

灸法:艾炷灸 3~7 壮,艾条灸 5~15 分钟。

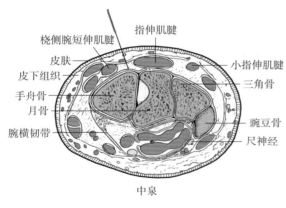

图 16-70

【功用】 行气止痛,止咳平喘。

【主治】 呼吸系统疾病:支气管炎,支气管哮喘。

消化系统疾病:胃炎,肠炎等。

中魁(Zhōngkuí)(EX-UE4)

【穴名释义】 中,中指;魁,为首的,突出的。握拳时,手中指第 1 指间关节较为突出,穴在其上,故名。

【标准定位】 在手指,中指背面,近侧指间关节的中点处(图 16-71)。

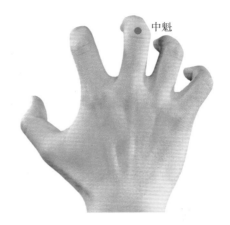

图 16-71

【取法】 握拳,手掌向心,手中指背侧近端指骨关节横纹中点取穴。

【穴位解剖】 皮肤→皮下组织→指背腱膜→伸指肌腱。皮肤由桡神经和尺神经的指背神经重叠分布。血管有来自掌背动脉的指背动脉和掌背静脉网的属支指背静脉(图 16-72,图 16-73)。

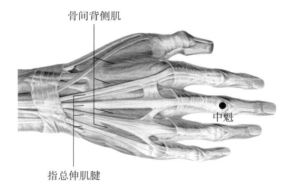

图 16-72

【刺灸法】 刺法:点刺(图 16-73)。

灸法:艾炷灸 2~3 壮,艾条灸 5~10 分钟。

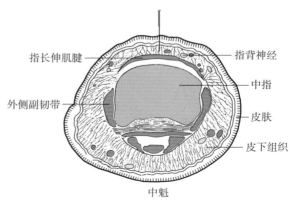

图 16-73

【功用】 理气和中。

【主治】 消化系统疾病:急性胃炎,贲门梗阻等。

其他:鼻衄。

大骨空(Dàgǔkōng)(EX-UE5)

【穴名释义】 大,大小之大;骨,骨头;空,空隙。穴在大拇指背面指骨关节处,故名。

【标准定位】 在手指,拇指背面,指间关节的中点处(图16-74)。

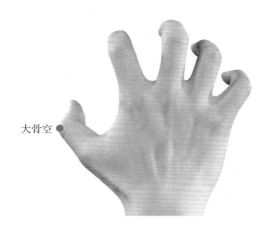

图 16-74

【穴位解剖】 皮肤→皮下组织→拇长伸肌腱。皮肤由桡神经浅支的指背神经分布。拇长伸肌腱由桡神经支配(图16-75,图16-76)。

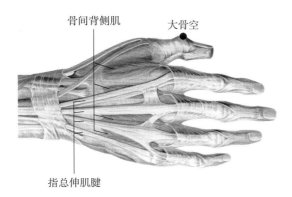

图 16-75

【刺灸法】 刺法:点刺(图16-76)。

灸法:艾炷灸3~5壮,艾条灸5~10分钟。

【功用】 退翳明目。

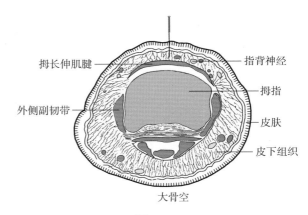

图 16-76

【主治】 五官科系统疾病:结膜炎,角膜炎,白内障,鼻出血等。

其他:急性胃肠炎。

小骨空(Xiǎogǔkōng)(EX-UE6)

【穴名释义】 小,大小之小;骨,骨头;空,空隙。穴在小指背面指骨关节处,故名。

【标准定位】 在手指,小指背面,近侧指间关节的中点处(图16-77)。

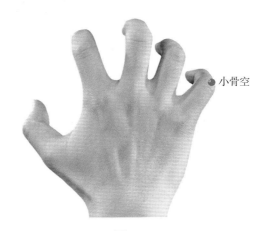

图 16-77

【穴位解剖】 皮肤→皮下组织→指背腱膜→指伸肌腱与小指伸肌腱。皮肤由尺神经的指背神经分布(图16-78,图16-79)。

【刺灸法】 刺法:点刺(图16-79)。

灸法:艾炷灸3~5壮,艾条灸5~10分钟。

【功用】 明目止痛。

EX

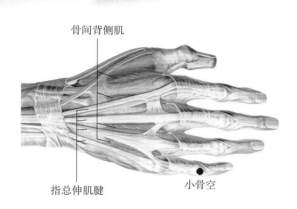

图 16-78

骨间背侧肌

指总伸肌腱

小骨空

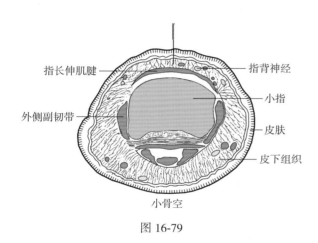

指长伸肌腱

外侧副韧带

指背神经

小指

皮肤

皮下组织

小骨空

图 16-79

【主治】 眼病,咽喉炎,掌指关节痛等。

腰痛点（Yāotòngdiǎn）（EX-UE7）

【穴名释义】 腰,腰部;痛,疼痛;点,很小的部位。穴在手背面,当第 2 掌骨间隙与第 4 掌骨间隙之中点处,能治疗腰痛,故名。

【标准定位】 在手背,当第 2、3 掌骨及第 4、5 掌骨间,腕背侧远端横纹与掌指关节中点处,一侧 2 穴(图 16-80)。

【穴位解剖】 皮肤→皮下组织→指伸肌腱和桡侧腕短伸肌腱。另一穴:皮肤→皮下组织→小指伸肌腱与第四指伸肌腱之间。该二穴有桡神经的浅支和尺神经的手背支,血管有手背静脉网

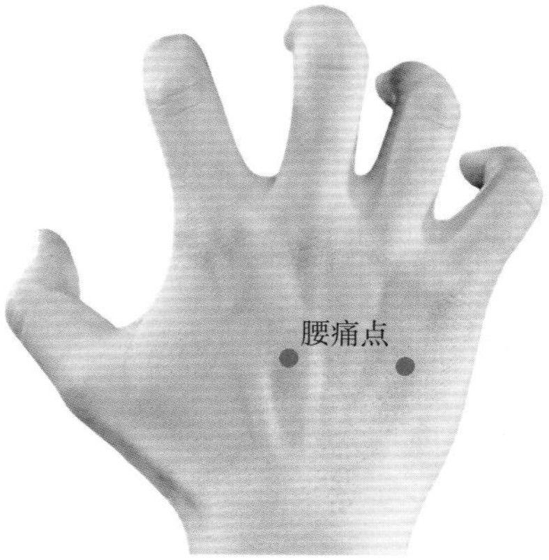

腰痛点

图 16-80

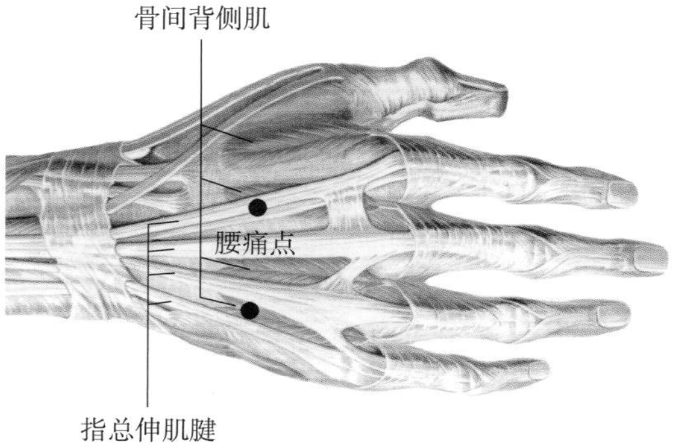

骨间背侧肌

腰痛点

指总伸肌腱

图 16-81

和掌背动脉(图 16-81,图 16-82)。

【刺灸法】 刺法:直刺 0.3~0.5 寸,局部酸胀可放散至指尖(图 16-82)。

灸法:艾炷灸 3~5 壮,艾条灸 5~10 分钟。

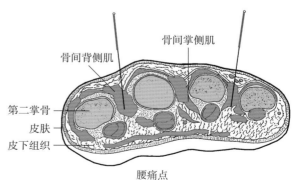

骨间掌侧肌

骨间背侧肌

第二掌骨

皮肤

皮下组织

腰痛点

图 16-82

【功用】 舒筋活络,化瘀止痛。

【主治】 急性腰扭伤。

外劳宫（Wàiláogōng）（EX-UE8）

【穴名释义】 外，内外之外，指手背；劳，劳动，宫，宫室。手为劳动器官，此穴位于手背，适对手心的劳宫，故名。

【标准定位】 在手背，第2、3掌骨间，掌指关节后0.5寸（指寸）凹陷中（图16-83）。

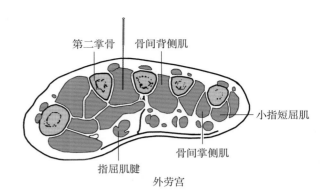

图 16-85

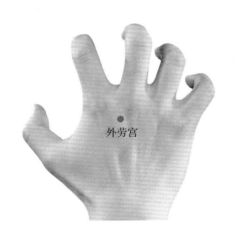

图 16-83

【穴位解剖】 皮肤→皮下组织→第二骨间背侧肌→第二骨间掌侧肌。皮肤由桡神经浅支分布（图16-84，图16-85）。

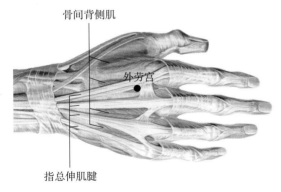

图 16-84

【刺灸法】 刺法：直刺0.3~0.5寸，局部酸胀，可有麻电感向指端放散（图16-85）。

灸法：艾炷灸3~5壮，艾条灸5~10分钟。

【功用】 通经活络，祛风止痛。

【主治】 运动系统疾病：颈椎病，落枕。

其他：偏头痛，咽喉炎。

八邪（Bāxié）（EX-UE9）

【穴名释义】 八，基数词；邪，泛指引起疾病的因素。1名8穴，能治疗因受邪气所致病症，故名。

【标准定位】 在手背，第1至第5指间。指蹼缘后方赤白肉际处，左右共8穴（图16-86）。

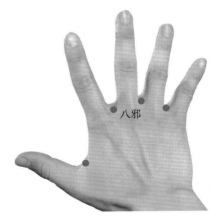

图 16-86

【穴位解剖】 皮肤→皮下组织→骨间肌。手背皮肤由桡神经浅支和尺神经指背支分布于桡侧和尺半侧，在指蹼处分为五条指背神经，分别布于桡侧和尺侧两个半指的近节指背的皮肤（图16-87，图16-88）。

【刺灸法】 刺法：针尖向上斜刺0.5~0.8寸，局部胀痛，有时有麻感向指端扩散（图16-88）。

三棱针点刺出血。

灸法：艾炷灸3~5壮，艾条灸5~10分钟。

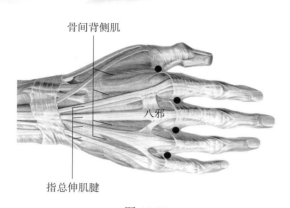

图 16-87

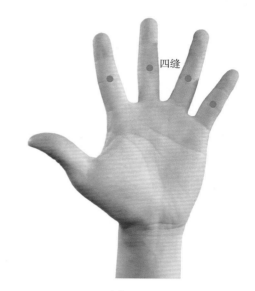

图 16-89

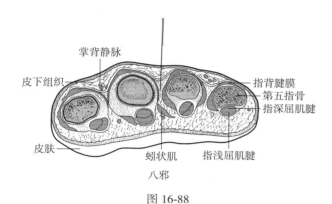

图 16-88

【功用】 祛邪通络,清热解毒。

【主治】 运动系统疾病:手指关节疾病,手指麻木。

其他:头痛,咽痛。

四缝(Sìfèng)(EX-UE10)

【穴名释义】 四,基数词;缝,缝隙。穴在手尺侧4指掌面,第1指间关节横纹之中点处,1手4穴,故名。

【标准定位】 在手指,第2至第5指掌面的近侧指间关节横纹的中央,一手4穴(图16-89)。

【穴位解剖】 皮肤→皮下组织→指深层肌腱。各穴的血管:指掌侧固有动脉、静脉的分支或

属支,指皮下静脉。各穴的神经:食指和中指的四缝穴由正中神经的指掌侧固有神经分布;无名指的四缝穴,桡侧的一支来自正中神经的指掌侧固有神经,尺侧的一支来自尺神经的指掌侧固有神经,小指的四缝穴由来自尺神经的指掌侧固有神经分布(图16-90,图16-91)。

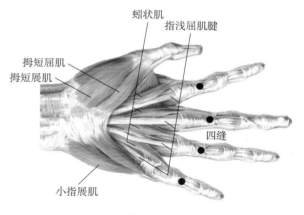

图 16-90

【刺灸法】 刺法:点刺0.1~0.2寸,挤出少量黄白色透明状黏液或出血,局部胀痛(图16-91)。

灸法:不灸。

【功用】 消食化积,祛痰导滞。

【主治】 儿科疾病:百日咳,哮喘,小儿消化不良,肠蛔虫病。

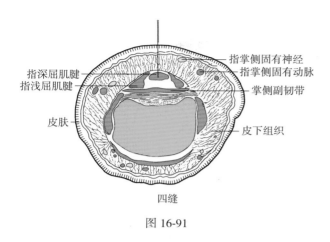

图 16-91

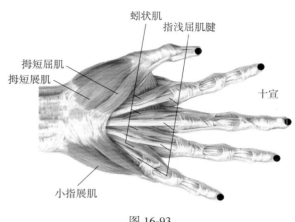

图 16-93

十宣 (Shíxuān) (EX-UE11)

【穴名释义】 十,基数词;宣,宣泄。有宣泄因邪气引起的高热、头痛、咽喉肿痛等病症作用,故名。

【标准定位】 在手指,十指尖端,距指甲游离缘 0.1 寸(指寸),左右共 10 穴(图 16-92)。

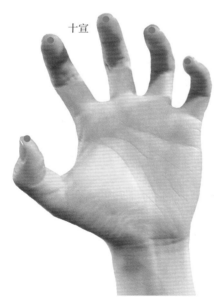

图 16-92

【穴位解剖】 皮肤→皮下组织。各穴的神经支配分别为:拇指、食指、中指的十宣穴由正中神经分布;无名指的十宣穴由桡侧的正中神经和尺侧的尺神经双重分布;小指的十宣穴由尺神经分布(图 16-93,图 16-94)。

【刺灸法】 刺法:直刺 0.1~0.2 寸,局部胀痛;三棱针点刺放血(图 16-94)。

灸法:艾条灸 5~10 分钟。

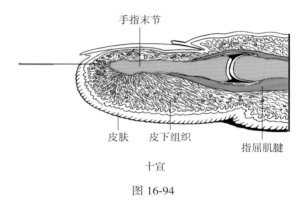

图 16-94

【功用】 泄热救逆。

【主治】 精神神经系统疾病:昏迷,休克。

其他:急性咽喉炎,急性胃肠炎,扁桃体炎,高血压等。

第五节 下肢部奇穴

髋骨 (Kuāngǔ) (EX-LE1)

【穴名释义】 髋,髂骨,组成骨盆之大骨;骨,骨头。这是以中医学名词命名的穴名,穴在股骨下端外侧膨大之外侧髁上方,梁丘两旁。

【标准定位】 在股前区,当梁丘(ST34)两旁各 1.5 寸,一侧 2 穴(图 16-95)。

【穴位解剖】 皮肤→皮下组织→股外侧肌。皮肤由股中间皮神经分布。股外侧肌是股四头肌

EX

395

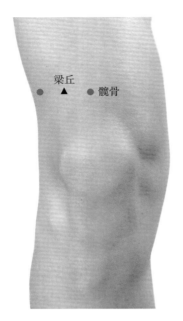

图 16-95

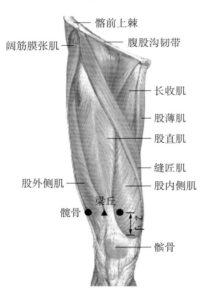

图 16-96

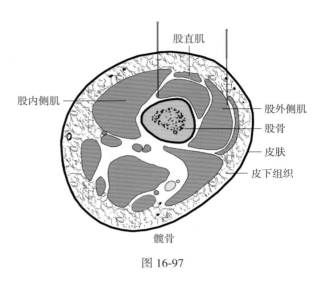

图 16-97

的一部分,由股神经分支支配(图 16-96,图 16-97)。

【刺灸法】 刺法:直刺 0.5~1.0 寸,局部酸胀,可向膝部放散(图 16-97)。

灸法:艾炷灸 3~5 壮,艾条灸 5~15 分钟。

【功用】 祛湿清热,通利关节。

【主治】 膝关节炎,中风偏瘫,腿疼痛无力,膝部红肿。

鹤顶(Hèdǐng)(EX-LE2)

【穴名释义】 鹤,仙鹤;顶,人或物体上最高的部分,如头顶。膝关节状如仙鹤之头顶,穴在髌骨上缘中点上方之凹陷处,故名鹤顶。

【标准定位】 在膝前区,髌底中点的上方凹陷处(图 16-98)。

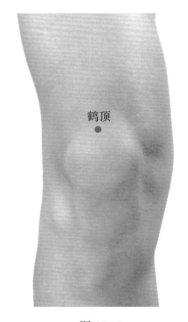

图 16-98

【穴位解剖】 皮肤→皮下组织→股四头肌腱。皮肤由股前皮神经分布。在髌前面的皮下有髌前皮下囊。深层血管有膝关节的动、静脉网(图16-99,图16-100)。

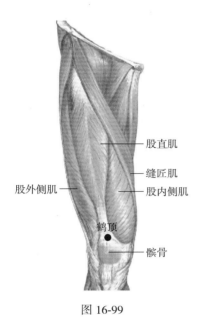

图 16-99

【刺灸法】　刺法:直刺 0.5~0.8 寸,局部酸胀(图 16-100)。

灸法:艾炷灸或温针灸 3~7 壮,艾条灸 5~10分钟。

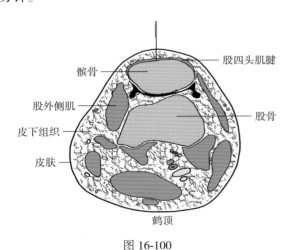

图 16-100

【功用】　通利关节。

【主治】　膝关节炎,脑血管病后遗症。

百虫窝 (Bǎichóngwō) (EX-LE3)

【穴名释义】　百,基数词,众多之意;虫窝,致

病之虫类寄居之处。此穴有驱风止痒之功,故名。

【标准定位】　在股前区,髌底内侧端上 3 寸(图 16-101)。

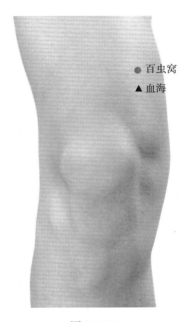

图 16-101

【穴位解剖】　皮肤→皮下组织→股内侧股→大收肌。皮肤由股前皮神经分布(图 16-102,图16-103)。

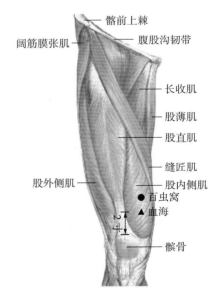

图 16-102

【刺灸法】　刺法:直刺 0.8~1.2 寸,局部酸胀,有时向髌部放散(图 16-103)。

灸法:艾炷灸或温针灸 3~5 壮,艾条灸 5~10分钟。

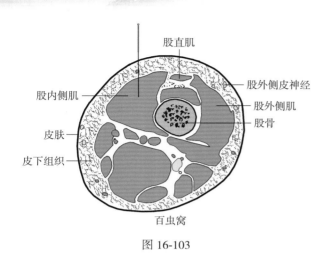

图 16-103

【功用】 活血祛风,驱虫除积。

【主治】 皮肤疾病:荨麻疹,风疹,皮肤瘙痒症,湿疹。

其他:蛔虫病等。

内膝眼(Nèixīyǎn)(EX-LE4)

【穴名释义】 内,内侧;膝,膝部;眼,凹窝。穴在膝关节前髌韧带两侧凹陷处,故名。

【标准定位】 在膝部,髌韧带内侧凹陷处的中央(图 16-104)。

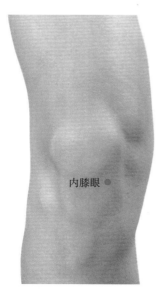

图 16-104

【穴位解剖】 皮肤→皮下组织→髌韧带与髌内侧支持带之间→膝关节囊。皮肤由隐神经的髌下支分布(图 16-105,图 16-106)。

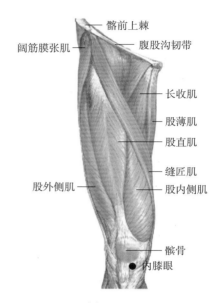

图 16-105

【刺灸法】 刺法:①屈膝,从前内向后外斜刺0.5~1.0 寸(图 16-106)。②向犊鼻透刺,局部酸胀,扩散至整个膝关节,有时向下扩散。注意,起针前勿伸膝,以防折针。

灸法:艾炷灸或温针灸 3~5 壮,艾条灸 5~15分钟。

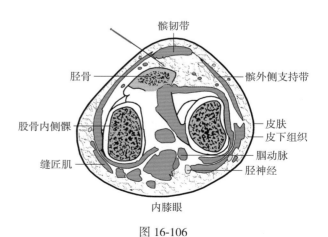

图 16-106

【功用】 除湿活络,通利关节。

【主治】 各种原因所致的膝关节炎,髌骨软化症等。

胆囊（Dǎnnáng）（EX-LE6）

【穴名释义】 胆,胆腑;囊,中空之袋状物。胆囊,六腑器官之一,位于肝之下。此器官有病时,常在小腿胆经之阳陵泉下方出现痛敏点,因其有助于诊断治疗,故名。

【标准定位】 在小腿外侧,腓骨小头直下2寸(图16-107)。

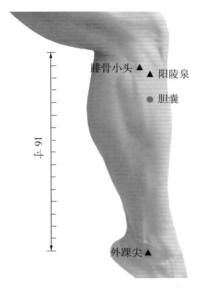

图 16-107

【取法】 正坐或侧卧位,于阳陵泉直下2寸左右之压痛最明显处取穴。

【穴位解剖】 皮肤→皮下组织→腓骨长肌。皮肤由腓肠外侧皮神经分布(图16-108,图16-109)。

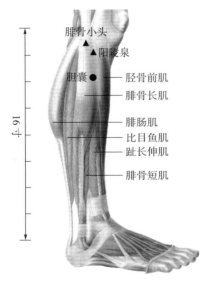

图 16-108

【刺灸法】 刺法:直刺1.0~1.5寸,局部酸胀,可向下扩散(图16-109)。

灸法:艾炷灸或温针灸5~9壮,艾条灸10~20分钟。

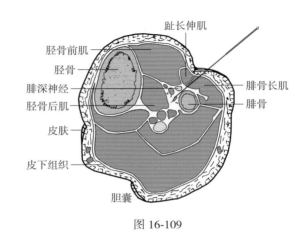

图 16-109

【功用】 利胆通腑。

【主治】 消化系统疾病:急、慢性胆囊炎,胆石症,胆绞痛。

其他:下肢瘫痪。

阑尾（Lánwěi）（EX-LE7）

【穴名释义】 阑,将尽之意;尾,尾部。阑尾是解剖学名词,盲肠下端蚓蚓状的突起。阑尾炎时,常在小腿足三里与上巨虚之间出现明显压痛点,有助于诊治阑尾炎,故名。

【标准定位】 在小腿外侧,髌韧带外侧凹陷下5寸,胫骨前崤外一横指(图16-110)。

【取法】 正坐或仰卧屈膝,于足三里与上巨虚两穴之间压痛最明显处取穴。一般约在足三里穴下1.5~2寸处。

【穴位解剖】 皮肤→皮下组织→胫骨前肌→小腿骨间膜→胫骨后肌。皮肤由腓肠外侧皮神经分布(图16-111,图16-112)。

【刺灸法】 刺法:直刺0.5~1.0寸,局部酸麻重胀,可扩散至足背(图16-112)。

灸法:艾炷灸或温针灸5~9壮,艾条灸10~20分钟。

【功用】 清热化邪,通利腑气。

【主治】 消化系统疾病:急、慢性阑尾炎,胃炎,消化不良。

其他:下肢瘫痪。

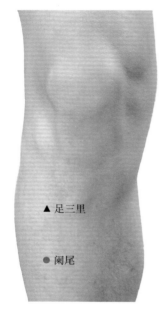

图 16-110

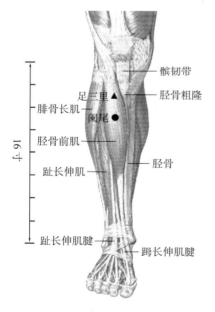

图 16-111

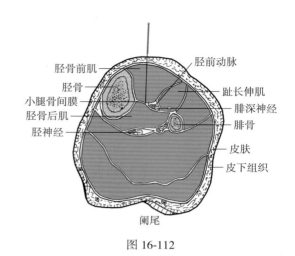

图 16-112

内踝尖(Nèihuáijiān)(EX-LE8)

【穴名释义】 内,内侧;踝,踝关节部;尖,骨之突出部。胫骨下端之膨大部称内踝,内踝之最突出点称内踝尖,穴在其上,故名。

【标准定位】 在踝区,内踝尖的最凸起处(图16-113)。

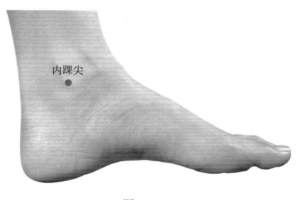

图 16-113

【穴位解剖】 皮肤→皮下组织→内踝骨膜。皮肤由股神经的隐神经分布。血液供应来自胫前动脉、内踝前动脉和胫后动脉(图 16-114)。

【刺灸法】 刺法:三棱针点刺出血。

灸法:艾炷灸 3~5 壮,艾条灸 5~10 分钟。

【功用】 舒筋活络。

【主治】 下牙痛,腓肠肌痉挛。

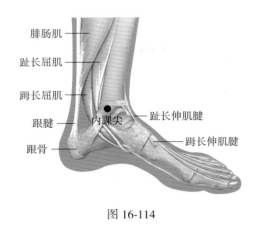

腓肠肌
趾长屈肌
蹈长屈肌
跟腱
内踝尖
跟骨
趾长伸肌腱
蹈长伸肌腱

图 16-114

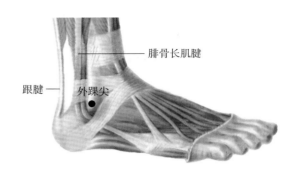

腓骨长肌腱
跟腱
外踝尖

图 16-116

外踝尖（Wàihuáijiān）（EX-LE9）

【穴名释义】 外,外侧;踝,踝关节部;尖,骨之突出部。腓骨下端之膨大部称外踝,其向外方之最突出点称外踝尖,穴在其上,故名。

【标准定位】 在踝区,外踝的最凸起处（图16-115）。

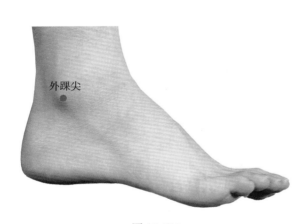

外踝尖

图 16-115

【穴位解剖】 皮肤→皮下组织→外踝骨膜。皮肤由腓浅神经和腓肠外侧皮神经重叠支配。其血液供应有胫前动脉的外踝网,腓动脉的外踝支等（图 16-116）。

【刺灸法】 刺法:三棱针点刺出血。
灸法:艾炷灸 3~5 壮,艾条灸 5~10 分钟。

【功用】 舒筋活络。

【主治】 牙痛,腓肠肌痉挛。

八风（Bāfēng）（EX-LE10）

【穴名释义】 八,基数词;风,风寒之邪,致病因素之一,1 名 8 穴,在足 5 趾趾间,故名八风。

【标准定位】 在足背,第 1 至第 5 趾间,趾蹼缘后方赤白肉际处,左右共 8 穴（图 16-117）。

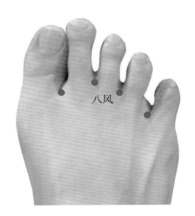

八风

图 16-117

【穴位解剖】 蹈指与第二趾间的八风穴,其解剖同行间穴（足厥阴肝经）。第二趾与第三趾之间的八风穴,其解剖同内庭穴（足阳明胃经）。第四趾与小趾之间的八风穴,其解剖同侠溪穴（足少阳胆经）。第三趾与第四趾之间的八风穴的解剖为:皮肤→皮下组织→第三、四趾的趾长、短伸肌腱。皮肤由腓浅神经和腓肠神经双重分布（图16-118,图 16-119）

【刺灸法】 刺法:向上斜刺 0.5~0.8 寸,局部

EX

阴。穴在足第 2 趾下面之第 2 趾间关节横纹上，而足趾下面只有此 1 穴，故名独阴。

【标准定位】 在足底，第 2 趾的跖侧远端趾间关节的中点 (图 16-120)。

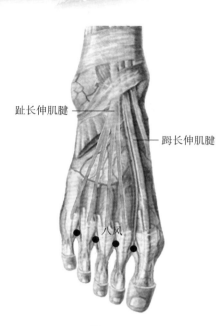

图 16-118

酸胀，可扩散至足背，或向趾端扩散；三棱针点刺出血 (图 16-119)。

灸法：艾炷灸或温针灸 3~5 壮，艾条灸 5~10 分钟。

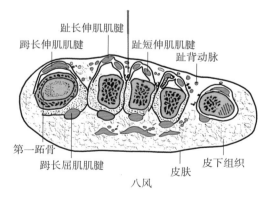

图 16-119

【功用】 祛风通络，清热解毒。

【主治】 头痛，牙痛，胃痛，月经不调。

独阴 (Dúyīn) (EX-LE11)

【穴名释义】 独，单独；阴，阴阳之阴，下为

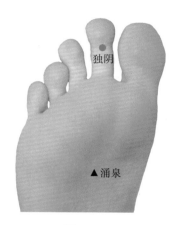

图 16-120

【穴位解剖】 皮肤→皮下组织→趾短、长屈肌腱。皮肤由足底内侧神经趾底总神经的足趾底固有神经分布。布有趾底固有动、静脉的分支或属支 (图 16-121，图 16-122)。

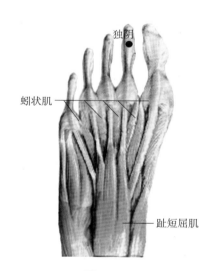

图 16-121

【刺灸法】 刺法：直刺 0.1~0.2 寸，局部胀痛 (图 16-122)。

灸法：艾炷灸 3~5 壮，艾条灸 5~10 分钟。

【功用】 通调冲任。

【主治】 心绞痛，胃痛，呕吐，月经不调。

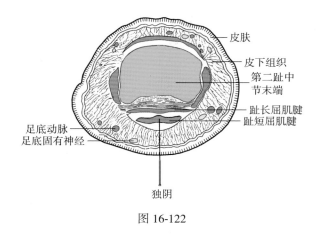

图 16-122

神经的同名神经支配。该神经有同名动、静脉伴行（图 16-124，图 16-125）。

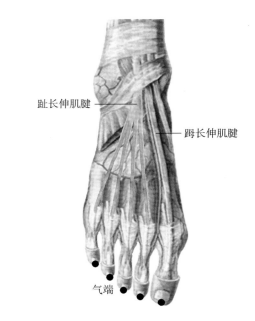

图 16-124

气端（Qìduān）（EX-LE12）

【穴名释义】　气，经脉之气；端，趾端。足 10 趾端是经脉气所出之处。穴在其上，故名。

【标准定位】　在足趾，十趾端的中央，距趾甲游离缘 0.1 寸（指寸），左右共 10 穴（图 16-123）。

【刺灸法】　刺法：直刺 0.1~0.2 寸，或点刺出血，局部胀痛（图 16-125）。

灸法：艾炷灸 3~5 壮，艾条灸 5~10 分钟。

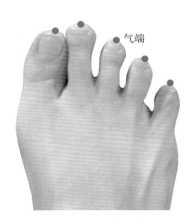

图 16-123

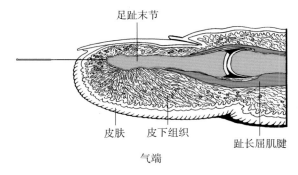

图 16-125

【穴位解剖】　皮肤→皮下组织。足内侧三个半趾的皮肤由足底内侧神经趾足底总神经的足趾底固有神经分布。外侧一个半趾则由足底外侧

【功用】　通络开窍。

【主治】　脚气，足趾麻痹，足背红肿，脑血管意外急救。

穴名拼音索引